顺势而为解伤寒

——《大医至简》心法解析

程永民◎著

辽宁科学技术出版社
LIAONING SCIENCE AND TECHNOLOGY PUBLISHING HOUSE
拂石医典
FU SHI MEDBOOK

图书在版编目（CIP）数据

顺势而为解伤寒：《大医至简》心法解析 / 程永民著 . -- 沈阳：辽宁科学技术出版社，2025. 4（2025.5 重印）. -- ISBN 978-7-5591-4090-6

Ⅰ . R222.29

中国国家版本馆 CIP 数据核字第 2025YJ1832 号

出版发行：辽宁科学技术出版社
　　　　　北京拂石医典图书有限公司
地　　址：北京海淀区车公庄西路华通大厦 B 座 15 层
联系电话：010-88581828/024-23284376
E-mail：fushimedbook@163.com
印 刷 者：天津淘质印艺科技发展有限公司
经 销 者：各地新华书店

幅面尺寸：185mm × 260mm
字　　数：580 千字　　　　印　　张：23.5
出版时间：2025 年 4 月第 1 版　　　　印刷时间：2025 年 5 月第 2 次印刷

责任编辑：臧兴震　陈　颖　　　　责任校对：梁晓洁
封面设计：潇　潇　　　　封面制作：潇　潇
版式设计：天地鹏博　　　　责任印制：丁　艾

如有质量问题，请速与印务部联系　　　　联系电话：010-88581828

定　　价：98.00 元

自序

我大学期间学的不是中医专业，后来学中医是因缘所致。2015 年父亲生病住院，医院心内科副主任和肾内科主任都是我的高中同学，但是他们也没有好的治疗办法。父亲一年之内住院七次，最后不幸去世。这件事之后我时常在家人生病时有些担忧，机缘巧合之下开始学习中医，每天晚上看中医书一小时，读的时候高兴得心花怒放，没想到从小到大见到过的疾病，中医都有相应的治疗方法。如果我早几年学中医，父亲是不是还可以活在世上？

既然中医这么好，应该让更多的人知道中医，于是我建了一个微信群，把亲戚、朋友、同事都拉了进来，参考几本《伤寒论》的注解给大家讲解。但每次讲解都是虎头蛇尾，最后不了了之。后来我进诊所学习一段时间后，感觉一下就通了，现在我可以给家人亲戚的病辨证开方了，而且这些方子都有一定的疗效。

有一年我想逼自己一下，试着注释《伤寒论》。《伤寒论》一共有 398 个条文，每天注释 5 个条文，一百天就可以完成。那段时间每天起床后第一件事就是注释条文，参考《大医至简》《胡希恕伤寒论讲座》《伤寒发微》《刘渡舟伤寒论讲稿》等书。注释条文的过程有时很困难，几个条文要注释到中午才完成。虽然是块硬骨头，但我最终还是啃下来了。

我在注解《伤寒论》条文注解到了一半多的时候，突然豁然贯通，明白里面讲的是什么了。这时按捺不住内心的兴奋，开始组织人员抄写《伤寒论》条文，每天抄写 10 ～ 13 条。在抄写条文的一个月里，我每天给大家打气，讲其他人是如何学伤寒的以及如何把医术练出来的。做了一个月的思想工作，大家抄写完《伤寒论》条文后，我开始给大家讲解条文。本书就是当时的讲解内容经整理后形成的文字。又过了一个月，等大家有点基础了，开始让大家练习做医案。大家完成医案后，我会对每个人的辨证进行点评，哪些点做对了，哪些地方有问题，需要在哪些地方继续用功。大家都很喜欢这样的学习方式。

我原本计划用八到十年的时间来学中医，如果我半路出家都能学好中医，那其他人也一定能学会。如果大家都来学中医，或许可以免受疾病的困扰。没想到几年时间学习下来，自己竟然在中医理法上通了，也能辨证开方了，非常感谢《大医至简——刘希彦解读伤寒论》一书作者刘希彦老师的教导和鼓励。

学伤寒，方法、方向选对了，至少可以节省五到八年的时间。有人皓首穷经，却因为没有选对方向，多年学习不得其门而入，临证疗效乏善可陈。但学伤寒如果有过来人指导，几天就可以入门，一年下来就有眉目了，三年小成，大道至简！正如胡希恕胡老所言：“三年期满，皆可行道救人。”

如果本书能为中医初学者学习伤寒时提供一点帮助，我会感到非常荣幸和欣慰。愿中医能走进千家万户，天下无疾！

程永民

2025 年 2 月

目录

第一部分　绪　论

第二部分　《伤寒论》原文释义

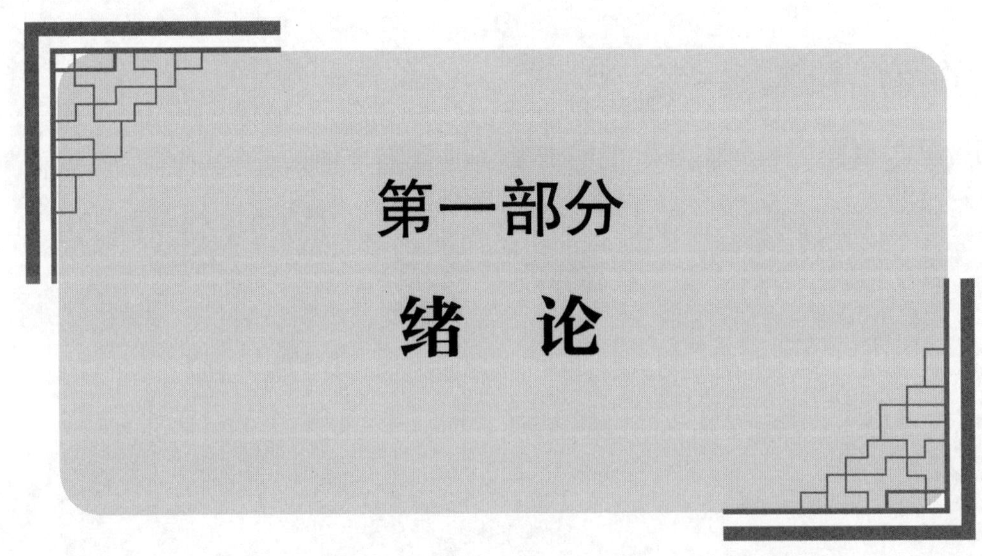

第一部分

绪　论

第 1 讲 《伤寒论》的传承

《伤寒论》是东汉时期医圣张仲景的一部著作。

《伤寒论》的传承源头可追溯到炎帝、黄帝时期，神农氏撰写了《神农本草经》。神农氏通过尝药体会药的性味，是寒还是温，味道如何（酸甜苦辣咸）以及药物在人体里面的势能。

学伤寒可以尝药。像《伤寒论》中常用的桂枝、白芍、柴胡、黄芩、半夏等药，每次一味药取 10 克左右，煮半小时。煮好后喝一口，体会是什么味道，看喝下后身体有什么感觉，从而体会药物的势能。桂枝喝下去，我自己的体会是能量向上走，到胸部，接着向上到头部；白芍喝下去，能量向下走，到腹部。半夏煮的汁液，像面汤一样，喝下去滑滑的，感觉胸中很顺畅；但如果多喝一点，嗓子可能会有些发干，甚至有点痛。

感知能力是每个人都有的，大家学伤寒后可以尝药，体会药物的势能（注：请在医生指导下尝药，因为有的药物有毒）。比如桔梗吃了，会有一种向上顶的力量，有想呕吐的感觉，这是向上的势能。所以桔梗在《伤寒论》里面，用在宣散、祛痰方面，向外宣散排脓。

人可以感知药物的势能，可以练习尝药。见到一味不认识的药材，尝一尝，就能感觉这个药有什么作用。像鱼腥草、败酱草在有的地方是老百姓餐桌上的菜。我们不仅应该从书本学习，更应该向万事万物学习，向天地学习。

到了商朝，伊尹是一位厨师，他做的饭菜味道非常香。国君后来发现他是人才，于是任命他为相。厨房里常用的花椒、大料、小茴香、桂皮等调料，其实都是药材，可以入药。伊尹著有《伊尹汤液经》，这表明医道其实就在生活中。如果一个人做饭很好吃，油、盐、酱、醋这些调料加得合适，火候控制得好，这其实是一种把握大局的能力，辨证也需要这样的能力。比如桂枝汤，桂枝、白芍、生姜、大枣、炙甘草，药煮出来，味道有点微辣有点甜。里面的生姜、大枣大家很熟悉，是厨房里常用的食材，这也说明中医和我们的生活是息息相关的。

到了东汉的时候，张仲景对《伊尹汤液经》进行了总结和发展，撰写了《伤寒杂病论》。但是《伤寒杂病论》逐渐散失了。到了唐朝，孙思邈开始写《千金要方》的时候，还没有见到完整的《伤寒论》。后来他见到《伤寒论》以后，对《伤寒论》非常佩服，说“至于仲景方，特有神功”。所以他又重新编写《千金要方》，名为《千金翼方》，意思是《千金要方》在《伤寒论》的加持下，就像长了翅膀一样，更加完善了，所以命名为《千金翼方》。

《伤寒论》中的方子被称为经方。经，就是经典，讲宇宙实相的，才能称为经。《伤寒论》中的每个方子都可以称为秘方，因为经方不仅疗效好，而且其理法大道至简。生病是身体运行发生了异常，身体想怎样做，顺势帮身体一下，病就好了，这就是顺势而为。

宋朝林亿汇总整理《伤寒论》。先整理出了上卷，叫《伤寒论》；后来又校对了下卷，整理出来叫《金匮要略》。这样就把《伤寒杂病论》分为了上下两卷。东汉末年，三国时期战乱严重，书籍保存不易（当时可能是竹简），掉落散乱导致《伤寒论》有错简。有的条文是后人写的笔记，后来在印刷过程中被当作原文了。

到了近代，胡希恕胡老研究《伤寒论》，重视方证对应。胡老讲解《伤寒论》和《金匮要略》，对人体的理解非常深刻。《胡希恕伤寒论讲座》是学生整理出来的胡老晚年关于《伤寒论》的讲解。胡老很谦虚，总认为自己的认识还有不圆满之处，所以他一直在思考，在实践中验证。

《大医至简》的作者刘希彦老师讲人体势能。刘老师之前生病遍访名医，没有疗效，没有办法只好自学中医。后世的中医书基本看过了，最终又回到《伤寒论》。刘老师学习《伤寒论》，用“读书百遍，其义自见”的方法，抄写条文，一个条文就写满一页纸。刘老师表示，他受益于胡老的讲解，并在研读《伤寒论》大半以后有一些领悟，这个时候再治病，疗效和最初相比有天壤之别。开始时很不容易治好一个病，一旦治好就高兴得不得了。后来领悟了《伤寒论》再治病，基本上治一个好一个。现在如果遇到一个没有治好的病人，反而会高兴半天，因为意味着又发现问题了，就有提高的空间了。

医圣张仲景的伤寒理法，大道至简。病人来了，高明的医者看一下脸色和形态，听对方说话的声音，就大概知道病人的病情是什么，这就是望诊；接着通过问诊、切脉，验证之前的猜想，再开方子，基本上都是一致的，这就是望而知之谓之神。

第 2 讲　中医治大病的例子——辨证不辨病

讲一个医案，有位朋友几年前得了癌症。他是西医博士，知道做手术、化疗是什么原理，因此不想做手术。但是他的家人不理解，要求他一定要做手术。由于拗不过家人，只好做了手术和化疗，结果身体变得非常虚弱。后来找刘老师看病，身体没有特别明显的证，但脉是阴脉，刘老师给他以柴胡剂加减，吃了一段时间有所改善。继续用这个思路加减用药，一直吃了八个月，身体就痊愈了。这位朋友学了伤寒，后面自己给自己开方调理。有一次用 30 克附子煮了两个小时，服药后身体感到非常不舒服，发冷、头晕，出现了瞑眩反应。同事想叫救护车，但他知道这是瞑眩反应，是正常的，坚持不去医院。后来身体恢复过来了，脉象从阴脉变成阳脉了。现在他的身体指标都正常了，完全恢复健康了。

再讲一个医案，是个女病人，得了乳腺癌。一开始病情很重，经过中医治疗后，恢复得比较好。但她不爱惜身体，身体虽然恢复了一些，但体质还是弱的，她晚上熬夜、刷手机，到处出差、游玩。2020 年上半年疫情期间，她没有坚持吃药。夏天我再看到她的时候，已经拄着拐杖了。她的家人不太相信中医，让她去住院。她拗不过家人，就去住院了。做了多次化疗，身体的癌细胞确实全没有了，但是人也卧床不起了。她问自己的主治医生：“医生，我的癌细胞都没有了，为什么人反而不行了？”2021 年病人不幸去世了。

中医和现代医学关注的点不一样。现代医学关注人生的病，关注病灶。中医关注的是生病的病因，人体的反应，以及吃喝拉撒睡是否正常。如果一个人吃喝拉撒睡都很好，有精神，身体没有不舒服，中医认为这个人就是健康的。现代医学主要是看指标，如血糖、血压是否在正常范围内，体内有没有癌细胞等等。现代医学辨病施治，一种病就有对应的药。而中医辨证是根据身体的证候用药，身体运行恢复正常了，身体的不舒服消除了，病就好了。

中医和现代医学对疾病认识的角度不同。像新冠感染，现代医学通过检测病毒的分子结构，研发治疗病毒的疫苗和特效药，而中医不会这样处理。新冠感染患者通常会出现肺部拍片呈白玻璃状，血氧低、发烧、全身怕冷、怕风、喘不上气、有痰等症状。如中医进行治疗，有痰就用宣散、祛痰的药；全身酸痛，怕冷发烧，就用解表药，出一点汗，烧就退了；如果舌头胖大，身体的水湿重，就用利水的药，把阻碍身体正常运行的因素去除了，身体就正常运行了。

我国的现代医学与美欧相比，水平不一定比他们高。但我国新冠感染病人的死亡率远远低于他们，因为有中医参与抗疫。中医治的是人体本身，而不是治病毒。比如厨房有一堆垃圾生虫了，按照现代医学的思路，要用杀虫剂来杀虫，但是没有清理垃圾。一段时间以后，虫子又有了，再继续喷药。而中医处理的方法，只是把环境打扫干净，垃圾清走，地面拖干净，虫子就没有了。这就是中医和现代医学在治病时思维方式的不同。

有一个小孩得了癫痫，父母非常着急，带着孩子跑了很多大医院，但是都没有找到有效的治疗办法。父母向一位学中医的朋友咨询。这位朋友了解了孩子的情况后，判断是小孩零食吃多了，肠道有淤堵，开了大承气汤加生石膏，小孩子服用三剂后，癫痫就不发作了。为了巩固疗效，又吃了三剂，就痊愈了，没有再复发过。如果按照现代医学的方法吃镇静药抗癫痫，可能会吃一辈子的药。

还有一个一岁多的幼儿，前胸后背有湿疹，非常严重，医院说没有办法，只给了一些外用药。小孩臀部的皮肤像树皮一样，大腿上的肉很少，但哭的声音很响亮。经人介绍，找中医治疗。医生判断小孩肠道有淤堵、有热，用了去淤堵、清热的药。对于一岁的小孩来说，用药的剂量非常大，当时医生也非常担心，如果辨证错误，小孩吃下去可能有生命危险。行医是很危险的行业，医生每天冒着极大的风险给病人治病，值得尊重。治了一段时间后，小孩身上不痒了，疹子消了，皮肤光滑了。小孩现在又白又胖，皮肤光滑，像个洋娃娃。

中医是世界上最高端的医学。学中医知道人体怎样运行，疾病怎么得的，只要把导致生病的因素去掉，就避免了生病。如果生病了，通过辨证开方喝药，也会有明显的疗效。即便病入膏肓了，服药也会大大降低病苦，提高病人的生存质量。学中医后，感觉心里很踏实，以前总担心将来老了，会得糖尿病、高血压、肿瘤等病，现在不焦虑了。

第 3 讲　为什么说中医无绝症

世界上有没有直接能治病的药？感冒了流鼻涕，打喷嚏，不管吃西药与否，一般过一周症状会自行缓解。那中医里面有没有直接能治病的药？也没有！为什么？因为身体痊愈，不是药直接治好的，是身体的免疫力把病治好的。生病是身体运行发生了问题，如果身体免疫力恢复了，身体恢复了正常运行，病就好了。

比如手破了，有没有一种药涂上伤口马上就好了？没有。一般都是过几天，伤口自己愈合了。伤口愈合不是吃药愈合的，也不是医生治的，而是身体的免疫力让细胞生长，伤口就愈合了。只要身体在正常的运行状态，免疫力就可以把病治好。

病是中医治好的吗？不是。中医不直接治病，而是恢复人体正常的运行秩序，人体恢复正常运行后，免疫力恢复了，免疫力就把病治好了。

中医以恢复免疫力为目标。不了解中医的人会问：肺炎能不能治？肝炎能不能治？红斑狼疮能不能治？只要免疫力能治愈的病，中医就都能处理。免疫力能治好的病，中医都可以治。中医治的不是病，而是恢复人体免疫力。

一般人认为艾滋病没办法治愈，据报道，到现在为止世界上已有两例艾滋病病人没有服用任何药物，自己痊愈的，这是免疫力治好的。按照这个道理来说，中医可以治疗艾滋病。

有一位艾滋病病人，服中药后人开始发烧，发烧了一个月，等烧退了，检查发现艾滋病病毒没有了，恢复健康了。如果艾滋病病毒携带者没有发病，他们的生活工作都没有受影响，就不用担心这个病毒，这是因为身体免疫力强，所以没有发病。像这次新冠感染，有人是无症状感染者，这样的人为什么不发病？因为自身免疫力强。

新冠感染对中医来讲，就是一个感冒，知犯何逆，随证治之。有感染新冠德尔塔病毒的病人在四川进行治疗，三天就好了。所以大家不用担心，新冠感染有特效药，中药就是特效药。新冠病毒会变异，疫情过后，将来肯定还会有其他传染病发生，怎么办？研发疫苗需要时间，来不及应对突发疫情。只要有中医在，进行辨证治疗，就会有效，我们就不要怕。

从这个角度来看，你说中医高端不高端？中医治疗如同量体裁衣，有个子很高的人或侏儒问裁缝，能不能给他们做衣服？这对裁缝来说，根本就不是问题。只要能准确测量身体的尺寸，就能做出合身的衣服，中医也是这个道理，只要辨证准确就有疗效。

第 4 讲　为什么中医用几十味药几乎可以治疗一切病

现代医学定义了成千上万的病名，据说现在的西药有五万多种，而且还在不断研发新药。而中医常用的药材只有三四十味，几乎可以处理所有的病。为什么？因为中药是调理人体的，让人体恢复正常运行，而不是直接治病的。

每味中药都有势能，可以调理身体。中医用几十种势能明确的药物，就可以调整身体运行。中医用药是用药物的势能，学中药不能只记药物的功效。药物的势能是药物的“体”，功效是“用”，用药要求其本。

人体的不舒服总结下来只有几十种。比如口苦，口干，眼睛干涩、胀痛，胸闷气短，头痛、头晕，出汗多或少，不出汗，盗汗，小便多，小便少，小便发热、涩痛，脖子僵紧，腰疼，胳膊腿酸麻胀痛，入睡慢，梦多，容易醒，醒了不容易睡着，到了吃饭的时间不饿，胃口一般，反酸、打嗝、肚子胀、放屁、肚子凉，便秘，腹泻，大便不成形，粘马桶，量少……这些生病时身体的反应称为证，把证收集完整了，多证合参，就可以知道身体出了什么问题。

中医是调理身体运行的，而不是直接治病。中医认为，身体所有的证都是身体的反应，是身体努力恢复正常运行的表现。这些不舒服的反应是我们的朋友，而不是敌人。中医不是对立的思维，不和身体的证对立、对抗，而是把身体表现出的证当朋友。

中医不辨病，比如感染了新冠病毒，中医不是杀病毒，而是调整恢复身体运行。任何病原体、病灶在人体导致身体不舒服，用药帮助身体恢复正常运行，病毒被排出去了，病就好了。

人体的不舒服只有几十种，用几十种药调理身体足够了，因为药物是调整身体运行的，不是直接治病的。现代医学的理念是，一种病就对应有治这种病的药。而中医是根据身体的反应，弄明白身体的需求，顺势帮身体恢复正常运行，病就好了。这是现代医学和中医的根本不同。

第 5 讲　所有的病都在六经之中

中医对人体的证进行归纳整理，把人体所有的证分为六大类，即六经，把所有的病都包括了，世界上没有一种病在六经之外。辨证的“证”，是身体运行异常时的身体反应，是证据，是人体和病邪抗争时身体出现的反应。

人体在排病的时候，有三个渠道：表、里、半表半里。表，指人的体表，以毛孔、肌肉为主体的体表区域。比如在超市买一只白条鸡，没有内脏，外边的这个躯壳就是表。以肠胃为主体的消化系统，称为里。在表和里之间，以淋巴系统、内脏为主的广大区域，称为半表半里。人体排病的三个渠道，一个是体表，一个是消化系统的肠胃，另外是表里之间的半表半里。身体生病了，症状只能在这三个区域表现，不可能在身体之外。

人体的能量，在中医里叫阴阳，辨证时首先看能量是阳还是阴。

能量是什么？能量是血管里血液的充实度，充实的为阳，虚的为阴。阴阳，好比一辆汽车油箱里的油有多少，如果是大半箱油，称为阳；如果只有小半箱，称为阴。人体能量六十分以上，称为阳；六十分以下，油少了，需要马上加油，称为阴。阴阳就像一个家庭里面有多少钱，如果家里只有 5000 元，出去旅游钱不太够，为阴；如果有 10 万，旅游、购物没问题，为阳。阴阳指人体能量的多少，是整体的绝对值。

如果是阳脉，能量充足，生病时身体呈现积极的反应；如果是阴脉，能量不足，生病身体呈现虚衰的反应。人体的能量有阴和阳两个状态，有表、里和半表半里三个排病渠道。

人体能量足，阳脉，在表、里、半表半里三个渠道排病，分别称为太阳病、阳明病和少阳病；如果人体的能量不足，阴脉，就像汽车油箱只有小半箱油，对应表、里、半表半里，称为少阴病、太阴病和厥阴病。六经就是太阳病、阳明病、少阳病、少阴病、太阴病、厥阴病。人体所有的病，都可以归到六经里面。

太阳病的代表方有三个，分别是桂枝汤、麻黄汤和麻杏石甘汤；阳明病代表方是大承气汤、小承气汤、调胃承气汤和白虎加人参汤；少阳病代表方是小柴胡汤、大柴胡汤；太阴病代表方是四逆汤；少阴病代表方是麻黄附子甘草汤、麻黄附子细辛汤和桂枝加附子汤；厥阴病的代表方是通脉四逆加猪胆汁汤。这些代表方掌握了，辨证就有方向了。先把这些明显的方证理解掌握了，对人体能量运行理解深入了，面对那些模糊的证才容易把握住，才能够辨准确。

病人不管得的是多么严重复杂的病，辨证的时候，都可以辨六经。先辨病人的能量状态，看油箱里面是大半箱油还是小半箱油；接着辨排病渠道，是从表排，还是从里排，还是从半表半里排。比如打仗的时候，知道目标的经度、纬度就可以锁定目标，用导弹击中目标。不管一个病叫什么病名，比如白塞氏病、帕金森病等，不立病名，通过辨人体的能量状态和排病渠道，六经就可以确认了。

西方研发一种新药有时花费数亿美元，几年后发现有副作用，就废弃，再研发新药，这样就造成很大的浪费。中医以不变应万变，大道至简。现在人生活越来越好，但是生病的人越来越多，如果家家户户都了解中医了，看病难、看病贵的问题会从根本上得以改善。

第 6 讲　中医小白如何练习摸脉

一般人觉得诊脉很神秘，是因为大家对诊脉接触少。诊脉主要通过感受脉管跳动快慢，是否有力，浮沉等信息来感受病人身体的情况。

诊脉时，人们容易被名相迷惑，认为诊脉非常高深。大道至简，我们不要把它当诊脉，就当作摸水管。摸水管时感知水管粗细，里面水流快慢，水管是充实还是空的，水压强不强，了解这些状况就可以了。一个幼儿园的小朋友都能摸水管并描述出来："这个水管是粗的，跳得快，感觉挺滑，有力。""感觉诊脉很困难""我不行，我刚学，我没有摸过脉……"这些想法都不对。

人体能量，以血管里血液的充实度来判定。最关键的是尺脉，尺脉在手腕这个位置向着肘部的方向，就是手的相反方向。找到尺脉，摸到尺脉以后，稍微用力按下去，感觉跳得有力的、充实的就是阳脉。如果按下去感觉微弱，手指一搭上感觉有，但是按下去就没有了，或者非常弱，若有若无，非常细，这是阴脉。尺脉沉取定阴阳。

怎样练习摸脉？每天摸脉十分钟即可。把手放到手腕上，一只手摸五分钟，两只手十分钟就可以了。可以摸自己的脉，家人的脉，每天坚持十分钟。也可以在开会、等车、等电梯时，把手放在手腕上来摸。刘老师曾经有一年的时间，空闲了就摸自己的脉，后来养成习惯了，只要坐在凳子上，手自然就搭到手腕上。

每天练习摸脉，实践出真知。像现在一边看书，一边可以摸自己的脉。书里讲了弦脉、阴虚阳亢脉、散大脉，这些概念目前先不用深究，现在需要多练习找感觉。就像小朋友学骑自行车，练习几天，很快就会了。摸脉是一个循序渐进、水到渠成、瓜熟蒂落的过程。不要被书上的名词概念吓住了，比如28种脉象。练习摸脉时先不要关注这些，自己的感知、觉知最关键。一年摸50小时，手指就会变得非常灵敏了，摸脉经验丰富了，一摸就知道水管是粗的还是细的，跳得快还是慢，有力还是无力。

掌握摸脉技巧需要日久才能出功夫，需要每天坚持练习。至于时间可以选择刚睡醒的时候摸，吃饭前摸，吃饭后摸，大便前摸，大便后摸，中午睡午觉前摸，睡醒了摸，总之要经常感知自己的脉。周围的朋友、同事、家人、亲戚也都是我们练习摸脉的对象，要善于利用资源。

通过大量实践获得手指的感觉记忆，慢慢就熟练了。就像在水边长大的孩子，和小伙伴们天天在水里扑腾，就会游泳了。实践出真知，初期先不要管那些概念。一般十几岁的青少年和二十几岁的小伙子，他们的脉象往往充实有力，柔和，按下去充实，摸着很舒服。但如果脉象像弓弦一样绷得非常紧，或者顶手，或者弱细无力，这些是病脉，说明身体有问题了。常见的异常脉象包括弦、数、紧、亢等脉，而正常的脉象跳动往往柔和从容，叫平脉。

什么样的事情是最简单的？比如上台阶，每次迈一级或两级，这是最轻松的；但如果一下迈三级、四级，就吃力了。摸脉也是一样，每天诊脉进步一点点，这样反而最快。

第7讲　阴阳辨准了关键时刻可以救命

阴脉、阳脉如何区分呢？摸着感觉手腕的寸口脉充实，血液很充足，跳动很柔和，这种是好的脉，为阳脉。如果脉弱，细，无力，摸都摸不到，这种能量是不足的，称为阴脉。阴阳，就像汽车油箱里的油有多少，大半箱以上为阳，小半箱为阴。阳脉的表证是太阳病，里证是阳明病，半表半里证是少阳病；阴脉的表证是少阴病，阴脉的里证是太阴病，半表半里证叫厥阴病。

中医辨证而不辨病，帮助人体恢复正常运行秩序，提高人体免疫力，免疫力就会把病治好。

如果是阳脉，肯定会有外在的表现，比如双目炯炯有神，脸色红润，说话的声音响亮，中气充足。如果只有这些表现，能不能断定是阳脉，能量为阳呢？要脉证合参。刚才说的是外在的一些表现，这是证，接着还要摸脉。摸脉看血管里血液的充实度，如果尺脉沉取有力，就是阳脉。如果尺脉摸到了，向下稍微用一点力，脉就没有了，手稍微松一点，也没有回弹力，这是阴脉。阴脉也有典型表现，比如脸色发白，没有血色，双眼无神，手脚冰凉，没有精神，白天老想打瞌睡。有些亚健康的人也是阴脉。

脉断阴阳，尺脉沉取最准确。但有时脉摸着非常弱，但人中气十足，则可能脉是假的，身体里面可能堵住了。平常诊脉是在手腕的寸口脉，脚背上还有趺阳脉，脖子上还有颈动脉。如果寸口脉弱，但是脚上的趺阳脉有力，说明这个人肠道堵住了，手腕脉弱是一种假象。

单一证不可断，定法不可为。诊脉是不是以手腕寸口脉为准呢？那如果这个人是残疾人，没有两只手臂，怎么办？还有脚上的趺阳脉，脚踝后侧的太溪脉，脖子上的颈动脉。如果这个人腿和胳膊都没有了，怎么辨阴阳？身上随便一处动脉，都可以断阴阳。如果病人全身烫伤了，怎么断阴阳？看身体的反应，如果是积极的亢奋的，是阳；如果是虚弱的、消极的反应，是阴。

日本有位医生叫大冢敬节，有一次他给一个小女孩看病，小女孩发高烧。但是这小孩躺在床上不动，很安静，没有表现得很痛苦。他给小孩用发汗解表的药，小孩吃了以后，病加重了。他再次辨证，发现是阴证，用了真武汤。真武汤里面有附子补能量，吃了以后，小孩就好了。

《伤寒论》条文里有“自利不渴者，属太阴”。诊所的医生感冒了，发烧，用了发汗解表的药，无效，再试一个方子也不行。夜里突然想到这个条文，自利不渴属太阴，马上从床上起来熬了四逆汤喝，第二天烧退了。所以辨阴阳在诊病时非常关键。

如果病人是阴脉，身体能量不足了，不给病人补能量，还用发汗、催吐、泻下的方法消耗津液，人就危险了。如果病人是阳脉，同时能量过剩，反而把病人当阴脉来治，补能量就是火上浇油。所以治病首先辨阴阳。辨阴阳要多证合参，单一证不可断，但脉断阴阳是最准的。有的时候尺脉摸不到，但是脚上的趺阳脉跳动有力，也是阳脉。

阴阳辨对了，接着要知道身体在哪个排病渠道排病，是在表排病，还是在里排病，还是半表半里排病。如果能量和病位确认好了，对应开方，吃药就会有效。阴阳主要从脉上来断。所以大家每天练习摸脉，功夫是通过时间积累出来的，没有人天生就会。诊脉没有什么窍门，也没有秘密，没有玄奥的东西。任何人摸一个水管，都会知道水管粗细，按下去是否充实。

中医大道至简，都是一些常识，没有玄奥的东西。我们要尊重常识，练习感知，不要被一些名词概念迷惑了。

第 8 讲　人体能量大循环

人体是怎样运行的？人体运行需要能量，能量来源于肠胃消化食物后产生的津液，津液是人体能量的重要组成部分。津液进入血管，在血管里的称为血液，血管外面的称为津液。津液与血液虽形式上不同，但本质上相关。

人吃下食物后，食物在肠胃中被消化产生津液。津液向上向外输送到人的头部、体表，就像喷泉一样源源不断。随后，津液从头部、体表再向下落，最终到达身体下部。剩余的津液储存起来，在人体中起能量储备作用，中医称之为肾气。人体代谢产生的废水通过小便排出体外，食物消化后产生的残渣通过大便排出体外，还有体表的汗水代谢，这些过程共同构成了人体能量大循环的一部分。

肾气足就好比身体的蓄电池存电多。笔记本电脑平时通过电源线充电，移动办公时则用电池储存的电。人体亦是如此，人累了需要休息，如果这时还坚持做事，身体就会从人体的蓄电池中调能量，而这个蓄电池就是肾气，每一次过度坚持都在消耗人的肾气。

津液向上向外调集的时候，如果能量不足，到了胸部上不去了，人会感觉胸闷气短。津液到了头顶向下落时，如果受到阻碍不能顺利下降，水和热可能在两肋结聚导致肋骨按痛。如果出现肋骨按痛，眼睛胀痛，一般是半表半里证。半表半里证的本质是胃弱，肠胃消化吸收能力差，就像手机充电慢一样，能量不足以支持人体大循环。人体能量大循环是假想的人体运行模型，是对人体运行的一种解读。临证时用这个模型解析人体的证和用药，效果很好。

《伤寒论》里讲大汗亡阳，出汗多会损耗津液。津液代谢后从体表排出来，就是汗水。汗出多了，津液损耗也多，所以中医不建议出大汗。中医鼓励人运动时，身体微微发汗即可，避免大汗亡阳。如果是阳脉的人，津液足，出汗多一些没问题。如果人能量比较弱，脉微细弱，锻炼身体应选择散步、慢跑，运动到额头、鼻尖微微发汗就停下来。这样每天运动 20 分钟到 30 分钟，经过一两个月，身体的免疫力就提升了。

第 9 讲　表证、里证与半表里证

人体能量大循环包括将能量调集到体表，然后再向下降落回来。什么称为表呢？人体的表指以毛孔为主体的躯壳，包括人的头、肩、胳膊、腿、胯骨、后背。发生在体表的运行异常，病位在表。而病位包括表、里、半表半里。

常见表证包括头痛、头晕，肩颈僵紧，肩酸，肩疼，肩周炎，发烧怕冷，盖上被子身体还在颤抖，怕风吹等。宋朝的邵康节，夏天的时候不管天气多热，出门坐的轿子都要捂得严严实实，这是表虚，体表的能量太弱了。出汗多，盗汗也是表证。如果出汗多了，小便会少了；冬天出汗少，小便就会增多；盗汗也属于表证。

身体疼痛，后背僵紧，腰痛腰酸，腿痛，膝盖痛，脚痛，腿抽筋，后背痛，体表长疹子，有脚气，手脚脱皮，湿疹，带状疱疹，这些病位都在表，统一称为表证。

里证主要涉及肠胃消化系统的反应。例如呕吐，便秘，大便困难，腹泻，反酸，烧心，打嗝，放屁多，便不尽，肚子痛，肚子凉，痛经，胃胀、肚子胀，心下痞（按着很硬，或者里边有条索状的痞结），磨牙，说胡话都属于里证。肠道淤堵牵制了津液，导致头部津液不足，从而引发磨牙、说胡话、失眠等症状。

半表半里证的症状包括口苦，口干，咽干，头晕。因为半表半里证的病位介于表里之间，既有表的部分，也有里的部分。判断是表证还是半表半里证，单一证不可断，要多证互参。如果头晕，怕冷，无汗，这个头晕可能是表证；如果头晕，心烦喜呕，这个头晕可能是半表半里证。

往来寒热也是半表半里证的表现。有一次我喝了一袋牛奶，当时天气比较热了，就没有加热。没想到喝了以后就生病了，晚上睡觉腿盖上毛巾被就热，拿开了就冷。这种忽冷忽热，一阵儿冷一阵儿热的症状是身体的能量不平衡的表现，属于半表半里证。一个人学习成绩，一会儿考 60 分，及格了挺高兴；一会儿错了一道题，变成 59 分了，没有及格，就不高兴，这种情绪的起伏也类似于身体能量不稳定。怕冷属于表证，怕热属里证，往来寒热属于半表半里证。

还有心烦，恶心干呕，胃口不佳等症状也属于半表半里证。还有嘿嘿不欲饮食（嘿嘿就是心里不高兴，没有心力，也没有胃口）也是半表半里证。胸胁苦满（胸闷气短，胸口觉得闷得慌，提不上来气），口干，胸闷，肋骨按痛（严重的时候不按也痛）也是半表半里证。

第 10 讲　我学习伤寒的方法

如果大家只看一遍书，不会有很深的印象。所有的东西都必须学透了，学通了，才算真正掌握。就像开车一样，教练给你讲，松离合、踩油门、挂挡，讲了一整天，你可能记得非常熟练了，甚至倒背如流，但是真正到你开车的时候，必须实际掌握才行。

我之前根据八纲把《伤寒论》里面所有的方证都做了分析。比如桂枝汤、小柴胡汤，大承气汤等证，从能量是阴是阳，病位是表是里还是半表半里，有没有淤堵，寒热等方面全部梳理了一遍。可能有的地方写得有错误，但至少进行了归纳总结。我还把《大医至简》里面的要点进行了整理，共整理出了 291 个要点。

接着，我开始注解《伤寒论》条文，每天注解 5 个条文。一共 398 个条文，三个多月就注解好了。后面又做了《金匮要略》的条文注解。我注释条文时参考了《大医至简》《胡希恕伤寒论讲座》，还有《伤寒发微》和《刘渡舟伤寒论讲稿》。

看完这些讲解后，我再看《伤寒论》条文，能不能在心里面顺畅地解释出来，有没有阻碍、滞涩。如果看到条文，能清晰地理解人体能量运行，证浅一点的状态，严重一些的状态，两个大局合病的状态，各种情况都能考虑到，知道如何帮助人体恢复正常，这样才是真正理解条文了。

《伤寒论》的条文简单，有时条文中只有两个证，就开了方子。但是真正临证的时候，只有这两个证开不出方子。必须具备几个条件了，才能开这个方子。这就需要把条文中缺失的证补齐。理法清晰了，再实践验证自己所学的理论是否正确。病人问诊后，知道病人的身体势能如何，身体想做什么，然后用相同势能的药物帮身体恢复正常运行。如果一百个病人有八九十个都治好了，那就达到了上医的水平。如果只有二三十个病人治好了，说明理解还有不足。理法清晰了，融会于心，在临证的时候疗效会好。中医入门容易，但想成为十愈八九的上医非常难，需要长期的努力。

第 11 讲　伤寒第一方——桂枝汤

桂枝汤里有桂枝、生姜、大枣、炙甘草，还有芍药。芍药在东汉时期指赤芍，而白芍是后来人工培育出来的。赤芍和白芍都有敛降津液的功效，但是赤芍味道更苦，还可以去瘀血。

如果病人有瘀血，适合用赤芍，而单纯的津液虚则用白芍。例如腿抽筋，无论是干了体力活或者爬山导致的腿抽筋，还是老人常见的腿抽筋，可以用白芍和炙甘草两味药来缓解。白芍具有敛降向下的势能，可以把能量向下拉。通过尝药可以感受到这种效果，用白芍 10 克煮 20 分钟，喝一口会感觉味道有点寡淡，但喝下去后，能量就向下到了腹部。

桂枝，是肉桂树的树枝，而非桂花树的树枝。书上面写，桂枝三两去皮，去什么皮？去的是肉桂树树干外皮表面的老皮，因为这种老皮没有油性。现在桂枝主要来用这个桂枝尖（肉桂树的嫩枝）。有的桂枝很粗，木头和皮都分开了，这种桂枝质量不太好。优质的桂枝应该是细的，有香味，煮了以后还有一股淡淡的香气。桂枝喝下以后马上感觉能量到了胸口、咽喉，最后到了头顶，把人体的能量向上向外调集到体表。芍药敛降，是向下的势能，桂枝是向上的势能，两者正好相反。这种一上一下的势能组合，可以促进人体能量大循环。如果病人经常出汗，每天到了一定的时间，身体就发热、出汗，这是体表津液虚。有的盗汗也是津液虚，有的盗汗则是阴虚阳亢。

太阳中风的症状包括脉浮，头痛、发热、身体出汗、怕风，这些症状可用桂枝汤来治疗。方剂组成：桂枝、芍药三两，生姜三两（切片），大枣 12 个（掰开），炙甘草二两。剂量：一两在东汉时期是 15.625 克，一般取整数 15 克。现在一两取 5 ～ 10 克，如果得了急性病、外感病（如感冒发高烧）可以取原剂量。如果慢性病或病情比较轻，可取 5 ～ 10 克。初学者建议从取 5 克开始，等有经验了，再增加剂量。

曹颖甫开始用药的时候，剂量也很轻。随着治病经验越来越丰富，剂量逐渐增加。有的时候虽然辨证准，开方有效，但是好得慢。然而剂量也要适度，量太大可能适得其反。

桂枝汤煮药的方法：大枣掰开，生姜切成丝，用 1400 毫升水浸泡药材一个小时，烧开后小火煮 50 分钟左右，剩余 500 ～ 600 毫升，分三次在饭后半小时服用。喝药后，接着喝一碗热粥，再上床盖上被子，让身体微微发汗。

太阳中风本身就有自汗出的症状，平常出虚汗属于病汗。喝药后身体恢复正常了，出的汗是药汗，出汗后病情会好转。如果没有喝热粥，或盖被子发汗，有时尽管药方开对了，病也不容易好。因此《伤寒论》里煮药和服用方法要特别关注，煎煮中药有疑问时就看书里怎样说。

桂枝、白芍、炙甘草是使用频率高的药材。以前夏天感冒了，出汗，流鼻涕，打喷嚏，服用桂枝汤后，有时候病比较轻，吃一剂药就好了。我家小孩有一次感冒了，用的是成人一半的剂量，早晨喝了一碗药就去上学，放学时感冒已经好了。

桂枝汤是《伤寒论》的第一方，被称为“群方之祖”，很多方子都是在桂枝汤的基础上加减变化来的。

第 12 讲　太阳伤寒与麻黄汤

太阳伤寒，身体试图把体表的毛孔打开来恢复正常的生理功能。如果感染的是新冠病毒，怎么办？如果身体毛孔打开了，汗出了，病毒随着汗就排出去了。中医面对疾病，不是对抗，而是和解，开门送客，而不是关门打狗。对抗会对身体造成损害，虽然把贼抓住了，但是在抓捕过程中，可能把家具也打坏了。中医不是对立思维，一定要找药杀死病毒。现代医学对肿瘤采用手术、化疗、放疗等措施，旨在把癌细胞杀死，这是一种对立思维。

中医的思维方式是和解，哪怕采用发汗、催吐、腹泻等手段，只要病因不影响身体的正常运行，病毒、癌细胞是怎么来的，就让它们怎么出去，中医都不会把它们赶尽杀绝。中医的核心思想在于打造好人体内的环境。纽约地铁在20世纪有一段时期治安很差，后来，管理者实行了一项规定，就是保持环境卫生和查票。在打扫卫生和查票的过程中，环境变得干净了，逃票的人少了，犯罪率竟然随之下降了，小偷也变少了。从逃票和环境卫生上入手进行管理，结果治安也变好了。

中医治病，很多时候是从人体内部的环境整体考虑。比如下棋，不要争几个棋子的得失，而要全盘考虑，整体考虑。《亮剑》里边有一句话："不谋全局者，不足以谋一隅；不谋万世者，不足以谋一时。"中医是整体辨证，抓大局，抓主要矛盾。

太阳伤寒，患者往往出现无汗，发高烧，头痛等症状，这是因为体表的毛孔关闭了，导致病邪无法排出。中医采用麻黄汤治疗，方剂组成为麻黄、桂枝、杏仁和炙甘草。麻黄是一节一节的，管状的茎，中间空，像稻杆、麦杆一样，可以疏通孔窍，打开体表的毛孔。麻黄煮了以后味道淡淡的，没什么香味，这种无色无味的能量受到的阻碍较少，更容易疏通身体，尤其是打开体表的毛孔。桂枝的作用是把津液调集到体表，配合麻黄打开毛孔，使汗液排出。因为身体也在向体表调集能量，这样用药就是顺势而为。杏仁有宣散的势能。炙甘草补充因出汗而损耗的一部分津液。在麻黄汤里面，麻黄是刀尖，桂枝、炙甘草则是刀柄。

民国时期的中医大家恽铁樵，有四个儿子，其中三个因伤寒去世。前三个儿子因医生误诊误治而逝。当时医生连麻黄汤都不敢开，对麻黄、桂枝的使用畏如蛇蝎，恽铁樵也不敢自行开方。直到小儿子又得了伤寒，医生越治疗病情越重。恽铁樵担心得一晚上没有睡觉，走过来走过去，心想无汗，脉浮紧，发热，不就是麻黄汤证嘛！于是，他鼓起勇气开了一剂小剂量的麻黄汤：麻黄七分，桂枝七分，杏仁三钱，炙甘草五分。他开方后就去上班了，提心吊胆了一天，下班回来看见孩子在外边玩耍，病好了！之后他就开始发奋学习，后来办了中医学校，培养了很多中医人才。

第13讲　太阳温病的症状与辨证

如果小朋友吃多了，会出现脸红，唇红，舌红，怕热，汗出，嗜睡，小便多，喜欢光着脚跑来跑去的，吐黄痰，流黄涕等症状，这都是温病的表现。小朋友发烧首先要辨是不是温病。温病是热证，如果用桂枝汤，其中的生姜、桂枝都是性温的，用了会火上浇油，加重病情。有热怎么办？像夏天很热人们会选择吃雪糕，喝冷饮来解暑。中医里的雪糕、冰淇淋是什么呢？是生石膏，生石膏性微寒，像冷空气，可以清热。麻杏石甘汤里面就有麻黄、生石膏、杏仁和炙甘草。温病患者会有汗出而喘，嗓子痛，鼻涕黄，痰黄，黏黏的，黄稠的，甚至流鼻血等症状，这是体内有热的表现。辨寒热很关键，如果寒热辨错，病就很难治好。

学中医需要过三关，第一是辨阴阳。要准确分辨脉的阴、阳，以此判断身体的能量状态。第二个是辨寒热，如果将温病当成寒证，用桂枝汤或麻黄汤治疗，可能导致病情加重。温病患者身体的能量过盛，需要用生石膏清热。第三关是辨别阴虚阳亢，若病人有阴虚阳亢，必须滋阴才能病愈。

麻杏石甘汤和麻黄汤，只有一味药不一样，麻黄汤用桂枝，麻杏石甘汤是用生石膏。桂

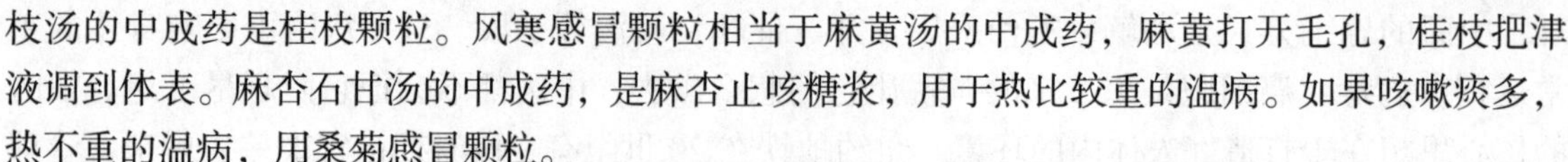

枝汤的中成药是桂枝颗粒。风寒感冒颗粒相当于麻黄汤的中成药，麻黄打开毛孔，桂枝把津液调到体表。麻杏石甘汤的中成药，是麻杏止咳糖浆，用于热比较重的温病。如果咳嗽痰多，热不重的温病，用桑菊感冒颗粒。

如果是太阳中风，不能用麻黄汤，因为太阳中风属表虚出汗，若还用麻黄桂枝发汗，会汗出不止，变成少阴病。如果是太阳伤寒，属表实证，毛孔打不开，若反而用桂枝汤（生姜、大枣、炙甘草）补能量，桂枝再将能量调集到体表，实上加实，人会非常难受。

太阳病的三个代表方：桂枝汤、麻黄汤和麻杏石甘汤。太阳病，能量为阳，病位在体表。能量为阳，身体呈现积极的、亢奋的反应来面对疾病。太阳中风是汗出、恶风，津液不足，是虚证。太阳伤寒无汗而喘，可能会发烧，但是没有汗。

太阳中风和太阳伤寒的本质区别是表虚和表实。太阳中风是表虚，体表能量不足，可能有自汗出的证，也可能不出汗。太阳伤寒是表实，不易出汗，体表毛孔关闭了不能打开。像葛根汤证，体表毛孔打不开，同时津液虚，用麻黄桂枝发汗解表，同时用生姜、大枣、炙甘草建中补津液。大青龙汤证则是太阳伤寒、太阳中风、太阳温病的合病，不能简单地认为太阳伤寒津液不虚，只是体表毛孔关上了，津液不一定充足。表虚，哪怕没有汗，也是太阳中风的证。如果表实无汗，津液虚，在解表的时候同时要建中。太阳伤寒表实证的人不易出汗，在空调房间不出汗，但是在剧烈运动或天气太热时依然会有汗出，这是辨证的一个关键点。有一个病人不易汗，哮喘，开始用竹叶石膏汤无效，后来想到表实、水饮，用了小青龙汤加减，病人的咳嗽好了。

如果能量过剩了，是太阳温病，用麻杏石甘汤，麻黄、杏仁宣散宣通，生石膏清热，炙甘草建中补津液。如果能量过剩，且津液虚，病情可能转到了阳明病。阳明病是能量为阳，病位在里的疾病，代表方有四个：大承气汤、小承气汤、调胃承气汤、白虎汤。白虎汤适用于津液虚的温病，津液虚有热，其中生石膏清热，知母、粳米、炙甘草补津液。如果热重，用麦冬、阿胶一类滋腻滋阴的药，会火上浇油。粳米就是大米，煮的米汤容易吸收，能有效补津液。如果病人出现大烦渴（心里非常烦，口渴），要喝几碗水才能解渴，这时需要加人参。病人怕热汗出，是因为身体很热，需要通过出汗散热。此时病人会烦躁，口渴想多喝水，脉洪大。

夏天人体脉象洪大，是因为身体调集能量到体表散热。糖尿病初期三多症状（吃得多、喝得多、小便多也是里热的表现。生石膏清热，肠胃不热了，就不会吃那么多了。同时知母、炙甘草、粳米、人参补津液。对于里热津液虚的糖尿病初期患者，几剂白虎加人参汤药病就好了。如果病人多日高烧不退，容易出现阴虚阳亢。如果病人津液虚有热，用白虎汤，清热补津液；如果津液不虚，有热，用麻杏石甘汤。如果病人有白虎汤证，可用中成药麻杏止咳糖浆，多喝米汤，或者吃梨、西瓜。西瓜在中医中被称为“天然的白虎汤”，适合津液虚有热的病人。《经方实验录》中记载，曹颖甫得阳明病时，通过吃很多梨，喝荷叶露来补津液，晚上再用清热药，病很快就好了。

如果病人有热，同时肠道堵住了，便秘，津液虚。如只攻下，可能导致津液不足甚至枯竭，危及生命。需要一边给病人补充水分，一边用药疏通肠道淤堵，这样才能把病人救回来。这个思路体现了中医的辨证思维。

中医的核心竞争力是辨证，即观察人体的反应，顺势而为，帮助人体恢复正常的运行秩序，从而达到治病目的。

第 14 讲　肠道淤堵对全身的影响

白虎汤证是津液虚的热证。如果病人肠道里有淤堵，大便干硬，有热，是里实热证，用承气汤。承气汤有大承气汤和小承气汤。大承气汤是大黄、芒硝、厚朴、枳实，而小承气汤去掉了芒硝。芒硝味咸，能软坚散结（对肿瘤有特效），吃下去后，肠道不能吸收会促使肠道渗出津液。就像北方人包饺子，白菜剁碎放盐，水就出来了，芒硝在肠道内渗出的水分会把干硬的大便泡软。大黄的味厚重，走里，去淤堵，相当于推土机。大黄和芒硝在一起是泻下药，大黄增加肠胃蠕动，能够排淤堵；芒硝软坚散结。枳实，即小橘子，味道苦酸，下气作用强烈；厚朴比较温和厚重，一个缓，一个急。

如果病人喘，可用桂枝加厚朴杏子汤；如果病人有气滞，嗓子里面有异物感，感觉有一块儿痰黏在那里，这是梅核气，用半夏厚朴汤理气化痰。经常生气的人，按揉胸口正中膻中穴周围区域可能感到痛，把痛点慢慢揉开后，人就会打嗝，气滞散开就排出去了。有的人则是通过放屁来排气滞。里实热证，里指肠胃里面有淤堵，有热，大便干硬，热向上到了头部，同时头部津液虚，病人就会谵语说胡话。小孩子晚上睡觉来回翻，磨牙，这也是肠道堵了的表现。病人便秘或腹泻，大便臭，说明肠道里有热；如果肠道寒凉，大便则不臭。

如果大便两天一次，有口臭，放屁臭，这也是肠道里有实热，用大黄疏通泻下，这时要注意人体的能量状态。肠道里大便干燥，肚子按痛有硬块，说胡话，发潮热；腹泻急迫，臭气冲天；或者便秘，羊粪球样大便不易排出，数日无便；脉洪有力，按下去非常充实，这是有实热，应用承气汤。如果只有热，没有实，津液虚，则用白虎汤。如果能量过盛，津液不虚，应用麻杏石甘汤。如果便秘，大便臭，脐周按痛，说胡话，但是大便没有变硬，没有硬结，用小承气汤就可以了。

病人说胡话，肚子按痛，用大承气汤还是小承气汤？先用小承气汤试一试，如果服药后放屁多，再加上芒硝。人为什么会说胡话？因为肠道堵住了，肠道内干硬的大便对身体来说是异物，身体会调集津液来排异物。肠道淤堵会牵制津液，头部津液供应就少了，这时大脑兴奋反调津液，就会出现说胡话，失眠，睡眠浅，梦多等症状。有人还会腰痛、额头痛、恶心想吐，这都是津液被牵制了的表现。有人特别爱说话，也是肠道有淤堵的表现。最典型的就是北京的“侃爷”，整天侃大山，这种人往往是吃多了，运动少，肠道里有淤堵，大脑津液不足。

大黄芒硝经常一起用，厚朴枳实也经常一起用。小承气汤和大承气汤相比少了芒硝。还有一个是调胃承气汤，适用于津液虚，肠道里面有淤堵，有实或热的情况。炙甘草补津液，大黄疏通淤堵，芒硝清热。如果体内没有实，只是有热，芒硝可以清肠道的热。如果体表红肿，用芒硝外敷可清热消肿。

阳明病能量为阳，病位在里，肠胃里有热、有实。阳明病提纲，“阳明之为病，胃家实也。”实指物理空间的淤堵，肠道内有淤堵，但不一定有热，这种情况定义为阳明病。这只是一个定义，我们不要把精力放在概念上，比如哪个方子是温病的代表方，有人说越婢汤，有人说麻杏石甘汤，有人说白虎汤。其实只要能把病看好，辨证准确就可以，具体怎样定义，贴什么标签，都只是名相，不要太在意。

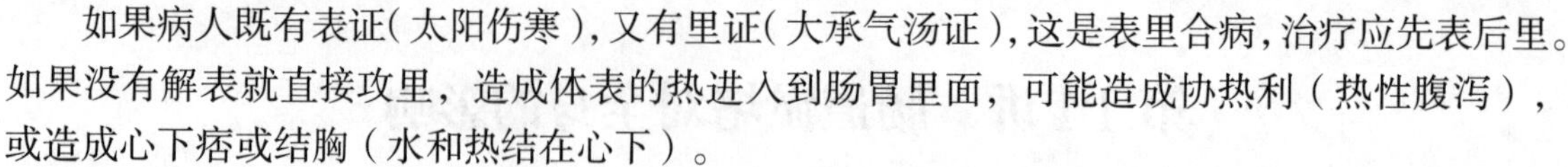

如果病人既有表证（太阳伤寒），又有里证（大承气汤证），这是表里合病，治疗应先表后里。如果没有解表就直接攻里，造成体表的热进入到肠胃里面，可能造成协热利（热性腹泻），或造成心下痞或结胸（水和热结在心下）。

第 15 讲　少阳病的典型症状与辨证要点

少阳病，能量是阳，病位半表半里。半表半里证的特点是津液不足，这时身体自己会尝试在表和里之间寻找排病渠道，一会儿从表来排，一会从里来排。就像家里经济紧张，现有的钱可以维持生活，但是大手大脚花钱就不够了。中医里有一派叫柴胡派，他们认为用柴胡汤加减几乎可以治所有的病。很多疑难杂症，久病不愈的患者，人体能量不足，往往会进入到半表半里的状态。

半表半里证的本质是胃弱。我有一次喝了凉的早餐奶，导致身体忽冷忽热，没有精神，没有力气，这就是因为凉的牛奶导致肠胃受伤，肠胃的消化吸收能力减弱了，身体能量变得不稳定。有一位朋友白天喝了两瓶可乐，当天晚上就发烧了，说明保护好自己的肠胃非常重要。《伤寒论》的基本原则是“健脾胃，存津液”。就像手机的充电器，性能好手机就能正常充电，可以看视频、打游戏，如果充电器性能差，充电慢，手机很快就没电了。同样，肠胃功能弱，不能运化食物，人就没有胃口，甚至出现恶心，干呕。

胃弱导致人体能量上下不交通。能量向上、向外到了头部，却下不来，滞塞在上面，人就会出现口苦口干，眼睛干涩胀痛，两边太阳穴疼痛，头晕目眩等症状。如果能量不足支撑上行，在胸部壅滞，会出现胸闷；在两肋堵住，手一按就疼，严重时不按也痛。有一个胃癌晚期的病人，脉象顶手，胸闷，两肋不按都痛，这是典型的半表半里证。

身体发冷是表证，身体发热也是表证，可是两个证合到一起，一会儿冷一会儿热，反复发作，或定时发作，每天到了固定时间就发病，这种症状属于往来寒热。如果病人能量不足，没有精神，抑郁，这是嘿嘿（心力不足）。脉像弓的弦一样绷得紧，感到有一根弦向上跳动。为什么绷得紧呢？像物业工作人员在小区里浇水，如果水管的水压大，拿着管子，水自动就能喷到远处；如果水压小，水流较弱，就要把水管的口捏紧一点，水压才会增加，水就能喷远一些。同样，肠胃弱了，津液不足，但身体仍需向全身供给营养，人体只好通过收紧血管，或加快输送速度来弥补。少阳病的典型证有四个：往来寒热、心烦喜呕、胸胁苦满、嘿嘿不欲饮食。只要出现其中一个就可以判断为少阳病，可以使用柴胡剂进行治疗。

第 16 讲　应用广泛的小柴胡汤

小柴胡汤有七味药，分别是柴胡、黄芩、半夏、人参、生姜、大枣、炙甘草。人参现在多用党参，东北的人参更好，但价格高一些。人参的作用是调集津液到肠胃，增强肠胃的运化能力，尤其是心下痞的虚证，一般会加人参。胡希恕老师讲心下痞硬是“邪之所凑，其气必虚”，就是因为正气虚，津液不够，邪气才会结聚在这里。如果病人的脉搏每跳几下就停一下，或者诊脉时突然摸不到了，过一会儿慢慢又有了，这是结代脉，表明津液大虚，此时会用大剂量的人参。在使用特别峻猛的药物时，比如用防己、吴茱萸的时候也会加人参以补充津液。保持身体的能量平衡。如果病人能量差，开方既有五味药是攻的，又有六七味补能量的药，补能量的药一定要多于攻的药，这样才能保持能量平衡。

如果病人淤堵严重，能量够，需要攻下时，就不必再用补津液的药了。例如，大承气汤就没有用炙甘草，防止炙甘草黏腻掣肘。谵语（说胡话）通常是由于津液相对不足，被肠道里干硬的大便牵制，一旦淤堵去了，津液就回来了。

小柴胡汤用了四个健胃的药，即人参、生姜、大枣、炙甘草。半表半里证的本质是胃弱，所以要健脾胃。剩下的三味药分别是柴胡、黄芩、半夏。柴胡是北柴胡，生长的时候一半在土里，一半在地上，能够疏通半表半里。真正的好柴胡煮成汤液后能闻到一股清香，而药铺中常见的是竹叶柴胡，《伤寒论》里用的是北柴胡。黄芩味苦，可以清半表半里和里的热。人为什么会口苦呢？因为身体的大循环不通畅，有上热，所以身体分泌苦的物质来清热。里热证有时也有口苦的现象。顺势而为，就用苦的药帮人体清热，黄芩就是这种药。如果病人口苦厉害，黄芩量可稍大些。药的剂量是根据人体病证的轻重来调整。就像一个人走路累了口渴，喝一杯水就解渴了；但如果跑了两个小时，大汗淋漓，就要喝两三杯水才能解渴。半夏是旱半夏，不是水半夏。以前我在地里种过半夏，它有三片叶子，上面有一个果珠，果珠也能发芽。重庆人称其为“麻芋子”，生吃会麻嘴，甚至导致嗓子肿痛，它和芋头是同一类。半夏煮了以后的汤汁是滑滑的，就像煮的面汤一样，能够去除人体稀薄的水饮。半夏降逆，能把稀薄的水饮去掉。得了少阳病后，病人常会出现恶心呕吐，干呕，胃里会有一些水停留。半夏在显微镜下观察有很多的针状体，能够破水的粘滞，利水。因此治疗恶心的时候，一般用两味药，一味是生姜，一味是半夏。生姜辛辣，能够促进肠胃的蠕动，止呕，增加胃动力。半夏止呕，很多方子，像葛根加半夏汤，大小柴胡汤中都有这两味药，柴胡证里如果有心烦喜呕的症状，也会加半夏止呕。

柴胡与黄芩，厚朴与枳实，炙甘草与大枣，大黄与芒硝，附子与干姜，茯苓与白术，桂枝与白芍等都是两两相对的药对，经常一起用。柴胡四证中只要有一个证就可以用柴胡剂，不一定是四个证都齐了才用。柴胡剂使用率非常高，十个方子中起码有五六个是柴胡剂。尤其现在这个时代，大家吃得好，但平时锻炼不多，思虑重，很多人有柴胡证。胡希恕老师擅长使用大柴胡汤，又喜欢喝茶，因此胡老有个外号叫“大茶壶”。

第 17 讲　经验方思维是导致中医没落的重要原因之一

人体的能量状态分为阴和阳；排病渠道有表、里和半表半里三种。基于这两种状态和三种渠道，形成了六经，即太阳、阳明、少阳、少阴、太阴和厥阴。经方通过使用几十味常用药，帮助人体恢复正常的运行秩序，从而恢复免疫力达到治病效果。因此中医看病，不管是白血病、艾滋病、癌症，还是普通的感冒，都是辨证治疗。如果一位医生能够有效治疗各种感冒，那么他可能就有能力治疗癌症等大病。因为感冒发烧这些病，变化非常快，需要通过六经八纲的辨证方法抓住主要矛盾。如果医生能游刃有余治好感冒，那么他的医术已经很好了。

学习伤寒、辨证的本质是量体裁衣，而不是学经验方。经验方虽是老中医研究出来的，如果医生只是照搬这些方子来治疗，而没有领悟人体能量运行的原理，那他只是停留在“术”的层面。经验方思维是导致中医衰败的重要原因，是中医发展最大的阻碍。

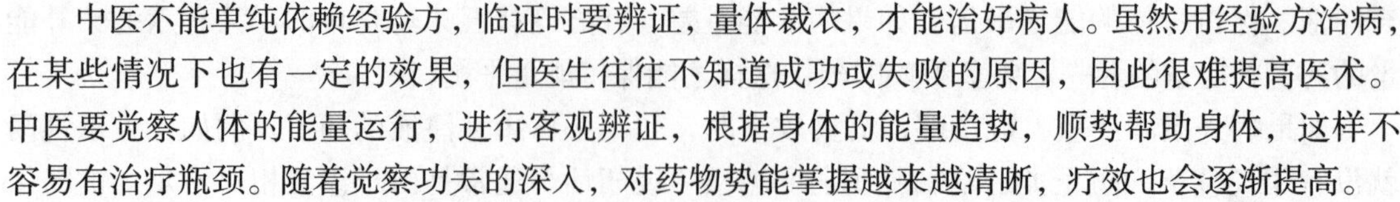

中医不能单纯依赖经验方，临证时要辨证，量体裁衣，才能治好病人。虽然用经验方治病，在某些情况下也有一定的效果，但医生往往不知道成功或失败的原因，因此很难提高医术。中医要觉察人体的能量运行，进行客观辨证，根据身体的能量趋势，顺势帮助身体，这样不容易有治疗瓶颈。随着觉察功夫的深入，对药物势能掌握越来越清晰，疗效也会逐渐提高。

大家在学习中医的过程中需要不断进步，不断突破自己。有一位师兄学伤寒几年了，他总是鼓励我："不要觉得自己不行，只要你努力学，一定可以掌握得很好。"中医辨证重视客观证据，不主观臆断，顺势而为，容易复制。就像法官断案的时候，需要依据案卷中的证据做出正确的判断。中医辨证也需要客观证据。

有人学了三个月伤寒，就把妈妈的结肠癌给治好了。另有一位朋友，开始觉得学习中医很难，后来听说了这件事，突然认识到"中医原来并不复杂，我也能学会！"于是她有信心了，学了以后就开始给自己和家人开方子。她妈妈有心脏病，以前经常胸闷气短，走路不能走得太远。经过她辨证开方，服药后，她妈妈不仅能和朋友出去玩一天，回来也不感到心脏难受。

中医理论大道至简，容易入门。但是要想成为一个上医，临证游刃有余，那肯定要下大功夫。有一位朋友，第一次听刘老师的课，五天课程中他在前四天半的时间里都在骂刘老师是骗子。直到最后半天，他才静下心认真听讲，结果觉得有点道理。回去以后他开始天天晚上看书学习。学了几个月后，回老家发现他哥病了好几年，于是他就开了个方子，他哥吃了三剂药，病就好了。他回来后更加努力学习，每天看书到凌晨一两点，周末也不去玩了。现在他医术很好，被朋友称为"神医"。

大家听了这些例子，不要觉得他们天赋异禀。不是这样的！真相是，每个人都可以变得很厉害。只要掌握了辨证的方法，不断打磨自己的觉知能力，辨证能力就能得到显著提升。每个人都有观察和分析的能力。只要掌握熟练这套方法了，都可以准确辨证。

第18讲　少阴病

三阴病的能量为阴，就像汽车只有小半箱油，能量不足。此时人体血管里血液少，需要补能量。三阴病治疗起来比三阳病简单，能量不足就补能量。再看病位，阴证分三类，病位在表为少阴病，病位在里为太阴病，病位在半表半里叫厥阴病。

少阴病病位在表，能量为阴，表现为体表的能量不足。例如，小朋友着凉后发高烧，是因为小朋友的津液比较充足，能量是阳。相当于国家强大，外敌入侵时刚到边境，就被部队发现并挡住了，双方发生了激烈对抗，这就是太阳病。如果体表能量不足，身体能量状态为阴，受了寒，体表运行就会异常。人虽然感冒了，流鼻涕，打喷嚏，但是脉不浮，不发烧，因为身体能量不足，无法调集大量津液到体表。发烧是身体调动大量津液到体表的过程，能量不足就没有能力发烧。所以上了年纪的人，几年没有发烧，这不一定是好事，一般是因为身体没有能量与病邪进行积极斗争，呈现虚衰的反应，为阴证。很多老人或身体不好的人得了感冒，脉不浮，但是流鼻涕打喷嚏，这就是体表能量不足的表现。这时如果用麻黄、桂枝发汗解表是不对的，因为身体的能量不足。

少阴病的提纲："少阴之为病，脉微细，但欲寐。"人没有精神，白天总是犯困，想睡觉，没有力气做事情，是体表能量不足的表现。人感冒了，能量不足，流鼻涕打喷嚏，脉微细，同时白天犯困，有时身体还会拘挛，脚伸不开，踩下去会疼。或者稍微一动或者吃饭，就汗流不止。

少阴病代表方是麻黄附子甘草汤，麻黄打开毛孔，炮附子补能量，炙甘草建中补津液。炮附子经过炮制后，势能变得温和了；而生附子比炮附子势能更猛烈一些，走而不守，用于打通身体的阳气。炮附子和生附子势能不同，与干姜、生姜的区别类似。

如果少阴病同时身体有水饮，鼻涕非常多，涕泪交加，脉微细不浮，此时，用麻黄附子细辛汤。细辛疏通身体的孔窍，利水。细辛性热，在《神农本草经》里属于上品药。麻黄附子细辛汤里细辛用量为二两，即 30 克。

有一次我感冒了，流鼻涕，打喷嚏，脉不浮，尺脉弱，喝了麻黄附子细辛汤，过了一小时，鼻涕就不流了。脑袋变得非常清醒，也不困，凌晨两点才睡。煮麻黄时，当泡沫出现时，应把火开大让汤沸腾起来，用密的笊篱把上面的泡沫捞起来，用水冲一冲，泡沫冲走后再把麻黄放回锅里。煮麻黄要去沫，因为泡沫里有兴奋神经的成分，晚上不易入睡。喝有麻黄的药，要在晚上七八点以前喝，以免影响睡眠。

麻黄要去节，因为麻黄的节会抑制发汗。细辛疏通孔窍，味道辛窜。麻黄味道淡，无色无味，能走得非常远，不易受到阻碍。细辛擅长疏通中上焦，有水饮时用细辛疏通孔窍，利水。少阴病，没有汗，鼻涕多，眼泪直流，脉微弱，没有精神，可用麻黄附子细辛汤。如果有汗用桂枝加附子汤。如果水饮不明显，但气短，能量不足，可用麻黄附子甘草汤。

第 19 讲　第一次小心翼翼地尝附子

附子能补能量，恢复人体的机能，对于阴证的病人是非常重要的一味药。有一种说法：“一灸二丹三附子”。第一个是艾灸，第二个是“丹”，指硫磺。硫磺性温，吃了以后可以温阳利水。张锡纯在书里讲过，有的人吃硫磺，每次吃花生米大小的一颗，逐渐增加剂量，吃上一段时间，身体会变强壮（前提是辨证准确，否则可能产生副作用，如有人不辨证就吃硫磺可能会吃出病）。第三个是附子，主要用于身体机能虚衰的阴证病人。

如果人稍微一动就汗出，脉微弱，怕冷怕风，用桂枝加附子汤。津液虚的太阳病用桂枝汤；如果是阴证，加附子，就是桂枝加附子汤。有汗的少阴病，用桂枝加附子汤；无汗的少阴病用麻黄附子甘草汤；津液虚的少阴病，有水饮，把炙甘草去掉，加细辛；如果同时有水饮，津液也虚，没有汗的少阴病，用麻黄附子细辛加上甘草。

对于汗出不止的少阴病，可用附子补能量，恢复身体机能后，出汗就止住了。如果表不固，人的能量本来就弱了，同时又汗流不止，津液不断损耗，可能会发展成手足厥逆的太阴病，此时就需要用四逆汤了。有位糖尿病病人，晚上起夜五六次，这是阴脉的表现，下身膀胱括约肌的津液不足，收摄不住，所以起夜多。他吃了一盒附子理中丸后，起夜次数从五六次减到了两三次，原来舌头上没有舌苔，服药后舌苔也有了。

对于身体机能虚衰的阴证病人，一般用炮附子；如果身体的能量非常阴，手冷到肘，脚冷到膝，脉微欲绝，这时需要救命，制附子或炮附子力量不够，必须用生附子。附子里起作用的主要成分是乌头碱。附子是一年生的植物，乌头的母根种下去后，在生长过程中会长出侧根，这些侧根就是附子，因附在乌头旁边，所以称为附子。没有长出附子的母根长大了，像独头蒜，叫天雄。生附子里面含有乌头碱，毒性很大。

有人认为“是药三分毒”，中药吃的时间长了对身体不好，其实不是这样的。中医利用的是药物的偏性，如果病人身体非常寒，能量不足，用附子、干姜这种辛温的药，可以温暖身体，恢复身体机能。但如果用生附子剂量大了，打开了身体的经络，但是津液没有及时补充，便会出现“烧干锅”的现象，表现为嘴唇麻，手臂麻，额头麻。生附子毒性大，使用时一定要在医生的指导下，先煮两小时，否则可能会有中毒。

我开始尝附子的时候，买不到生附子，用的是制附子 15 克，先煮一个小时，后来逐渐减少到 50 分钟，40 分钟，30 分钟这样来试。第一次喝四逆汤时，书上说是分两次喝，但是为了安全起见，第一次的量我只先喝一半，过半个小时观察身体没有不良反应，嘴唇也不麻，才把剩下一半喝了，第二次就正常喝了。喝药后脉搏跳动强烈，感觉一下向上一下斜着，像“动”脉样。附子对身体机能激发作用非常强。

如果煮药有疑问，可以参考《伤寒论》，看医圣张仲景怎样写的。像四逆汤中是生附子一枚，干姜一两半，炙甘草二两，用三升水煮到一升二合，即600毫升水煮到240毫升。这个时间不长，大约半小时到 40 分钟。

第 20 讲　太阴病

太阴病能量为阴，病位在里。太阴病表现为里虚寒，肠胃的运化能力差。北方冬天天寒地冻，土地都冻上了，施各种肥料都没有用，因为天太冷了，必须等到春天暖和了，土地化开了，庄稼才能生长。

人手脚冰凉，怕冷，冬天睡觉时上床一段时间脚还是凉的，这是阴证的表现。断阴阳以尺脉沉取为准。如果尺脉沉取有力，尤其是左手尺脉沉取有力，是阳脉。如果尺脉沉取弱，是阴证，用四逆汤。四逆汤里有生附子、干姜、炙甘草。

如果出现四逆（手脚冰凉，手冷到肘，脚冷到膝，脉基本上摸不到了），这时需要用生附子。扶阳派有的医生会用几百克制附子。有医生尝试过大剂量的制附子（30 克以上），一定要煮一个小时以上，附子中的乌头碱在长时间煎煮后才会分解成乌头原碱，毒性会降低到之前的二百分之一。

扶阳派的医生想充分发挥附子的作用，但是又怕有毒，所以会将附子煮两个小时。如果附子用量少一点，煮的时间也可以短一点，也有不错的效果。我偏向于用小剂量的附子，煮的时间短一些，既节省药材，又充分发挥了药物的作用。

生附子毒性很大，传说有船夫在江边，晚上很冷，把生附子烤了当下酒菜，结果第二天有几个人中毒去世了。之前有一个朋友用 30 克炮附子，煮了两个小时，喝药后发生了瞑眩反应，心慌，感觉不行了。同事要送他去医院，但他知道这是瞑眩反应，就没去。后来身体恢复，脉象变成阳脉了。还有一个医案，一个朋友回老家给亲戚治病，亲戚脉象结代，脉跳几下停一下，同时是阴脉，他就在滋阴药里加了 30 克炮附子。没想到亲戚吃了以后头晕呕吐，晕了过去，醒过来后病就好了。这也是瞑眩反应，是正常现象，但就是有点吓人。

太阴病四逆汤中用的是生附子，少阴病、厥阴病一般用炮附子。太阴病表现为里虚寒，手脚冰凉，人可能随时去世，手脚的脉都摸不到了，家里可能已经开始准备后事了。李可老中医平时用的是炮附子，他曾用45克附子，连治了六个病人，但都没有救回来。有一次，他给一个老太太治病，家人都已经开始准备后事了。他开了三剂药，每剂45克附子，因为病情很危急，家人误以为这是一天的药，三剂药合并煮了一碗药，差点熬干了。老太太喝了这碗药，就从床上坐起来了，说要下地干活。从此，李可老中医发现中医的秘密在于剂量。在生死危急时刻，只用15克制附子很难救回人。所以到了病危的时候，剂量要到位，量变产生质变。但是这只能给家人用，不能给外人用。如果病人身体机能恢复不了，喝药后没有救回来，人去世了，病人家属心情悲伤，可能会迁怒于医生，甚至告医生。救人有法律风险，所以自己学中医，给家人当家庭医生是非常好的选择。

第21讲　厥阴病

朋友生病时手脚冰凉，脉微欲绝，口腔里都是溃疡，非常疼，舌苔发黑且干裂，上面热，阴脉。这是典型的厥阴病，治疗时用通脉四逆加猪胆汁汤，方中包括生附子、干姜、炙甘草，加入猪胆汁。猪胆平时放冰箱里冷冻储存，需要的时候取出来化开，煮好通脉四逆汤后加上胆汁。猪胆汁能够把人体上面的浮阳、虚火拉下来。第二天去看这位朋友，发现其脉有力了，说话的声音也能听到了。后来她慢慢能下床走路了，米饭也能吃了，恢复得不错。然而到当年八月的时候，病情突然加重，家人把她送进医院，一周后就去世了。

附子和干姜用于恢复身体的能量，胆汁则稳住津液，不让津液散掉。如果直接用通脉四逆汤或大剂量的四逆汤，虽然津液起来了，但是很快又会散了。就像水倒进沙子里面，很快就渗下去了，留不住。必须要在沙子里面加点土，使水变成泥，这样水就流不走了。

通脉四逆汤和四逆汤的区别在于：通脉四逆汤中的干姜用量加到三两，生附子使用大附子一枚（约有25克），而普通的附子一枚大约15克。生附子的毒性是制附子的五六倍。现在扶阳派如果用80克制附子，相当于16克生附子。张仲景用附子的时候也很多，如桂枝加附子汤、通脉四逆汤、白通汤等，很多方剂会用到生附子。古代没有化肥，附子的毒性强。所以按照《伤寒论》的剂量用，效果很好。

阴证的病人常表现为尺脉沉取弱，还有其他表现，比如穿衣厚，夏天了还要穿棉坎肩，手脚冰凉，舌头胖大，舌淡不红，双眼无神，身体疼痛，困倦没有精神。如果人身体里面堵住了，虽然身体冷，但不喜欢穿厚衣服，摸脚上的趺阳脉有力，这是真热假寒的表现。

辨阴阳和寒热，虽然理法上很清晰，但临证时容易辨错。不仅要理解理论，还要在实践中多练习。只有知道病人寒热阴阳的程度，明确用什么药和药的剂量用多少，观察吃完药后身体有什么反应，才能熟练运用。

第22讲　您有瘀血吗?

瘀血证有一个典型的表现：容易生气，性子急，一点就着，容易忘事。这是因为瘀血牵制了津液，导致头部津液不足了。女性在例假期间很容易发脾气，是因为例假期间身体在向下排子宫里的经血，津液都被调集到子宫，头部的津液就不足了，大脑就会兴奋起来反调津液，从而导致情绪异常。一个人情绪异常，有时被人误解为神经病，这其实是因为头部津液不足了，头部兴奋反调津液所致。如果一个人瘀血重，牵制了津液，导致脾气不好，性格急躁，相当于女性长期处于例假状态。严重的可能会发展为精神分裂症。

瘀血证的典型舌象有舌乌，嘴唇发乌，舌底静脉粗，舌有瘀点。有的病人表现为黑瘦，肌肤甲错，小腿皮肤呈现鱼鳞状，冬天皮屑非常多。有的病人同时存在瘀血和肠痈，牵制了津液，导致胳膊、前胸后背皮肤干，手掌皮肤也干。经常生气的人容易有瘀血，气滞血瘀。性格急躁的人也容易有瘀血。经常运动对身体有好处，可以帮助排出瘀血。有瘀血的人也容易生气，而生气又容易加重瘀血，形成恶性循环。人在生气的时候，形成大量的津液被调集到了头部，津液代谢后产生很多“垃圾”，这些“垃圾”如果排不走，就会形成淤堵。

我们常说的狂犬病，被疯狗咬了发病，也是瘀血造成的疾病。有一个故事：牛被疯狗咬后死了，剖开发现牛的肚子里有很多血块。如果用活血化瘀的药把瘀血排了，津液回来了，头部供血足了，牛的精神就恢复正常了。这说明人的性格和身体有密切的关系，心理和生理相互影响。如果脾气好，有助于身体排瘀血。如果身体好了，性格也会变得温和。各种过度的行为都可能造成瘀血，如过度劳累、熬夜、生气等，受外伤和做手术也可能导致瘀血。因此，坚持锻炼身体，避免各种过度行为，保持情绪平和，身体会越来越健康。

第 23 讲　从肠道淤堵谈到生活方式对健康的影响

肠道如果有痈脓，或胸腔内有痈脓，病人可能出现胸部或双腿肌肤甲错，皮肤很干或者长疹子。牛皮癣、湿疹、疹子、手脚脱皮可能是痈脓、瘀血引起的。小孩磨牙，鼻息粗，打呼噜，睡觉来回翻身，有口气，说胡话，也可能是肠道有淤堵的表现。一般人把疾病当作敌人，认为生病不好，真实情况并非如此，应该把疾病当成我们的朋友，生病是身体的应激反应。生病是身体在提醒我们的生活方式、观念、情绪有问题，要想保持身体健康，可以从以下几点入手。

第一，每天坚持运动一小时。运动时身体出汗，湿气就排出去了；运动时肠胃得到了按摩，蠕动加快，肠胃的消化吸收能力增强了；肠道蠕动加快，排便也顺畅了；血液循环加快，有助于活血化瘀；运动时心情开朗，气滞消除了。

第二，控制饮食，30 岁以后人体新陈代谢变慢了，吃肉多容易导致衰老，而多吃蔬菜可以使血液更加清洁。有一个抽血检验的视频显示，一个人吃了汉堡、奶酪、牛肉后，抽的血静置一会儿，上面浮现的不是血清，而是一层油。如果血管里有过多油，血脂会升高，容易得心脏病。视频中还展示了一例心脏手术，医生从病人的心脏血管抽出来一条长长的白色脂肪物。如果每天干体力活，锻炼身体，身体可以运化掉吃进去的肉，那么适量多吃肉是可以的。如平时上班坐办公室，锻炼少，就不要吃过多肉，应该保持简朴的饮食习惯，或增加活动量，这样对身体好。现在，因饮食过量导致身体淤堵的人太多了。有一次，有几个从农村来的人看病，开了一次药，第二次复诊发现病竟然好了。原因在于农村人的生活方式更加健康一些，他们吃的主食和蔬菜都是自己种的，农药残留少，且日常劳作干活锻炼身体，早睡早起。

第三，保持心情舒畅。经常生闷气的人容易气滞，气滞和瘀血不同，瘀血证的人脾气急，一点就着，容易发火；而气滞的人经常生闷气，表现为双肩内扣，说话声音低，有些懦弱，还可能伴有胃胀，经常放屁、打嗝等症状。在企事业单位工作的人，由于人际关系复杂，更容易出现气滞。有的人性格非常好，与所有人都相处融洽，但这样的人往往压抑自己的情绪，也容易形成气滞。气滞的人往往说话声音低沉，缺乏底气。

第 24 讲　辨证的操作步骤

通过望闻问切，知道了病人的证后，根据这些信息，怎样辨证？分四个方面：

第一，辨能量。人体的能量有两种状态，一种是阴，一种是阳。津液充足的、对疾病呈现积极反应的是阳证。诊脉时尤其是左手的尺脉，沉取充实有力的是阳脉。如果沉取无力、弱、细，是阴脉。

第二，辨病位。身体运行异常的部位是在表、里，还是半表半里呢？以身体的毛孔、皮肤、骨骼、肌肉为主体的称为表；大肠、小肠、胃、食道等消化系统为里；表和里之间就是半表半里。首先分析每一个证的病位，判断是表、里还是半表半里。结合能量和病位的判断，用药才能精准有效。

第三，辨虚实。判断是否有津液虚、阴虚阳亢，或者体内有没有淤堵；如气滞、水湿、瘀血、痈脓、肠道淤堵、痞结等。如果有淤堵，需要标出来。

第四，辨寒热。脉数有力是有热，脉迟无力是寒。脸红、唇红、舌红、喜冷饮、怕热是热证；舌淡、腹凉、不敢吃凉、怕冷是寒证。寒热的判断非常重要，仅次于阴阳。寒热辨准了，医术就上了一个台阶。

医案分析

男，30 岁，主诉感冒，心率 90 次 / 分钟，脉浮缓，身体有汗，怕风，鼻塞，流涕，打喷嚏，头痛，体温 38℃。

感冒时心率 90 次 / 分钟，是正常的。成年男性正常心率一般是 70 ~ 80 次 / 分钟，90 次 / 分钟高了一点。感冒时身体向体表调津液，心率会增加。脉浮缓，轻轻把手放在手腕上就能感受到。脉有力，浮缓，不是弱、细、无力，是阳脉。

身体有汗，病位是表，怕风也属表证。为什么怕风？津液虚会导致怕风、怕冷。鼻塞、流涕、打喷嚏，头痛均是表证。体温 38℃，发热是表证。

接着辨证，发烧、头痛、出汗、怕风都在体表，能量是阳，津液虚。怕风为表，是阳证，大局是津液虚的表证，用桂枝汤。津液虚怕风，补津液用生姜、大枣、炙甘草。生姜辛辣，刺激肠胃蠕动。大枣煮汁甜且黏黏的，含有糖分，容易吸收，可补津液。炙甘草味甜，建中补津液。生姜、大枣、炙甘草在《伤寒论》里用于建中补津液非常重要。有的医生认为大枣、炙甘草不能治病，这种观点大错特错，因为身体运行需要津液提供能量支持。

病人怕风汗出，是因为体表津液虚，如果能量到了体表，就不怕风了，自汗就停了。芍药敛降津液，是向下的势能，而桂枝向上向外。桂枝阳化气，气化津液。白芍阴成形，敛降津液。所以说一阴一阳，人体的能量大循环就运行起来了，像喷泉一样。津液有了，再把津液调到体表，身体微微发汗，病就好了。

第 25 讲　临证最忌主观

病位在表时，身体会把能量调到体表，津液虚就需要补津液。如果病人能量过盛了，就要清热。通过顺应身体诉求的方法处理，会非常简单。辨证就像做数学应用题，根据已知条件一步一步推导出结果，而不能凭空冒出一个想法，那将是主观臆断。有人说，小孩子都是阳脉，没有瘀血，这些观点都是主观的，临证的时候最怕主观臆断。

医案分析 1

女，68 岁，主诉感冒，心率 58 次 / 分钟，脉弱细，手脚凉，怕冷怕风，鼻塞，流涕很多，打喷嚏。

脉弱细是阴脉，不能发汗。为什么会手脚凉呢？就像炉子发热要有燃料才行，手脚凉是因为身体“燃料”不足了。身体的“燃料”是什么？是津液。当津液无法送到四肢末梢时，手脚就会凉。手脚凉，怕冷、怕风，鼻塞、流涕、打喷嚏，提示病位在表；脉弱细提示阴证。一直流鼻涕，鼻涕是水饮，是有形的东西，是淤堵。整体来看，病人体表能量不足，有水饮。

这时不能用风寒感冒颗粒发汗，因为病人身体能量不足，再发汗手脚会更凉，能量就更弱了。病位在表，有水饮的阴证，用麻黄附子细辛汤。其中，附子补能量，麻黄宣通身体的孔窍，打开毛孔。用细辛疏通孔窍、利水。细辛性温，利体内的水，尤其是中上焦的水饮。

如果病人身体有汗，脉微细，鼻塞流涕多，可以用苓甘五味姜辛夏汤加附子。附子补能量，苓甘五味姜辛夏汤利水。如果病人手脚冰凉，手冷到肘，脚冷到膝，脉微细，流鼻涕，打喷嚏，可以用白通汤。方中干姜温里，恢复肠胃运化能力；生附子温补阳气；葱白解表。

治疗时，应先辨能量，根据尺脉沉取是否有力辨阴阳。接着明确病位，即表、里、半表半里。然后看有没有淤堵，比如几天没有大便，便秘，这是物理空间的堵塞；水饮，气滞，瘀血也是淤堵。空间堵塞为实，空间空虚为虚。津液不足导致的能量不足为虚。最后是辨寒热，脉证合参。脉数有力，喜冷饮，舌红，怕热是有热；脉迟无力，舌淡，怕吃凉是寒。

医案分析 2

男，6 岁，主诉发烧，心率 120 次 / 分钟，脉紧浮，体温 40℃，身体无汗，怕冷发抖，流涕，打喷嚏。

小朋友心率快，体温 40℃，脉浮紧。脉浮表示身体把津液和能量调集到体表，想打开体表的毛孔散热。脉紧是因为津液一直在向体表调集但未出汗，导致血管充盈，压力大，故脉浮紧。由于身体与环境的温差大，小朋友出现怕冷发抖，同时流鼻涕、打喷嚏。心率 120 次 / 分，对 6 岁的小朋友来说属于正常范围。发烧，无汗，怕冷发抖、流鼻涕、打喷嚏，均属于表证。正常人热了以后会出汗的，小朋友没有出汗，整体表现为表实证。

治疗上，桂枝把津液从肠胃调到体表。麻黄打开毛孔。身体出汗了，脉就缓和了，出汗带走了热量，烧也退了，病就好了。杏仁宣散、利水、润肠，有的时候身体肿也用杏仁，其势能驳杂。《伤寒论》里势能驳杂的药一般只是作为辅助，不能独当一面。《伤寒论》里的药，大部分是势能纯粹的，不像后世的药势能比较驳杂。炙甘草补津液，杏仁宣散，麻黄疏通孔窍，桂枝把能量调到体表，汗出烧就退了。以前常看到有人发烧了，采用额头盖湿毛巾的方式降温。但如果是太阳伤寒，这种方法并不合适。现在很多小朋友发烧采用小儿退热贴给小孩物理降温，如果是温病，这种方式可取；但如果是太阳伤寒，需要发汗，除非发烧过高，尽量不要物理降温。

脉浮紧，脉有力、充实，能量为阳。怕冷、无汗、发烧，病位在表，毛孔没有汗，虚实是实，寒热是寒。辨证的步骤如下：先辨能量，再辨病位，再辨淤堵和寒热，多证互参，抓大局，再开方。

医案分析 3

男，2 岁，主诉发烧，心率 138 次 / 分钟，脉有力，舌红苔黄，身体怕热，汗出，脸红，晚上盖不住被子，小便次数多。

心率 138 次 / 分钟，脉有力，身体有热，表明能量为阳。怕热、脸红，一般不是阴寒证的表现。所以判断能量时，有时不用摸脉，观察症状也能得出结论。舌红苔黄，怕热，汗出，这些症状一般提示为阳证。

汗出，脸红，小便次数多都属于表证。小便和出汗机制是一样的，病位都是表。为什么温病小便多呢？因为发烧，身体里面有热，相当于烧水，水汽向外蒸腾，到了体表就表现为汗，到了下身就表现为小便多，身体通过出汗或小便来向外排热。小便次数多，可能是温病的表现，也可能是阴证或是阴虚阳亢的表现。老人晚上起夜多，可能是阴虚阳亢，或者是阴证所致。

脉有力，心跳快，是阳脉的表现。怕热、汗出，身体有热，小便次数多，提示体内能量过盛。这相当于家庭用电正常电压是 220 伏，现在电压升到 250 伏了。汗出而渴，有热的阳证，称为太阳温病，但这证的病位不一定在表，可能已经入里了。对于能量过盛的阳证，身体热，为太阳温病，应怎么治疗呢？应以清热为主，用麻杏石甘汤。麻黄宣散，疏通身体的孔窍。生石膏性寒清热，杏仁宣散，炙甘草补津液。服药后热清了，烧就退了。

医案分析 4

在医案 3 的基础上加一些证，大便两三天一次，肚脐周围按痛。

如果大便两三天一次，脐周按痛，就是肠道有淤堵。本来就是热证，现在肠道又有淤堵，需要先加大黄疏通肠道的淤堵，再用生石膏清热，烧就退了。如果肠道有淤堵，只用生石膏清热，而不通大便，烧退不了。现在很多小孩吃的太多，肠道淤堵很常见。如果是里实热证是大局，以疏通肠道淤堵为主；如果温病是大局，清热为主。

辨证就是四点：先辨能量，接着辨病位，最后辨淤堵和寒热。多证互参，抓大局，再出方子。抓大局的关键点就是明白身体想做什么，顺势帮身体一下，身体恢复了正常运行秩序，病就好了，这就是顺势而为，是《伤寒论》的顶级心法。

第二部分

《伤寒论》原文释义

第一篇
辨太阳病脉证并治上

学习条文的目的是把《伤寒论》的理法弄明白，体会人体的能量运行。就像春天到了，花草树木都变绿了，花也开了，树也长出新叶子。在《伤寒论》中，每个条文都反映了人体能量运行的规律。在讲解条文的过程中，要结合人体能量大循环、八纲辨证、医案来讲。绪论里面已讲过了，八纲辨证的核心是能量、病位、淤堵和寒热，其中能量是阴阳，病位是表里，淤堵就是虚实，有寒热则是对症状的判断。

阴阳就是人体的能量，反映在人体上就是血管内血液的充实度。脉如果充实有力，尤其是尺脉沉取有力，就是阳；脉弱细无力，就是阴。

表里就是根据身体的症状，判断病位是在表，在里还是表半里。这决定身体从哪个渠道排病。

虚实，虚就是津液虚，或阴虚阳亢；实就是物理空间的堵塞，有气滞、瘀血、水饮、痈脓、痞结、肠实等。

寒热，脉数有力是有热；脉迟无力是寒。

八纲辨准了，接着抓大局。**明白身体运行遇到了什么困难，身体想做什么，顺势帮身体一下，让身体恢复正常的运行秩序，病就好了，这就是顺势而为**。

如果大局没有抓准，一定是八纲的某一项没有辨准。所有的辨证都要落实在八纲上，八纲自然包括了六经。辨证难点在于辨阴阳和寒热，这两个辨准了，医术就会有很大提高。表里和虚实通过望闻问切容易判断，难度不大。

生病本质是身体运行异常的一种现象。其实并没有一个可以被具体拿出来的“病”。比如感冒，能把“感冒”这个东西拿出来吗？显然不能，它只是一个描述身体不适状态的名词。有人说肿瘤病人体内有肿瘤，这不是病吗？其实，肿瘤只是一个病灶，不是疾病本身，如果肿瘤没有影响身体的正常运行，那么可以忽略它；如果病灶影响了身体运行，用中医的方法帮助身体恢复正常运行，病就好了。

中医治病的核心理念是大道至简，就是辨八纲，辨清楚阴阳、表里、虚实、寒热，明白身体运行发生了什么问题，顺势帮身体一下，身体恢复了正常运行秩序，病就好了。

第 1 讲　太阳病的整体特点

1. 太阳之为病，脉浮，头项强 [jiàng] 痛而恶 [wù] 寒。

太阳之为病，脉浮，头项强痛而恶寒。太阳病是病位在表的阳证，脉浮，头项强痛，头疼，脖子是僵硬的、僵紧的，同时恶寒。病在表的阳证，被定义为太阳病。

表是以毛孔、皮肤、肌肉、骨骼为主的体表区域。太阳病病位在表，体表运行发生异常了，身体就会调集津液到体表，帮助体表恢复正常运行。津液向体表调集，所以脉是浮的。脉浮，手指轻轻搭上去，就感觉到脉跳，这就是浮脉。

头项强痛。头痛，是身体大循环调集津液到体表和头部，头部的血管压力大会出现头痛。小时候感冒发烧头痛，大人就会用针在太阳穴、印堂刺几下，挤一点血出来，就舒服很多，压力低了，头痛就轻了。

恶寒，因为津液被调集到体表，体表的能量多了就会发热，与周围的环境温差大，散热多，打破了身体之前的平衡，就会感到怕冷。如果得了温病，能量很旺盛，体内的热源源不断向表走，就会怕热汗出，虽然发烧，但是不怕冷。太阳病是发热怕冷，病在表。病在表的证，有头痛、肩痛、腰痛、背痛、腿痛、膝盖痛、脚痛、手麻、四肢发麻、小腿抽筋、牛皮癣、湿疹等。

《伤寒论》的原则是顺势而为，即身体想怎么做，就帮身体一下。得了太阳病，身体在做什么呢？把津液源源不断地向体表调集，希望体表恢复正常运行。用药也是帮身体向体表调集津液，这样才叫顺势而为。而不是发烧就清热降温，用冰袋或湿毛巾敷额头。温病发烧可以物理降温，身体有热就帮它散热。

感冒怕冷，不能物理降温，这时身体想穿厚衣服，有人发烧盖上被子，还会冷得战栗不止。这种情况不能用湿毛巾降温，这是跟身体对着干。有的小孩一发烧，父母就用降温贴给孩子降温，温病可以这样做，如果不是温病，这样做就错了。

身体发热、怕冷无汗，帮助身体把津液调到体表，打开毛孔，汗出来了，烧就退了，也就不怕冷了。如果是温病，能量过盛，喝冷饮、冷敷这些方法都可以。治病要顺应身体来作为，而不能跟身体对着干。谚语说，“干活不由东，累死也无功”。身体是老板，生病时身体所有的反应都是正确的，要顺应身体的需求来用药，这样疗效最好。对立、对抗的治疗模式和身体的需求背道而驰，很多本来可以治愈的病反而治不好。

还有脖子僵紧，是因为颈部韧带肌肉多，韧带里面的血管比较少，得了太阳病，津液调集到体表，供给韧带的津液少了，脖子就感到僵紧。还有的人得了颈椎病，颈椎骨质增生，腰椎间盘突出，腰椎骨质增生，这是因为供到颈部或者腰部的津液少了，韧带松了，颈椎、腰椎就会增生来支撑自身。津液不足，一种是绝对的津液虚了；还有一种是津液被牵制了。比如太阳伤寒体表运行异常，津液向体表调集，供给颈部的津液就少了，脖子就会感到僵硬。身体有水饮、瘀血、肠痈等淤堵，也会牵制津液。

第 2 讲　认识太阳中风和太阳伤寒的感冒发烧

2. 太阳病，发热，汗出，恶风，脉缓者，名为中［zhòng］风。

太阳病，身体发热，自汗出，怕风吹，就像刚洗完澡出来了，风一吹就会觉得不舒服，脉是缓和的，这个称为太阳中风。发热是因为身体的津液被大量调集到体表，体表津液多了就发热。自汗出、恶风，这两个证说明身体的津液不足了，体表毛孔收不住，汗一直出，这是太阳中风的核心病机。

比如夏天很热，人体出了很多汗，这时如果被风吹到了，或睡觉时对着风扇，就容易得太阳中风。这是因为身体在出汗时，津液一直在向外排，津液虚了，体表的能量不够了。因此，太阳中风病人会怕风，不喜欢被风吹，这通常是能量不足的表现。

脉缓，摸上去浮，但是绷得不紧。这是因为身体在出汗，血液从血管里渗出形成汗液，导致血管里的血液压强降低，脉因此变得缓和了。太阳中风是津液虚的表证。

身体自汗出，怕风，是由于体表的能量不足，津液虚，导致身体异常出汗。而服药后身体恢复正常而出的汗，称为"药汗"。药汗，指服药后身体恢复正常了，全身微微发汗，病情也随之好转。有人一天多次发热汗出，傍晚前后出现潮热，一般是因为肠道淤堵引起的，要去淤堵。如果发热只是体表津液虚，是太阳中风，可以用桂枝汤治疗。

3. 太阳病，或已发热，或未发热，必恶寒，体痛，呕逆，脉阴阳俱紧者，名为伤寒。

得了太阳病，有的人发烧了，有的人没发烧。刚得病的时候，身体开始向体表调集津液，想打开体表的毛孔。如果体表津液调集没有达到一定的量，身体就不会发烧。如果体表的津液很充足，人就容易发烧。像小孩子津液足就经常发烧，发高烧。而中年人或者老年人，几年也不发烧，这是身体津液不足了。虽然着凉，或被风吹了，但是身体津液不足，没有足够的津液可以调集到体表升高体温，这表明身体素质下降了。即使津液不足，身体仍会向体表调集津液，导致怕冷，身体疼痛，恶心想吐，脉浮紧，这就是太阳伤寒。

太阳伤寒一般冬天发病多，夏天也有。比如晚上睡觉时一直被空调吹，温度过低，可能得太阳伤寒。冬天的感冒也可能是太阳温病或太阳中风，主要看个人身体情况。不可以简单认为夏天生病一定是太阳中风，都用桂枝汤；冬天生病都是太阳伤寒，用麻黄汤。比如我以前要感冒的时候，嗓子发干，接着是全身发酸，没有精神，后来全身酸痛，不舒服，流鼻涕，打喷嚏，就开始感冒了。以前身体好的时候会发烧，但最近几年都没有发过烧，身体变差了。

太阳伤寒无汗，脉浮紧。太阳中风是自汗出，脉缓和。太阳伤寒和太阳中风外在表现的

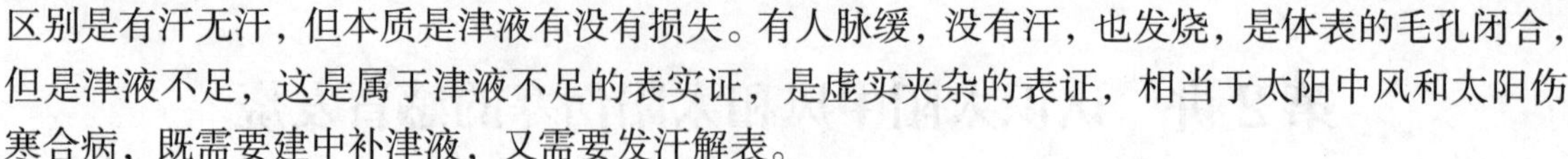

区别是有汗无汗，但本质是津液有没有损失。有人脉缓，没有汗，也发烧，是体表的毛孔闭合，但是津液不足，这是属于津液不足的表实证，是虚实夹杂的表证，相当于太阳中风和太阳伤寒合病，既需要建中补津液，又需要发汗解表。

第 3 讲　感冒发烧什么情况下会加重和变化

4. 伤寒一日，太阳受之，脉若静者，为不传；颇欲吐，若躁烦，脉数 [shuò] 急者，为传也。

伤寒一天，病在表，阳脉，是太阳病。太阳伤寒，如果脉浮紧的情况没有变化，则一直是病在表，没有向里或者半表半里传。如果病人出现想吐、恶心，心烦，身体躁动，脉跳快等症状，这可能是病情要向半表半里或者向里传了。

人的脉象非常灵敏，走路、吃饭、说话、有情绪时，脉都会变化。有病人从外地来看病，到了诊所以后休息了一刻钟，给他诊脉时，脉摸起来充实有力。我还跟对方讲："你的脉变好了。"等过了十分钟，脉沉取的时候就变得没有那么实了。这是因为他身体不好，下车后走到诊所，脉变得亢奋充实。运动后脉会变化，很灵敏。身体不好的病人，看病前要休息足够长时间再诊脉。有病人从医院走到街对面的诊所，走了半个多小时，休息了近一小时后脉才恢复正常。身体虚弱的人运动后要休息足够的时间再诊脉。

一般感冒刚开始病在表，如果出现恶心想吐的症状，一般是到半表半里了。半表半里证的本质是胃弱，导致能量上下不交通，胃弱上热。半表半里证的表现有往来寒热、心烦喜呕、胸胁苦满、嘿嘿不欲饮食。如果病人变得口渴，烦躁，这是传里了，传到阳明了。如果病了两三天，恶心、呕吐、口渴这些症状都没有，就是病还在表，没有向里和半表半里传变。

感冒后脉一般会跳得快一点。男性成年人一般是 70 ～ 80 次 / 分钟范围内正常，女性是 75 ～ 85 次 / 分钟。如果男性感冒了，心率会到 90 ～ 100 次 / 分钟，如果到了 100 ～ 110 次 / 分钟，同时脉有力，是有热。脉数有力代表身体有热，跳得慢而无力代表寒或身体机能不足。

感冒后为什么脉跳得会快一些呢？因为身体要亢奋起来，努力恢复正常运行。不管太阳伤寒还是太阳中风，都是体表运行异常了。被风吹了，或着凉了，体表运行发生异常，身体就调集津液到体表，试图恢复体表的正常运行。太阳伤寒，毛孔不能出汗，身体把津液调到体表，想把毛孔打开。这时用药要顺势而为，帮助身体向体表调津液，并打开毛孔。

5. 伤寒二三日，阳明、少阳证不见者，为不传也。

受寒后两三天，阳明、少阳的证没有出现，则是没有传变，还是太阳病。这个条文和上一条说得一样。阳明病里实热，口渴，大便不畅；少阳病胃弱上热。

6. 太阳病，发热而渴，不恶寒者，为温病。若发汗已，身灼热者，名风温。风温为病，脉阴阳俱浮，自汗出，身重，多眠睡，鼻息必鼾，语言难出。若被下者，小便不利，直视失溲；若被火者，微发黄色，剧则如惊痫，时瘛疭，若火熏之。一逆尚引日，再逆促命期。

得了太阳病，发热，口渴，不怕冷，为温病。本质是身体的能量过盛。温病可以用麻杏石甘汤清热，如果同时有津液虚就用白虎汤或白虎加人参汤。“若发汗已，身灼热者，名风温。”如果温病病人发汗后，身体灼热，为风温。风温，是津液不足的温病，热重了。风温可以用白虎汤或白虎加人参汤治疗，清热补津液。

“风温为病，脉阴阳俱浮，自汗出，身重多眠睡，鼻息必鼾，语言难出。”风温是津液虚有热的表现。脉阴阳俱浮，寸脉尺脉都是浮脉，轻轻一搭就摸到了。这是因为身体有热，想散热，通过发汗带走热量。温病能量过盛，脉也浮。阳明病时肠道堵住了，有时右寸脉浮。脉浮，是能量调集到体表，不一定都是表证。

自汗出，身体热了就会出汗。平常吃饭热了，运动了身体热，也会出汗。怕热、汗出、脉有力，是温病，或里有实热。阳明病也会出汗。怕风，自汗出，是太阳中风的表现；太阳伤寒是怕冷没有汗。温病为什么身重呢？因为能量过盛了，身体把能量调集到体表散热，大量的津液也随之到了体表。津液是水，体表有水湿就会身重，多眠睡，温病的热向上冲，头部热了，就昏昏欲睡。尤其在冬天进入暖气房或公交车内就容易发困，这是身体在调节，人睡眠时心率降低，这样可以减缓津液的输送。温病还有一个疾状，小便多，小便多和身重、自汗出是一样的，都是通过体表排出多余水分。小孩子正常情况下一上午小便两三次，如果得了温病，可能四五次，小便次数会增多。而且睡觉时鼻息粗，易打鼾。

语言难出，说话不利索，舌头不灵活。中医认为，津液是身体各种生理活动的能量基础。津液到达身体的各个部位，才能保证正常的生理功能。例如：津液到了舌头这里，舌头就能够说话；津液到了手，手就是热乎的。津液到不了腿，腿就抽筋；津液到不了脚，脚就挛急；津液到不了头，就头晕，大脑要反调津液，就会很亢奋，晚上睡不着觉，失眠，或者话痨；津液到不了舌头，说话就不灵活；津液到不了眼睛，眼睛就看不清楚；津液到不了耳朵，就听力下降，耳鸣。

身体有一个特点，如果身体内有异物，就会调集津液来排异物。在调集津液排异物的过程中，身体其他部分可能津液不足，其他部分就又会兴奋起来反调津液。身体始终处于调津液和反调津液这样一个不断平衡的过程中。

得了风温，津液虚，身体的水少了，同时有热。如果这时再用火来烤，如火疗、蒸桑拿，会出汗，但会耗伤津液。温病要清热，风温是津液虚有热，需要补津液同时清热，禁止用发汗的方法。身体需要什么，就要给它什么。如果医生只根据自己的主观想法治疗，而不满足身体的实质需求，效果会很差。得了风温，津液虚有热，如果还蒸，用火来烤，身体的水分会进一步损耗，就更虚了，身体就会发黄。发黄是血液透过皮肤的颜色，津液少了身体就会发黄。本来就津液虚，又消耗了津液，病情就更严重了，头部的津液供应不足，人就会惊恐，情志也会出问题。如果一次误治，身体还有一定的能量储备，还可以接受。如果再次逆治，人就很危险了，身体会脱水，严重的会死亡。

所以中医认为，精神、情志类疾病，不仅仅是单纯的心理问题，而是身体津液能量不够了的表现。如果一个人情绪、精神方面有问题，一方面需要做心理疏导，另一方面需要辨证补津液，或去除淤堵，双管齐下，效果会非常好。只靠心理辅导，治疗起来有困难。身体好了，有的情志问题也会随之解决。对于情志问题，从生理、心理两方面下手，疗效会事半功倍。

感冒发烧了，首先要分辨是不是温病，尤其是小孩发烧，如果是温病，要清热，补津液。如果是太阳伤寒，要帮助身体发汗，可以用风寒感冒颗粒。如果是津液虚的表证，可以用桂枝颗粒，不能用发汗的药，因为本来就津液虚，发汗会使津液更虚。如果是温病，误用发汗药，没有清热，只会损耗津液，不能解决问题，用桂枝汤也不对，应该用麻杏石甘汤。

第4讲　中医治病的目标是恢复人体的免疫力

7. 病有发热恶寒者，发于阳也；无热恶寒者，发于阴也。发于阳，七日愈；发于阴，六日愈，以阳数七，阴数六故也。

病人如果发烧、怕冷，脉有力，一般是阳证。如果是阴证的病人，身体津液不足，虽然受寒生病，但不易发烧，多表现为无热，怕冷，尺脉弱。阴证病人发烧的情况也有，但这时一定要诊脉，判断是否是阴证。阴证病人能量不足，即使发烧也不能发汗解表，或者清热退烧，误治后病情会加重，甚至出现危险。例如，日本大冢敬节曾误用白虎汤治疗阴证发烧导致病人死亡。这是因为生石膏性微寒，并非大寒，误用后会损耗能量，中医治疗并非没有副作用，辨证准确与否直接决定治疗效果。

小孩容易发烧，而中老年人因为津液虚了，不易烧起来。发烧相当于身体在进行“军事演习”，如果津液不足，就像搞军事演习没有武器弹药，无法进行。

四川一个病人感染新冠病毒，采用中医的方法治疗三天就转阴了。新冠感染有表证，该发汗就发汗，有痰就清痰。中医绝不是“慢郎中”，如果掌握了辨证方法，明白人体的能量运行，辨证抓大局能抓准，疗效会很迅速。

8. 太阳病，头痛至七日以上自愈者，以行其经尽故也。若欲作再经者，针足阳明，使经不传则愈。

得了太阳病，头疼、发烧、流鼻涕、打喷嚏，一般七天就好了。现代医学也讲，感冒即便不进行治疗，一般七天就痊愈了。这是因为身体有免疫力，能够帮助身体恢复正常运行。其实，治病占主导作用的不是医生，也不是药，而是身体自身的免疫力。身体运行恢复正常了，免疫力就恢复了，病就好了。从这个角度来讲，只要身体的免疫力强，许多疾病有自愈的可能。比如埃博拉病毒在非洲的死亡率非常高，但是有30%左右的病人可以自愈。这种自愈过程是通过提高身体免疫力实现的，而中医正是通过这种方法治疗疾病。

因此，从某种意义上说，中医无绝症。癌症病人和感冒的辨证方法一样，都是用八纲辨证，抓大局，开方。中医辨证论治方法具有以下三个特点：

第一，变易。中医是变化的，每个病人的身体情况不一样，开方也不同。中医是私人定制，量体裁衣，要根据病人的具体情况来开方子。

第二，不易。中医的辨证方法是不变的。从《伤寒杂病论》到《伊尹汤液经》，从商朝到现在，中医始终遵循辨证施治的原因，处理疾病的辨证方法是不变的。

第三个，容易。中医大道至简，非常简单，一般人都可以明白。现代医学感到很棘手的危重病，中医也可以取效。当然不是说所有的病都可以治愈，如果病人身体非常差，病入膏肓了，免疫力不行了，中医也没有办法。

得了太阳病，如果病要传变，可以针刺足阳明胃经。针对人体来说是异物，针进到胃经区域，身体就会调集津液准备将其排出，肠胃的津液足了，消化吸收能力增强了，人体能量增加了，病就不会向里、半表半里传了。

我以前学形意拳，练习站三体式时，一般不到 5 分钟就想要上厕所。这是因为站桩的时候，后腿弯着，承受身体大部分的重量，腿绷紧了，能量向下运行，腹部就有能量了，从而促进排便。这和针灸、用药原理都是相通的。有一位师兄，他站桩到了某个阶段，每天大便五六次，他感到害怕了，担心身体出问题，就不敢继续站了。这很可惜！其实通过站桩，肠胃里的津液充足了，把身体的垃圾排出去，这种情况的腹泻是身体在做大扫除。如果他坚持站下去，等到体内的垃圾都排出去了，大便恢复正常时，身体素质就提升了。

9. 太阳病，欲解时，从巳至未上。

太阳病在一天中巳时到未时，就是上午九点到下午三点这段时间，病情可能得到缓解。因为这个时间段是身体阳气最盛的时间，津液足，容易从表排病。

10. 风家，表解而不了了者，十二日愈。

风家，就是体表津液虚的人。虽然表解了，感冒好了，但是还有点不舒服，再过 12 天身体慢慢就恢复了。这是因为身体运行恢复正常了，肠胃运化好了，津液足了。

第 5 讲　辨阴虚阳亢和辨寒热是提高医术的两个关键点

阴虚阳亢，单纯来讲，就是身体的津液虚，血管里的血液虚，津血亏虚，但身体的机能是亢奋的，这种叫阴虚阳亢。像桂枝汤证的津液虚，但不亢奋，脉浮缓，不算阴虚阳亢。像肾气丸证，晚上起夜多次，脉顶手，就属于阴虚，药里面有地黄滋阴。阴虚阳亢的特征包括：

一是脉细数。男性正常心跳约 75 次 / 分钟，现在达到 90 多次，脉细，跳得快。脉细说明血管里面血液不足，跳得快提示机能亢奋，这是阴虚阳亢的典型特征。

二是脉顶手，有一股力，要把手指顶起来。做放疗的癌症病人或用激素的病人，脉一般都顶手。弦脉只是像弓弦一样，但是亢脉是把手指要顶起来。

三是寸盛尺弱。寸脉比较有力，但是尺脉就弱一些，这是上盛下虚的脉仍属于阳脉。

其他表现包括舌红无苔，腰酸膝软，脉弱但是人很亢奋，话多，或者胃口非常好。

11. 病人身大热，反欲得衣者，热在皮肤，寒在骨髓也；身大寒，反不欲近衣者，寒在皮肤，热在骨髓也。

病人身体发热，温度很高，但是却想多穿衣服，这是体表热，但是身体内部寒，这是真寒假热。相反，如果病人体表摸着大寒，但又不想穿衣服，这是身体里边热，是真热假寒。

真热假寒时，可能是津液被堵住了，不能到达体表，所以体表是寒的。有肠实、气滞的淤堵，可能会有这样的表现。还有一种情况，温病初期体内的热还没有到体表，病人会出现怕冷的症状。但是再过一段时间，热到了体表了，病人就开始出现发热、怕热汗出等症状。这是疾病发展的过程，临证时要注意，不要把温病当寒证了。

若病人怕冷，没有精神，脉弱，但却不想穿衣服这可能是体内有淤堵的表现。这个时候，如果给病人用了大柴胡汤、承气汤类的药，可能加重腹泻，肠道淤堵缓解了，脉反而变强了，脉变阳了，身体暖和起来了。这是身体有淤堵，去除淤堵后津液得通，身体回暖。如果病人是阴证，怕冷，身体局部有热，寒热夹杂，可以寒热药并用。

热证的脉是数而有力，寒证的脉一般是迟缓无力的。脉上断寒热比较准确，再配合辨证寒热就容易辨准。辨寒热是提高医术的关键，寒热辨准了，疗效会大大提高。

寒证用热药温里，热证用寒药清热，寒热夹杂则寒热药并用。治病求其本，里寒或里热一般是身体寒热的大方向。如果大方向是寒或是热，就不要用掣肘的药，否则病就不容易痊愈，除非寒热夹杂都是大局。

第 6 讲　群方之祖——桂枝汤

12. 太阳中风，阳浮而阴弱，阳浮者，热自发；阴弱者，汗自出。啬啬［sè］恶寒，淅淅恶风，翕翕［xī］发热，鼻鸣干呕者，桂枝汤主之。

桂枝（三两，去皮），芍药（三两），甘草（二两，炙），生姜（三两，切），大枣（十二枚，擘）

上五味，㕮咀［fǔ jǔ］三味。以水七升，微火煮取三升，去滓。适寒温，服一升。服已须臾，啜［chuò］热稀粥一升余，以助药力。温覆令一时许，遍身漐漐［zhé］微似有汗者益佳，不可令如水流漓，病必不除。若一服汗出病差，停后服，不必尽剂。若不汗，更服，依前法。又不汗，后服小促其间。半日许，令三服尽。若病重者，一日一夜服，周时观之。服一剂尽，

病证犹在者，更作服。若汗不出，乃服至二三剂。禁生冷、粘滑、肉面、五辛、酒酪、臭恶等物。

这是群方之首——桂枝汤。病人得了太阳中风，脉浮，不紧，比较缓和。

病人发热，汗出，怕冷，怕风，鼻塞，出气的时候鼻子会有点堵，干呕，有点恶心，这个时候用桂枝汤。

首先来分析脉浮。为什么脉浮？人在出汗的时候被风吹到，体表运行发生了异常，毛孔不能关闭了，汗一直出，得了太阳中风。为什么体表的津液不够了？一种原因是毛孔不能关闭，一直在出汗，损耗津液，导致表虚；第二种原因是病人的肠胃弱，生成的津液不足，不能给体表供给充足的津液。如果体表能量不足，还一直在出汗，表就更虚了，这个时候就怕风。人津液虚的时候怕冷怕风，所以会喜欢戴帽子。体表的能量不足，脉浮，身体就调集能量到体表，让体表恢复正常运行。

鼻塞在表证里面常见，里证有的时候也会鼻塞。鼻塞不一定就是太阳中风或太阳伤寒，温病或里实热证有时也会鼻塞。虽然鼻塞在表，但是引起鼻塞的原因不一定都是表。里证，半表半里证都有可能引起鼻塞。

怕风，是体表的津液虚。如果有自汗出、怕风两个症状，体表的津液虚，就是太阳中风。带风字的一般都是津液虚，像风温是温病的津液虚。干呕，太阳中风证津液向体表调集，气向上行，会引发胃逆干呕。如果胃弱，也容易发生干呕。津液向体表调集，胃中的津液少了，胃弱不能受纳食物，就会呕吐来减轻肠胃负担，这是人体的自我保护。如果同时还有上热，胃弱上热，就是半表半里证了。有人剧烈咳嗽会呕吐，咳嗽属于强行向上解表，能量向上调集，引起呕吐。厥阴病的病人肠胃虚寒，发烧时也会呕吐或腹泻。

阴阳：阳
表里：表
虚实：虚
寒热：寒
抓大局：津液虚的表证。

桂枝汤里有桂枝、芍药、生姜、大枣、炙甘草。桂枝把身体的能量向上向外调集到体表，就像喷泉一样，到了头顶再回落，向下经过两胁，到达小腹区域，废水通过小便排出体外。多余的津液能量就被储存起来，存进“电池”里，就是肾气。肾气就是人体的“电池”。身体感觉疲乏时，每一次过度坚持都是在伤肾气。如果我们已经感到身体累了，还要多熬一会儿夜，多干一会儿工作，就会调动身体储存的能量，都在消耗肾气。

芍药在东汉时期是赤芍，白芍是后来人工培育的。芍药敛降津液，是向下的势能。桂枝势能向上，白芍势能向下，一上一下，一阴一阳，让人体的大循环运转起来。桂枝是阳化气，芍药是阴成形。桂枝和芍药这两个经常一起用。赤芍比白芍更苦一些，偏去瘀血。如果以敛降津液为主，一般用白芍；如果瘀血比较重，则用赤芍。

建中用生姜、大枣、炙甘草。生姜辛辣，炒菜时天天都要用到。生姜能够促进肠胃的蠕动，增加肠胃运化。不想吃饭，没有胃口，恶心，是胃的动力不足，可以多吃姜。大枣味甜，建中补津液，不滋腻。《神农本草经》提到，大枣是上品药，可以经常吃。有人说嗓子有点干，吃饭觉得噎的慌。一开始我以为嗓子有异物感，是梅核气，后来细问才知道是津液不足了。我建议对方喝大枣水：12 个大枣掰开加水，小火煮一小时，煮至剩 200 毫升左右。这个人喝大枣水后反馈，嗓子没有那么干了。大枣水适合于津液虚，气血弱的人。而里实热证的人肠道淤堵严重，不要喝大枣水，可以吃大黄通便颗粒。有一位病人以前是阴脉，连喝一个多月的大枣水，就变成阳脉了。还有一个病人便秘，几天大便一次，呈羊粪球状。辨证是阴脉，肠道淤堵，原拟用四逆汤加一点大黄、芒硝，但芒硝没有买到。就让病人先用生姜和大枣煮水，喝了以后当天晚上排出大量大便。这个便秘是津液不够引起的。生姜促进肠胃的运化，大枣补津液，病人吃了就能排便。炙甘草味甜，糖分多。生姜、大枣、炙甘草可以建中补津液。有的医生说，大枣、炙甘草能治什么病？开方的时候很少用姜和枣，他不知道人生病一般都津液能量不足，免疫力低。免疫力主要指的是人体的津液，尤其是肠胃的津液。如果肠胃的津液比较充足，免疫力强，就不容易生病。

生姜、大枣、红糖都是厨房里的食品，我们经常吃，但是不知道它们的价值。如果要滋养身体，没有必要非得用虎骨、熊胆、麝香、鹿茸、人参等名贵的药，生姜、大枣就可以。肠胃虚寒的人，胖大，舌苔白，可以多吃姜，喝姜糖水。干姜打成粉以后，和红糖一起冲水喝，暖胃。干姜性温，去里寒；生姜辛辣助消化，量大可助发汗。

第 7 讲　经方的用药剂量和煎煮方法

桂枝汤是《伤寒论》的第一方，桂枝汤加减变化出来几十个方子。桂枝汤掌握了，对于人体大循环就了解了。桂枝汤里面桂枝、芍药、生姜都是三两，大枣 12 个，掰开。

生姜三两切片，炙甘草二两。东汉时期一两是 15.625 克，现在一般一两取 15 克。在治疗急性病、重症时一两取 15 克，平常一两取 5 到 10 克就可以了。例如大黄，一般人用 10 克就会腹泻，但有的人用了 12 克大黄，6 克芒硝，一天也才一次大便，而且大便还不稀。甚至有病人需要用 50 克大黄后才开始腹泻。用药剂量要根据人的身体情况，还有病情程度来决定，病重剂量也重，病轻剂量也轻。

桂枝汤用水 7 升，沸腾后微火煮取 3 升。东汉时期一升水是 200 毫升，7 升是 1400 毫升，微火煮取 3 升。微火就是小火，不要沸腾厉害，微微冒泡就可以了。煮到 3 升，也就是 600 毫升，一瓶矿泉水的量。如果药液太多，大火沸腾几分钟，浓缩到 500 到 600 毫升，每次服用的量是 150 到 200 毫升。喝桂枝汤后，再喝一碗热粥，大米粥、小米粥都可以，帮助补津液。再盖被子休息一两个小时，身体微微发汗，病就好了。一剂药喝完如果感冒还没有好，可以缩短服药间隔时间。如果喝一天没有好，第二天继续喝，直到病好。有一次夏天我感冒了，桂枝汤喝了三剂才好。第二年身体好一些，感冒后喝了一剂桂枝汤就好了。我家小孩有一次感冒，早晨喝了桂枝汤，放学回来的时候病就好了。太阳中风用桂枝汤，取效很快。

感冒时津液向体表调集，导致肠胃的津液少了，消化能力弱了。这个时候一定要吃容易消化的食物，肉蛋奶这些先不要吃，难消化的、生冷的更不要吃，如冰淇淋、雪糕、冰镇啤酒饮料、肉、奶酪等。健脾胃，促进肠胃消化食物生成津液，有助于身体康复。

桂枝，是指肉桂树的树干外皮，去掉肉桂外边粗糙的部分。现在一般用桂枝尖（肉桂树的嫩枝）。桂枝尖的效果很好，肉桂则可以温下焦。芍药，有瘀血用赤芍，津液不足用白芍。大枣，补津液。生姜，辛辣，健胃。煮药是按照《伤寒论》的方法，根据药量加水1400～1600毫升，浸泡药材1～2小时（药材泡透为止），用不锈钢锅或砂锅煮，沸腾后小火煮50～60分钟，剩余500～600毫升，分三次饭后半小时服用。

13. 太阳病，头痛，发热，汗出，恶风，桂枝汤主之。

得了太阳病，是病在表的阳证。头痛，病位在表；身体发热，病位也是表；汗出，体表在出汗，也是表；恶风，身体怕风吹，也是表，津液虚。

这个时候身体在做什么呢？脉浮，身体向体表调集津液，因为体表的能量虚；怕风，津液虚了，这是身体的诉求。所以用药也要顺势而为，用桂枝帮助身体把能量向体表调集，生姜、大枣、炙甘草建中补津液，白芍敛降津液。

桂枝汤里面，桂枝是“刀尖”，帮助身体把能量向外调集；白芍、生姜、大枣、炙甘草和稀粥是“刀把”，补充津液能量。所以桂枝汤里补能量的药比较多，只有桂枝一味药向外攻，说明津液能量在人体中的重要性。

第8讲　医圣张仲景的颈椎病秘方

14. 太阳病，项背强几几［jī］，反汗出恶风者，桂枝加葛根汤主之。

葛根（四两）桂枝（三两，去皮）芍药（三两）生姜（三两，切）甘草（二两，炙）大枣（十二枚，擘）

右六味，以水一斗，先煮葛根，减二升，去上沫，内诸药，煮取三升，去滓。温服一升，覆取微似汗，啜粥，余如桂枝法将息及禁忌。

太阳病，能量为阳，病位在表。脉是阳的，尺脉沉取有力，寸关脉浮紧。病人常出现项背强几几的症状，即脖子和后背比较僵硬，甚至转动时有响声，这是因为脖子和后背部位的筋比较多，筋里面的血管又相对比较少。当人体有表证时，津液向体表调集，筋里面的血液少了，就会感到僵紧。

项背强几几，指的是脖子后背僵紧，有人脖子转动有响声。我之前打了新冠疫苗，后背到腰僵紧。打疫苗的反应还很厉害，牵制津液，对人体来说可能是寒邪的一种。

阴阳：阳
表里：表
虚实：虚
寒热：寒
抓大局：津液虚的表证，尤其后背脖子僵紧。

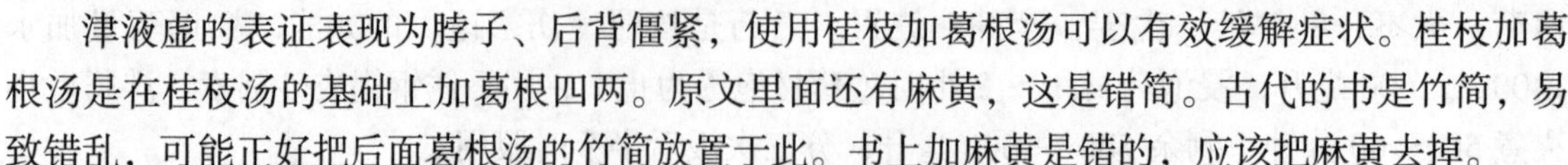

津液虚的表证表现为脖子、后背僵紧，使用桂枝加葛根汤可以有效缓解症状。桂枝加葛根汤是在桂枝汤的基础上加葛根四两。原文里面还有麻黄，这是错简。古代的书是竹简，易致错乱，可能正好把后面葛根汤的竹简放置于此。书上加麻黄是错的，应该把麻黄去掉。

桂枝、芍药三两，葛根四两，炙甘草二两，生姜三两，大枣十二枚。先煮葛根，葛根一般用柴葛根，有人用粉葛根。

颈椎病的发生与津液不足有关。因为颈椎周围有肌肉韧带包住，起支撑骨骼的作用。当人体的津液不足的时候，韧带和肌肉松了，骨骼失去支撑，从而导致骨质增生。

津液不足的原因有两种：一种是单纯的津液不足，需要补能量，补津液。还有一种是津液被牵制了，造成津液不足，比如肠道淤堵、瘀血、水饮、气滞等，导致津液无法正常供给颈部和腰部。

有一个人腰椎间盘突出，开车后需要人扶着才能从车上下来。他学习中医以后，自己调理了大半年，但效果不理想。后来他领悟到了因实致虚的道理，辨证发现体内有淤堵，用了疏通淤堵的药，吃了几剂药病就好了。这说明，只要去除淤堵，津液恢复正常，疾病就能得到缓解。

葛根煮的汤汁稀稀的、滑滑的，跟人体的津液差不多，所以它同气相求，可以提升津液，有升提的势能。服用葛根后，脖子、后背就不僵紧了。但是要准确辨证，如果体内有淤堵，要先去淤堵，再用葛根升提津液。

第 9 讲　顺势而为的伤寒心法在每个条文都有体现

15. 太阳病，下之后，其气上冲者，可与桂枝汤，方用前法；若不上冲者，不得与之。

得了太阳病，病在表，身体调集津液到表，治疗也应该顺势而为，帮助身体把津液向体表调集。

但是如果医生误判病情，认为病人体内有淤堵，用了泻下的方法，用了大黄、芒硝或者巴豆一类的药，病人吃药以后腹泻，津液向下走。药力过去后，表证还没有解，身体依然把能量向上向外调集。但此时津液不够了，人就感觉到胸腹部气向上冲。在这种情况下，应顺应身体的势能，用桂枝增加身体大循环向上的力量，帮助津液向上调集。

有的时候，气上冲很厉害，直接上窜冲到咽喉，人难受的要死，这叫奔豚症。奔豚症名称来源于其症状类似于一头小猪在身体里面乱跑，人感觉非常痛苦，可用桂枝加桂汤，在桂枝汤的基础上加二两桂枝，增加向上的势能，帮助津液顺利调集到体表，从而缓解气上冲的症状。

16. 太阳病三日，已发汗，若吐、若下、若温针，仍不解者，此为坏病，桂枝不中与之也。观其脉证，知犯何逆，随证治之。桂枝本为解肌，若其人脉浮紧，发热汗不出者，不可与之也。常须识此，勿令误也。

得了太阳病三天，已经使用了发汗、催吐、泻下、温针的方法，病仍没有好，反而成了坏病。汗吐下方法都用过了，病还没有好，再用桂枝汤可能不对证了。此时要重新问诊，观察脉象，明确证候，弄清楚身体运行遇到了什么困难，再帮助身体恢复正常运行。这是辨证的原则。

桂枝汤的作用是把能量调集到体表，解肌。桂枝汤证的主要表现是汗出怕风，就是表虚。如果脉浮紧，发烧，没有汗，毛孔是关闭的，这是太阳伤寒，应该用麻黄汤。太阳伤寒不能用桂枝汤，用了以后津液向体表调集，而毛孔没有打开，会增加体表的压力，人会更加难受。

太阳中风是毛孔打开了，但体表的能量不足，八纲的虚实是虚，津液不够。太阳伤寒，发热无汗，是实。伤寒和中风，一个是实证，一个是虚证。虚实就是物理空间上的虚实：表虚，应该向体表补能量；如果是表实，毛孔关上了，要打开毛孔，让汗水排出来。

麻黄是一节一节的，中间空，能疏通孔窍，打开毛孔。麻黄的节可以止汗，因此煮药时需要把节去掉。煮麻黄，煮至沸腾后有泡沫出来，用大火煮，让泡沫都浮起来，用密的笊篱捞几次把泡沫捞起来，接着到水龙头下面冲掉泡沫，再把笊篱上剩下的麻黄放回去，捞几次沫就少了。煮麻黄产生的泡沫有兴奋神经的成分，如果不去掉，服药后可能出现神经兴奋，晚上不易入睡。麻黄放久了效果更好，现在的麻黄一般是绿色的，放久了就变黄了。

17. 若酒客病，不可与桂枝汤，得之则呕，以酒客不喜甘故也。

如果平常爱喝酒，里有湿热，不能用桂枝汤，因为桂枝汤里的生姜和桂枝性温，炙甘草补津液，服用后会增加身体的湿热，可能导致呕吐。这里的呕吐，是身体想向外去邪的一种表现。里有湿热，可以用黄连、黄芩、黄柏、栀子来清湿热。

18. 喘家作，桂枝汤加厚朴杏子佳。

如果是太阳中风，自汗出、怕风，同时有哮喘，这是津液虚的表证兼有气滞。邻居一个大爷，平时喘得比较厉害，在电梯里见到他时，喘息更为明显。这个病可以用中医治疗，遗憾的是，大爷中风后人有些迟钝，不和人交流，最终在2023年去世了。

哮喘如果是气滞引起的，用厚朴和杏仁理气宣散。厚朴的气很厚重，味道苦，能够去除胃腹部的胀满。气滞痰湿引起的梅核气，嗓子里面感觉有一块儿痰，咳不出来，用半夏厚朴汤。其中厚朴理气，杏仁宣散，还能利水。津液虚的表证有气滞，用桂枝加厚朴杏子汤。

阴阳：阳
表里：表
虚实：虚实夹杂
寒热：寒
抓大局：津液虚的表证，有气滞。

喘，太阳伤寒会喘，因为体表的毛孔关闭，没有汗，导致肺的负担加重而喘。喘家，身体有出汗，但还喘，是有气滞。小青龙汤证外寒里饮也会喘，大青龙汤证外寒里热也会喘，有肺痈也会喘，瘀血证也会喘。

19. 凡服桂枝汤吐者，其后必吐脓血也。

喝了桂枝汤，有人会呕吐。出现呕吐，有的人是胃弱不能受纳食物，有的人是身体通过呕吐来排邪。这个条文和第 17 条类似，喝了桂枝汤呕吐，可能里有湿热，需要继续问诊收集信息。

第 10 讲　人体运行大道至简

20. 太阳病，发汗，遂漏不止，其人恶风，小便难，四肢微急，难以屈伸者。桂枝加附子汤主之。

桂枝（三两，去皮）芍药（三两）甘草（三两，炙）生姜（三两，切）大枣（十二枚，擘）附子（一枚，炮，去皮，破八片），上六味，以水七升，煮取三升，去滓，温服一升。本云桂枝汤，今加附子。将息如前法。

太阳病，病在表，若患者是桂枝汤证，属于太阳中风，大局是体表的能量不足，应该建中补津液，然后把津液调集到体表，这样是顺势而为。而不是表已经虚了，还要发汗解表，这就是虚以实治，辨虚辨错了。

如果太阳中风误用麻黄汤，麻黄打开毛孔，桂枝把能量调到体表，服药后汗出不止。本来太阳中风就津液虚，再发汗津液就更虚了，怕风怕冷，进入了阴证，小便也随之减少。因为病人发汗后津液损耗多，供给小便的水分就少了。同时，四肢微急，胳膊、腿的津液供应不足，导致僵硬、拘挛，难以屈伸。汗一直出，不能停下来，身体的津液虚了，进入了阴证。

当津液虚的表证严重到了阴证的程度，能量不足了，需用桂枝汤加附子。炮附子能补能量，恢复身体机能。汗漏不止，毛孔不能关闭，身体虚衰不能收摄，好像电压变低，灯泡变暗了。附子补能量，相当于高压电，电压稳定了，毛孔就关上了，汗就止住了。

汗出不止的少阴病用桂枝加附子汤。如果是津液虚的表证，阴脉，汗出不止，用桂枝加附子汤；没有汗出，津液虚，则用麻黄附子甘草汤；没有汗，且如果体内有水饮，用麻黄附子细辛汤。

有人汗出不止，药方里加了附子，服药后汗就止住了。有人不是温病，稍微一动汗就出来了，汗出多，吃饭也汗多，手脚还比较凉，怕冷怕风，这是表不固，身体机能虚衰，用桂枝加附子汤。此时需要看脉，尺脉沉取弱，偏阴，爱出汗，汗多，怕冷怕风，需要补能量。

有的医生用桂枝加附子汤治疗慢性肾小球炎，病人小便里有尿蛋白。病人体表津液虚，阴脉，用桂枝加附子汤的效果很好。这是辨证施治，不是辨病，不是所有的慢性肾炎都适用桂枝加附子汤。如果中医陷入经验方思维，就没落了，所以一定要辨证。

《伤寒论》看人体是很简单的，汗漏不止，小便难，因为水从体表、小便、大便三条途径代谢。如果这个人一直汗出不止，水分不足了，小便自然就少了。还有的人一直腹泻，小便也会很少。如果小便次数多，水从小便排，肠道里面就干了，大便就变干变硬了。所以《伤寒论》看人体是很简单的，不是特别复杂。如果把学中医搞得非常复杂，就治不好病了。

四肢微急，胳膊、腿挛急，容易抽筋，有时一用力就抽筋了，是因为津液虚，津液不能充分供给四肢。比如一根麻绳泡在水里，就舒展开了；绳子晒干了，就会收缩起来。肌肉也是这样的，如果身体的津液足，肌肉就是舒展的。如果出汗非常多，津液虚了，可能会腿抽筋。

在每个条文，我们都可以体会到身体运行的道理。看书的时候，要体会人体运行的势能，人体的能量大循环，身体是怎样作为的。这样思考多了，慢慢就明白了每一个证身体运行的原理。单一证不可断，两个及以上的证就可以知道身体发生了怎样的变化。身体想做什么，顺势帮助一下，这就是顺势而为，这是《伤寒论》最核心的法则。《伤寒论》厉害的地方不在于它的方子如何精密，用药如何严谨，而在于它顺势而为的思想。

第 11 讲 顺势而为才能效若桴鼓

21. 太阳病，下之后，脉促，胸满者，桂枝去芍药汤主之。

桂枝（三两，去皮）甘草（二两，炙）生姜（三两，切）大枣（十二枚，擘），上四味，以水七升，煮取三升，去滓，温服一升。本云桂枝汤，今去芍药。将息如前法。

《伤寒论》的很多条文，都写得很简单，但涵盖了丰富的辨证内容。学条文时，要先看有哪些证，把证补完整了，再辨证抓大局，出方。如果临证就凭两点（脉促，胸满）就开方，可能并不准确。先要把相关的证补齐了，才能明确病情。如果证变了，成了另一种情况，就要开别的方子了。这样才能把条文学活。

病人得了太阳病，脉浮，病在表，能量是阳。病在表，身体调动津液到体表，想从表来排病，就应该顺势而为，帮助身体从表排病。

在学习条文的时候，每一条都要这样来思考：身体发生了什么问题？身体是怎样的势能？

身体想怎么做？我们每学一个条文，就相当于做了一个医案，思考人体的运行——脉是怎样的，证是怎样的，为什么有这些证，身体到底想做什么。把身体想做什么弄明白了，就抓住了大局，再用同样势能的药，帮身体恢复正常运行。这样才能真正入门中医。

桂枝的势能是向上向外的，芍药的势能是敛降的。把敛降向下的势能去掉，向上的势能顺畅了，能量就上去了，就是桂枝去芍药汤。（胸满是因为能量到了胸部上不去了，所以去芍药，主要看身体想干什么。这就是加桂枝和去芍药的不同之处，考虑人体想做的。）

阴阳：阳
表里：表
虚实：虚
寒热：寒
抓大局：大循环向上的能量不够。

桂枝去芍药汤，桂枝三两，炙甘草二两，生姜三两，大枣十二枚。去了芍药，只有四味药，还是用七升水，沸腾后用微火煮到三升，每次服用一升。

《伤寒论》的原则，“健脾胃，存津液”，津液虚要建中，辨证开方时要注意保护病人的胃气。因为肠胃是津血的来源，相当于人体的“充电器”，必须要保证肠胃正常运行。尤其必须保护癌症病人、疑难重症病人的胃气，病人吃饭胃口好，消化能力好，大便正常，病情就不容易恶化。重症病人快去世的时候，往往表现为肠胃功能弱了，吃不下饭了，或腹泻不止，人体无法“充电”了，最终关机了。

现代饮食过量、运动不足导致肠道淤堵，进而引发多种疾病，如抽动症、多动症等。三十多年前生活条件比较差，吃得不多，很少有肠道淤堵。现在条件好了，孩子摄入多，运动少，不能把摄入的营养完全消耗掉，肠道淤堵了，孩子就发病了。淤堵牵制了津液，头部津液不足了，就发癫痫；脖子津液不足了，脖子就抽动；身体津液不足了，身体就抽动。所以中医建议孩子晚上不吃肉。

病从口入，过犹不及。现在很多人吃太多了，运动少，没有代谢出去。还有就是饮食不规律，总在外面吃，饥一顿饱一顿，肠胃会受伤。因为，合理饮食、适度运动，才能保持健康。

第 12 讲 桂枝汤的各种加减变化

22. 若微寒者，桂枝去芍药加附子汤主之。

桂枝（三两，去皮）甘草（二两，炙）生姜（三两，切）大枣（十二枚，擘）附子（一枚，炮，去皮，破八片），上五味，以水七升，煮取三升，去滓，温服一升。本云桂枝汤，今去芍药加附子。将息如前法。

微寒，这里指脉微和恶寒，提示身体的能量不足了。病人本来得的太阳病，如果又吃了泻药，或被催吐，损耗了津液，身体能量不足了，进入了阴证，表现为手脚发凉，怕冷，脉也变弱了。此时属于三阴病范畴，治疗应以补充能量为主，可加附子。

阴阳：阴

表里：表

虚实：虚

寒热：寒

抓大局：津液虚的表阴证。

太阳病引发的变证很多，可以传变到阳明、少阳、太阴、少阴、厥阴。如果把太阳病都掌握了，则中医学习已经过半了。三阴病的治疗核心在于补能量，如同从春夏转入冬天，需要供暖。

阴证加附子补能量，一般用炮附子。太阳中风误发汗，喝了麻黄汤，汗出不止，加炮附子。如果阴证到了很严重的程度，手脚冰凉，脉也摸不到了，这个时候必须用生附子。现在的制附子因炮制工艺和药效变化，紧急情况下，剂量要增大，但要听医嘱。

桂枝汤有很多变方应用。太阳中风兼脖子后背僵紧，津液上不来，可加葛根。葛根煮了以后滑滑的，可以补充津液。太阳中风兼肚子疼，或者腿抽筋，用桂枝加芍药汤，芍药加大剂量，敛降津液。有一次我岳母干农活的时候出汗太多了，出现了耳鸣，腿抽筋，吃了两剂桂枝加芍药汤，腿就不抽筋了，耳鸣也好了。太阳中风兼没有汗，发烧怕冷，在桂枝汤里加麻黄以助发汗。麻黄和桂枝发汗解表，姜草枣建中。太阳中风是津液虚的表证，同时肠道淤堵，肚子按痛，用桂枝汤加一点大黄（“表里合病，先表后里”）。为什么加大黄？因为治病不能在腹泻时还发汗，发汗和腹泻两个方面都损耗津液，身体会受不了。特殊情况表里可以同治，汗下不可以同施。如果加适量的大黄，只是让大便排出来，而不会腹泻，不损耗身体的津液，不违反先表后里的原则。

张锡纯有一个医案，病人肚子上破了个洞，每次解小便的时候，小便就直接从肚子那里流出来，很严重。张锡纯在桂枝汤里加了黄芪，黄芪将能量调集至体表。过了几天，肚子上的伤口就愈合了。所以体表麻痹不仁，加黄芪，在桂枝汤里用黄芪替换炙甘草，就是黄芪桂枝五物汤。黄芪桂枝五物汤没有炙甘草，炙甘草黏腻，不利于向外调集能量。

表虚的是阴证，加炮附子；如果不是阴证，体表能量不足，特别怕风，可以用玉屏风散（由防风、黄芪、白术组成），也治表虚。防风一味药就相当于桂枝汤，玉屏风散相当于桂枝汤加黄芪白术。

如果经常肚子痛，津液虚，怎么办呢？敛降津液，把能量向下引到腹部。肚子痛是津液到不了腹部，津液虚，用桂枝汤加量芍药，加饴糖，称为小建中汤。饴糖就是麦芽糖，用黄米做的，甜甜的，黏黏的，人体容易吸收，直接给人体补能量。建中就是把人体的肠胃建设起来，恢复到一个正常的状态，叫做建中。

有小建中汤，对应还有大建中汤。大建中汤有花椒、干姜、人参和饴糖。人参亢奋阴，补津液，干姜温里。花椒是阳性的，味麻，气化中焦的水饮。适用于脾胃虚寒腹痛。

如果是喘家，气喘，汗出，太阳中风证，桂枝汤加厚朴、杏仁。像重庆湿度大，很多人舌体胖大、有齿痕，阴脉，适合用真武汤。

第 13 讲　服药后病情改善的三个衡量标准

23. 太阳病，得之八九日，如疟状，发热恶寒，热多寒少，其人不呕，清便欲自可，一日二三度发，脉微缓者，为欲愈也。

得了太阳病八九天，像疟疾一样发热怕冷，一天有两三次，发热比怕冷的时间长，说明需要解表；病人不恶心，说明肠胃没有问题，没有转到少阳；大小便正常，也没有转到阳明。一开始脉紧张，比如浮、紧、弦等，现在脉缓和了，说明体内的邪气弱了，津液回来了，就要痊愈了。

病人生病了，脉异常，称为病脉。健康人的脉柔和、从容，称为平脉。常见异常脉象弦、紧、数、大、芤、弱、细、无力脉。脉象紧张就像手里举一块大石头，手臂会很吃力；如果脉象柔和，就像拿一本书，感觉轻松。如果脉紧张，说明身体运行有问题。

服药后病情改善有三个衡量标准：

第一是脉象变化。如果病人之前脉紧，现在脉缓和了，说明就快要好了。即使病人说药没有效果，但是给他诊脉，发现脉柔和了，这是身体在向好的方面转变。

第二是看脸色。比如开始来看病时脸色发暗，光透不出来，喝药后脸白净了，光能透出来了，气色变好了，脸色红润了，这也是身体转好的迹象。

第三是听声音。判断疾病的转变最准确的，就是听人说话的声音，声音清亮充实，有底气，说明身体状态良好。如果声音低沉、闷涩，身体有淤堵。

正常成年男性心率每分钟 70 ～ 80 次。如果病人心率只有 60 次 / 分钟，脉也比较弱，吃了几天药，心率变成了 70 次 / 分钟了，说明身体在改善；又吃了几天的药，心跳变成 75 次 / 分钟了，说明身体又恢复了一些。从心率可以看出身体是否好转。

第 14 讲　中医治病最后比的是智慧

（续）脉微而恶寒者，此阴阳俱虚，不可更发汗、更下、更吐也。

如果脉微弱，能量为阴；怕冷，津液不足。此时身体就像电量不足的手机一样，电量只有 30% 了，如果继续过度消耗（如发汗、催吐、腹泻），身体会“关机”。因此阴脉就不能损耗津液了，必须优先补充能量。能量第一，任何情况下都要记得。

身体有淤堵，能量也弱时，可以用附子、干姜补能量，同时加一点去淤堵的药。比如一个人很穷，给他 100 元，让他花 20 元买东西，这种情况是可以的；但是如果给了 100 元，让这个人花 120 元，就有问题了。如果一个人平时心率是 70 次 / 分钟，吃了一周的药，心率降成 60 次 / 分钟了，身体的能量下降了，这个治疗方法有问题，用药攻得太多了。但如果是阴虚阳亢，脉数，滋阴后心率就会变得慢一些。

三阴病需要补能量，能量第一，能量补回来了，再考虑去淤堵；或者是在补能量的前提下适度攻下。阴证严重的病人，能量第一，先补能量把人救回来，后来身体有能量了再考虑疏通淤堵。但如果淤堵是大局，该攻的时候不攻，畏手畏脚也不对。治病要胆大心细，决断力要非常强。

中医到最后阶段比的是智慧，比的是人的观察力，决断力，定力。病人到了生死存亡的关头，一剂药下去，用对了人就活了；用错了，人就走了。这个时候医生心里不能慌，要把握住大方向，同时抓准细节。这种医生，非常难得。所以一个医生能够达到什么高度，跟他的修养、定力、决断力、观察力密切相关。

第 15 讲　中医辨证是量体裁衣，而非刻舟求剑

（续）面色反有热色者，未欲解也，以其不能得小汗出，身必痒，宜桂枝麻黄各半汤。

这里的脸上发红，身上痒，是体表毛孔没有打开。常见于冬天运动后，由于很久没有出汗，毛孔闭住了，汗在皮肤下面出不来，所以毛孔不舒服。

这时身体想做什么？为什么脸色发红，身上痒？汗水到了毛孔下边，毛孔关着汗不能出。现在要做的，顺势而为，让汗水出来，就不痒了。

此时可用桂枝麻黄各半汤，即桂枝汤，麻黄汤各取一半剂量混合而成。剂量都比较小，微微发汗即可。因为不是无汗、发烧的太阳伤寒，有一点表实和表虚，所以麻黄剂量不大。桂枝向体表调集津液，麻黄打开毛孔，汗出来了，同时姜草枣补津液。毛孔打开了，微微汗出，身体就不痒了，病就好了。

如果出现表实证，脉浮紧，身上长疹子、水泡，很痒，汗到了体表下面出不来，可以用麻黄加术汤。方中麻黄桂枝打开毛孔，白术气化水湿。

但是长疹子不一定都归属于表证。前几天一个病人有荨麻疹，身体津液虚，有热，有流产史，怀孕后胎一直留不住。开了竹叶石膏汤，加去气滞的药，只吃了两剂，荨麻疹就好了。所以要随证治之，量体裁衣，不能用经验方思维来治病。

看人体想做什么就帮一下，这样治病不容易有瓶颈。用经验方，十个人治好了三四个就很厉害了，但是病治好了不知道怎么好的，没有治好也不知道原因。比如服装店卖衣服，如果顾客选中的款式没有合适尺码，就没有办法成交。但如果是裁缝店，不管男女老幼、高矮胖瘦，都能量体裁衣做出合适的衣服。

第 16 讲　明白身体的意图，用药才会效如桴鼓

24. 太阳病，初服桂枝汤，反烦不解者，先刺风池、风府，却与桂枝汤则愈。

得了太阳病，喝桂枝汤，反而心烦，病也没有好。可以用针灸的方法刺风池、风府穴，帮助解表散寒。接着还是根据病情用桂枝汤，因为本质还是表证。

如果是太阳中风证，用桂枝汤当然可以。如果病人表现为表实、津液虚、里有热，无汗、烦躁、心烦等症状，说明表未解且有里热。此时应用大青龙汤，其组成包括：麻黄桂枝发汗解表；生姜、大枣、炙甘草来建中；生石膏清热。

如果病人有汗，有点烦躁，同时也怕风，可用桂枝汤加清热的药。总之，需根据具体病证，开对应的方子。

25. 服桂枝汤，大汗出，脉洪大者，与桂枝汤如前法。若形似疟，一日再发者，汗出必解，宜桂枝二麻黄一汤。

桂枝一两十七铢（去皮）芍药一两六铢麻黄十六铢（去节）生姜一两六铢（切）杏仁十六个（去皮尖）甘草一两二铢（炙）大枣五枚（擘）

上七味，以水五升，先煮麻黄一二沸，去上沫，内诸药，煮取二升，去滓，温服一升，日再服。本云，桂枝汤二升，麻黄汤一升，合为二升，分再服，今合为一方，将息如前法。

如果病人喝了桂枝汤出大汗，同时脉洪大，这可能是津液虚的表现。胡希恕胡老讲这时应该是脉浮大，而非洪大，如果脉洪大，提示里有热，是里热证，应该用白虎汤。

太阳病病人如果出现身体“若形似疟”的症状，就是身体发热了，有点怕冷，一天发作两次，说明表证未解且津液不足。此时应用桂枝二麻黄一汤，此方由两份桂枝汤，一份麻黄汤组成，既能补津液，又可微微发汗。

病人一天有两次出现发热，但是不易出汗，恶风。这个证是什么情况？恶风是津液虚，怕风吹，同时又没有汗，有点表实，津液也不足，汗出不来。给病人补津液，津液虚的表证，同时有表实，桂枝汤两份加一份麻黄汤，相当于补津液的多一些，发汗的少一些，二比一的比例。

阴阳：阳
表里：表
虚实：虚实夹杂
寒热：寒。

这里用的是桂枝二麻黄一汤，还有桂枝麻黄各半汤、桂枝汤、桂枝加葛根汤，这些都是桂枝汤的加减变化。医圣张仲景用这样的条文，教我们根据人体的变化来加减用药。人体变

化了，要知道身体想做什么，顺势而为帮身体一下，病就好了。顺势而为是伤寒的心法。

后世中医常讲肾虚、脾虚，直接给身体滋补，这是越俎代庖，逾越了人体自我恢复的过程。中医辨证应该看身体的势能如何，看身体想做什么，用相同势能的药来帮助身体，这样用药会事半功倍，疗效显著。

第 17 讲 中医学到一定程度，突然就融会贯通了

26. 服桂枝汤，大汗出后，大烦渴不解，脉洪大者，白虎加人参汤主之。

知母（六两）石膏（一斤，碎，绵裹）甘草（炙，二两）粳米（六合）人参（三两）

上五味，以水一斗，煮米熟，汤成，去滓。温服一升，日三服。

大汗出后，津液损耗了，病人出现大烦渴，大烦指心里很烦，大渴指津液虚，此时病人特别想喝水。大汗出，大烦渴是热证的表现。需要散热，同时补充水分。

什么叫顺势而为？一个人特别口渴，比如夏天非常热，一个人在外面踢球两个小时，衣服都湿透了，口渴得很，就想喝饮料、吃西瓜。身体想做什么？补充水分，这时喝水就是顺势而为。一个人干了一下午体力活，肚子非常饿，咕噜咕噜的，到处找吃的。身体想做什么？补充能量，这时吃饭就是顺势而为。

“大烦渴不解”，大烦，大渴，有热且津液虚。脉洪主有热，脉大主津液虚。大汗出后津液虚了非常口渴，有热，心烦，清热补津液，可以吃西瓜，西瓜是天然的白虎汤。这里用的是白虎加人参汤。

阴阳：阳
表里：里
虚实：虚
寒热：热
抓大局：津液虚的热证。

这个证的关键点在寒热和虚实，寒热是热，虚实是虚。

白虎加人参汤证大局是什么？里有热，津液大虚，口渴加人参。有时候心下痞硬，肠胃的津液不足了，正气不足邪气积聚，加人参来补津液。

学了六经辨证，知道能量、病位，即阴阳和表里，能判断六经，知道是阴证还是阳证，是从表排病、里排病，还是半表半里排病。但是治病的时候，只知道大方向了，细节的地方还不是很清楚。细节在哪里呢？就要看功夫了。要对《伤寒论》的每个条文方证都要非常熟悉，明白每个方证代表身体怎样的势能，身体想做什么。这些是基础，方证不掌握就想掌握人体势能，这是越级。

刚开始学中医，抓大局比较准，但是病情复杂了，病情变化了就不容易抓住了。所以我

们还要练功夫，每天拿出一定的时间学习，每天抄写，听讲，练习医案，逐步掌握精髓。

中国的传统文化有一个特点，就是刚开始的时候不容易理解。但是学到一定程度，突然就融会贯通了。所以大家不要着急，学习要有耐心，我们不可能学一两周就会处理各种疾病。即便是悟性高的，思维灵活的人，也要下笨功夫才行。我见到的医术好的人，没有一个人不用功，也没有见过哪个人不用功就成了好中医。

津液虚有热是大局，身体出汗，口渴心烦，用白虎加人参汤。方中知母六两（一两是15克），石膏一斤，炙甘草二两，粳米六合，人参三两。而曹颖甫只用生石膏一两，民国时期一两是30克，30克石膏连鸡蛋大都不到，病人吃了一周才好。因此用白虎加人参汤，用生石膏不要害怕，石膏微寒，不溶于水，煮不出什么东西来，而且也不是一顿喝完，一剂药喝三次。如果按原剂量的白虎加人参汤，病人吃一剂药可能就痊愈了，甚至一剂药吃不完就好了。大家掌握熟练了以后，到了一定的程度，要打破剂量的观念。如果人热证严重，生石膏剂量可以加大。

有一次诊所同事的外婆中风脑溢血，同事辨证后煮药，需要的药每味抓一把，也没有称重量。煮药喝了，再加上针灸，三天时间外婆就恢复得差不多了，说话清晰了，走路也可以了。剂量的规则初期给一个范围，可以摸着前进。等熟练了，就可以凭感觉了。就像炒菜一样，加一勺盐，加点酱油，加点醋。外国人听到这些就会很困惑，那一勺醋是多少，酱油加多少，盐是几克，很难量化。而高手游刃有余了，把握好度，凭借经验，根据身体证的程度抓一把药，就可以了。

根据书上的剂量，我吃了甘草泻心汤，其中黄芩三两，我用了以后没事，吃一剂口腔溃疡就好了。但是这个剂量给我爱人用，对她来说量就大了，她吃了以后会腹泻。所以每个人身体情况不一样，用的剂量也不同。比如一个人体重240斤，另一个人120斤，同样的证，热的程度相同，石膏的用量也不一样。要根据病人证的程度、身体情况来决定药的剂量。

第18讲　用药心法：掌握了药物势能和身体诉求，用药如有神助

27. 太阳病，发热恶寒，热多寒少，脉微弱者，此无阳也，不可发汗，宜桂枝二越婢一汤。

桂枝（去皮）芍药麻黄甘草（炙）各十八铢大枣四枚（擘）生姜（切）一两二铢石膏二十四铢（碎，绵裹）

上七味，以水五升，先煮麻黄一二沸，去上沫，内诸药，煮取二升，去滓，温服一升。本云，当裁为越婢汤桂枝汤，合之饮一升。今合为一方，桂枝二分，越婢一分。

得了太阳病，发热，怕冷，发热比怕冷多一些，这是局部有热，同时体表津液虚。脉微弱应该是脉缓，因为津液虚了，不能发汗。病人可能既是怕热，有热证；又是怕冷，有表证；寒热夹杂、但症状较轻的情况。

病人有津液虚的表证，同时又有一点里热，热比较轻。这个时候需要给身体补能量，建中补津液，用桂枝汤；同时要清热，用越婢汤。

阴阳：阳
表里：表
虚实：虚实夹杂
寒热：寒热夹杂
抓大局：津液虚的表证，有热。

辨证关键点：表虚证和表热证夹杂，虚实夹杂，寒热夹杂。

既然有点恶寒，需要解表，但是津液不足，所以用了桂枝汤，没有采用麻黄汤的思路，不能用大剂量的麻黄桂枝发汗解表。

越婢汤是麻黄、生石膏加姜草枣。桂枝二越婢一汤是在桂枝汤的基础上加了麻黄和清热的生石膏。病人有热，加一点麻黄帮助身体来疏通孔窍，打开毛孔。所以在桂枝二越婢一汤里面，桂枝和麻黄都有，但是剂量小，不会过度发汗。

临证的时候，津液虚的表证，还有里热情况加麻黄行不行？温病用麻黄可以，但是麻黄和桂枝剂量要小，不能发汗。津液虚，有一点热，津液虚恶风，桂枝汤和越婢汤里面都有生姜、大枣、炙甘草建中补津液，一个有桂枝、芍药，另一个是麻黄、生石膏。虽然方剂中麻黄、桂枝都有，但是剂量少，桂枝和麻黄是十八铢，石膏才二十四铢（一两是 24 铢），这个剂量不大，所以微微出一点汗没有问题。生石膏性微寒，相当于冷空气，可以把气化的津液冷凝成水从小便排出，减少发汗。

明白了身体的势能，知道身体想做什么，用相同势能的药帮身体一下，身体就恢复正常运行了，病就好了。用药的关键是明白药物的势能，也就是药物的体，而不是背药物有多少功效。药物的体和用，体是根本。

28. 服桂枝汤，或下之，仍头项强痛，翕翕发热，无汗，心下满，微痛，小便不利者，桂枝去桂加茯苓白术汤主之。

芍药（三两）甘草（二两）桂枝（去皮）生姜（切）白术茯苓（各三两）大枣（十二枚，擘）

上六味，以水八升，煮取三升，去滓。温服一升，小便利则愈。本云桂枝汤，今去桂枝，加茯苓、白术。

病人喝了桂枝汤，或者用了泻下的方法后，仍然头痛，脖子僵紧，病位在表；发热属于表；没有汗也属于表；心下满是里；微痛，就是心下满微痛；小便不利属于表。

这个条文里四个证是表证，一个心下满微痛是里证。心下满微痛，加上小便不利，说明里有水饮。水饮停于胃中，导致胀满疼痛，小便量少。即使喝水多，但小便的量少，次数也少，这是小便不利。对于有水饮的证，用桂枝汤、麻黄汤解表不行，因为淤堵牵制津液，必须把里的淤堵去除，表才能解。有表证和水饮是这个证的大局。

病人头痛，脖子僵紧，身体发烧，没有汗，胃里面胀满疼痛，小便也很少，脉浮而且缓。阴阳属性为阳，表里关系为表里同病；虚实属性为虚实夹杂；寒热属性为寒。总结病机为里

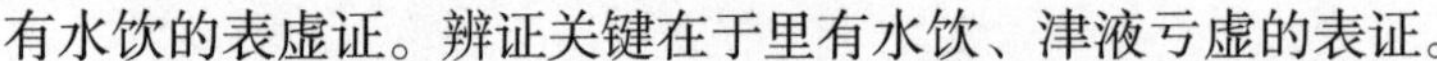

有水饮的表虚证。辨证关键在于里有水饮、津液亏虚的表证。

> 阴阳：阳
> 表里：表和里
> 虚实：虚实夹杂
> 寒热：寒
> 抓大局：里有水饮的表虚证。

辨证的关键点：里有水饮，津液虚的表证。

胡希恕认为，有表证为什么要去桂枝？应该是桂枝去芍药加茯苓白术汤。桂枝汤证是津液虚的表证，加茯苓、白术后，茯苓利水饮，白术气化中焦，把胃部停留的水饮气化，变成津液，不能被气化的废水通过茯苓从小便排出去。

如果人体里有湿淤、食淤、血淤之类的淤堵，表证难以解除。在这种情况下，要想解决表证，必须同时去淤。倪海厦曾经给他母亲开葛根汤，喝药第二天，母亲脸肿了，有水饮。于是他在葛根汤里加了茯苓、白术，通过小便排出水饮，病就痊愈了。

关于方剂的加减，胡老主张去芍药，陈修园、柯韵伯主张去桂枝，成无己则主张都不去。大家认为有水饮，只要把水饮去掉了就可以，桂枝打通大循环，可以气化水湿，芍药敛降津液，其势能向下。茯苓、白术利了水湿，表就容易解了。

临证时病人有表证，有水饮，可在桂枝汤中加上茯苓、白术；如果病人胸部胀满，心下满，去芍药。药的作用是恢复身体的正常运行秩序，这个方子的关键点不是桂枝和芍药，而是茯苓和白术。

条文很简单，没有把所有的证都列出来，实际问诊时要全面细致。比如病人天气转凉仍多汗且怕热，是温病；如果不怕热，稍微一动，汗就止不住，出的是虚汗，则是表不固。

心下胀满的原因可能是水饮，但胃痛不一定是小陷胸汤证，单一证不可断，要多证互参。小便不利是不是一定有水饮呢？有水饮会小便不利，但津液虚小便也会不利，比如出汗太多损耗了津液，肠道淤堵牵制了津液也会小便不利。所以说单一证不可断。

第 19 讲　去杖汤专治腿脚无力和抽筋

> 29. 伤寒脉浮，自汗出，小便数，心烦，微恶寒，脚挛急，反与桂枝汤，欲攻其表，此误也。便厥，咽中干，烦躁，吐逆者，作甘草干姜汤与之，以复其阳。若厥愈足温者，更作芍药甘草汤主之，其脚即伸。若胃气不和谵语者，少与调胃承气汤。若重发汗，复加烧针者，四逆汤主之。

甘草干姜汤方

甘草（四两，炙）干姜（二两）

上二味，以水三升，煮取一升五合，去滓，分温再服。

芍药甘草汤方

白芍药甘草（各四两，炙）

上二味，以水三升，煮取一升五合，去滓，分温再服。

自汗出、小便多，从发汗和小便两个途径都在损耗津液。心烦不一定有上热，可能是津液虚导致的虚烦，单一证不可断，要多证互参。出汗，小便多，心烦，有点怕冷是津液虚，甚至有可能进入到阴证。脚挛急，小腿抽筋，或脚伸不开，踩下去很疼，脚不能正常走路也是津液虚的表现。

这个证是津液虚的偏阴证，体表不能收摄，所以自汗出、小便多，可以用芍药甘草汤。如果偏阴程度多，加附子，就是芍药甘草附子汤。这时若误用桂枝汤，服药后就会导致手脚凉，嗓子干，人烦躁，胃的津液不足，呕吐等症状。这是因为桂枝汤会将津液向外调集，而病人本身津液已不足，服药后会加重病情。

阴阳：阳
表里：里
虚实：虚
寒热：寒
抓大局：里虚寒。

辨证关键点：虚实是虚，寒热是寒。

正确方法是补津液，用甘草干姜汤，干姜温里，恢复肠胃的运化能力，以生成津液。炙甘草建中补津液，量较大（干姜二两，炙甘草四两）。河南有家医院在疫情期间给医护人员熬甘草干姜汤喝，没有人感染病毒。说明甘草干姜汤温里，能增强人体免疫力。具体应用时要辨证，不是说所有人都适合甘草干姜汤。如果是温病，用甘草干姜汤会加重身体的热，病会加重。胃寒的人用这个方子效果很好，可温中促进肠胃运化，补津液。

手脚冰凉，是因为津液无法到达四肢末梢。手脚不凉了，但脚挛急还伸不开，说明身体的机能恢复了一部分，但津液还不够，此时可用芍药甘草汤，芍药敛降津液下行，病人的脚就伸开了。芍药甘草汤又叫去杖汤，常用于治疗老人腿部无力需拄拐行走的情况。喝了芍药甘草汤，病人就可以扔掉拐杖走路了。芍药甘草汤就两味药，各四两，每样 60 克。老家一个亲戚，腿抽筋很长时间，喝了三剂芍药甘草汤后，腿抽筋好了。如果津液虚比较重，需要多吃一段时间，津液恢复了，抽筋就彻底好了。

阴阳：阳
表里：里
虚实：虚
寒热：不明显
抓大局：津液虚不能下行。

《伤寒论》用药特点是药简力专，例如桂枝向外向上调集能量，芍药敛降，柴胡疏通半表半里，黄芩清上热，生石膏清整个身体的热，甘草建中补津液。

病人一开始出汗、小便多，脚挛急，误用了桂枝汤后，津液耗损较多，肠胃里面可能有积滞，宿便积食变干，变硬，形成燥屎，人就发热，晚上说胡话，这是头部津液不足的表现。谵语还可能是肠道里面有实热，有干硬的大便牵制了津液所致。津液虚有实热，用调胃承气汤。（可见条文第 207 条）

阴阳：阳
表里：里
虚实：虚实夹杂
寒热：热
抓大局：津液虚有实热。

如果误用桂枝汤了，伤了津液，又用烧针就是温针发汗，能量就更弱了。病人本来手脚凉、烦躁、嗓子干，应该用甘草干姜汤的，却误用了发汗的方法，让病人雪上加霜，彻底变成了阴证，手脚冰凉，津液到不了四肢末端，此时需要四逆汤。干姜温中，附子恢复人体机能，炙甘草补津液。

阴阳：阴
表里：里
虚实：虚
寒热：寒
抓大局：里虚寒。

第 29 条这个条文比较复杂，说了几种情况：

1. 伤寒，汗出，小便数，心烦，微恶寒，脚挛急，应该用芍药甘草汤。若误用了桂枝汤，手脚变凉，需要用甘草干姜汤扶阳，恢复身体的机能。

2. 津液不足，腿抽筋，用芍药甘草汤补津液，引津液向下行。

3. 肠胃有实热，津液虚，用调胃承气汤。

4. 如果手脚凉，嗓子干，津液不足的时候又发汗了，接着用了温针，变成了阴证，需用四逆汤。

每一种情况代表身体的一种运行状态，看身体想做什么，用药物的势能顺势来帮助身体。就像北方冬天地里施肥庄稼也不长，为什么呢？因为环境太冷了。冬天下雪，地都冻住了，施肥也不管用，只有天气暖起来才行。中药改变人体环境，干姜、附子就是把寒凉的环境变成温暖、充满阳光的状态，适合身体恢复。大黄味道厚重，若觉得很好闻，是因为身体需要，肠道有淤堵。牡丹皮虽气味不佳，但有人喜欢，这也是一种身体需求。像吃饭一样，有时特别想吃某种水果，这是身体的需求，这时候要尊重身体，顺势而为。

炮附子经过高温烤制，守而不走，不到处走窜，补身体的能量。生附子药性峻猛，走而不守，走窜力强。如果身体津液不足，肠胃无法运化生成津液，使用生附子就会“烧干锅”，会更消耗津液，所以要和干姜、炙甘草同用。如果没有到很严重的阴证，用炮附子即可，且现在药店里只有制附子。病情危急的时候，一定要用生附子，平时一般的阴证用炮附子即可。

30. 问曰：证象阳旦，按法治之而增剧，厥逆，咽中干，两胫拘急而谵语。师曰：言夜半手足当温，两脚当伸。后如师言。何以知此？答曰：寸口脉浮而大，浮为风，大为虚，风则生微热，虚则两胫挛。病证象桂枝，因加附子参其间，增桂令汗出，附子温经，亡阳故也。厥逆咽中干，烦躁，阳明内结，谵语，烦乱，更饮甘草干姜汤，夜半阳气还，两足当热，胫尚微拘急，重与芍药甘草汤，尔乃胫伸，以承气汤微溏，则止其谵语，故知病可愈。

第 30 条和 29 条内容一致。

第二篇

辨太阳病脉证并治中

第1讲　一剂而愈的颈椎病秘方

31. 太阳病，项背强几几，无汗恶风，葛根汤主之。

葛根（四两）麻黄（三两，去节）芍药（二两）生姜（三两，切）甘草（二两，炙）大枣（十二枚，擘）桂枝（二两，去皮）

上七味，以水一斗，先煮麻黄、葛根，减二升，去上沫，内诸药，煮取三升，去滓。温服一升，覆取微似汗，不须啜粥，余如桂枝法将息及禁忌。

太阳病，能量为阳，病位在表。得了太阳病，病人后背、脖子感觉僵紧，这是因为脖子后背肌肉和筋较多，筋里血管较少，身体调集津液到了体表，肌肉里津液少了，感到僵紧，没有汗，毛孔关闭了，脉浮。

阴阳：阳
表里：表
虚实：虚实夹杂
寒热：寒
抓大局：津液虚的表实证。

辨证要点：津液虚，表实，虚实夹杂。

怎样解表发汗呢？用麻黄加桂枝，麻黄打开毛孔，桂枝把津液向上向外调集到体表，二者配合汗就出来了。而大黄、芒硝不一样，大黄、芒硝都会引发腹泻，在一起泻下作用会更厉害。对于恶风津液虚的症状，可用生姜、大枣、炙甘草建中补津液。对于后背僵紧，需要把津液向上调集到后背和脖子，用葛根。葛根有升提的势能，煮的汤液滑滑的，跟人体的津液类似，促进津液向上升提。桂枝汤加麻黄和葛根，就是葛根汤。

有一个朋友患有自汗出的太阳中风证，误用了大青龙汤，只用了十克麻黄，一次的药还没有喝完，就感觉走路都不行了，晚上病情加重。后来，他就害怕用麻黄，一朝被蛇咬，十年怕井绳。在常温下，身体没有运动，天气也不是很热，人也不怕热，在这个前提下有汗，是表虚，不能用麻黄发汗。

"健脾胃，存津液"是中医的重要原则，津液是最重要的。如果病人津液不足，再用药发汗，可能会造成脱水，有危险。辨证用药首先要看人体的津液是否充足。如果人体的津液充足，吃饭胃口好，用药相对安全。大方向一定要把握住，这是治病的底线，否则会伤害人的身体。有师兄吃桃核承气汤后出现腹泻，接着又因过度劳累出了大汗，导致脉结代了，很长时间才恢复过来。津液虚的时候，禁用汗吐下的方法。大青龙汤、麻黄汤以及承气汤这些发汗、泻下的药，医生一定要给病人讲清楚注意事项。一旦已经发汗了，表解了，剩下的就不要吃了，再吃会耗津液。辨证一定要胆大心细，不能马虎。用药面对的是人的生命，初期辨证一定要在医生的指导下，要谨慎，以保证安全。如果葛根汤服用后，汗已出，表已解，就不能接着再吃药了。

葛根汤里面既有葛根，又有芍药。芍药敛降，葛根升提，这两个的作用会不会抵消呢？就像一个人坐火车从重庆去北京，另外一个人从北京到重庆，两个同时上了火车，会不会抵消了呢？不会的，因为是两条铁轨，互不影响。药物在身体里面走的渠道不同，不会抵消。

葛根汤用于治疗表实证的颈椎问题，效果很好。我母亲脖子不舒服，僵紧，脉芤，津液不足，我在葛根汤基础上加附子补能量。服了一剂药，脖子的不舒服就消除了。另一个亲戚也有类似症状，也是如此治好的。

如果把葛根汤当作治疗颈椎病的经验方，见到颈椎病就用葛根汤，这种想法是错的，必须要辨证。脖子不舒服，有颈椎病，如果平时正常情况下无汗，运动后出汗，但是脖子部位出的汗发凉，适合葛根汤；平时很容易出汗，怕风，适合桂枝加葛根汤。葛根汤的中成药是葛根汤颗粒。

第 2 讲　学中医从伤寒入手，先难后易，学到一定程度就豁然贯通

32. 太阳与阳明合病者，必自下利，葛根汤主之。

太阳病，能量为阳，病在表，若同时腹泻，说明是水进入肠道了，可以用葛根汤。葛根升提津液，可将肠道里的津液向上提升，肠道里水少了，就不腹泻了，这也是从人的整体来思考的。这个条文写得简单，需补充一些证：脉浮紧，怕冷无汗，全身酸痛，腹泻，水样便，大便不是很臭，肠鸣，舌淡红苔薄白。

阴阳：阳
表里：表和里
虚实：虚实夹杂
寒热：寒
抓大局：津液虚的表实证，里有水饮。

人有表证同时腹泻，腹泻不是热性的下利，用葛根汤。如果是热性的下利，大便臭，水样便，则用葛根黄芩黄连汤。这里的下利，是身体在自己找排病渠道，如果不能从表解，有时选择从里来解，就可能会腹泻。有表证，同时身体想从里来排一些淤堵，水进入肠道就会腹泻。

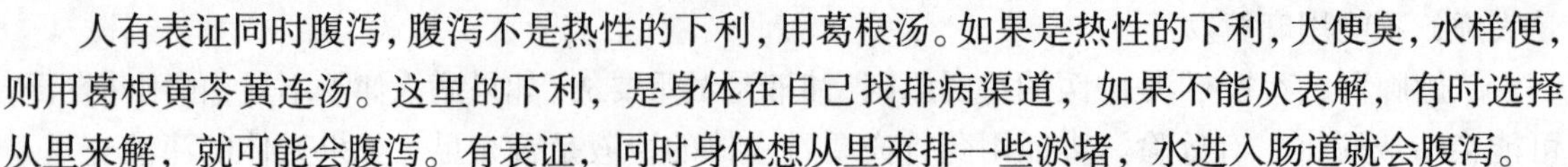

33. 太阳与阳明合病，不下利，但呕者，葛根加半夏汤主之。

葛根（四两）麻黄（三两，去节）甘草（二两，炙）芍药（二两）桂枝（二两，去皮）生姜（三两，切）半夏（半升，洗）大枣（十二枚，擘）

右八味，以水一斗，先煮葛根、麻黄，减二升，去白沫，内诸药，煮取三升，去滓。温服一升，覆取微似汗。

太阳表证和阳明里证合病，没有腹泻，但是恶心呕吐，可用葛根汤加半夏。呕是胃弱动力不足，难以消化食物，身体通过呕吐排出胃里的食物来减轻负担，这是身体的应激反应，这种应激反应对人体是有益的。

阴阳：阳
表里：表和里
虚实：虚实夹杂
寒热：寒
抓大局：津液虚的表实证，肠道有淤堵。

阳明病是胃家实，这个实是肠道有淤堵。表里合病，先表后里。

半夏在显微镜下有很多针状晶体，能够穿透稀薄的水饮，消散水结。半夏煮的汤是滑滑的，像煮面条的汤一样，喝下去很顺畅。喝多了嗓子会麻，还会有一些刺痛。很多中医讲这个药是治这个病，治那个病，却忽视了药物的势能。从根本来讲，我们要学药的势能，势能是药物的体。药有怎样的势能，哪个方向的能量，根据它的势能和功效来用。不要只学它的用，学用就被局限了，很容易遇到瓶颈。

举例，从重庆向北京开一辆列车，这个势能是从重庆由南向北移动，可以用于运输各种物品，学习药物也是如此，不应局限于其具体用途，而应理解本质属性，从而灵活运用。

半夏有毒，是因为里面的草酸钙成分，不溶于水，因此半夏煮的汤液无毒。半夏嚼服刺激喉咙，可引发喉咙肿痛。医圣张仲景用的半夏是鲜的旱半夏，不是水半夏，鲜半夏要洗一下。对于药物的使用有疑问，可以看《伤寒论》书中怎样写的。像法半夏、清半夏、姜半夏等用石灰、白矾炮制，几乎变成药渣子了，药性都没有了。

第 3 讲　腹泻大便臭这样来处理

34. 太阳病，桂枝证，医反下之，利遂不止，脉促者，表未解也，喘而汗出者，葛根黄芩黄连汤主之。

葛根（半斤）甘草（二两，炙）黄芩（三两）黄连（三两）

上四味，以水八升，先煮葛根，减二升，内诸药，煮取二升，去滓，分温再服。

桂枝汤证是太阳中风，汗出。怕风，脉浮缓。治疗时应该用桂枝把能量调集到体表，配合生姜、大枣、炙甘草建中补津液，芍药敛降津液。但是医生误治，用了腹泻的药，比如大黄、芒硝，能量向里向下，导致腹泻了。

体表的热进入里，向下排，腹泻，大便臭。同时脉促，寸脉靠上，向鱼际方向，或只有寸脉浮，这是身体仍然想从表来解。此外，由于腹部有热向上走会影响到肺，病人可能出现喘息和出汗。

阴阳：阳
表里：表和里
虚实：虚
寒热：热
大局：有里热，同时有表证。

应用葛根黄芩黄连汤，葛根向上升提，大量用可以解表，津液提上来了，肠道里水少了，就不腹泻了。肠道有热，用黄连、黄芩苦寒清热。黄连的味道比黄芩更苦一些。黄连是最苦的药之一，苦味重，清里热；黄芩苦味浅，清里热兼清半表半里热。

汗出恶风是津液虚的表证，无汗而喘是表实证。临证时不是让病情符合我的想法或书的理论，而是理论要符合身体的实际情况。辨证用药应该实事求是，身体是怎样的情况，就怎样治疗。津液虚就建中补津液，表不解就解表。如果要求病人照书生病，这是主观臆断。

桂枝汤证，津液本向体表调集，脉浮缓，汗出，能量在体表，用了腹泻的药，能量向里走了，热进入到肠道，腹泻大便臭，此时用黄连、黄芩清热，葛根升补津液，病就好了。

葛根有向上升提的势能，大量用时势能向上到体表，也有解表的作用，这里没有其他专门解表的药。既有表证，又有里热，身体是模糊的，就模糊来治，这才是正真的客观。渴了要喝水，饿了要吃饭。如果又饥又渴，就吃饭喝水一起上。

第4讲　受凉发高烧不用怕，中医甚至可以做到一剂而愈

35. 太阳病，头痛发热、身疼腰痛、骨节疼痛、恶风，无汗而喘者，麻黄汤主之。

麻黄（三两，去节）桂枝（二两，去皮）甘草（一两，炙）杏仁（七十个，去皮尖）

上四味，以水九升，先煮麻黄，减二升，去上沫，内诸药，煮取二升半，去滓。温服八合，覆取微似汗，不须啜粥，余如桂枝法将息。

太阳病，身体向体表调集能量，头痛，发热，发烧，体温高，身疼，腰痛，即身体和腰部疼痛；骨节疼痛，恶风。病在表，身体就会调集大量津液到头部和体表，津液充盈在体表，头在人体的上部，头部的血比较多，血管里的压力就大了，导致头痛。头痛的时候在两侧太阳穴、两眉中间印堂穴，用针刺一下，挤点儿血出来，头痛会减轻。发热就是发烧，太阳伤寒因为毛孔关闭，没有汗，津液一直向体表调集，津液多了，体表温度就会升高。一般小朋友容易发烧，因为津液充足，中老年人能量不足了不容易发烧，因为免疫力低。如果中老年还能经常发烧，从某个角度来讲是一件好事，说明津液比较足。身痛，因为毛孔打不开，体表津液充盈，汗水排不出去，刺激神经，身体感觉酸痛。腰痛、骨节疼痛也是这个道理。腰痛有的是因为津液不足，像女性在例假期间腰痛、腰酸胀，是因为津液向下排子宫里的经血了，腰部津液不足，从而引起腰痛。还有瘀血证也会腰疼，津液被瘀血牵制了。

怕冷有两个原因，一是体表温度高、同外界温差大，所以怕冷、怕风；二是身体内部津液虚，或者到了阴证的程度。有时不发烧，温差也不大，为什么也怕冷呢？因为津液调集到体表，导致体内津液减少，能量弱，人便感觉到怕冷。还有一种怕冷是温病初期，温病怕热汗出，里有热，如果这个热刚刚发了一点，还不多，热还没有到体表，这时也会怕冷，过一段时间热到了体表就不怕冷了。怕冷比怕风严重一些，有时生病发烧，盖上被子，还感觉冷，在被子里面颤抖、战栗，这是太阳伤寒。无汗，受凉后体表运行发生了异常，毛孔不能打开了。正常情况毛孔打开会新陈代谢，排一些垃圾。毛孔关闭后代谢产生的垃圾排不出去了，肺的压力就增加了，人可能会咳嗽、喘。

喘的几种情况：

一是毛孔关闭了不能呼吸，增加了肺的负担，会喘。

二是如果得了温病，热非常重，已经发热、汗出，但是热没有被充分地带走，身体能量过剩，也会喘。

三是有水饮也会喘，比如感冒基本好了，不易出汗，还咳嗽，吐白稀痰，如小青龙汤证的喘息就是这种。

四是有气滞也会喘，像桂枝加厚朴杏子汤证。

此外，肠实、瘀血、阴虚阳亢等都可能会引起喘，要辨证，单一证不可断。

无汗而喘，身体没有汗，毛孔不能打开，身体调集大量津液到体表，身体发热了，身体体表疼痛、关节疼痛、怕冷、怕风，都是在表。身体通过喘想增加身体的代谢，因为毛孔关

闭了。

> 阴阳：阳
> 表里：表
> 虚实：实
> 寒热：寒
> 抓大局：表实证。

《伤寒论》的心法是顺势而为，学习任何一个条文，都要思考身体想做什么。太阳伤寒，身体想恢复表的正常运行，让毛孔打开。用麻黄打开毛孔，用桂枝把津液调集到体表。炙甘草补津液，因为发汗会损耗一部分津液。杏仁是宣散的势能，还能利水、润肠。《金匮要略》里面有苓甘五味姜辛夏杏仁汤，身体肿，咳嗽，有水饮，在苓甘五味姜辛夏汤的基础上加一味杏仁利水。杏仁富含油脂，还能润肠，有驳杂的势能。

受凉后感冒发烧，如果是太阳伤寒，用麻黄汤，喝药后全身微微发汗，病就好了；如果是太阳中风，就用桂枝汤；如果是少阴病，体内有水饮，用麻黄附子细辛汤；如果少阴病津液虚，用麻黄附子甘草汤；如果是自汗出的少阴病，用桂枝加附子汤。

在经方里，所用药物一般都是比较单纯的势能，比如桂枝向上向外调集能量，白芍敛降，柴胡疏通半表半里，黄芩清半表半里热，黄连清里热，生石膏性寒清浅层热。像杏仁这种驳杂的势能，只能辅助用药。《伤寒论》中常用的药有三四十种，用这些药物的势能足够调整身体运行，满足身体的需求。

太阳伤寒，没有汗，这个条文里虽然没有讲脉，脉应该是浮紧的，因为身体调集津液到了体表，血管里的血充盈，所以脉浮紧。如果出汗以后，血管有一部分津液出来，血管里面的压力变小了，脉就缓和了。太阳伤寒的病人，脉开始紧，后来脉缓和了，就说明病在向好的方向转。

太阳伤寒毛孔打不开，津液没有损失。太阳中风，怕冷恶风自汗出，因为毛孔关不上，一直在出汗。体表的毛孔有两种病态，一种是关上了不能打开，另一种是打开了关不上。太阳伤寒是打不开，表实；太阳中风是关不上，表虚，都需要向体表调集能量，恢复体表正常运行。

有的时候津液虚，同时毛孔打不开，相当于太阳伤寒和太阳中风合病。太阳伤寒和太阳中风的本质，在于虚实。太阳伤寒津液不虚，太阳中风津液虚，表现形式是中风有汗，伤寒无汗。那有没有一种情况既津液虚，毛孔又不出汗呢？有的，如葛根汤证，津液虚，同时毛孔打不开。

所以我们不能认为有汗的情况就是太阳中风，没有汗的情况是太阳伤寒，不一定！没有汗的也可能是中风证。太阳中风，太阳伤寒的本质是津液有没有受到损耗，津液损耗了，就是太阳中风，津液没有损耗的表证是太阳伤寒。但是也有津液已经损耗了，也不能出汗的这种情况，人体各种情况都有。所以说，不能要求身体照书生病，而是我们要让学的理论符合人体，这才是客观。

第5讲　中医无绝症，是身体自己治好了病，中医只是帮身体一下而已

麻黄汤核心在于发汗解表，麻黄和桂枝发汗，桂枝把能量调集到体表，麻黄疏通孔窍打开毛孔，汗就出来了。越婢汤用于体表有水湿，脸浮肿，上半身浮肿，或者还有热的情况。麻黄疏通孔窍，生石膏的清热作用相当于冷空气使水蒸气受冷变成水，从小便排出去。

麻杏石甘汤和麻黄汤，只有一味药不同，麻黄汤用桂枝，麻杏石甘汤用生石膏。温病用麻杏石甘汤，太阳伤寒用麻黄汤发汗解表，有没有一种情况：既有表实，又有里热，既用生石膏清热，同时用麻黄桂枝发汗解表？有的，像大青龙汤证，大局是表实、里热、津液虚。如果津液不虚，用麻杏石甘汤加上桂枝即可。学习条文的时候，要明白每个证代表怎样的身体势能，身体想做什么，一味药对身体有怎样的影响。把每一个证解析明白了，知道了身体势能的方向，每味药的势能掌握了，才能掌握《伤寒论》的组方原理，甚至自行组方。

有人晚上经常遗尿，平常怕冷，出汗很少，是表实证，可以用麻黄汤，出汗后遗尿就好了。因为表打开了，汗从毛孔里出来了以后，就不用从小便这条路出来了。这是人体能量大循环的体现。如果仅从肾虚来思考，不能抓大局，就不能治愈。辨证要从整个人体的能量运行来考虑，多证互参。

治疗老人尿失禁、遗尿，可以白芷泡酒。白芷辛散，味辛解表，类似麻黄加桂枝的作用，酒则促进血液循环二者配合，表解了，就不用通过小便来排了，尿失禁就好了。

伤寒的理法不仅可以解释经典方子，还能解释偏方、秘方，甚至人体能量运行的机制。有人说《伤寒论》只治外感疾病，不治内伤类的疾病。这是没有真正了解伤寒，对人体能量运行没有真正了解。通过用功学习，抄条文，做医案，只要方向正确，到了一定的程度就豁然贯通。

单一证不可断，必须两个及以上的证来确认身体遇到了什么问题。问诊时，病人讲着身体的症状，医生心里就要像看电影一样，看人体能量的运行画面。知道身体在做什么，顺势帮身体一下，身体就恢复正常运行了，免疫力就恢复了，病就好了。

中医没有直接治病的药，只是用药来帮助身体恢复正常运行，恢复免疫力。只要是免疫力能够治好的病，中医都可以处理。例如，埃博拉病毒虽凶险，但有自愈率，中医可介入。

有的人得了癌症，放松心情，全世界去旅游，过了一段时间，癌细胞没有了，是免疫力把病治好了。学中医要了解人体的能量大循环，明白人体是怎样运行的。中医只是恢复人体正常的运行秩序，恢复身体的免疫力，病是免疫力治好的。有病人咨询斜颈能不能治，医生表示有信心并建议尝试治疗。中医治疗需要信心，辨证方向正确时，身体会有改善。

36. 太阳与阳明合病，喘而胸满者，不可下，宜麻黄汤。

太阳和阳明合病，太阳病，病在表，阳明病，病在里，能量都为阳。表里同病时，病人常出现喘和胸部胀满，因为肠道有热，热向上影响肺部，就会喘，胸部感到胀满。

阳证的表里同病，治疗应先表后里。脉浮提示能量向体表调集，如果脉沉提示身体向里调集能量。用药要看身体的势能方向，不能听病人的或医生的主观判断，要顺应身体的需求。

有的时候，如果病人既有表证，又有里证，大便也不畅，里有实热，同时体表的毛孔也不开，可先用麻黄桂枝发汗解表。麻黄打开毛孔，桂枝把能量调集到体表，汗就出来了。表解了，可能里跟着也解了，大便就排出来了。类似以前的老茶壶盖子上有个孔，如果倒水时按住上面的孔，茶壶内外没有压差，水就倒不出来。放开小孔，茶水就倒出来了。表通了以后，里可能也通了。如果表解后里还没有通，再用泻下的方法排里边的实热。

第6讲　神通广大的小柴胡汤

> 37. 太阳病十日已去，脉浮细而嗜卧者，外已解也。设胸满胁痛者，与小柴胡汤，脉但浮者，与麻黄汤。

柴胡（半斤）黄芩人参甘草生姜（各三两，切）大枣（十二枚，擘）半夏（半升，洗）

右七味，以水一斗二升，煮取六升，去滓，再煎取三升。温服一升，日三服。

病人得太阳病十天后，脉浮细，老想躺着休息。脉细提示津液不足。如果脉浮紧，病情没有减轻；现在脉缓和了，没有那么紧了，说明病情减轻了。病没有解的时候，脉浮紧，人烦躁，身体不舒服。温病多眠睡，是身体想降低兴奋度，以免过度消耗。人体困乏想睡觉和身体兴奋是两种状态，要思考身体想干什么。

胸满胁痛，柴胡四证之一，半表半里证，用小柴胡汤。

阴阳：阳
表里：半
虚实：虚
寒热：上热
抓大局：胃弱上热。

胸满胁痛是少阳病的柴胡四证之一。人体能量大循环像喷泉一样，能量向上向外调集到体表，但因为津液不足上不去了，能量积聚在胸部，感到胸闷。胁痛则是能量向上到了体表，再向下，经过两胁，能量不足，水和热结到了此区域，肋骨按痛，病情严重时不按就痛。

柴胡疏通半表半里，其生长特性是一半在地上，一半在地下。《伤寒论》里的柴胡是北柴胡的根，采集起来不容易。北柴胡煮出来的药有一股清香，和竹叶柴胡不一样。竹叶柴胡不如北柴胡药效好。

柴胡四证包括往来寒热、心烦喜呕、胸胁苦满、嘿嘿不欲饮食，只要出现一条就算是半表半里证。柴胡汤证的本质是胃弱，同时有上热。如果没有这四个证，只是胃弱上热，心下痞结，则是泻心汤证。泻心汤同小柴胡汤相比，没有用柴胡，而是加了黄连和干姜，更偏向里证一些。

现在人吃得多，运动少，思虑重，入睡晚，生活方式不健康，容易出现柴胡证。要想身体健康，正确的生活习惯非常重要，饮食尽量要清淡，每餐吃七八分饱，每天坚持适度运动，思虑少，不熬夜，身体就不容易生病。

30 岁以后，身体的新陈代谢开始变慢，晚上可以少吃肉不吃肉，吃饭五六分饱，每天坚持适度运动，晚上 10 点前睡觉。熬夜很消耗津液，时间长了身体就变差了。

万病出表都是好事，里的病是肠胃问题，也容易处理。如果身体能量弱，疾病可能进入半表半里，这是疑难杂症和慢性病的常见状态。半表半里证的本质是胃弱，常表现为舌裂纹，舌头胖大，舌淡有齿痕。有的人肠胃差，因为肠胃运化能力不足，津液虚。肠胃为什么弱呢？因为运动少。像部队天天训练，士兵的身体一般都很好。这些运动少的人如果去农村，干一两年农活身体就好了。上年纪的人，津液不足，不能出大汗。阴证的人，津液能量不足的人，稍微活动，额头、鼻尖微微发汗即可。身体弱的人如果每天跑步五公里，出大汗，大汗亡阳，对身体不好。

心烦喜呕。能量不足，能量在头部滞留，上面有热，就会感到心烦。有上热，身体就分泌一些苦的东西来清热，所以顺应身体的作为，加黄芩。黄芩味苦，能清半表半里热。还有口干、眼睛干涩胀痛，刷牙恶心。喜呕，因为胃弱了，没有力量来消化，就把食物吐出来减轻负担。呕吐是身体的自我保护，心烦是有上热。

嘿嘿不欲饮食，嘿嘿即不高兴，有些郁闷，这是能量不够，如果能量足人就能高兴起来，情绪也会正常。抑郁症在中医看来，就是能量弱了。不欲饮食，胃弱不想吃饭，到了吃饭的时间也不饿。

小柴胡汤有柴胡、黄芩、半夏，还有脾四味：人参、生姜、大枣、炙甘草。柴胡疏通半表半里，黄芩清上热，半夏降逆止呕。半夏在显微镜下是针状的晶体，煮出来的汤汁是稀稀的、滑滑的，去稀薄的痰饮，散结，降逆止呕。有人说半夏治失眠，如果体内有水饮导致失眠，半夏去了水饮以后失眠就好了。人参亢奋阴，能够调集津液到肠胃。胡希恕胡老讲，心下痞，“邪之所凑，其气必虚”，津液不足时，可以用人参补津液。人参是一种土的味道，得地气深，脾胃属于土。人参健脾胃补津液。生姜辛辣，促进肠胃蠕动，恶心、想吐、没有胃口可以用生姜。小半夏汤（生姜半斤，再加上半夏）能够和胃降逆。大枣和炙甘草味甜，可以建中补津液。

病怎么进入半表半里呢？能量不足了。为什么能量不足？脾胃弱了。所以健脾胃，用参姜草枣。为什么脾胃不好？因为运动少。身体弱的人每天运动一会儿，运动十分钟或一刻钟，身体微微发汗就停下来，这样经过一两个月，身体的免疫力就增加了，这是一个非常好的办法。

关于小柴胡汤，有一个医案。一位中医去菲律宾义诊，有位 36 岁女士来求诊。她白天正常，但晚上谵语说胡话，像见到鬼一样自言自语，有 21 年了。这属于热入血室，这位医生用的是原剂量的小柴胡汤。病人吃了两剂，病就好了，又吃了两剂巩固疗效，此后没有复发过。

如果辨证准确，但是剂量不到位，不可能好得那么快。所以剂量也需要考虑。有的时候病很重，比如病人得了癌症，吃了一段时间的药，开始有改善，后面好像僵持住了，此时，剂量需要加大。治疗方向对，但剂量不到位也不行。病人生病的致病因素有没有去除？如果因为家里有矛盾造成的疾病，矛盾没有解除，病人的心结没有打开，吃药也无效。因此，去掉致病原因，辨证准确，用药剂量也要到位，三者缺一不可。

第 7 讲　大青龙汤

38. 太阳中风，脉浮紧，发热恶寒，身疼痛，不汗出而烦躁者，大青龙汤主之，若脉微弱，汗出恶风者，不可服之，服之则厥逆，筋惕肉瞤［chún］，此为逆也。

大青龙汤方

麻黄（六两，去节）桂枝（二两，去皮）甘草（二两，炙）杏仁（四十枚，去皮尖）生姜（三两，切）大枣（十二枚，擘）石膏（如鸡子大，碎）

上七味，以水九升，先煮麻黄，减二升，去上沫，内诸药，煮取三升，去滓。温服一升，取微似汗。汗出多者，温粉粉之。一服汗者，停后服。若复服，汗多亡阳，遂虚，恶风烦躁，不得眠也。

太阳中风，津液虚的表证，津液虚；脉浮紧，表实；发热，怕冷，没有汗，身体疼痛；烦躁，身体里有热。

阴阳：阳
表里：表和里
虚实：虚实夹杂
寒热：外寒里热
抓大局：津液虚的外寒里热。

有一个医案，曹颖甫的妻子感冒了，表实证，眼睛红，嘴角生疮。曹颖甫开的是麻黄汤，而实际更适用大青龙汤。大青龙汤证有三个关键点，第一是津液虚；第二是表实证，没有汗，脉浮紧；第三，烦躁，有里热。麻黄、桂枝发汗解表，姜草枣建中，生石膏清热，杏仁宣散，这就是大青龙汤的组方思路。

生石膏用量如鸡蛋大小（约 45 克），量不多，因为石膏不溶于水。石膏有清凉的势能，相当于一股寒降的冷空气。若热不重，用鸡蛋大小的生石膏即可。如果热重，喉咙很痛，有黄痰、黄鼻涕，上呼吸道感染，嗓子痛，或者口渴、口很干燥，可增加用量至半斤（如麻杏石甘汤）。

如果病人脉微弱，汗出恶风，属于阴证，用桂枝加附子汤。附子补能量恢复身体机能，生姜、大枣、炙甘草建中补津液，桂枝把津液调集到体表，病就好了。如果没有到阴证的程度，是太阳中风，用桂枝汤即可。太阳中风，或者是少阴病的汗出不止，误用了大青龙汤发汗解表，会导致津液更虚，可能进入阴证或痉病的范畴。此时虚实辨错了，虚证当作实证来发汗解表，会导致病人肌肉跳动，手脚冰凉，此时需要用四逆汤来治疗。

39. 伤寒，脉浮缓，身不疼，但重，乍有轻时，无少阴证，大青龙汤发之。

这个条文的大青龙汤证表现与第38条不一样：脉浮缓，津液虚，但是也没有汗，身体感觉重。身体为什么感觉重呢？身重有两种情况，一种是温病，身体里有热，热会蒸腾，水从体表来排，体表有水会感到身重。第二种，体表有水湿。病在表从表解，身体想从表排病，如果认为从里解，方向就不对了。

阴阳：阳
表里：表
虚实：虚实夹杂。
寒热：外寒
抓大局：津液虚的表实证有表水。

在这个条文中，生石膏相当于冷空气，是向下的势能，把水蒸气冷凝成水从小便排出去。麻黄、桂枝解表，加上生石膏，冷空气把气化的津液凝结成水，向下从小便排出；同时杏仁宣散；脉缓是津液虚，用姜草枣建中。大青龙汤证有两个条文，两个证。这个方子不仅用于外寒里热，而且可以去表的水湿，这是从势能来考虑的。只学经验方套方子不行，必须要明白人体运行的原理，辨证施治，量体裁衣，顺应身体的排病方式。

思考人体势能的基础是方证对应。如果方证条文没有掌握，直接上来就是人体势能，就像走路还没学会，怎么跑步？方证对应是走路，人体势能是跑步，学习方证的下一步是掌握人体势能。方证对应上了，病就能治好。证变化了，即便没有见过这个证，懂得了人体势能，也能抓住身体的大局。方证对应和人体势能是一体的，方证对应是人体势能的基础，不能脱离方证讲人体势能。如果只谈人体势能，没有方证的基础，辨证就成了空中楼阁。

第8讲　医圣张仲景治疗咳嗽的秘方：小青龙汤

40. 伤寒表不解，心下有水气、干呕，发热而咳或渴，或利或噎，或小便不利，少腹满，或喘者，小青龙汤主之。

麻黄（去节）芍药细辛干姜甘草（炙）桂枝（各三两，去皮）五味子（半升）半夏（半升，洗）

上八味，以水一斗，先煮麻黄，减二升，去上沫，内诸药，煮取三升，去滓，温服一升。若渴，去半夏，加栝楼根三两；若微利，去麻黄，加荛花，若鸡子大，熬令赤色；若噎者，去麻黄，加附子一枚，炮；若小便不利，少腹满者，去麻黄，加茯苓四两；若喘，去麻黄，加杏仁半升，去皮尖。且荛花不治利，麻黄主喘，今此语反之，疑非仲景意。

太阳伤寒是表实证，病在表，脉浮紧，发热无汗，是太阳伤寒。

心下（胃的区域）有水气。水气、干呕，因为咳嗽的时候能量上行造成胃逆，有的人咳嗽时会呕吐。得了伤寒，津液向体表调集，胃的津液变少，也容易胃弱。胃弱，里有停水，胃不想受纳食物，想吐出来减轻负担，也会干呕。

发热，因为身体持续调集能量到体表，体表津液多了，身体就发热。咳，因为心下水气导致肺部、胸部有湿气，呼吸时激荡水气，喉咙会痒，人就会咳。喝水时呛到了会咳嗽，也是同样的道理。

口渴是有水饮造成的，能感到渴说明胃不是特别寒。这个渴是因为胃里有水饮，水饮不能被身体气化成津液吸收，而身体又需要津液，身体就发出喝水的需求来补津液。

有水饮的常见表现：

第一种：饮不解渴，喝水不解渴，还想喝，身体不能把水转化成津液供人体吸收。有水饮，所以造成口渴。第二种：渴而不欲饮。虽然感觉口渴，但是拿到水喝不下，也是有水饮。津液虚但是不渴的情况，是胃寒。

有的病人会腹泻。因为身体排病有三个渠道，需要在表、里、半表半里之间寻找一个。得了伤寒，身体从表排邪，但毛孔闭合打不开，排不出去，身体可能会选择向里排邪，人就会腹泻。

或噎，即吃东西时嗓子很干，容易卡住。最直接的一个因素，是食道的津液不足，因体内有水饮，水饮对身体来说是异物，人体就会调集津液来攻击水饮。这样水饮就牵制了津液，其他部位的津液就不足了，造成嗓子干，吃东西容易噎住。去了水饮，津液回来了，就不噎了。

肠道里有实热，有干燥的大便，也会牵制津液。水饮、瘀血、气滞、痈脓、痞结等都会牵制津液，身体的各种淤堵，都会牵制津液，产生津液虚的一些症状。

或小便不利，少腹满。为什么小便不利？还是因为心下有水气，人有水饮时可能会小便不利，表现为小便少，尿频、尿急、尿不净。少腹满，这里是水饮证。或喘者，心下有水气，也会造成气喘。

知道身体想做什么，顺势帮助身体一下，疗效最好。就像裁缝做衣服，测量的尺寸准确，做的衣服就合身。治病也是这样的，辨八纲，阴阳、表里、虚实、寒热，八纲辨准了，用药就会有效。

只有八纲辨准了，才能够抓住大局。按照胡老方证对应所讲，先辨六经，后辨方证。八纲辨证，阴阳和表里就定六经，抓大局就相当于辨方证。方证是基础，进一步是人体势能。明白了人体势能，知道每个方证代表怎样的势能。证多复杂的情况，抓住主要矛盾，就可以帮助身体恢复正常运行。掌握人体势能是方证对应的升级，是第二级台阶。但第二级台阶是在第一级台阶的基础上。所以《伤寒论》的条文要熟悉，大青龙汤、小青龙汤、桂枝汤、麻黄汤、白虎汤、麻杏石甘汤，方证要掌握。如果不了解方证，就不会明白人体势能。饭要一口一口的吃，路要一步一步的走。

病人可能会喘。温病，喘而汗出，是身体热太多，想通过喘把热排出。但有水饮也会喘，有气滞也会喘，瘀血也会喘，阴虚阳亢也会喘，肺痈也会喘。所以单一证不可断。有人问哮喘怎么治？中医讲辨证，单一证不可断。如果病人是温病，清热；如果是水饮的喘，利水。

要学会量体裁衣。每个证可以不太精确，但是在辨证的时候，大局要抓准。能量，排病渠道清楚了，六经就确认了，接着辨寒热和淤堵。方证对应是第一步，接着人体势能也要理解，看人体想做什么，顺势来帮一下，病就好了。

脉浮紧，毛孔是关闭的，没有汗，怕冷，伤寒证全都有。咳嗽，心下有水气，呼吸时激荡水气刺激喉咙，喉咙痒，就会咳嗽。也会打喷嚏、流清涕，咳嗽，吐白稀痰。

阴阳：阳
表里：表和里
虚实：实
寒热：寒
抓大局：外寒里饮。

如果是黄痰，黄涕，说明上焦有热，应该清热。如果痰黄，咳嗽，同时怕冷，有外寒，是外寒里热，用大青龙汤。如果是黄白痰，流清涕，里寒热夹杂，小青龙汤加生石膏。

如果是小青龙汤证，尺脉沉取弱，是阴脉，加附子补能量。有表证，表不解，怕冷无汗，脉浮紧，用麻黄、桂枝。麻黄能够疏通全身的孔窍。桂枝有香味，向外能走到肌肉。细辛香味大，疏通孔窍，同时利水。桂枝把津液向上向外调集到体表，麻黄打开毛孔，汗就出来了。如果病人有小青龙汤证，就用小青龙汤。中医辨证而不辨病，只要有这个证，就可以用这个势能的药。

心下有水气，因为里寒，用干姜温里，让身体里面暖和起来。同时细辛疏通孔窍，利水，可以把水气排掉。五味子、干姜、细辛是寒性咳嗽的药对（药对就是常用药物组合）。五味子味酸收敛，因为咳嗽是身体强行解表，想通过咳嗽把水气排出去，五味子酸敛，防止津液过度耗散，同时帮助排出水气。半夏降逆止呕，恢复肠胃机能，芍药敛降利水，炙甘草补津液。

小青龙汤一方面能解表，另一方面能温里去水饮。小青龙汤证的大局是外寒里饮，表是实的，体表的毛孔没有打开，里有寒饮。用干姜温里，有水饮的就利水。所以中医治病，看人体是简单的，不能出汗的表实就用麻黄、桂枝帮身体发汗解表；身体里寒，用干姜让身体暖和起来，把寒冷的冬天变成温暖的春天。身体里面有水，用芍药、细辛、半夏利水，用炙甘草再补充一下津液。

如果感冒后咳嗽，鼻塞，怕冷，穿衣厚，有表证；经常咳嗽，痰多，白稀痰，流清涕，用小青龙汤。小朋友如果喝不了汤药，可以用中成药小青龙合剂，味道好一些。父母如果学会了治小孩的感冒、发烧、咳嗽，会是一个非常好的家庭医生。

麻黄和桂枝一起是发汗剂，单纯的一味麻黄或桂枝不是。服药后身体要微微发汗，表解了病才能痊愈。像曹颖甫的医案中发汗解表，用了三钱麻黄，连吃三四剂都没有发汗，最后一次服用五钱才发汗。小孩感冒、发烧比较多，如果咳嗽厉害，清鼻涕很多，吐白痰，可用小青龙合剂。大人用小青龙颗粒或饮片，饮片的疗效更好。

小青龙汤是治外寒内饮咳嗽的圣药。有一个师兄感冒后一直咳嗽，不易出汗，白稀痰，吃了小青龙颗粒咳嗽就好了。

41. 伤寒心下有水气，咳而微喘，发热不渴，服汤已渴者，此寒去欲解也，小青龙汤主之。

病人得了太阳伤寒，脉浮紧，怕冷无汗，心下有水气。体表有寒，里有水饮，咳而微喘，这种咳嗽是因为有水饮，呼吸时水气上冲，刺激喉咙发痒就会咳嗽，快要睡着时咳醒，严重时会咳嗽到无法入睡，这是有水饮。喘，也是因为肺里面有水饮，身体想通过喘把水饮排出去。咳嗽是身体在强行解表，是身体的自我保护。

病人身体发热是表证。发热不渴，因为有水饮，虽然津液不足，也不感觉到渴。喝小青龙汤后，如果病人感觉到口渴，是水饮去了。前段时间我喝麻黄附子细辛汤后感到口渴，这也是身体里的水饮去了。如果舌胖大有齿痕，白天几乎不喝水，小便也少，这是有水饮。但不是所有的咽痒咳嗽都是寒饮，需要多证互参。有的咽痒咳嗽是阴虚阳亢，有的是里寒，有的是肠道有淤堵，有的是表不解。

第 9 讲　肠胃健康，津液充足，人的免疫力就好

42. 太阳病，外证未解，脉浮弱者，当以汗解，宜桂枝汤。

桂枝（去皮）芍药生姜（各三两，切）甘草（二两，炙）大枣（十二枚，擘）

上五味，㕮咀三味，以水七升，微煮取三升，去滓。温服一升，须臾，啜热稀粥一升余，助药力，取微汗。

太阳病，病位在表，身体想从表来排病，所以脉是浮的；能量为阳，尺脉按下去也是有力的，比较充实。外证未解，像怕风、发热、汗出，都是外证，病位在表。表证在《伤寒论》里一般指无汗，就是伤寒，但书里外证和表证有时意思相同。

无汗、怕冷、脉浮紧，表证是汗出而解，这里指的是脉浮弱，脉浮，身体把能量调集到体表。脉浮，轻轻搭上就摸到，但是为什么弱呢？人体的津液不足，可能会自汗出，也可能没有汗。太阳中风的实质是津液不足，不是有汗无汗，津液虚的表证就是太阳中风。

怕风，一般是太阳中风。太阳伤寒会怕冷，怕风。温病，或汗出，或无汗，不怕冷，而是怕热。一个怕风怕冷，一个是怕热，这两个是相反的。温病和太阳中风、太阳伤寒不同，中风是津液虚，伤寒是津液不虚，温病是能量过剩。

汗解，不是发汗解表，而是服药后身体自己发汗而病愈。服用桂枝汤后，再喝一碗热稀粥，盖上被子休息一两个小时，身体微微发汗，病即解。因为喝热粥，帮助人体补充津液，桂枝汤里面芍药敛降津液，生姜、大枣、炙甘草建中补津液，桂枝把能量调集到体表，又盖被子，身体微微发汗，体表恢复正常运行，自汗出就止了。先微微发汗，津液到了体表，毛孔恢复正常，即可关闭。汗出病解，不是指自汗出，桂枝汤证有时会汗出。

为什么津液虚呢？津液来源于肠胃，肠胃运化能力不好津液就虚。为什么肠胃不好呢？

可能吃凉的水果，喝冷饮，影响了肠胃，经常吃寒凉之品容易生病。肠胃是人体的津液来源，肠胃弱了，津液不足，就会免疫力低。提升免疫力的关键在于让肠胃健康，才能运化产生充足的津液。

第 10 讲 为家人学中医

43. 太阳病，下之，微喘者，表未解故也。桂枝加厚朴杏子汤主之。

桂枝（三两，去皮）甘草（二两，炙）生姜（三两，切）芍药（三两）大枣（十二枚，擘）厚朴（三两，炙，去皮）杏仁（五十枚，去皮尖）

上七味，以水七升，微火煮取三升，去滓。温服一升，覆取微似汗。

太阳病，病在表，能量为阳。脉浮缓，脉缓，即阳脉。阴阳是血管里血液的充实度，脉浮缓，阳脉。身体发热，病位在表。汗出是表，怕风津液虚。喘，有点气滞。表津液虚，大局是太阳中风，就用桂枝汤。

阴阳：阳
表里：表
虚实：虚实夹杂
寒热：偏寒
抓大局：体表津液虚，有气滞。

小孩是怎么学走路的？先学爬，后来扶着东西走一两步，慢慢会走几步了，特别兴奋，走来走去，继续走就会了。住在水边的小孩，天天和小伙伴在水里泡着玩耍，慢慢就学会游泳了。学中医，经常练习医案，不会就问，慢慢就会辨证开方了。现在用功学习，学好中医，家人生病自己能治好，很有成就感，心里对生病就不再担心了。

之前有位病人气喘，开了桂枝加厚朴杏子汤，服药后气喘轻了。这是有气滞、津液虚的表证。像小青龙汤证外寒里饮会喘，大青龙汤证外寒里热也会喘，瘀血、阴虚阳亢的证也可能会喘。喘有很多种情况，要辨证治疗。

我父亲以前有糖尿病、肾炎和心衰，生病住院，当时心内科和肾科的医生都是我的高中同学，但是他们也没有好的解决办法。2015 年父亲病重去世了，面对疾病感觉很被动，为了解决这个问题我开始学中医。为了保护家人健康，有必要来学中医，学中医后心里就不焦虑了。

44. 太阳病，外证未解，不可下也，下之为逆，欲解外者，宜桂枝汤。

太阳病，病在表，治疗时应从表解，不可以从里解。然而有的医生却用攻里的方法，这是误治。除非病人有里实热证，肠道有淤堵，且表证不太明显，这种情况下才从里解，疏通肠道淤堵。如果是表证，采用泻下和身体的诉求相反，方向错了。

45. 太阳病，先发汗不解，而复下之，脉浮者不愈。浮为在外，而反下之，故令不愈。今脉浮，故在外，当须解外则愈，宜桂枝汤。

太阳病，先用发汗的方法，病人出汗了，但是病没有好。接着又用了泻下的方法，用了大黄、芒硝之类的药。这时脉是浮的，说明身体想向体表调集能量，从表来解病。所以顺势而为，要顺应身体势能，不要跟身体对着干。身体想从表来解病，如果医生用向里的药，和身体对着干，疗效就不明显。《伤寒论》的理法在每个条文都可得到体现。每个条文都是讲的人体运行，都是讲的八纲，阴阳、表里、虚实、寒热。

脉浮，病在表，用泻下的方法肯定治不好，违背身体的意愿，南辕北辙。脉浮是病在外，应该从表解病，用桂枝汤。

阴阳：阳

表里：表

虚实：虚，已发汗和泻下消耗了津液

寒热：偏寒

抓大局：津液虚的表证。

第 11 讲　调理脾胃改善智力发育慢

46. 太阳病，脉浮紧，无汗，发热，身疼痛，八九日不解，表证仍在，此当发其汗。服药已微除，其人发烦目瞑，剧者必衄，衄乃解。所以然者，阳气重故也。麻黄汤主之。

太阳病，病在表，能量为阳。脉浮是身体调能量向体表，紧是因为表实，毛孔都关闭了。因为津液在体表充斥着，血管里血液比较充盈，摸起来感到血管比较紧，所以脉浮紧。脉浮紧是伤寒的脉，一般脉浮紧没有汗。如果有汗，脉浮缓，是太阳中风。

发热，身体的体温比较高，因为身体调集大量津液到体表，体表的能量多，就会发热。身体疼痛，因为表不解，毛孔关闭，汗水从汗腺里出来，不能够从毛孔排出去，就会身体疼痛。还有一种就是体表有水湿，也会感到疼痛。

过了八九天病还没有好，还有表证。这个时候身体想做什么呢？身体一直向体表调集能量，想打开体表的毛孔。顺势而为，用桂枝向体表调集能量，麻黄打开毛孔，杏仁宣散一下，炙甘草补津液，这就是麻黄汤。

阴阳：阳
表里：表
虚实：实
寒热：寒
抓大局：表实证，体表的毛孔不能打开。

太阳伤寒，脉浮紧，津液没有损失，但是病解的时候，会出一点汗，会有一点能量损耗，所以加一点炙甘草。在桂枝汤里面，津液虚，就加了生姜、炙甘草、大枣三个来补津液。

开方时，若病人能量不足，补的能量要多于消耗能量，这样人体能量才是平衡的。如果是温病、里实热证，可以都是攻的药。在任何时候都要注意津液能量平衡。“健脾胃，存津液”是《伤寒论》的基本法则，养生治病都要注意。尤其是重病、慢性病的病人，如果脾胃运化能力好，津液生成多，人体免疫力强，就容易康复。

如果病人没有胃口，容易胃胀，消化不好，营养吸收就有问题。身体一直在消耗，还要排病，身体就不好。所以任何时候都要注意肠胃，尤其治疗疑难杂症、大病的时候，比如癌症、尿毒症，时时刻刻要保护病人的胃气。

有一个小朋友上幼儿园时反应迟钝，跟同龄的小朋友比起来有点木讷，反应慢，智力发育不好。诊断后发现脾胃不好，就采用健脾胃、存津液的方法调理身体。过了几年，小朋友上小学时就和其他小朋友一样了，学习成绩上来了，智力恢复正常了。

辨证用药时要注意人的津液能量情况。所以在《伤寒论》里还有“不可汗、不可下、不可吐”的论述。病人津液能量虚的时候，不能泻下、发大汗、催吐，这些都会耗损身体的津液。津液就是人体的能量，相当于家里有多少钱。如果家里钱不多，要挣钱让家庭富裕起来，才有钱买东西。如果家里条件不好，还大手大脚乱买东西，就会负债。所以要健脾胃，存津液。健脾胃是开源，存津液是节流，开源节流身体才能好。

有一次，有静脉曲张的岳父喝芍药甘草汤，喝药后感到头晕，这是中病反应。若继续服用并加入活血化瘀药物（如牡丹皮，桃仁），可能避免手术，药开对了，就能打开病这把锁。那个时候应该多吃一段时间，这样腿上的静脉曲张就好了。

辨八纲的能量、病位、淤堵、寒热，抓大局，开方，用药和身体的势能相符，效果一定好。

第 12 讲　大局抓准了，治病一定有很好的疗效

如果病人的阳气重，津液足，身体排病的势能强，一直向体表调集津液，体表津液充盈，压力增大，容易流鼻血。鼻腔的毛细血管壁薄，容易破裂流血，流鼻血相当于动血排邪。发汗是通过出汗从表排邪，腹泻是从里排邪，身体出血是通过血来排邪。例如 14 岁以下的小朋友流鼻血，可能就躲过了一次感冒发烧。流鼻血在中医里叫“出红汗”。因为血是红的，相当于红色的汗。

还有一种情况的出血是津液不足，动血排邪。阴证病人津液少，脉细弱，如果用麻黄桂

枝发汗解表，人可能会从眼睛、鼻子、口腔、耳朵出血。津液虚严重的人不能发汗、催吐、泻下，应该先补能量，能量恢复以后，再随证治之。

一般身体强壮、津液足的人受寒后容易得太阳伤寒。太阳伤寒一般是受凉了，需要发汗解表。民间一些治感冒的方法包括喝姜糖水、葱白香菜水等，这些方法利用生姜、葱白的辛辣成分帮助发汗。例如，《伤寒论》中的白通汤，就是葱白、干姜、生附子组成，葱白有解表的作用。

如果着凉了，没有汗，有点怕冷，嗓子有点干，全身酸痛无力，还没有发展到感冒的程度，身体正在向体表调津液。这时可以通过喝一大碗热开水、热茶、热咖啡，吃一碗酸辣牛肉面，或喝一碗热粥等方式，让身体微微发汗，病就好了。在疾病的萌芽状态，病是容易好的。如果已经出现流鼻涕、打喷嚏、发烧、头痛了，就需要用药帮助身体了。

治疗太阳伤寒的中成药是风寒感冒颗粒，买药时要注意里面的药物组成，必须要有麻黄和桂枝这两味药，一起用才会发汗。

鼻子流血，牙龈出血，大便有血或者大便发黑，或者是女性月经多日排不净，从身体的角度来考虑，可能是身体在向外排邪。比如夏天天气热，长脚气，从中医来讲这是好事，身体正在把湿气向外排，属于自我保护。所以治病一定要明白身体想做什么，不能跟身体对着干。见病治病，认为病是敌人，一定要把它消灭掉，这是一种对抗、对立的思维，大错特错。

生病后长期腹泻、大便臭，可能是身体在排邪。如果大便不臭，可能是肠道收摄功能减弱。柴胡证病人恶心想吐，是因为胃弱了，把胃里的食物吐出去，胃就可以休息了，这样有利于身体康复。生病其实是人体的自我保护，如果没有生病这个模式，人就不能存活。人体时时刻刻都在向外排病，在调整自身，让身体运行在一个合适的范围内，这是人体运行的常态。人体一直处在排病的状态，生病出现的不舒服的反应都是身体排病的证据。中医是辨证治疗，而不是辨病。中医看病是让人体保持一种动态的平衡，不是机械的、僵化的。中医辨证不能刻舟求剑，而是量体裁衣。

中医的发汗、泻下、催吐是和解的手段，中医不是对立的思维，就像新冠感染一样，按照现代医学的思路，要发明特效药把病毒杀死。但是中医的策略不同，如果病人身体酸痛无汗，只要让身体微微发汗，病毒就从汗水里排出去了。没必要杀死病毒，杀敌一千自损八百，而且对身体也有消耗。

顺势而为是《伤寒论》最厉害的地方，顺势而为就是掌握大局，抓问题的主要矛盾。掌握大局的思维，也适用于处理其他方面的问题。比如很多家长在辅导小学生写作业时，应关注孩子的身体健康和性格发展，而不是过度纠结于学习成绩。小学阶段，孩子应多玩、多运动，这些是孩子成长的大局。

47. 太阳病，脉浮紧，发热，身无汗，自衄者愈。

得了太阳病，脉浮紧，身无汗，发热，这是表实证。如果病人自己流鼻血了，说明身体主动在寻找排病渠道，通过流鼻血把病排了，病情自然好转。例如，曾有小孩发烧时，用针在耳尖上刺一下，挤一点血，小孩就退烧了，这也是从表排病的思路。

阴阳：阳
表里：表
虚实：实
寒热：寒
抓大局：体表的毛孔关闭不能打开。

如果流了鼻血以后，病还没有好，还是表实证，可用麻黄汤，中成药用风寒感冒颗粒或葛根汤颗粒。有人问小孩发烧了能不能吃这个药？中医没有男女老幼这样的划分，只要有相应证候即可用药，只是剂量小一些即可。如果女性在例假期间，身体调集能量向下排经血，津液不足了，不能满足表和里两个渠道同时排病，就不能用麻黄汤了，应该用小柴胡汤。因为例假期间排经血，津液已经虚了，一般不宜用发汗、催吐、泻下的方法。

从中医的角度看，女性产后、哺乳期、例假期等特殊时期，津液耗损增加，属于津液虚的证候。《伤寒论》把妇科月经病的问题只归类到一个津液虚的证，大道至简。

如果半表半里证有合病，有以下应用方法：如果少阳病和太阳中风合病，用柴胡桂枝汤；如果少阳病和太阳伤寒合病，用小柴胡汤合麻黄汤；如果少阳病和温病合病，用小柴胡汤加生石膏；如果少阳病和阳明病合病，用大柴胡汤；如果是虚实夹杂的少阳阳明合病，津液虚也是一个大局，还有里实，用柴胡加芒硝汤。如果是三阳合病，表、里、半表半里的证都有，且情况模糊，就是柴胡加龙骨牡蛎汤；如果三个病位都有，寒热夹杂，津液虚，里寒，用柴胡桂枝干姜汤。

第 13 讲　身体想干什么，我们就干什么

48. 二阳并病，太阳病初得时，发其汗，汗先出不彻，因转属阳明，续自微汗出，不恶寒。若太阳病证不罢者，不可下，下之为逆，如此可小发汗。设面色缘缘正赤者，阳气怫郁在表，当解之、熏之。若发汗不彻，不足言，阳气怫郁不得越，当汗不汗，其人躁烦，不知痛处，乍在腹中，乍在四肢，按之不可得，其人短气但坐，以汗出不彻故也，更发汗则愈。何以知汗出不彻？以脉涩故知也。

二阳并病，太阳病初得时，发其汗，汗先出不彻。刚得了太阳病就服桂枝汤，但是出汗不彻底，病向里传变成阳明病了。身体排病的原则：病在表从表解，病在里从里解。如果在体表排不了病，身体就向里来寻找排病的渠道。这个时候转到里，就变成阳明病了。

阳明病多因肠道积食或宿便，导致津液向里聚集。里的津液越来越多，里就热了。这个热越来越多，到一定程度就会从里向外通过体表发出来，这个时候人就开始发热。阳明病怕热，不怕冷，因此汗出来了。即便没到怕热的程度，也不怕冷了。

太阳伤寒恶寒，大青龙汤证、小青龙汤证怕冷，甚至穿上厚衣服、盖上被子还打冷战。太阳中风则怕风，津液虚。阳明病里实热，不怕冷。不怕冷也是一个重要的证，如果病人不怕冷，可能和伤寒、中风关系不大。如果病人表证还没有解除，脉浮，津液向体表调集，这个时候就不能用泻下的药跟身体对着干。身体想干什么，我们就干什么，要听身体的，身体是主人。身体要从表解病，就帮助身体从表解病；身体想从里解病，就用药从里解病；身体在半表半里排病，疏通半表半里。身体是主导，治病都要顺应身体的需要。如果不听身体的，治病会劳而无功。

如果身体有表证，而用泻下的方法，这属于逆治。如果病人脸上有一点发红，津液到体表了，应该从表解。如果发汗不彻底，病人该出汗却没有出透汗，很躁烦，身体躁动心烦，还有气短，只能坐着，汗出得不透彻，这个时候还是应该继续发汗。

观其脉证，知犯何逆，随证治之。身体想做什么，身体的势能如何，平衡身体的能量，顺应身体的排病渠道，去除淤堵，平衡寒热，身体就恢复正常运行了。

如果病人只想坐着，出汗不彻，这个“脉涩”不对，应该是脉紧或者脉浮，病在表。如果是脉浮缓，津液虚了，用姜草枣建中。如果有表证，里有一点热，在解表的时候，可以加清里热的药。

太阳伤寒用麻黄汤，麻黄桂枝解表。太阳中风是津液虚的表证，因为人出汗，津液不足了，生姜、大枣、炙甘草建中补津液，桂枝把身体能量向体表调集，芍药敛降津液。喝完药以后再喝碗热稀粥，热稀粥也是补津液的。这样五味药是守的，给身体能量，一味向外攻的药是桂枝。如果身体的能量过盛，是温病，用麻杏石甘汤清热，生石膏清热。

如果是表实证，同时里有热，津液虚，太阳中风、太阳伤寒和太阳温病三个证都有，身体是模糊态，大局是表实，津液虚，里有热，用生石膏清热，用麻黄桂枝解表，生姜、大枣、炙甘草建中，这是大青龙汤用药的思路。

这个条文的证，太阳向阳明开始转了。表里同病，先表后里。如果已经转到里了，就从阳明治。如果还有表证，表没有解，脉浮，津液虚，先用桂枝汤。如果津液不虚，发汗不彻底，可以用麻黄汤。表解后，里证没解除，再攻里。

第 14 讲　阴阳辨准了，关键时刻可以救命

49. 脉浮数者，法当汗出而愈。若下之，身重心悸者，不可发汗，当自汗出乃解。所以然者，尺中脉微，此里虚。须表里实，津液自和，便自汗出愈。

脉浮表示身体调集津液能量到体表。《伤寒论》里重复最多的就是，表解、表未解、里虚、表里实等。学伤寒就要把医圣张仲景强调的地方掌握。

脉浮数，人受寒了，外感病，身体都会亢奋起来排病，脉都会快一些。比方说男性的心率平常是75次每分钟，感冒了会到90次每分钟左右，这种增加是正常的。如果到90次每分钟以上，脉跳快还有力，是有热。只是脉数，不一定有热。脉浮数，就是身体亢奋起来向体表调集能

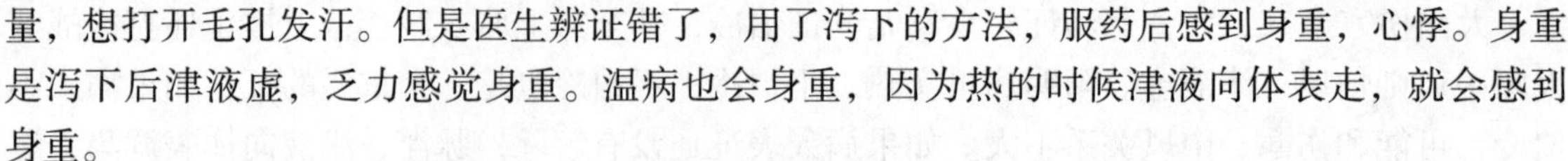

量，想打开毛孔发汗。但是医生辨证错了，用了泻下的方法，服药后感到身重，心悸。身重是泻下后津液虚，乏力感觉身重。温病也会身重，因为热的时候津液向体表走，就会感到身重。

心悸，感到心慌。心脏的问题一般不是心脏本身的问题，而是血液的问题。心悸是身体的津血不足。心脏好比是一个泵，不断向外泵出血液。如果血液不足，静脉回来的血不够，心脏跳动中间会停一下，等血回流够了接着再排。血回不来的时候就会感到胸闷心慌，因为血不足了。津液虚了，禁止发汗，这也是“存津液”的原则。等津液恢复了，身体自己会出汗，病就好了。

尺脉微弱时为什么不能发汗？津液虚。尺脉沉取最容易断人体的阴阳。尺脉，如果充实有力，就是阳脉；尺脉虚，微弱，是阴脉。有一个特殊情况：肠道里面堵住了，尺脉也弱，寸口脉很弱，但是脚背上的趺阳脉跳得有力，是肠道堵住了。多取一个证，避免诊断错误。

尺脉微是津液不足，要等到津液恢复，津液回来了，身体自己会出汗，病就好了。所以病愈的时候，身体会微微发汗。但是阴证在治疗过程中，津液虚不能发汗。有一次我有点头疼，冲了三袋小柴胡颗粒，喝完药后放下碗，从餐桌走到沙发坐下，头就微微出了点汗，头就不疼了，覆杯而愈。

寸脉主上主表，尺脉主里。如果尺脉弱，经常感到腿和膝盖凉，脚也凉，冬天腿就比较冷。原因是腹部凉，肠胃寒，不注意饮食，生冷寒凉的食物吃多了，空调温度过低，穿衣服不注意腹部、下身保暖，把肠胃弄寒了。肠胃寒，腿脚就凉；肚子热乎了，脚就热了。应该温中，让肠胃暖起来，接着把能量向下调，膝盖和脚就不凉了。

《伤寒论》最核心的不是辨证精准，组方精妙，而是顺势而为。为什么呢？因为治病的只有人体自身，是人体的免疫力，用药只是帮助身体恢复正常运行。如果直接用药治病，是越俎代庖，逾越了身体治病是治不好的。

50. 脉浮紧者，法当身疼痛，宜以汗解之。假令尺中迟者，不可发汗。何以知然？以荣气不足，血少故也。

“脉浮紧者，法当身疼痛，宜以汗解之。”病人脉浮紧，身体疼痛，因为体表毛孔关闭了，皮肤下面的汗水出不来，身体感觉疼痛，也就是酸痛。伤寒感冒初期感觉身体酸痛，这时应发汗，吃碗酸辣粉，吃碗重庆小面，汗出了病就好了。

“假令尺中迟者，不可发汗。何以知然？以荣气不足，血少故也。”尺脉迟是心率低，心跳慢，尺脉弱缓，属于阴证，津液少就不能发汗了，因为发汗会进一步损耗津液。就像工薪阶层，收入有限，应该量入为出，这样才能维持生活。

津液虚，尺脉弱，心率低，不能用汗吐下，避免损耗津液。津液虚不能发汗，钱少了就不能乱花了。判断人体的阴阳，诊脉是最准的，尤其是尺脉沉取最准确。尺脉沉取没有力或者空虚，就是阴脉。

曾给姑父和母亲诊脉，发现脉摸上去很大，但按下去没有根，没有底，不充实，这种称为芤脉，像葱叶一样。这种情况津液虚，不能汗吐下。如果要用汗吐下的方法，首先要给人体补能量。例如，想让人花 20 元，要先给他 100 元，然后让他花 20 元是可以的。如果这个人只有 30 元，让他花 50 元，能量就不够了。

麻黄汤、大青龙汤、小青龙汤之类的方剂服用后，发汗了，病已经解了，剩下没有喝完的药就不能吃了。有的人很节约，怕浪费，已经出汗病愈还要喝剩下的药，继续出汗损耗津液，会引发其他问题。

有人认为中医很安全，没有毒副作用，治疗很慢且只能调理，这些说法都不准确。中医治疗迅速且力量强大，对危急重症也有显然疗效。山西的李可老中医曾用中医治疗所有危急重症。现代医学传入我国仅一百多年，中医是几千年中国传统文化里面的金子，不管在哪里在哪个时代都会发光。

第 15 讲　能辨证治感冒的中医，就可以治癌症

51. 脉浮者，病在表，可发汗，宜麻黄汤。

读《伤寒论》时，初学者理解起来感觉有些难，因为每个条文的证不一定都完整。脉浮，病在表，可发汗。如果这个人有汗出，是中风，此时如果用了麻黄汤，就会汗漏不止，变成少阴病的桂枝加附子汤证。如果再严重，到了手脚冰凉四逆，脉微弱，身体能量损失进入了严重的阴证，就要用四逆汤。条文的证不完整，这是不容易理解《伤寒论》的原因。历史上的医家注释《伤寒论》各有不同，就是理解的角度不同，也就是说，补充的证不同。

掌握了人体运行的原理，把每个证破解了，人体能量大循环明白了，人体的阴阳、表里、虚实、寒热都辨清楚了，《伤寒论》就通了。什么是阴阳？阴阳这个词是标签，后世中医有很多讲阴阳的话，“表为阳里为阴，上为阳下为阴”等，但是不容易找到下手处。什么是阴阳？尺脉沉取有力，血管里血液是充实的，就是阳。相当于我们学开车，教练教我们，在车窗的某个位置能看见杆了，就开始向一边打轮，这种具体的操作方法更容易掌握。

方证对应就是这样的，有这几个证，就用这个方子，虽然可能不理解，但病人服药后，疗效是肯定的。这就是医圣张仲景了不起的地方。但是我们不要局限于此，要接着学习人体势能，明白证代表身体怎样的势能，这样辨证的水平才能提高，不仅掌握了方证，还明白了人体能量运行，就可以融会贯通，明白身体想做什么。

对身体所有的证，要明白身体想做什么。一个能辨证治感冒的中医，就可以治癌症，为什么？因为感冒和癌症是同样的辨证方法，都是八纲辨证。一位中医能快速治好各种感冒，医术一定是十分强的。

曾经有一个病人感冒发烧，先后换了三四次方子，还没有好。最后医生开出了一个方子，病人吃完药十分钟，汗出，解小便，病就好了。中医看病就像钥匙开锁，只要钥匙配对了，一下锁就开了。只要方证对应，外感病甚至可以覆杯而愈。有的时候，一剂知两剂已。有的中风后遗症病人，舌头上面一道深深的沟，苔白滑腻，这种病就很难治，因为肠胃受伤了。只有肠胃恢复正常了，身体从寒冬变成温暖的春天，自己运化生成津液了，才能恢复健康。

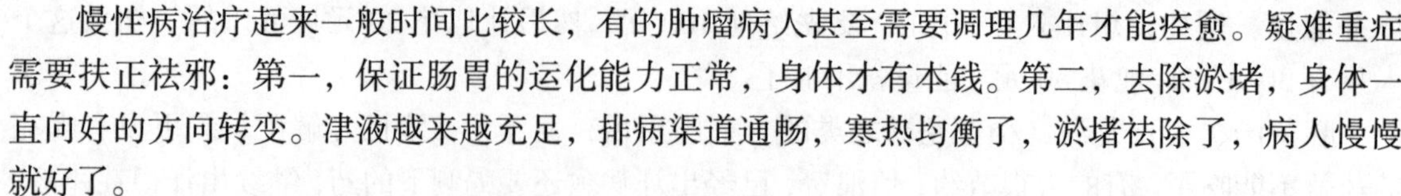

慢性病治疗起来一般时间比较长，有的肿瘤病人甚至需要调理几年才能痊愈。疑难重症需要扶正祛邪：第一，保证肠胃的运化能力正常，身体才有本钱。第二，去除淤堵，身体一直向好的方向转变。津液越来越充足，排病渠道通畅，寒热均衡了，淤堵祛除了，病人慢慢就好了。

治疗有效的标志，看三个方面：脸色越来越红润了；脉越来越充实柔和了；说话的声音越来越清亮了。

52. 脉浮而数者，可发汗，宜麻黄汤。

脉浮数，无汗，怕冷，这就是麻黄汤证，可以开麻黄汤。

如果每个条文的证都补齐，八纲清晰，伤寒学起来就容易多了。临证的时候，如果需要的证都收集完整了，接着辨证开方不难。比如一个人脉浮紧，怕冷无汗，身体酸痛，这是太阳伤寒，用麻黄桂枝会有效果。如果我们能观察到身体细微的证，明白身体的情况，用药恰如其分，那医术就很高了。

53. 病常自汗出者，此为荣气和，荣气和者，外不谐，以卫气不共荣气谐和故尔。以荣行脉中，卫行脉外，复发其汗，荣卫和则愈，宜桂枝汤。

病人经常自汗出，脉浮缓，怕风，是太阳中风，用桂枝汤。

这个条文中有了“荣气”“卫气”的词语，可能是后人在整理《伤寒论》的过程中，加入了后世的一些说法。在《伤寒论》中，这些术语出现得不多。

虽然《伤寒论》是一个残本，但是每个条文都说明了人体运行的道理，通过深入领悟一个条文，可以融会贯通，这就是中国文化的特点—“一叶落而知天下秋”。中医看到外在的证，就知道身体里边的情况，有诸内必形于外。好比买西瓜的时候，有经验的人通过拍拍西瓜或观察西瓜接触地面的部分（如果是杏黄色，说明西瓜熟了）就知道西瓜是否熟，不一定要把西瓜切开。这也是中医的特点。

中医看似简单，其实是大巧若拙。中医看着很普通，其实非常高明。大道至简，大巧若拙。老子讲：“吾道甚易知，甚易行；天下莫能知，莫能行。”伤寒心法就是顺势而为，很容易明白，很容易实行。

54. 病人脏无他病，时发热，自汗出而不愈者，此卫气不和也。先其时发汗则愈，宜桂枝汤。

病人的身体没有其他不舒服，就是每天到了某个时间，身体会发热出汗。这是太阳中风，发热，汗出，病位在表，如果没有热证的表现，是津液虚。太阳中风，津液虚的表证，用桂枝汤。定时发热，自汗出，尤其在更年期女性中常见，如果发热时服用桂枝汤，症状可以缓解。

阴阳：阳
表里：表
虚实：虚
寒热：不明显
抓大局：津液虚的表证。

有一个病人每到傍晚的时候就发热，怕冷，盖着被子不肯出来。有医生误以为是往来寒热，就断成了小柴胡汤证，实际是桂枝汤证。有很多医案也是如此，病人到了一个时间点就自汗出，是桂枝汤证。病在表，脉浮缓，津液不足，恶风，是太阳中风证。

另一个医案：病人胃口不好，例假后期经量少，同时后背怕冷。例假量少是津液虚，后背怕冷是表，津液虚，病在表，津液虚的表证就用桂枝汤。虽然这个人没有明显怕风和自汗出，但是用了桂枝汤，病就好了。这说明在某些情况下，即使证候不完全符合，也可以根据人体势能进行治疗。

55. 伤寒，脉浮紧，不发汗，因致衄者，麻黄汤主之。

病人脉浮紧，没有汗，流鼻血了，流鼻血后病还没有好，还是表现为脉浮紧，怕冷，浑身酸痛，骨节疼痛。根据《伤寒论》的条文，属于太阳伤寒的表实证，需用麻黄汤治疗。

阴阳：阳
表里：表
虚实：实
寒热：寒
抓大局：表实证。

这个用麻黄汤治疗，发汗后病就好了。

第 16 节　六七天没有大便，头痛发热，是肠道堵了

56. 伤寒，不大便六七日，头痛有热者，与承气汤。其小便清者，知不在里，仍在表也，当须发汗，若头痛者，必衄，宜桂枝汤。

病人受寒，六七天没有大便，头痛，身体发热。面对这样的病人，不能直接开方承气汤，需要继续问证。

六七天没有大便，头痛，身体发热，怕冷不怕冷？如果怕冷，脉浮紧，有表证，先表后里，

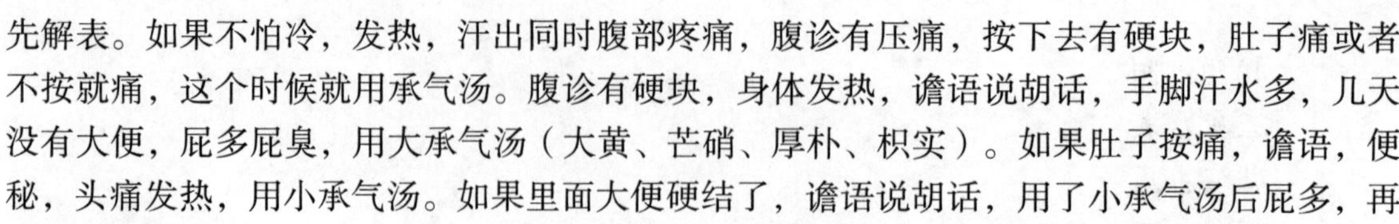

先解表。如果不怕冷，发热，汗出同时腹部疼痛，腹诊有压痛，按下去有硬块，肚子痛或者不按就痛，这个时候就用承气汤。腹诊有硬块，身体发热，谵语说胡话，手脚汗水多，几天没有大便，屁多屁臭，用大承气汤（大黄、芒硝、厚朴、枳实）。如果肚子按痛，谵语，便秘，头痛发热，用小承气汤。如果里面大便硬结了，谵语说胡话，用了小承气汤后屁多，再用大承气汤。

阴阳：阳
表里：里
虚实：实
寒热：热
抓大局：里实热。

大黄芒硝在一起腹泻，是泻下的药，相当于麻黄和桂枝在一起发汗解表。

如果病人小便清，不黄，不能说明什么问题。小便清是单一证，不能说明里热或里寒。有人喝热水小便清，喝凉水小便黄。里实热证容易小便黄，里虚寒的一般小便清。只有多证互参，找到根本原因。如果小便清，腹部按压柔软没有压痛，病不在里，身体发热，怕冷怕风，病在表，这是津液虚的表证，用桂枝汤。

阴阳：阳
表里：表
虚实：虚实夹杂
寒热：寒
抓大局：津液虚的表证，因虚致实。

每个病人都要腹诊，多一个证，更加有利于辨证，容易抓大局。知道身体的势能如何，更容易帮助身体用药，所以证不嫌多。

问诊不只问当下病人的情况，还要了解近来一段时间的信息。比如有的小朋友发烧了，要问小朋友前两天的饮食、活动情况，判断是否因饮食积滞导致温病。

宋朝经方大家许叔微有一个医案，病人几天都没有大便了，身体发热，一群医生都说应该用承气汤。他就问病人小便怎么样？小便是清的，清澈的不黄。他说应该用桂枝汤。《伤寒论》条文：“小便清者，知不在里，仍在表也，当须发汗”。用了桂枝汤，病人就好了。

辨证的时候，有时一个证变了，大局也跟着变了，用的方子也不一样了。如果小便黄，说胡话，身体发热，怕热、汗出、肚子痛，用大承气汤。一般阳明病里实热证，肠道里有干硬的大便，有身体发热，汗出，说胡话，睡眠不好的症状，这是肠道淤堵牵制了津液。肠道内有干硬的大便，身体会视为异物，就会调集津液来排。津液被牵制了，头部津液虚，有热向上冲，头部津液虚有热，大脑兴奋反调津液，人会开始说胡话。

生病不是我们的敌人，而是人体的朋友。人体生病了，是一个信号，提醒我们要观察身体，看我们的生活习惯、作息习惯、思维方式哪里出问题了。要让身体运行恢复正常，就要把有问题的地方改正过来，这是疾病的意义。

如果有表证，身体发热、怕冷，同时又有里证，肠道有淤堵，怎么办？一般表里同病的情况下，要先表后里，即先解表，再攻里。比如太阳中风，同时几天没有大便，那就先用桂枝汤，把津液调集到体表，表解了以后，只有里证了，再用大黄之类的药物泻下。也可以用桂枝加大黄汤，解外的同时去肠道的淤堵，只要不过度腹泻损耗津液就可以。

如果太阳中风的证很轻，但是里证严重，大便半月没有排，肚子痛。有一点表证，也有里证，里证紧急，这个时候要抓大局，里实是大局，用泻下的药。中医诊病的时候，一定要看身体情况是怎样的，身体想做什么，按照身体的要求来做。《伤寒论》的理法是顺应身体的势能帮助身体解决困局。辨证不能主观，如果能量为阴还有淤堵，应该补能量加疏通淤堵，而不是只去淤堵。

如果病人有表证，头痛，很可能会流鼻血。如果头痛是里热造成的，或者身体津液虚，而身体一直发热，津液不足以排邪了，就会动血排邪，会流鼻血。《伤寒论》中讲："若头痛者，必衄，宜桂枝汤"，这个"必"在《伤寒论》里面不是"一定""必须"的意思，而是"很可能会""大概率会"的意思。

第 17 讲　学会治孩子的感冒、发烧、咳嗽，就是很好的家庭医生

57. 伤寒，发汗已解，半日许复烦，脉浮数者，可更发汗，宜桂枝汤。

病人受寒，病在表，能量为阳，表实证，无汗怕冷，身体酸痛，骨节疼痛。

大家把伤寒、中风、温病这几个证掌握了，普通的感冒发烧大部分都可以解决。尤其对孩子父母来说，学会这些知识就能成为很好的家庭医生。在医院儿科，看病的大部分都是感冒、发烧、咳嗽。

太阳伤寒怕冷无汗，脉浮紧，用麻黄汤，中成药是风寒感冒颗粒。太阳中风汗出怕风，脉浮缓，用桂枝汤，中成药用桂枝颗粒。太阳温病，汗出而渴，脉数有力，用麻杏石甘汤，中成药用麻杏止咳糖浆。

病人得了太阳伤寒，表实证，用麻黄、桂枝发汗解表，杏仁宣散，炙甘草补津液，病就解了。过了半天，病人又感觉到烦躁，心烦，脉浮数，心率快。这可能是当时发汗太过，或者是病刚好又出大汗了，津液损耗，病又发了。出大汗，津液虚，以前的病邪还没有排干净，大汗出病必不解。不一定是病邪侵到人体里面，而是影响了身体运行。"冬伤于寒，春必温病。"这句话意思是说冬天受寒了，春天易发温病，但并非绝对；这只是一种说法。

夏季空调对着身体吹，睡了一觉起来感冒了，不是病进到人体里面去了，而是房间很冷影响了体表运行，毛孔关上了不能打开，所以身体把能量调集到体表，想把毛孔打开。

一位病人咳嗽，开方吃药二十多分钟以后，咳嗽的次数就减少，一会儿就睡着了。但是病人第二天练拳出了大汗，衣服都湿了，晚上病又发了。根据《伤寒论》的理法来讲，大汗出病必不解。

病人病好以后，要注意保护身体，不要吃肉蛋奶这些不易消化的食物，因为肠胃弱，还没有彻底恢复。这时要吃面条、稀饭等容易消化的食物，注意休息。等身体彻底恢复了，津液足了，脉也很充实了，人有精神了，再正常饮食。病刚好，人体的正气还没有完全恢复，要静养。吃饭多了，会增加肠胃的工作量，对身体也是一种消耗。所以病愈初期要静养，休养生息，不要出大汗、过度劳累。

如果病好了以后，又脉浮数了，因为之前发过汗了，津液不足了，有表证，津液虚的表证用桂枝汤。

阴阳：阳
表里：表
虚实：虚
寒热：偏寒
抓大局：津液虚的表证。

所以看条文的时候，首先要了解身体有哪些证，知道身体势能是怎样的，身体想干什么，顺势而为。

第 18 讲　中医恢复人体免疫力，免疫力“治病”

58. 凡病，若发汗、若吐、若下，若亡血、亡津液，阴阳自和者，必自愈。

人生病了，若发汗（比如用麻黄桂枝发汗了）；若吐（比如用了瓜蒂散催吐，瓜蒂非常苦，吃下去刺激胃呕吐）；若下（用大黄芒硝等泻下）；若亡血，身体出血多；或者亡津液（比如大量运动出汗很多）。如果津液恢复了，阴阳平衡，没有出现心烦、怕冷、怕热、不想吃饭的情况，是身体自己调整好了，胃气恢复了，病就好了。

治病不是用药治病，也不是医生治病，是人体的免疫力在治病。医生和药只是帮助身体恢复正常运行。

有很多种调理身体的方法，帮助免疫力发挥自愈作用。喝汤药是其中的一个方法，所有这些方法的最终目的是让身体运行恢复正常。大家学了中医，知道身体运行哪里出问题了，身体想做什么，顺势帮身体一下，病就好了。

第19讲 《伤寒论》从头到尾最重要的两个字：津液

59. 大下之后，复发汗，小便不利者，亡津液故也。勿治之，得小便利，必自愈。

使用泻下药，如大黄、芒硝，或者巴豆时需谨慎。巴豆泻下的作用很大，甚至可能导致虚脱。大黄芒硝用量大了，腹泻也会非常严重。还有十枣汤，大戟、芫花、甘遂泻下也很厉害。初学者不要用那些特别峻猛的药，严重腹泻会大量消耗津液，应注意安全。

泻下后，病人可能出现小便减少的情况。因为泻下，身体从里损耗了津液，出汗从体表消耗津液，这时小便自然就少了。人体运行机制其实很简单，不要想得太复杂了。

做医案辨证开方，有些学医时间长的人，容易想得多，不容易抓住大局。刚学的时候，只懂得一点儿，反而容易抓准大局。这是一个螺旋式上升的过程，每个人都会经过这个阶段。继续深入学习，问题就解决了。

病人小便少通常不用治，过一段时间，胃气回来了，消化好了，津液恢复了，小便就正常了。这时也可以喝大枣水、米汤来补津液。大枣水的做法：十二个大枣，掰开，用水煮一个小时，剩余200毫升，一次服下即可。胃寒可以加干姜，胃口不好不想吃饭加生姜，阴虚阳亢加银耳，气滞加陈皮，吃肉多容易积食加山楂。

60. 下之后，复发汗，必振寒，脉微细。所以然者，以内外俱虚故也。

下之后，复发汗。先泻下，接着又发汗。第59条是大下，这个条文的情况就缓和了一点。必振寒，人怕冷。人为什么怕冷？一种是体内津液不足，会感到怕冷；另一种是发烧时体温高，同外界温差大，打破了人体热量代谢的平衡。怕冷，脉微细，因为腹泻损耗了津液，接着发汗又消耗了津液。

阴阳，指血管里血液的充实度，就是人体津液的绝对值。有人问，为什么讲阴阳就要讲津液？因为阴阳是虚的，阴阳是一个概念，落实到人体就是津液或血液、津血。津，口中生津的津，望梅止渴，一想到李子、梅子，口水就出来了。阴阳通过具体的东西把虚的概念体现出来，就是津液。

学习每个条文要结合人体，看人体的津液怎样运行。人体就像一台极其精密的机器，举手投足、说话做事都需要能量。把阴阳具象到津液，以津液的绝对值来代表身体的能量。津液充足为阳，津液虚到严重的程度就是阴。

第 20 讲　泻下、发汗后津液虚损与干姜附子汤证

61. 下之后，复发汗，昼日烦躁不得眠，夜而安静，不呕、不渴、无表证，脉沉微，身无大热者，干姜附子汤主之。

干姜（一两）附子（一枚，生用，去皮，切八片）

上二味，以水三升，煮取一升，去滓，顿服。

这一条还是跟前面两条一样。下之后，泻下了，从里损失了津液，接着又发汗。第 59 条是小便不利，因为没有津液了，小便就少了；第 60 条振寒，脉微细，因为这个津液虚了；第 61 条是人体的津液虚到了阴证的程度，属于阴阳俱虚，内外俱虚。白天烦躁不能入睡，烦是津液虚引起的，大脑兴奋起来反调津液，不是少阳病上热的烦。

如果心里感觉烦，可能有上热或者津液虚。躁，足字旁，代表身体抖，坐立不安，对于阴证来讲是不好的现象。津液不足以濡养身体的组织了，阴证的烦躁非常不好。感觉困，想睡，但是睡不着。为什么？因为津液虚，不能满足大脑的津液需求。以前我上夜班后很困，身体累，但是睡不着，这是津液虚了，熬夜非常耗津液。有很多年轻人，夜里刷手机甚至到凌晨一两点才睡，这对身体很不好。有个病人，治疗后恢复得比较好了，因为公司团建，上周夜里打麻将到凌晨，感觉身体又不行了，脉又变弱了。所以要爱惜自己的身体，存津液。

人的身体好比是一个公司，心就是老板，手、脚、头等是员工。作为公司的老板有没有关爱员工？要鼓励、安慰员工，帮助他解决工作上的困难，让他有成绩。员工有困难帮他解决，爱护员工，员工才会敬业。我们可以把工作上的这一套方法用到保护身体上。爱惜身体，身体各部分的工资有没有按时发？员工有成绩了，有没有发奖励和报酬，要调津液，对吧？如果总让员工加班，还克扣工资，平时还经常骂他，员工的工作积极性就差了，消极怠工了。

作为人体来讲，因为白天的时候，心跳比较快，心率高，大循环可以向体表供给津液。到晚上睡觉的时候，心率低了，血向里运行。这个时候人休息了，体表津液少了，晚上人就安静。

不呕，不恶心。恶心一般是少阳病，少阳病本质是胃弱。不渴，口渴一般是阳明病，津液虚有热会口渴。半表半里证也没有，表证也没有，里实热也没有。脉沉微，脉沉病在里，脉微津液虚，津液虚病在里，属于太阴病。身体无大热者，没有发高烧，热也不重。

这个用的是排除法，没有半表半里证，没有里热证，没有表证，剩下的是太阴病。这里用干姜附子汤，老姜切片、晒干，即为干姜。干姜温里，比较柔和，服下后身体里面就像生了小火炉一样，肠胃就不寒了。

津液虚，身体里面寒，相当于到了冬天，天气寒凉，树木庄稼就不能生长了。用干姜相当于开暖气，变成了春天。里面暖和了，肠胃就可以运化食物生成津液。这个情况已经进入阴证了，里虚寒。

阴阳：阴
表里：里
虚实：虚
寒热：寒
抓大局：里虚寒。

生附子给人体补能量，恢复身体机能，走而不守，而干姜是守而不走，温中。这个时候用干姜和生附子，身体机能就恢复了，病就好了。这个里面没有用炙甘草，因为炙甘草会缓和药效。所以不用炙甘草，能量就很容易到达体表，打通整个人体。这也说明人体的津液没有那么虚，如果津液很虚，不加炙甘草，打通了以后，会“烧干”锅。

第21讲　津液虚可以引发身体很多疾病

62. 发汗后，身疼痛，脉沉迟者，桂枝加芍药生姜各一两人参三两新加汤主之。

桂枝（三两，去皮）芍药（四两）甘草（二两，炙）人参（三两）大枣（十二枚，擘）生姜（四两）

上六味，以水一斗二升，煮取三升，去滓，温服一升。本云桂枝汤，今加芍药、生姜、人参。

发汗损耗了津液，身体疼痛。身体为什么疼痛？因为体表津液虚了。“通则不痛，不通则痛”，这是身体有淤堵导致的疼痛。还有一种情况，身体没有淤堵，缺津液也会造成身体疼痛，阴证的病人也会身体疼痛。有人津液虚，容易头痛头晕；女性生理期期间津液虚，偏头痛，腰痛，肚子痛，背部容易拉伤等等。津液是人体的能量基础，津液不足，会造成身体的很多问题，身体疼痛只是其中一种表现，像失眠、脉结代、记性差、性子急等都和津液有关，有的是单纯津液虚，有的是因实致虚。

身体疼痛，脉沉迟，脉是沉的，病在里；脉迟，身体有寒或者津液不足，向津液不足方向发展了，但还没到阴证。

阴阳：阳
表里：表和里
虚实：虚
寒热：寒
抓大局：肠胃弱，体表津液虚。

辨证要点：肠胃弱了，津液虚，津液不能充分供应体表，所以身体疼痛。

这个条文的证有太阴病，体表的津液不足，太阳太阴合病。在桂枝汤的基础上，芍药加

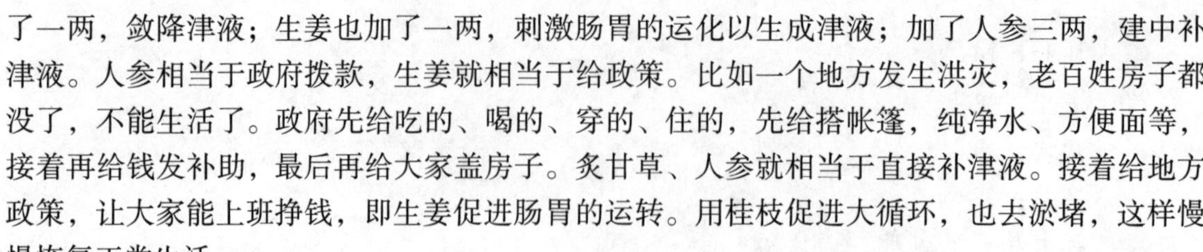

了一两，敛降津液；生姜也加了一两，刺激肠胃的运化以生成津液；加了人参三两，建中补津液。人参相当于政府拨款，生姜就相当于给政策。比如一个地方发生洪灾，老百姓房子都没了，不能生活了。政府先给吃的、喝的、穿的、住的，先给搭帐篷，纯净水、方便面等，接着再给钱发补助，最后再给大家盖房子。炙甘草、人参就相当于直接补津液。接着给地方政策，让大家能上班挣钱，即生姜促进肠胃的运转。用桂枝促进大循环，也去淤堵，这样慢慢恢复正常生活。

之前练习一个医案，一位女士月经后期经量少，身体怕冷，后背怕冷的情况比较明显，曹颖甫用的是桂枝汤。有人开新加汤，有人开小建中汤，有人开柴胡桂枝汤，都可以。只要补津液，把能量调集到体表，病就好了。

如果这个病人再发汗，能量继续减少，病人汗漏不止，就变成少阴病了，用桂枝加附子汤；如果接着又用泻下的药，又腹泻，津液到不了四肢末梢，会脚冰凉，且脉也会变微弱，脸色发白，人躺在床上奄奄一息，就是太阴病了，用四逆汤，要用生附子。刚进入阴证的时候加炮附子就可以，到太阴病手脚冰凉，手冷到肘、脚冷到膝，必须用生附子才能救命，用四逆汤。

第 22 讲　小朋友感冒发烧，首先辨是不是温病

63. 发汗后，不可更行桂枝汤，汗出而喘，无大热者，可与麻黄杏仁甘草石膏汤。

麻黄（四两，去节）杏仁（五十个，去皮尖）甘草（二两，炙）石膏（半斤，碎，绵裹）

上四味，以水七升，先煮麻黄，减二升，去上沫，内诸药，煮取二升，去滓，温服一升。本云黄耳杯。

发汗后，病人汗出而喘，发汗一般是出汗以后，汗蒸发就会带走热量，烧就退了。已经发汗了，说明体表毛孔是打开的，同时还喘，说明身体内部的热比较重。

这是身体有热，是温病，不可再用桂枝汤。桂枝、生姜性温，用了桂枝汤会加重热，对身体是火上浇油。身体无大热者，热不是很重，应该用麻黄杏仁甘草石膏汤。

汗出而喘，少阴证表虚，汗会一直出，同时肺的机能虚衰了，也可能汗出而喘的。所以汗出而喘也不一定就是麻杏石甘汤证。小朋友发烧了，首先判断是不是温病。小朋友怕热、汗出，口渴，脸红，唇红，舌红，表里俱热，睡觉不想盖被子，平时穿衣少，喜欢光着脚跑来跑去，小便多，这是身体有热，能量过盛，是温病。

喘有几种情况：第一种是表实证，太阳伤寒可能会喘，毛孔闭塞，不能正常代谢，身体通过喘把增加代谢。第二个是有水饮，肺里有水饮的时候会喘，或者咳嗽。第三，气滞也可能会喘，淤堵也可能会造成喘。第四，有瘀血也可能会喘。第五，有里寒也会喘。总之，喘是一个单一证，需要辨证。

身体有热，津液不虚，用麻杏石甘汤清热。如果有热、津液虚怎么办呢？用白虎汤。津液再虚呢？且大烦渴，用白虎加人参汤。麻杏石甘汤里面石膏用了半斤，石膏性微寒，不是大寒。我服用过竹叶石膏汤，其中生石膏有一斤，吃了一剂没什么不良反应，并不像

外界说的大寒。

在《经方实验录》中的白虎汤加人参汤医案，曹颖甫用了一两生石膏，后来用到二两，七天病愈。如果一开始就用生石膏半斤，可能一两剂药病就好了。后面的医案，曹颖甫甚至用到一斤生石膏。临证用药要根据病的程度调整相应的剂量。

量变产生质变，急症、重症有时需要用的剂量比较大，但是要在安全的前提下，在医生指导下用药。学中医平时要尝药，体会药物的势能和力量，不能拿病人做试验。我家孩子有一次生病，寒热辨错了，用了 30 克生石膏，结果晚上吐了好几次。寒热辨错，病就好不了，辨寒热非常重要。

第 23 讲　心脏病一般不是心脏的问题，而是血液的问题

64. 发汗过多，其人叉手自冒心，心下悸，欲得按者，桂枝甘草汤主之。

桂枝（四两，去皮）甘草（二两，炙）

上二味，以水三升，煮取一升，去滓，顿服。

发汗过多导致津液虚，身体的大循环力量不足了。身体的能量向上走的时候，力量不足，身体就会努力推动往上走，这时会心慌、心悸，这是身体的应激反应。

心慌，甚至用手按着胸口才会感觉到心里舒服一点，感觉心要跳出来了。这是津液虚，能量不够。津液虚用炙甘草，向上的大循环力量不够用桂枝，用三升水煮到一升，一次顿服，这个剂量非常大。

阴阳：阳
表里：表
虚实：虚
寒热：不明显
抓大局：津液虚，大循环向上的力量不足。

用药思路：炙甘草建中补津液，桂枝增加大循环力量。

桂枝甘草汤是桂枝用量最大的一个方子。四两桂枝是顿服，即一次喝下去，用量非常大。我们平时用桂枝汤时，桂枝用量是三两，每次分三次温服，一次才喝一两的桂枝。

心悸、心下悸是津液不足了。一般心脏本身没有问题，是血液少的问题。如果血液的问题解决了，身体的津液充足了，心脏的不适就好了。有的病人得了心脏病，要做手术。但他前几十年一直能正常生活，说明身体状态是平衡的，把身体调到之前的平衡状态，病就好了。这是中医的一个观念，大道至简。如果我们按照现代医学讲的，心脏是怎样运行的，心脏瓣膜闭合不严是先天性心脏病，似乎就没有办法了。中医讲的特别简单，心脏本身没有问题，是津血不足了，把津血补足了，能量不够就补能量，病在表就帮着身体从表解病，有淤堵就

去除淤堵，寒热调到适中，身体就好了。

李可老中医治疗过一位船长，其心脏肥大，治疗几个月心脏恢复正常大小了。去医院再次体检，医生不相信这个病治好了，因为没有过这样的先例，就说之前的片子肯定是拍错了。中医治病，让人体运行恢复正常，病自然就好了。中医是世界上最高明的医学之一。中医可以把一个事情讲的非常简单，所讲的道理趋于事物的本质，没有在细枝末节上面过分的纠结，这就是抓大局。《伤寒论》正是如此，把最高深的理论用最简单的话讲出来，让每个人都明白，用起来还非常有效。中华民族的祖先确实非常伟大，作为一个中国人，我们应该继承祖先宝贵的文化遗产。

心悸有几种情况，一般是津液虚。心悸，心下悸，出问题的不是心脏，是津液不足导致的。津液不足有几方面呢？第一，出汗过多，损耗了津液。第二，有水湿，水湿不能气化成津液供身体使用。如果胃里面有停水，肠胃的消化吸收能力不好，造成津液不足。第三，阴虚，出大汗或熬夜导致身体阴虚，可能变成脉结代（跳几下中间停一下）。第四，身体有淤堵牵制了津液，造成津液不足。

有人心脏跳几下就停一下，这是脉结代。比如，有人开车几天几夜，路上也没人替换，无法休息，消耗津液太过，出现了脉结代。要想身体好，首先要养成健康的生活习惯，不熬夜（最好十点前睡觉），再配合中医治疗，补津液、滋阴，心脏的问题就恢复正常了。

第 24 讲　厚朴生姜汤治疗肚子胀满虚证效如桴鼓

65. 发汗后，其人脐下悸者，欲作奔豚，茯苓桂枝甘草大枣汤主之。

茯苓（半斤）桂枝（四两，去皮）甘草（二两，炙）大枣（十五枚，擘）

上四味，以甘澜水一斗，先煮茯苓，减二升，内诸药，煮取三升，去滓。温服一升，日三服。

作甘澜水法：取水二斗，置大盆内，以杓扬之，水上有珠子五六千颗相逐，取用之。

肚脐下方感觉悸动，这是有水饮。下焦里有水湿，大循环能量向上走，水也跟着向上走，气上冲，像要发作奔豚。

阴阳：阳
表里：里
虚实：实
寒热：不明显
抓大局：下焦水饮影响了能量大循环。

这个证用苓桂甘枣汤。苓桂甘枣汤的茯苓半斤（八两），剂量大，能淡渗利水，水饮向下从小便排出去。这里没有用白术，白术气化中焦的水湿，到了肚脐下的区域，用茯苓利水。还可以用椒目（花椒籽）。有一次去合川，当地人把椒目放在果树下边地面上当肥料用。椒目利水很好，炒菜的时候炸了吃起来会很香。大枣用了十五枚，补津液，炙甘草二两，桂枝四两。

还有一个利水的方剂，苓桂术甘汤：茯苓、桂枝、甘草、白术，其中茯苓是四两。晕车晕机呕吐，是中焦有水饮，水湿在横膈膜这里，用苓桂术甘汤治疗。晕机、晕车的时候会吐，这是身体的排病反应，身体想把体内的水饮排出去，是身体的自我保护，对人体是有益的。感冒时鼻涕、眼泪很多，因为身体的水湿比较重，所以借着表证向体表调集能量的势能，身体向外排水饮。如果不流鼻涕，水饮在身体里牵制津液，对身体不好！所以要逐渐转变观念，看身体想做什么，顺应身体的势能，顺势而为是伤寒最核心的心法。

66. 发汗后，腹胀满者，厚朴生姜半夏甘草人参汤主之。

厚朴（半斤，炙，去皮）生姜（半斤，切）半夏（半升，洗）甘草（二两，炙）人参（一两）

右五味，以水一斗，煮取三升，去滓。温服一升，日三服。

发汗后，腹胀满者，发汗，津液损耗了。汗水来于津液，津液来自肠胃。如果津液从肠胃调到体表，变成汗水发出去，肠胃的津液虚了，胃部或者腹部感觉到胀满，胃胀、腹胀。

阴阳：阳

表里：里

虚实：虚实夹杂

寒热：寒

抓大局：肠胃虚弱有气滞。

辨证要点：肠胃虚弱，有气滞。

组方思路：厚朴理气，生姜、炙甘草、人参、半夏建中补津液。

“邪之所凑，其气必虚”，淤堵聚集在肠胃区域，是因为津液虚了。厚朴生姜半夏甘草人参汤怎么用？厚朴半斤，能理气，下气除满，味道厚重缓和。厚朴一般和枳实同用，枳实味道酸苦性烈，比较猛，厚朴和枳实两个是药对，经常一起用，像承气汤里有厚朴、枳实。厚朴理气，除腹满也除胸满，病人经常生闷气，有气滞，可以用厚朴。

胃弱了以后，胃里面可能有停留的水饮，有水饮，会导致恶心，用半夏去水饮，所以说半夏止呕。有人说半夏治失眠，如果失眠是水湿导致的失眠，用了半夏去了水湿，就不失眠了。中医考虑的是药物的势能，不能说半夏治恶心、失眠，要体会药物的体，只看功效就很机械。掌握药物的势能，才会灵活运用，以不变应万变。

还有生姜、炙甘草。生姜的用量大，用了半斤，和厚朴一样。这么多生姜煮了以后，汤液非常辣，能刺激肠胃的运行，恢复肠胃的运化。如果肠胃不太虚寒，姜就少加点。桂枝汤生姜三两，用了以后没有什么不良反应。如果是温病，口渴，舌红，已经有热了，要实行寒热规避原则，就不能用生姜了。如果只有一点热，同时胃也很弱，可以用一些生姜，要看人体的具体情况。

炙甘草二两，建中补津液。如果病人的津液不太虚，炙甘草也可以少一些。人参一两，建中补津液，调集津液到肠胃。口渴厉害，像白虎加人参汤证，大烦渴，是津液大虚，会用人参。用人参还有一个证，胡老讲心下痞硬，有水和热的结，或者是水结。心下津液虚了，所以有痞结，用人参建中补津液。

这个方子厚朴、生姜半斤，半夏半升。这个半夏是旱半夏，新鲜的半夏。现在的半夏是晒干的，半升是65克，如果新鲜的话，里面有水分，个头会大一些，剂量可以稍微少一点。

有人经常放屁，就抓了两剂厚朴生姜半夏甘草人参汤，一两取三克的剂量，吃了两剂，病就好了。临证时一定要辨证，不能是经验方思维。脾胃虚寒导致的腹胀，用厚朴生姜汤效果好。我有一次喝厚朴生姜汤，一碗药喝下去，脖子就不僵紧了，效如桴鼓。

科普中医非常有意义，家家户户都应该有人学中医，每家至少都有一个人来学，对家人的健康会有很大的帮助。学中医后，如果家人得了糖尿病、高血压、肿瘤等疾病，自己可以调理，没有后顾之忧，不然即使去医院也不一定有好的疗效。家里有小孩子，学中医后，感冒、发烧、咳嗽自己就处理了，不用去医院，节省了很多时间和精力，最重要的是，心里有安全感，不焦虑了。

第25讲　治疗晕车、晕船、晕机的经方

67. 伤寒，若吐、若下后，心下逆满，气上冲胸，起则头眩，脉沉紧，发汗则动经，身为振振摇者，茯苓桂枝白术甘草汤主之。

茯苓（四两）桂枝（三两，去皮）白术（二两）甘草（二两，炙）

右四味，以水六升，煮取三升，去滓，分温三服。

病人得了伤寒，被催吐或者泻下后，会出现心下逆满，心下指的是胃部区域，感觉胀满，气向上冲。因为用了泻下的药以后，能量向下走，但是过后身体还是想从表来解病，气就顺着腹部向上冲，冲到胸部，甚至会冲到咽喉，就变成奔豚症了，病人会感觉非常痛苦。这个是人体大循环能量不足造成的气上冲胸。

病人蹲下再起来时，如果感觉头晕，是因为心下逆满，即身体有水湿，属于水饮，是废水，身体不能利用，能够被身体利用的是津液。就好像下雨后，院子里有很多水，这个水是脏的，不能做饭用。

还有饮不解渴，或渴不欲饮，都是有水饮，其舌淡，且舌头胖大。舌头胖大，轻的情况是舌头外围一圈胖大，严重的整个舌头都胀起来了，中间高，像发起的面团。电影《纵横四海》周润发讲，面包泡在粥里面，就是“粥润发”。

有的病人舌头胖大，甚至舌头带棱，水湿重。人有湿气的时候，不仅舌头胖大，整个身体都受影响。血液里的水分比较多，蹲下再起来，影响血液向大脑的供应，感觉头晕，这就是“起则头眩”。有时候调侃别人“你脑子进水了”，其实这个人可能真的是水湿重，水饮牵制了津液，造成思维能力下降。

气上冲胸是能量不足，身体在努力向上冲，可大循环上不去。脉沉紧，脉沉是病位在里，脉紧是里有寒或者有水饮。脉弦也可能有寒，紧和弦差不多。如果直接用麻黄、桂枝发汗，激动水饮，身体的肌肉就会跳动，严重的情况人会走路不稳，就变成真武汤证了，表现为振振欲擗地。

现在很多人水饮重。晕车、晕船、晕机，就是心下区域的水湿比较重，向上到了横膈膜区域（胸腔和胃中间），这个区域有水湿，人会头晕，现代医学称这个为内耳性眩晕。横膈膜这里一动，人体一晃动的时候，影响耳部的平衡感，人就晕了，恶心呕吐。人晕车的时候为什么要吐呢？这是身体的诉求，想把水饮排出去。

阴阳：阳
表里：表和里
虚实：实
寒热：不明显
抓大局：里有水饮的表证。

身体里有水饮的时候，身体想把水排出去，那就要帮助身体。白术气化中焦水湿，茯苓是松树的根部长的一种真菌，味道淡，能渗水利湿，把不能气化的水湿从小便排出去。炙甘草补津液，桂枝能增加身体大循环向上的力量，喝药后气就不上冲了，中焦的水湿也气化了，人就不晕车、晕船了。

《伤寒论》讲人体很简单，没有什么玄奥的东西，都是常识，大道至简。但是就因为这个简单容易，一般的人不容易接受。老子在《道德经》里面讲，“吾道甚易知，甚易行；天下莫能知，莫能行。”虽然大道至简，但是一般人重难而轻易，重远而轻近，重死而轻生。

苓桂术甘汤，茯苓四两，桂枝三两，白术、甘草各二两。白术和茯苓，这两个是药对，如果病人有水饮，这两个药经常一起用。所以在药房摆放药物时，茯苓和白术、柴胡和黄芩、炙甘草和大枣、牡丹皮和桃仁、川芎和当归两两放在一起。

桂枝在很多情况下都会用到，如身体有水饮、瘀血的淤堵，人体大循环有问题等情况。只有人体的大循环畅通了，能量才能够送到全身。如果想促进身体大循环，向体表调集能量，建立从肠胃到体表的气化过程，都会用到桂枝。

第 26 讲　治疗腿抽筋的芍药甘草汤

68. 发汗，病不解，反恶寒者，虚故也，芍药甘草附子汤主之。

芍药（三两）甘草（三两，炙）附子（一枚，炮，去皮，破八片）

上三味，以水五升，煮取一升五合，去滓，分温三服。疑非仲景方。

病人发汗以后病没有好，反而有点怕冷了，是津液虚了。这个怕冷不是发烧的怕冷，而

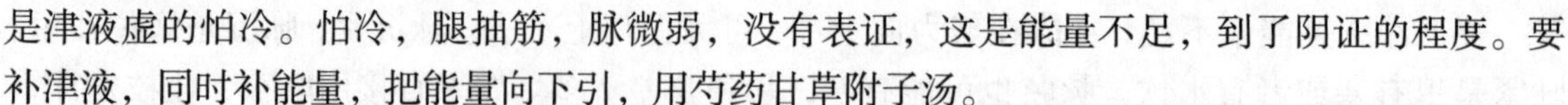

是津液虚的怕冷。怕冷，腿抽筋，脉微弱，没有表证，这是能量不足，到了阴证的程度。要补津液，同时补能量，把能量向下引，用芍药甘草附子汤。

阴阳：阴
表里：里
虚实：虚
寒热：寒
抓大局：能量不足，津液不能下行到腿。

辨证要点：虽然腿抽筋，病位似乎在表，但根本原因是里虚寒。就像四逆汤证的手足逆冷一样，病位是里。

组方思路：芍药敛降津液，炙甘草建中补津液，附子直接补能量。

芍药甘草汤又称为“去杖汤”，多用于缓解腿部不适和抽筋。我有一个亲戚腿抽筋，孩子给她买了美国进口的钙片，但是吃后也没什么效果。电视上的广告说“腿抽筋就要吃钙片补钙”，这种说法过于武断，并不完全正确。腿不舒服，容易抽筋，是腿部的津液不足。如果病人脚趾痛，脚怕冷怕风，说明下肢末端的津液不足，可用白芍把能量向下拉。需要敛降津液下行，若病人肚子痛，小腹津液不足，可用白芍加甘草组成的芍药甘草汤。若发展到了阴证的程度，能量不足加附子。组成芍药甘草附子汤。如果津液虚，但是偏热，用知母。知母味苦阴润，补津液。阴虚阳亢要滋阴，用麦冬、天花粉、阿胶、熟地黄、枸杞、山药等进行滋阴治疗。

69. 发汗，若下之，病仍不解，烦躁者，茯苓四逆汤主之。

茯苓（四两）人参（一两）附子（一枚，生用，去皮，破八片）甘草（二两，炙）干姜（一两半）

右五味，以水五升，煮取三升，去滓。温服七合，日二服。

病人发汗以后，接着又泻下。发汗从体表损耗了津液，腹泻从里损耗了津液。经过两个渠道排病，病却没有好，这时津液虚了，病人出现烦躁。如果是阳脉没问题，阴证的烦躁难以缓解，说明津液很虚了，是很不好的现象。

阴阳：阴
表里：里
虚实：虚
寒热：寒
抓大局：里虚寒，津液虚。

组方思路：生附子补能量，干姜温里，炙甘草、人参补津液，茯苓安神。

津液虚到了阴证，同时身体躁动反调津液，可用四逆汤加人参和茯苓。茯苓是向下的势能，安神，让头部的浮阳向下降。人参能振奋阴气，补人体的津液。四逆汤用生附子，是因为人到了阴证，津液虚，烦躁，甚至手脚冰凉，此时炮附子的力量不够，需要用生附子打通人体的经络，恢复人体的阳气。但是津液要跟上，用人参、炙甘草补津液，同时用干姜温里，干姜就像身体里面生了一个小火炉，暖和起来了，肠胃的运化能力恢复了，从而生成津液。炙甘草二两，补津液，煮的汤药很甜。喝的时候感觉有点腻，但是要看身体的实际需求。

有位病人瘀血严重，喝抵当汤的时候，觉得抵当汤非常香，这是身体的需求。抵当汤里有水蛭、虻虫，味道非常腥臭，一般人喝一口就感觉恶心，病人却说这个很香。由此也可以看出，身体是非常精密，很智能，身体知道自己需要什么。有的视频上介绍，狗生病后，自己就会到外边找草吃，吃几天病就好了。

因此，要顺应身体的需求，不能和身体需求背道而驰。有的人习惯喝水，一天八杯水，甚至喝两升水三升水，不渴也喝水，这种情况就是违背了身体的意愿，大错特错！要听身体的，口渴再喝水，不渴就不喝，防止有水饮。

如果阳证的人心烦有热，用生石膏、黄连、黄芩等清热除烦。大青龙汤证的人有烦躁，用生石膏；小柴胡汤证的心烦，用黄芩；黄连阿胶汤证的心烦不得眠，用黄连。这里是阴证，就不宜用苦寒的药，用茯苓向下的势能，把浮阳向下敛。阴证津液严重不足导致人烦躁，用茯苓四逆汤，这是人体的大局。每个方证，用的什么方子，每一味药和这个证是怎样对应的，我们要理解，这是方证对应，是初级阶段。再进一步，我们要理解人体运行的原理，人体是怎样的势能，所用药物的势能和身体的势能一致，帮助身体恢复正常运行，对人体的理解就加深了。

第 27 讲　治疗小儿抽动症需要攻补兼施才能有效

70. 发汗后，恶寒者，虚故也；不恶寒，但热者，实也，当和胃气，与调胃承气汤。

芒硝（半升）甘草（二两，炙）大黄（四两，去皮，清酒洗）

上三味，以水三升，煮取一升，去滓，内芒硝，更煮两沸，顿服。

发汗后感觉怕冷，这不是发烧的怕冷，是津液不足，进入了阴证了。如果发汗以后不怕冷，身体热，这表明病从太阳经传到阳明经，病位由表转里了。此时肠道里面有实热，身体可能出现潮热，一阵阵的发热。

阴阳：阳
表里：里
虚实：虚实夹杂
寒热：热
抓大局：津液虚的里实证。

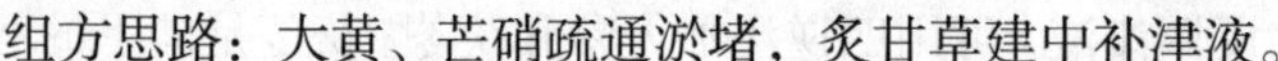

组方思路：大黄、芒硝疏通淤堵，炙甘草建中补津液。

胃气不和，津液虚，有实热，用调胃承气汤。炙甘草建中补津液，芒硝软坚散结，性寒清热。

生石膏可以清浅层的热，如果进入血的层次了，则需用黄连、黄芩。如果小便发热、发烫，用滑石清热。如果大便硬结，发潮热，用芒硝。大黄像推土机，可以排所有的淤堵。小剂量大黄可以利小便，大剂量可加快肠道蠕动，排肠道的淤堵。大黄和芒硝是一组药对，两个合用会腹泻。所以如果肠道堵了，可以用大黄、芒硝。

用药的前提是辨证准确，津液足的情况用大黄、芒硝，如果津液虚了，是阴证，同时肠道堵得也很厉害，在补能量的前提下，芒硝加几克让大便排出来即可，不要造成腹泻，就不违反“存津液”的原则。病人如果是阴证，淤堵严重，用泻下的药一直腹泻，需要先补能量，攻补兼施才能病愈。小儿抽动症的病人，能量不足，身体有淤堵，这种治疗思路才可能有效果。如果阴证病人只泻下，没有补能量，病会越来越重。

三阴证不可下，在补能量的前提下进行泻下也要适度，要把握住“存津液”的原则，能量第一，任何情况下都要保护人体的能量。能量就是人体的津液，是维持生命活动的关键。尤其是在重病、大病的时候，阴阳断准了以后，才能救病人的性命。如果辨证不准，可能造成严重后果。

病人大便臭、腹泻，人一阵阵发潮热，是津液虚，要一边补津液，一边去肠道里的热，用调胃承气汤。调胃承气汤、大承气汤、小承气汤，还有桃核承气汤，是承气汤的几种类型。

71. 太阳病，发汗后大汗出，胃中干，烦躁不得眠，欲得饮水者，少少与饮之，令胃气和则愈。若脉浮，小便不利，微热，消渴者，五苓散主之。

猪苓（十八铢，去皮）泽泻（一两六铢）白术（十八铢）茯苓（十八铢）桂枝（半两，去皮）

上五味，捣为散，以白饮和服方寸匕，日三服，多饮暖水，汗出愈，如法将息。

太阳病，病在表，能量为阳，是太阳中风，要建中补津液，把能量调集到体表。但是服药后出汗很多，汗是津液，从肠胃里来的。出大汗，肠胃里面就干了。此时病人烦躁不得眠，是津液虚或有热。津液虚，头部就会兴奋起来反调津液而失眠，有热也会影响睡眠。病人想喝水，只要喝一点即可，若喝多，不能正常把水气化。出大汗后，口渴要慢慢喝水，不能一下喝多了，少量多次。胃气回来了，病就好了。

如果病人脉浮，小便不利，微热消渴。口渴，小便不利，有两种情况：一种是津液虚，出现口渴，小便少；另一种是有水饮，尿频、尿急、尿不净，小便不通利。水饮就像下雨后地上的水，不能用来做饭，但是做饭又需要水，就感觉口渴了，要利水。

口渴，小便不利，脉浮，身体微微发热，还有表证，用五苓散。

阴阳：阳
表里：表
虚实：实
寒热：不明显
抓大局：下焦有水饮。

五苓散有白术、茯苓、泽泻、猪苓和桂枝。其中桂枝用量不大，稍微打通一下大循环。白术气化中焦，泽泻淡渗利水。泽泻、猪苓性寒，淡渗利水，猪苓止渴的作用比较强。消渴是因为，喝下的水不能气化成津液供身体使用，所以喝水不解渴，这是有水饮。

有一位病人五十多岁，有眼底黄斑病，每天喝三升水，不口渴，只是习惯性喝水。我说："这个习惯不对。从今天开始，你要戒掉这个水，渴了以后再喝水，不渴就不要喝。比如仙人掌是沙漠里的植物，在沙漠地区，环境很干旱，你给它浇一点水，这个是需要的。如果到了重庆，空气非常湿润，湿度大，早晨浇一杯水，中午浇一杯水，晚上浇一杯水，睡觉前再给仙人掌浇一杯水，有必要吗？你要考虑自身情况。"有人口渴，是运动出汗多，需要多喝水。不是所有的人都要多喝水，要听身体的。多喝水不一定适合所有人。养生最好的办法是学《伤寒论》，学了以后，就对人体运行了解了，知道如何做真正对身体好。

第 28 讲　尿频、尿急、尿不净原来是身体有水饮

72. 发汗已，脉浮数，烦渴者，五苓散主之。

发汗后，脉浮数，有表证；心烦，此处是津液虚的烦；口渴，津液虚。

脉浮数有表证；烦渴，有水饮，可能有小便不利，尿频、尿急、尿不净，用五苓散，气化中焦水湿，淡渗利水，打通人体大循环。

如果病人口渴、心烦、怕热，呼吸粗重，津液虚的热证，用白虎加人参汤，这种情况就不能用五苓散了。这个条文的口渴，烦渴，是因为有水饮造成的，还有一点热，用五苓散。

烦渴，能感觉到口渴，胃是不寒的。如果胃寒，虽然有水饮，但不会感觉渴，这种情况用茯苓甘草汤，茯苓甘草汤里有生姜。阴证的病人，肠胃寒，一天不喝水也不渴，小便次数少，或者尿频。

73. 伤寒，汗出而渴者，五苓散主之；不渴者，茯苓甘草汤主之。

茯苓（二两）桂枝（二两，去皮）甘草（一两，炙）生姜（三两，切）

上四味，以水四升，煮取二升，去滓，分温三服。

伤寒，汗出而渴者，用五苓散。补充两个证：脉浮和小便不利。小便不利，口渴，有水饮，用五苓散。如果是白虎加人参汤证，津液虚有热，也会小便少，口渴。

《伤寒论》的条文简单，有的证没有写上，要在“无字的地方”读出含义来。学习条文，要在证不完备的时候把证补齐，有证无方的时候，试着开方出来，这样能加深理解。之前注释条文时，有很多困难，经过这个“啃硬骨头”的过程，最终理解了其中的道理。在注解条文过程中，思考到一定程度，道理突然一下就通了。

“不渴，茯苓甘草汤主之”，这是胃寒，有水饮的胃寒，所以这部分的证也不全。可以补充为“不渴，小便不利，脉浮，茯苓甘草汤主之”，试着把证补齐。

病人受寒了，汗出，不口渴，能用茯苓甘草汤吗？肯定是不能用。伤寒，汗出，不口渴，可以用桂枝汤。如果加个恶风，不渴，也可以用桂枝汤。

我和一个朋友讨论，他让我填空，就是什么条件用什么汤。我说知道这个条文，证不全，他说：“你这是怀疑《伤寒论》了。”我说这不是怀疑，我们要活学活用，不能刻舟求剑。

茯苓甘草汤组成是茯苓二两，桂枝二两，炙甘草一两，生姜三两。生姜用三两，刺激胃蠕动起来，恢复肠胃运化。比如小青龙汤证，咳嗽、怕冷、发烧，咳嗽不止，吐白稀痰，喝了小青龙汤以后，感觉口渴，是去了水饮。这个病人不口渴，胃寒，用生姜三两，说明寒比较轻，用生姜就可以了。小青龙汤是干姜三两，温里的力量强，这就是小青龙汤证和茯苓甘草汤证寒热程度的不同。

人为什么会口渴？有两种情况，第一是阳证的病人，像白虎加人参汤证，津液虚有热的口渴。第二是有水饮也会口渴。因此，解释“口渴”这一症状时，不能简单认为是津液虚有热，需要存疑。对人体的每一个证，要理解身体是怎样的势能，多证互参，才能知道人体发生了什么。每个条文都在说明人体是怎样运行的，都在讲人体的势能。

《伤寒论》尽管是一部残书，但是不妨碍我们理解经典的原意。当我们看到一棵小草发芽了，树发芽了，在北方见到燕子回来了，就知道春天要到了。所以我们不一定需要特别精准的原文。如果能得到张仲景当时写的完完整整的《伤寒论》原文，我们会很高兴。但是即便是残文，我们依然能够通过条文来理解伤寒的理法内涵，理解人体运行的规律，明白人体的势能是怎样的。

74. 中风，发热，六七日不解而烦，有表里证，渴欲饮水，水入则吐者，名曰水逆，五苓散主之。

得了太阳中风，身体发热六七天，病没有好，心烦，有表里证，有表证是怕风。里证是渴欲饮水（口渴想喝水），但喝下去就吐出来了，这是水逆。为什么要吐出来呢？因为胃弱了，心下有水饮。这个水饮是废水，人体不能用，所以人会口渴，喝下后胃里又有水饮，胃弱，就把喝下的水又吐出来了，这叫水逆，用五苓散。

阴阳：阳
表里：表和里
虚实：实
寒热：不明显
抓大局：有水饮的表证。

组方思路：白术气化中焦水湿，茯苓、泽泻、猪苓淡渗利水，桂枝打通大循环。

我家孩子一两岁的时候生病，一直喊饿，给他吃的，可吃后一会儿就吐出来了。他喊渴，喝了水马上也吐出来了，这样重复了几次。那时候他一两岁，考虑到孩子肠胃功能紊乱，我便告诉孩子："吃东西、喝水都会吐出来，就先不吃东西了，喝水的话每次就抿一小口，一点一点地喝，这样就不吐了。"就这样，孩子一天没有吃饭，第二天早晨肠胃恢复了，病好了，一天吃了大半袋面包，相当于吃了两个馒头。要注意，吃东西是慢慢吃的，不是一下就吃那么多。

第 29 讲　两剂药治好耳鸣、腿抽筋

75. 未持脉时，病人叉手自冒心，师因教试令咳，而不咳者，此必两耳聋无闻也。所以然者，以重发汗，虚故如此。发汗后，饮水多必喘，以水灌之亦喘。

病人来了，还没有摸脉，就用手按着自己的胸口，这通常意味着心悸心慌，感到不舒服。一般用桂枝甘草汤。心悸心慌是津液虚了，经过发汗、泻下以后，消耗了身体大量津液，用桂枝四两增加大循环的力量，炙甘草二两起调和作用，这个方子里桂枝的单次服用量相对较大，一次桂枝四两。

阴阳：阳
表里：表
虚实：虚
寒热：不明显
抓大局：津液虚的表证，大循环的力量不足。

我岳母夏天干农活时，天气非常热，出汗很多，出现耳鸣和腿抽筋的症状。我给她用桂枝加芍药汤，吃了两剂，腿不抽筋了，耳鸣也好了，并没有加葛根向上升提津液。只要人体的大循环恢复正常了，津液回来了，耳鸣自然就好了，腿也不抽筋了。

发汗以后喝水多，喝水太多会导致胃里有水饮，水饮多会造成喘，所以说喝水时要一点一点的喝。身体热，大量出汗导致口渴，不要一次喝太多水，每次只喝一点。过一会儿胃吸收了，再喝一小杯，一下喝多了不好。有一天晚上我喝了一碗粥，又喝了一碗药，吃了两个猕猴桃，再过一会儿走路的时候感到头晕，几乎要摔倒。后来喝了一支藿香正气液，一会儿就感觉好多了。第二天早晨去上班，还有些不舒服，又喝了一支，头就不晕了。一会儿感觉口渴，喝了几次水。这个口渴是胃开始运化了，把胃里的停饮排出去了，此时可以喝点水补津液。

藿香正气水非常好用。有一次出去玩，早饭吃了很多，在山路上就晕车了。喝了一支藿香正气水，喝下去胃里火辣辣的，晕车的症状马上消除了大半，比按内关穴效果好。吃饭的时候不要吃得太饱，吃七八分饱就行，给胃留一部分空间。一个瓶子里面装半瓶水，水能晃起来，如果是满瓶水就晃不起来。肠胃消化食物要有一定的空间，肠胃才能蠕动起来。所以吃太饱对身体不好。如果有肠痈、温病的人，晚上吃五六分饱，吃饭感觉不饿即可。肠痈的人，晚上尽量不吃肉、或少吃肉，饮食清淡。30 岁以后人体的新陈代谢会下降，晚上要少吃肉，或不吃肉。道家有一句话蕴含养生智慧：要想长生，腹内长空。

第 30 讲　治疗虚烦失眠的栀子豉汤

76. 发汗后，水药不得入口，为逆；若更发汗，必吐下不止。发汗吐下后，虚烦不得眠，若剧者，必反复颠倒，心中懊侬，栀子豉汤主之；若少气者，栀子甘草豉汤主之；若呕者，栀子生姜豉汤主之。

栀子豉汤方

栀子（十四个，擘）香豉（四合，绵裹）

上二味，以水四升，先煮栀子，得二升半，内豉，煮取一升半，去滓。分为二服，温进一服，得吐者，止后服。

栀子甘草豉汤方

栀子（十四个，擘）甘草（二两，炙）香豉（四合，绵裹）

上三味，以水四升，先煮栀子、甘草，取二升半，内豉，煮取一升半，去滓。分二服，温进一服，得吐者，止后服。

栀子生姜豉汤方

栀子（十四个，擘）生姜（五两）香豉（四合，绵裹）

上三味，以水四升，先煮栀子、生姜，取二升半，内豉，煮取一升半，去滓。分二服，温进一服，得吐者，止后服。

77. 发汗，若下之，而烦热、胸中窒者，栀子豉汤主之。

78. 伤寒五六日，大下之后，身热不去，心中结痛者，未欲解也，栀子豉汤主之。

发汗后，水药不得入口，是逆证，误治了。发汗以后胃弱了，不能受纳喝下的水，药也喝不了，喝下去就吐出来了。

如果继续发汗，可能会呕吐、腹泻不止。什么原因？因为汗在体内是津液，津液来自于肠胃，是消化食物后产生的，发汗后肠胃里的津液少了，胃弱里虚寒，胃弱喝水就吐出来，水进入肠道就会腹泻。此外，发汗后津液虚了，能量大循环向上向外调集津液，可能会气上冲，导致胃逆，水和药都喝不下。所以肠胃虚寒，胃弱了和气上冲都会导致呕逆。

这个时候人能量不足了，津液虚，应恢复胃的运化能力，可以用小半夏汤，半夏一升，生姜半斤。生姜辛辣刺激胃蠕动，半夏降逆。胃弱容易有水饮，半夏煮出来是稀稀滑滑的汁液，同气相求，能够去胃里的停水。如果出现水药不得入口的逆证，用小半夏汤，这个方剂在《金匮要略》里有详细记载。

这个时候如果继续发汗，必吐下不止。因为肠胃里的津液不足了，继续发汗肠胃会更弱了，所以会吐得更加厉害。而且，经过反复发汗，肠胃虚寒不能收摄，有停饮，水饮进入肠道，就会腹泻，变成太阴病了。当出现里虚寒，津液不足的阴证，用四逆汤。《伤寒论》里的每个条文都和人体能量运行紧密联系。面对人体出现的证，我们要明白身体发生了怎样的变化，身体想做什么。顺势而为，帮身体做它想做的，身体才能恢复。

若发汗、吐下之后，出现变证，病人虚烦不得眠，症状严重者必反复颠倒，心中懊恼，此时用栀子豉汤主之。发汗，吐下以后，津液虚了，没有进入阴证，反而里有热，虚烦。在小柴胡汤证里面，心烦喜呕，这个心烦是有上热。津液虚也会心烦，津液虚身体会亢奋起来反调津液。这里是津液虚，同时有热。若剧者必反复颠倒，反复颠倒是人内心纠结，做选择困难，这是能量不足的表现。津液足，则泰山崩于前而不变色，精气神很充沛。如果津液虚到一定程度，人会惊慌、害怕，容易受惊吓。

从中医的角度看，人的心理和生理是紧密相联系的，心中懊恼，反复颠倒，“心中”指的是胸部不舒服，津液虚有热。从心下一直到食管，心下到咽喉的食管区域，病位在里，这个区域有热。有人感到烧心，食管烧得慌，或者是有食道炎，这都是津液虚导致有热的表现，这个时候应用栀子豉汤。

阴阳：阳
表里：里
虚实：虚
寒热：热
抓大局：胸部区域有热，阳明病。

这个证用栀子豉汤。

如果这个人同时还有气短、少气，说话没力气，声音提不起来，是没有能量。这时应使用建中补津液，在栀子豉汤的基础上加上甘草，甘草甜甜的、黏黏的，能补充津液，这便是栀子甘草豉汤。

阴阳：阳
表里：里
虚实：虚
寒热：热
抓大局：胸部区域有热，津液虚，阳明太阴合病。

用栀子甘草豉汤。

若呕者，栀子生姜豉汤主之。如果这个人恶心、呕吐，用栀子豉汤加生姜。

阴阳：阳
表里：里
虚实：虚
寒热：热
抓大局：胸部区域有热，胃弱，阳明太阴合病。

用栀子生姜豉汤。

通过栀子豉汤、栀子甘草豉汤、栀子生姜豉汤，我们了解到，每加一味药后，所对应的证是不同的，这味药有怎样的势能，就从这些条文来学习。读条文的时候，不能小和尚念经有口无心，直接就滑过去了。每一个条文都要思考，从一个条文能引申出身体很多的证，有很多相关的方子。比如，水药不得入口的时候，可以用小半夏汤；如果吐下不止，里虚寒，进入太阴病了，用四逆汤；吐下以后虚烦不得眠，有里热，用栀子豉汤；气少加炙甘草；呕吐胃弱加生姜。

在这个条文里面我们就可以看到五种不同的证，身体的五种状态。要把人体运行理解透彻，才能顺势帮身体恢复正常运行。病人恶心、呕吐，到了吃饭的时间不想吃饭，可能是胃弱，但原因并非仅此而已。为什么胃弱呢？问病人每天是否运动，他说："不运动"。我会说："给你留作业，从今天开始每天运动一小时。"很多人说没时间，工作很忙。还有的人是身体不好，没有力气锻炼。实际上，胃弱，不想吃饭，恶心，有些是运动少造成的。以前我上班时，从住的地方到公司有十公里，我走路上下班。下班后空手走十公里，走到一半就饿得不行了，马上找一个地方吃饭，吃饱了接着再向回走。为什么饿得快呢？因为人在运动的时候，上半身动来动去，促进肠胃蠕动，增加了肠胃的消化能力。

人是动物，我们不能活成静物。很多人不怎么运动。身体健康不能仅靠医生，医生只能起一个辅助的作用，外因通过内因起作用，要养成坚持运动的好习惯。以前七八十年代在农村做饭，要从井里打水，去菜地取菜，还要用树枝、秸秆来烧火。到饭做好的时候，人的运动量已经很大了。那个年代的人们每天都在干活，食物营养并不丰富，但是那时得糖尿病、高血压、中风的人很少。现在生活条件好了，每天大鱼大肉，运动少，思虑重，生病的人反而多了。现代人的这种生活方式和身体的天性不太符合。知道了人的身体怎样生病的，改正不健康的生活习惯改过来，就健康了。要想身体健康，需要提高认知，思虑少，注意饮食，坚持适度的运动，晚上不熬夜，内心知足，不要有很多的妄想。

接着再讲栀子豉汤的组成。栀子是栀子花，可以清咽部到心下食管区域的热。栀子味道凉香，味苦，有清热的作用，有香气能走表，所以药的势能表和里都有，可以清三焦的热。有一次我有点上火，就拿了几片栀子，用开水冲泡当茶水，味道并不难喝，微苦而已。豆豉是淡豆豉，药房里面有。有一次我用的是在超市里买的豆豉——风味豆豉，用水洗了洗，把里边的盐洗掉，放在药里面来煮。豆豉有豆子的香味，豆子发酵以后变成豆豉，因为栀子豉汤证是津液虚有热，热在心胸区域，用栀子来清热，用豆豉来补津液。

栀子豉汤证表现为心中懊恼，老是觉得后悔、纠结，总是放不下；虚烦不得眠，津液虚有热，晚上失眠。还有胸窒身热，胸窒，胸中感觉闷，胸口里边觉得不舒服，身体微微发热，心中结痛。胸窒，心中结痛是指从心下到咽喉中间的区域，这个区域有热，用栀子清热。

栀子豉汤证以热为主，津液虚为辅，所以栀子十四个，掰开，豆豉四合（八十毫升）。这个时候因为有热，不能用滋阴的药，像麦冬、生地黄，用了可能会火上浇油。如果偏热，可以用阴润的知母、粳米、甘草、山药等药物。食道的病变，属于里，但是偏上一些，连接着胃。半表半里证的胸胁苦满，在人体大循环运行的时候，能量也会经过胸中这个区域。

第 31 讲　发烧是身体亢奋起来，在努力恢复正常运行秩序

79. 伤寒，下后，心烦，腹满，卧起不安者，栀子厚朴汤主之。

栀子（十四个，擘）厚朴（四两，炙，去皮）枳实（四枚，水浸，炙令黄）

上三味，以水三升半，煮取一升半，去滓。分二服，温进一服，得吐者，止后服。

病人受寒，用了泻下的方法，心烦，肚子胀满，起来或坐下都觉得不舒服，觉得身体里有热，津液虚有热，同时腹部有气滞。

阴阳：阳
表里：里
虚实：实
寒热：热
抓大局：里热有气滞。

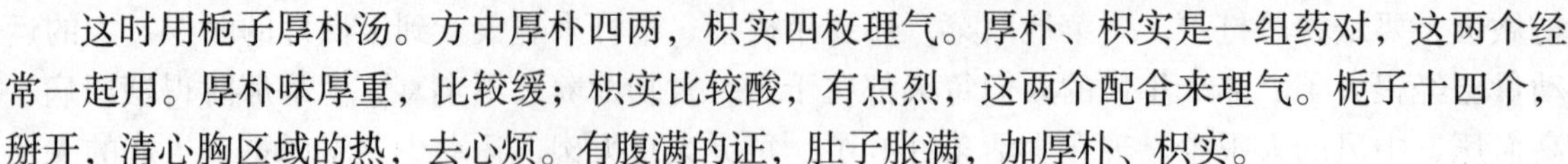

这时用栀子厚朴汤。方中厚朴四两，枳实四枚理气。厚朴、枳实是一组药对，这两个经常一起用。厚朴味厚重，比较缓；枳实比较酸，有点烈，这两个配合来理气。栀子十四个，掰开，清心胸区域的热，去心烦。有腹满的证，肚子胀满，加厚朴、枳实。

80. 伤寒，医以丸药大下之，身热不去，微烦者，栀子干姜汤主之。

栀子（十四个，擘）干姜（二两）

上二味，以水三升半，煮取一升半，去滓。分二服，温进一服，得吐者，止后服。

病人受寒，医生误用巴豆一类的药泻下，想清热。以前听评书小说时，经常听到给马下巴豆，巴豆性热，泻下的作用非常厉害，能使马腹泻不止，体力不支。同样，人使用巴豆泻下后，津液大量损耗。医生用丸药泻下后，病人身体仍然发热，有点虚烦，或者胸中有热。

经过剧烈泻下后，肠胃的津液少了，肠胃运化会受影响。肠胃蠕动运化食物，也需要营养的供给，津液不足，脾胃出现虚寒之象，运化食物能力下降。肠胃虚寒，用干姜温里，恢复肠胃的运化能力。而此时身体还发热，有点儿烦，胸中有热，肠胃里有点寒，上热下寒，寒热夹杂。里寒就用干姜温里，心胸这个区域热，虚烦，用栀子来清热。

阴阳：阳

表里：里

虚实：虚

寒热：寒热夹杂

抓大局：里寒热夹杂，太阴阳明合病。

泻下后，病人身体仍然发热，是什么原因？因为泻下损耗了津液，身体亢奋起来，想调集津液，出现了发热不退的症状。这时只要身体的津液恢复了，发热就消除了，这里用干姜温里恢复肠胃的运化。如果有表证，发汗后退热了，过后又发热了，这个发热是津液虚，用小柴胡汤，里面的脾四味可以建中补津液。如果是阴证的病人出现发热，腹泻，手脚冰凉，用四逆汤补能量即可。

干姜和生姜的区别，生姜辛辣刺激肠胃蠕动，可助发汗解表。干姜是老姜晒干，势能是守的，性温，进入身体里面像小火炉一样，能使身体暖和起来。

胸部有寒，一直吐口水，口水非常多，用干姜温里。干姜温里，恢复肠胃的运化能力，人体的津液足了，免疫力就强。所以免疫力在中医来讲指人体的津液，津液足，免疫力就强，反之免疫力就弱。干姜势能偏向于里，而生姜还有解表的作用。

炮附子是附子高温炮制过后得到的，其走窜之力缓和，守而不走。生附子通行全身，打通身体的经络，让能量通行，通了以后津液要跟上来，否则会感到嘴唇发麻，额头发麻，手臂发麻。附子理中丸应该用炮附子，如果用成生附子，服后感觉额头、嘴唇、手臂发麻，过三四个小时麻的感觉才消失。生附子把身体打通以后，津液要跟上，否则会“烧干锅”。

81. 凡用栀子汤，患者旧微溏者，不可与服之。

在运用栀子汤时，栀子清热，如果病人大便溏稀，或者大便先干后稀，肠胃寒，就不能用栀子汤。临证时也有例外的情况。例如第 80 条中提到的栀子干姜汤证，身热，伴有肠胃寒的症状时，用干姜；心烦，微烦，用栀子清热，这便是"有是证用是药"的具体体现。临证有的病人大便溏不一定都是里寒，有时大便溏而气味臭，是有寒热夹杂的情况。

这个条文可能不是仲景的原文。根据《康平本伤寒论》所讲，现在宋版《伤寒论》条文中，部分内容是后世的衍文，是后人学习伤寒时写的，不全是张仲景写的原话。为了尊重经典，后世就全部印刷了出来，但是没有注明衍文，这就会给后人学习造成了困惑。比如《伤寒论》序里写的"撰用《素问》《九卷》"，这个在康平本中前面有"注"，这句不是原文，结果造成了后世注解伤寒依《内经》，曲解了伤寒的原意。

我们学习《伤寒论》条文，思考身体的证，每个证的身体势能如何。每个证理解以后，慢慢就会融会贯通。如果条文说的和人体不一致，或者只说了一部分证，还有一部分证没有写上，就可以把缺的证补上。因为《伤寒论》是文言文，言简意赅，有的文字省略了。读《伤寒论》，于无字处读书，在没有文字的地方，要能看到隐含的文字，有文字的地方懂得其内涵，这样理解就深入了。

第 32 讲　淤堵去除了，身体的能量大循环就畅通了

82. 太阳病，发汗，汗出不解，其人仍发热，心下悸，头眩，身瞤［chún］动，振振欲擗［bì］地者，真武汤主之。

茯苓、芍药（各三两）生姜（三两，切）白术（二两）附子（一枚，炮，去皮，破八片）

上五味，以水八升，煮取三升，去滓。温服七合，日三服。

得了太阳病，如果是太阳中风，喝完桂枝汤，再喝一碗粥，盖上被子，过一会儿身体微微发汗，病就解了。如果是太阳伤寒，身体没有汗，发热，脉浮紧，用麻黄汤发汗，病也可以解。但是太阳病发汗后病没有好，为什么呢？可能身体有淤堵。如果有水饮、瘀血、肠痈、痞结、肠实等淤堵，发汗解表病不一定能解，有淤堵的时候一定要先去淤堵。淤堵是虚实的实，物理空间的阻塞。

病人发汗后，病没有好，身体发热，心下悸。心下悸有两种情况，一种是津液虚，桂枝甘草汤证的"叉手自冒心，心下悸"；另一种是有水饮。当体内有水饮时，不仅会出现心下悸，还常伴有头眩。此外，病人还出现，身瞤动，也就是身体的肌肉不自觉跳动甚至会有振振欲擗地的表现，感觉站立不稳，老是想摔倒。

阴阳：阴
表里：表和里
虚实：实
寒热：寒
抓大局：有水饮的少阴病。

心下悸，头眩，身瞤动，振振欲擗地，津液虚到了阴证，同时有水饮，身体发热，大局为有水饮的少阴病。怎么办？要去水饮，白术气化中焦，茯苓淡渗利水。白术有香厚的气，气化中焦水饮成津液，不能气化的水饮通过茯苓向下从小便排出。

芍药敛降津液，其有向下的势能，也可以帮助向下利水。有人问："有水饮为什么用芍药？"敛津液是芍药的一个用，要看芍药的势能是什么，它是向下敛降的势能，引能量下行，把水湿从小便排出去。真武汤证有水饮，用了白芍。有的老人小腿肿，中医遵循"病在上从上解，病在下从下解"，水饮在上可以发汗，在腰以下的水饮，可以从小便来排，用茯苓、白术加白芍。

如果同时有胃弱，加生姜三两健脾胃。如果肠胃弱，恶心，生姜剂量可加大。比如小柴胡汤证，恶心没有胃口，用生姜。如果是温病，热证，流黄涕，吐黄痰，舌红唇红，咽痛，多眠睡，小便多，就不能加生姜了，加生石膏清热，根据大方向的规避原则去生姜。阴证用炮附子，给人体补能量。附子经过炮制后，守而不走，温阳，用炮附子一枚。

如果是温病，能量盛，身体有水饮，脸肿了，上半身肿，同时不容易出汗，胃也弱，用越婢汤。越婢汤有麻黄、生石膏，加上姜草枣健胃。麻黄打开毛孔，生石膏相当于冷空气，有向下的势能，水饮向下通过小便排出。

发汗、腹泻对身体的能量消耗大，如果人的能量弱，就从小便来排水饮，津液消耗小，所以阴证的病人尽量通过小便排水饮。治疗急性风湿性关节炎，膝盖肿了或者腿肿疼，用桂枝芍药知母汤，有芍药、知母，知母阴润，也是向下的势能。要学药物的势能，不要只学它的用。

要想治好病，辨证抓大局，辨证能力要培养，需要功夫。中医的核心竞争力是辨证。希望越来越多的人学中医，从而守护家人的健康。

第 33 讲　身体健康的关键点：津液充足

83. 咽喉干燥者，不可发汗。

嗓子干燥，原因是津液不足，同样，口干、眼睛干涩、失眠、头皮发紧也是津液不足，脖子僵紧也是津液不足。津液虚如果继续发汗，会更加消耗津液，身体的津液就更虚了。"存津液"是伤寒的基本原则，任何时候都要注意身体的津液水平。

学中医开始是向书本学习；临证阶段通过治病学习，病人是最好的老师；有了一定的基础后，向天地万物学习。书是指向月亮的手指，要看到手指后面的月亮。比如从重庆向北京走，向北有路标，就可以了。但是路标不是北京本身，需要自己前进才能到达。

认识人体的时候，从身体的证直接的、如实的、老老实实的思考，不要主观臆想。要如实地认知人体，多证互参，单一证不可断，必须要两个及两个以上的证，才能锁定一个问题，这样才能正确认识人体。

84. 淋家，不可发汗，汗出必便血。

淋家，是小便有问题，淋漓不尽，小便发白，有脓，这种情况可能是尿道有炎证，津液虚有热。津液虚，就不能发汗了，发汗会消耗津液，热会变得更重。淋家用了汗法，津液更虚不能排邪了，身体就会动血排邪，小便带血了。

如果是阴证的病人，强行发汗，那身体会动血排邪，血会从身体出来，眼睛、鼻子、嘴、耳朵，孔窍出血，这是动血排邪。

85. 疮家，虽身疼痛，不可发汗，汗出则痓。

长疮的人，皮肤会出现化脓。疮，是皮肤不正常的状态，身体会调集津液来修复这部分组织，一直在调集津液向体表，就会消耗津液，导致津液不足。

比如一个人每个月都有固定工资收入，可以应付家里的开支。但如果这个人近来打麻将输钱多，家庭开支的钱就不够了。人体也是如此，津液被淤堵牵制消耗了，就会津液虚。疮家的津液被牵制了，淋家是津液虚有热，咽喉干燥是身体津液不足，这些情况由于身体津液虚，禁止发汗。疮家，身体疼痛，身体为什么疼痛？一种是有淤堵，不通则痛，津液到不了身体就疼痛，另一种情况是单纯的津液不足导致疼痛，津液虚了。这个时候再发汗，津液就更虚了，身体会僵紧。

痓病脉沉紧，发汗后津液少了，脉变成沉细了，变成痓病了。痓病在《金匮要略》里面有讲，津液虚到了一定程度，但还没到阴证，身体会僵紧。

从这几个条文看，"健脾胃，存津液"非常重要。第一，在任何时候都要保证肠胃的运化能力，到了吃饭时间会感觉饿，吃饭有胃口，肠胃可以运化食物。第二，存津液，保证身体的津液水平。肠胃运化能力好，就能消化食物，给身体供应津液。以前玩游戏，先建基地，造油车、采石油，才能有钱造武器装备。人体的油车、充电器是什么？就是肠胃，肠胃好才能生成津液，肠胃是津液的来源，所以说"健脾胃，存津液"，一定要保证人体津液的充足。

道家有一句话叫"精满不思淫，气满不思食，神满不思睡"。人的津液能量特别足的时候，消耗少，能量津液一直处于充足的状态，人不困，甚至不饿，也没有欲望，欲望生不起来。这种状态精气神非常充足，是一个绝对健康的人。但是一般人达不到这样的状态，通过一定的方法训练才可以把津液能量一直保持在充盈的状态。《西游记》里菩提祖师给孙悟空说："却来总是精气神，谨固牢藏休泄漏。"这句话的本质就是看身体的津液是否充足，不要消耗身体的津液能量。

《伤寒论》里讲失精家，比如到了青春期，染上了手淫习惯。经常手淫，精血消耗比较多。或者是结婚以后夫妻房事非常多，造成了身体的津液消耗，这叫失精家，能量不足了。现在的小孩子也有失精家，孩子每天大量时间看电视、玩手机，眼睛看、耳朵听，大脑关注，手在动，都在消耗人体的津液。有的年轻人晚上刷手机，一两点才睡觉。睡觉相当于手机进入休眠模式，而熬夜的人玩游戏，津液就消耗了，长期熬夜就成了失精家，精气神不足了，津液虚了。

养生就是让身体津液充足。津液充足，人体的免疫力就强，不容易得病，这叫治未病。一个人医术好，不是说仅能治好癌症等重病病人。扁鹊能治大病，但是他特别敬佩他的大哥，他的大哥在人生病的萌芽阶段，就帮人调理好身体，从而避免疾病发生了。扁鹊的二哥在人刚刚生病的初始阶段，用几剂药就治好了。扁鹊治的是重病、大病，所以名气很大，但是实际上医术最高的人是扁鹊的大哥。

学中医以后，要注意健脾胃、存津液，知道人为什么得病，是身体能量不足，还是排病渠道不通畅，身体是津液虚还是有气滞、瘀血、水饮、痈脓的淤堵，还是寒热不平衡，把致病因素避免了，淤堵去掉了，身体就会非常健康。学中医能让家人身体都非常健康，平时都不用吃药，这种能力比治病厉害的医生还要高明。这就是“治未病”，中医最重要的价值。

医生除了给病人辨证开方，还要给病人建议，做好医嘱，关于生活作息、运动、饮食方面。医生只开方不全面，要像对待家人一样关心病人，观察他的身体，了解他的生活习惯，看有哪些问题，帮他查漏补缺，这才是一位负责任的医生。

第 34 讲 “健脾胃，存津液”是养生治病非常重要的法则

86. 衄（nǜ）家不可发汗，汗出必额上陷，脉急紧，直视不能眴，不得眠。

衄家，衄指出血，流血。衄家指经常流鼻血的人。经常流鼻血的人津液不足，如果再发汗，津液就更虚了，额头上的肉会陷下去。津液虚，脉还变得急和紧，紧和弦比较类似，血管收缩，血液循环加快，向全身来输送津液。不仅脉急紧，而且看东西眼睛直了，因为眼部周围的组织得不到的津液供应，眼睛不能顺畅转动了。

不得眠，一般失眠病人头部的津液虚，大脑就兴奋起来反调津液，会造成失眠。津液虚有单纯的津液虚、因实致虚、阴虚阳亢等几种情况。阴虚阳亢，血液里的黏稠物质少了，但是人体的机能很亢奋，脉细数或脉顶手，这种情况也会失眠。

病人经常流鼻血，津液虚，发汗后额头的肉陷下去了。上周有一个病人，有 20 天没怎么吃饭了，瘦得皮包骨头，脸上的肉是深陷的，颧骨高，额头的肉也是陷下去的，这是多日未进食造成的。病人一直在住院，肺部有痰饮，不能进食，只能输一些营养液。这一事例也说明了“存津液”原则的重要性。

健脾胃，存津液是养生治病非常重要的法则。津液虚，就不能再消耗了。从第 83 条条文所提及内容来看，嗓子干燥、小便淋漓涩痛、身上长疮这几种情况均表明人体津液不足，不可以发汗。

发汗后，淋家可能小便带血，身上有疮的人可能会身体僵紧。在任何时候，都要注意身体的津液情况，保护身体的津液，不可以误治发汗、泻下和催吐。

87. 亡血家，不可发汗，发汗则寒栗而振。

亡血家，指经常出血的病人。有一个月经持续 20 天不止的病人，晚上失眠，容易醒，醒了以后也不容易入睡，注意力不能集中。辨证用了滋阴、去瘀血药，病人吃药后当天晚上睡眠改善了，三天后月经停了。

病人如果经常失血，津血不足，不可以发汗。发汗要看病人身体的津液情况，一定要津液不虚才可以。如果津液虚，就不能发大汗，否则津液就更少了，可能出现坏病。

津液少的人可能会感到怕冷。怕冷有两种情况：一种是受寒后发烧，身体调集津液到了体表，体表温度高，同外界的环境温差变大，就会感觉到怕冷。另一种情况，是阴证，身体津液虚，也会怕冷。

88. 汗家，重发汗，必恍惚心乱，小便已阴痛，与禹余粮丸。

汗家，指爱出汗的人，汗多的人。经常出汗的人津液虚，继续用发汗的方法，津液就会继续损耗。津液大虚，可能会影响人的情志，人会精神恍惚，内心烦乱。

就像刚才说的那个病人，20 天月经不止，注意力就不能集中了，津液虚，也是阴虚阳亢的表现。她的寸脉和尺脉都比较弱，是阴脉。既然寸脉都弱了，不是寸强尺弱，没有寸脉顶手，没有脉细数，为什么定为阴虚呢？因为多日月经不止，损耗了身体的阴，就阴虚了，比如小孩子多日发高烧，开始阶段是津液虚，后来就变成阴虚阳亢了。

真正到了阴证，严重时会出现四逆证，手冷到肘，脚冷到膝。这时怕冷，没有阳亢了，津液虚进入阴证，这个时候只能温里补能量。如果有阴虚阳亢，一定要滋阴，不滋阴就好不了。爱出汗的人，发汗后精神恍惚，内心烦乱，内心乱，不容易集中注意力，小便后阴部疼痛，这个时候用禹余粮丸。成年人如果房事多了，也会消耗身体的津液，小便时会阴部疼痛。

如何补津液呢？用脾四味的人参、生姜、大枣、炙甘草。如果进入阴证，加炮附子。阴部疼痛，可用阿胶滋阴。如果小便发热涩痛，可加滑石，滑石清下焦的热。用白芍敛降津液。病人恍惚心乱，精神不稳定，上有虚热，用龙骨、牡蛎重镇安神。如果是阴证，就不用龙骨了，多用一些牡蛎即可，因龙骨是阴性向下敛的能量，就好像人进了千年古寺，顿时感觉身心安静下来。现在真龙骨少，多用一些牡蛎即可。

第 35 讲　生病后身体的反应都是正确的，是身体的自我保护，不要和身体对着干

89. 病人有寒，复发汗，胃中冷，必吐蛔。

病人身体寒，肠胃虚寒，肠胃的运化能力弱，津液虚，一般到了阴证的程度。若再发汗，由于汗水是从津液来的，津液是从肠胃消化食物来的，发汗消耗的是肠胃的津液，发汗后肠胃里的津液少了，肠胃会更加虚寒，这种环境不适于蛔虫的生存。蛔虫会向暖的地方爬，有时就从口里出来了。

阴阳：阴
表里：里
虚实：虚
寒热：寒
抓大局：里虚寒。

用药思路：甘草干姜汤，四逆汤，理中汤之类温中的方剂。

近来很少看到小朋友体内有蛔虫，因为现在的粮食和蔬菜在种植过程中，农药用得多，减少了蛔虫卵的传播途径。我家里以前养了一条小狗，小狗拉粪的时候可以看到虫子。这是因为狗在户外会随意吃一些东西，可能把虫卵吃进到身体里。当身体出现寒热夹杂，并有吐蛔虫的症状时，可能是乌梅丸证，可以寒热药并用。

90. 本发汗，而复下之，此为逆也。若先发汗，治不为逆。本先下之，而反汗之，为逆。若先下之，治不为逆。

本发汗，本来是表证，应该发汗来解。但是医生误用了泻下的方法。因为是表证，病在表从表解，从里解的治疗和身体的诉求不一致，是误治，所以不会有效，而且可能会伤害身体，造成变证，比如心下痞、结胸、协热利、脏结等。若先发汗，治不为逆。病在表（这里默认是太阳伤寒）时用发汗的方法，药物的势能和身体的势能一致，治疗方向是对的，必定有效。

这里应该是太阳伤寒的表实证，可以用发汗的方法。如果是太阳中风，就不能用发汗的方法，应该用桂枝汤。喝完桂枝汤以后，再喝一碗热稀粥，盖上被子，在床上休息一两个小时，身体微微发汗。条文中说“发汗”，有的指发汗解表，有时指用了桂枝汤后身体微微汗出。发汗是身体自主的发汗，是因为有胃气了，身体的津液回来了，津液能量到了体表，体表恢复正常运行了。喝药后身体恢复正常出的汗，称为药汗，是身体自己选择发汗。太阳中风的

自汗出，是病汗。如果一个人经常出大汗，稍微一动就出大汗，盗汗严重，这表明身体出现了较为严重的问题，一定要找中医治疗。

病在表从表解，病在里从里解。本先下之，病在里应该从里解病，用泻下的方法。脉实有力，身体里有淤堵，应该用泻下的方法，而反汗之，即肠道里淤堵却用发汗的方法，治疗方向错了。若先下之，治不为逆，病在里用泻下的方法，才是正确的治疗。

有的医生用灌肠的方法治疗小孩的发烧，这要判断发烧是什么原因引起的。如果是表证，太阳伤寒、太阳中风或者半表半里证引起的，用灌肠的方法，就是洗肠，是不能治好的。如果小孩是温病，同时肠道淤堵，比如因进食过多，数天未排便，宿便积食导致的发烧，这种发烧用灌肠的方法，把肠道里淤堵的宿便积食排出来，烧就会退。

病在表，从表解；病在里，从里解。生病后身体所有的反应都是正确的，是身体的自我保护，不能和身体对着干。身体想做什么，顺势帮身体一下，病就好了。

91. 伤寒医下之，续得下利清谷不止，身疼痛者，急当救里。后身疼痛，清便自调者，急当救表，救里宜四逆汤，救表宜桂枝汤。

病人受寒，应该是表证。然而医生用了泻下的方法，由此可见，东汉时期医圣张仲景所处的年代，医生也容易误治。在《伤寒论》里面，很多的条文都是医生误治以后产生的变证，这说明在东汉时期掌握伤寒理法，真正认识人体运行规律的医生不多。唐朝的药王孙思邈曾提及"江南诸师密仲景方不传"，当时的医家得到《伤寒论》后，非常保密，没有进行广泛传播。孙思邈在编写《千金要方》时，还没有看到《伤寒论》。后来看到了《伤寒论》以后，重新修订了《千金要方》，加了《伤寒论》进去，改名为《千金翼方》，意思是《千金药方》在《伤寒论》的加持下像长了翅膀一样，如虎添翼。

病人得了伤寒，泻下损耗了身体的津液，导致津液虚，进入了阴证，肠胃虚寒不能收摄了，一直腹泻，吃进去的食物没有消化就排出来了，这叫下利清谷。下利，即腹泻，这个"清"是动词，在古代的时候，指上厕所大便。清谷表示大便里面有没有消化的食物，谷是谷物。病人身体疼痛，腹泻，大便里面有没有消化的食物，病位在里。身体疼痛是表，同时脉是微弱的，是阴证。

阴阳：阴
表里：表和里
虚实：虚
寒热：寒
抓大局：里虚寒。

身体疼痛是表，是里虚寒、津液不足导致的。这个证的大局是里虚寒，应该温里补能量，用四逆汤。干姜温里恢复肠胃的运化能力，肠胃暖和起来了，能运化食物生成津液了，大便就正常了。炙甘草补津液，有的时候煮药后拿一片放嘴里，尝起来还是甜的。生附子给身体补能量。

以前有位师兄生病了，大便中有未消化的食物，即使胡萝卜炖得非常烂，吃了以后依然没有消化就排出来了。他担心肝脏有问题，去医院里面做各种检查，还是没有办法解决。学了《伤寒论》就能知道，如果脉是阴脉，尺脉沉取虚弱细，这是阴证，用附子补能量。大便中有没有消化的食物，肠胃虚寒，肠胃运化能力差了，用干姜温里，用炙甘草的建中补津液。如果这位师兄当时喝四逆汤，可能病就好了。

学中医成为家庭医生，可以帮助家人。有一位朋友的外婆生病了，在ICU花费很多，但是没有什么疗效。医生已经放弃了，让病人出院回家，想吃什么就吃什么。这位朋友开了七剂药，外婆的病就好了。后来他的爷爷生病，也是自己开药治好了。中医大道至简，人人皆可为良医。有中医给我们做后盾，无需过度担心将来的健康问题了，关键就是现在开始学习《伤寒论》。

最好的方法是治未病，把生病的因素提前避免掉。如果家人得重病，医院里也没有办法，自己懂中医，就可以按照中医的方法处理，或者找中医看病。如果想行医，要先获得行医资格。否则不要给外人治病，因为没有行医资格，一旦出了问题，会有法律方面的纠纷。

如果吃了四逆汤，肠胃好了，不腹泻了，食物能够消化了，但是还有身体疼痛，病在表，这是津液到不了体表，大局是津液虚的表证。用桂枝把津液调集到体表，用生姜、大枣、炙甘草建中补津液，用芍药敛降津液，这就是桂枝汤。

阴阳：阳
表里：表
虚实：虚
寒热：不明显
抓大局：津液虚的表证。

有一位女生月经后期经量少，身体怕冷，尤其是后背怕冷。后背怕冷，病在表，月经量比较少，是津液虚。从大局来看，是津液虚的表证，用桂枝汤。病人吃完桂枝汤，就恢复正常了。如果用方证对应的观点，桂枝汤证是脉浮缓，汗出恶风。这个月经量少的病人，没有桂枝汤的证，但是经过分析，大局是津液虚，病位在表，用桂枝汤病就好了。方证对应是学习《伤寒论》必经阶段，接着还要明白人体运行的规律，明白人体势能。方证对应是基础，必须要掌握。掌握了以后，进一步思考人体的势能，人体是怎样运行的。明白人体想做什么，把握住人体的大局，顺势帮助身体破除困局，病就好了。

病人是阴证，下利清谷，身体疼痛，表里同病，这里是先里后表。表里同病先表后里，这里为什么是先里后表呢？因为阴证的病人能量弱，能量为先，先用附子补能量。如果到了四逆的程度，里虚寒，用四逆汤，生附子、干姜、炙甘草，才能把人救活。

什么样的医生是最高明的呢？如果提前帮人把致病因去除掉，让大家不得病或病在萌芽状态就被去除掉了，治未病，这是最高明的医生。掌握了人体运行规律，融会贯通，能够观察人体的势能，顺势而为帮助人体恢复健康。在临证上，治愈率能达到百分之八九十的医生是上医。

第 36 讲　理解《伤寒论》，提升辨证水平

92. 病发热头痛，脉反沉，若不差，身体疼痛，当救其里，四逆汤方。

甘草（二两，炙）干姜（一两半）附子（一枚，生用，去皮，破八片）

上三味，以水三升，煮取一升二合，去滓，分温再服。强人可大附子一枚，干姜三两。

生病后发热、头痛，发热是表，头痛也是表，脉沉病在里。病在表，有表证，身体应该调集津液到体表，脉应浮才对，但是脉反倒沉了，这说明身体没有从表解病；没有胃弱上热，身体也没有从半表半里排病，那就是从里排病了。如果病没有好，身体疼痛，脉沉，病在里，身体疼痛，这个证和第 91 条类似了，都是没有足够的津液供给体表，导致体表疼痛，这是太阴病，用四逆汤救里。

阴阳：阴
表里：表和里
虚实：虚
寒热：寒
抓大局：里虚寒。

三阴病治疗遵循"能量为先"的原则，先用附子。现在国家药典方面规定附子剂量标准是 3 ~ 15 克，而且买不到生附子。这一规定是出于安全考虑，避免药量大了有危险。然而，用药应该根据经典，如《伤寒论》，看医圣张仲景怎样说的，将来要根据经典重新修订药典的规定。治病应该以疗效为原则，有人说附子用多了有危险，如果辨证准确，煎煮方法合理，用药是安全的。

当然也存在一些不合理的现象，比如"细辛不过钱"的说法，导致细辛使用受到限制；在市面上买不到生附子，北京的药店也不容易买到麻黄，这样就导致了一个现象，病人得了病，却没有合适的药物来治病，病人只能枉受病苦，甚至不治去世，这些都有待改善。希望将来中医管理政策能进行改革，这样全国人民都会受益。

93. 太阳病先下而不愈，因复发其汗，以此表里俱虚。其人因致冒，冒家汗出自愈，所以然者，汗出表和故也。里未和，然后复下之。

太阳病，能量为阳，病在表，如果是伤寒用麻黄汤，如果是中风用桂枝汤。但是医生却用了泻下的方法，病不但没有好，泻下后津液更虚了，接着又发汗，使体表再度损耗了津液。肠道里的津液和体表的汗是一体的，经过泻下和发汗，身体从里和表都损耗了津液，身体表

和里的津液都虚了。津液不足以满足头部的需求，人就会头晕，致冒，这个头晕就是津液虚造成的。

头晕有几种情况，一种是单纯的津液虚。经过腹泻、发汗，津液少了，造成的头晕。还有一种情况是因实致虚，身体有水饮、瘀血、肠实、痞结、气滞等淤堵，淤堵牵制津液造成头晕。冒家，是长期头晕的人。

冒家汗出自愈，头晕的病人汗出了病就好了。身体是怎样自愈的？出汗了，身体痊愈了，为什么出汗了呢？津液恢复了。肠胃的运化能力恢复正常以后，津液充足，身体运行恢复正常了，津液到达了体表，到达了头部，身体微微的发汗，病就好了。

津液不足要补津液，有淤堵就去淤堵。恢复肠胃的运化能力，用生姜、大枣、炙甘草建中补津液。淤堵也去了，津液有了，身体自己会发汗。身体发汗了，说明津液到了头部，到了体表，相当于浇地一样，地里的水浇满了，到了体表，汗出了，病就好了。如果身体出汗后身体恢复正常了，说明津液回来了，到了体表。

如果里未和，发汗后表已经解了，在人体肠道里面有排病反应，比如里有实热，变成阳明病了。就像前面练习的医案，曹颖甫给妻子治病，得了太阳伤寒，怕冷，喝了麻黄汤。麻黄汤服了几剂后才发汗出来，但是变成了阳明病。接着又清热，调理了一个月才好。病在表从表解，病在里从里解，这是讲的病位原则。

病在表从表解，病在里从里解，顺应身体的势能，身体想做什么，顺势帮助身体一下，病就好了。还有，看身体的能量，如果能量为阴，要补能量；如果能量是阳，阳脉的病人津液不足，用生姜、大枣、炙甘草、人参建中补津液。

进入阴证的要补能量。“授人以鱼，不如授人以渔”，人饿了，给他一条鱼吃，只能饱一顿，教给他打鱼的方法，可以一辈子有饭吃。如果这个人只是有一点津液不足，补点津液就可以了。如果没有谋生的技能，要教谋生的技能，生病的这种情况如何处理？用干姜恢复肠胃的运化能力，附子补能量。病人相当于一个人没有谋生技能，活不下去，要帮他学谋生的技术，用干姜、附子。如果这个人只是走在路上非常渴，没有水，给他一瓶水，喝了就不渴了。阳证的病人津液虚是暂时的，补充点津液就恢复正常了。阴证的病人必须要恢复人体机能，恢复肠胃的运化能力。

通过条文中的证，明白身体意欲何为，帮身体一下，这就是中医的核心道理。看身体的能量是否充足，哪个排病渠道有问题，用这样的角度观察思考人体，就会觉得人体非常有意思。每一个条文，都说明了人体运行的原理和规律。医圣张仲景在《伤寒论》中一直反复强调的，就是最重要的，把这些消化理解了，辨证水平就提高了。

第 37 讲 《伤寒论》不立病名，不立名相，不要让病名束缚我们的思想

94. 太阳病未解，脉阴阳俱停（一作微），必先振栗汗出而解。但阳脉微者，先汗出而解；但阴脉微者（一作尺脉实），下之而解。若欲下之，宜调胃承气汤。

病人得了太阳病，还没有痊愈。这个脉阴阳指寸脉尺脉，这里阳指寸脉，阴指尺脉；有的时候浮取是阳，沉取为阴。如果病人的寸脉尺脉都是缓和的，这个停，是说脉缓和了或者脉不紧了。但阳脉微者，这个微是缓和的意思，不是弱细无力的阴脉，这个人很可能会战栗出汗，病就解了。人体在生病的时候，脉是紧的，亢的，身体要亢奋起来排病邪，身体的正气和病邪在抗争，想努力恢复身体的正常运行秩序。这时的脉不是平脉，是病脉。

如果脉柔和了，说明身体在向好的方向转。病要好了，脉阴阳俱微，这个人会战栗，战栗反调津液，汗出来了，病就解了。这也是人体运行的现象。在解病的时候，从人体运行的现象看，但阳脉微者汗出而解。这个“阳”脉指的是寸脉，寸主上主表。这里讲的阴阳是脉的位置，不是身体的能量情况。寸脉微了，这里微是缓和的意思，寸脉本来是浮紧的，现在变得柔和了，身体发汗了，病就解了。

所以身体是怎样解病的呢？表证是汗出解病，有时半表半里证解后也会有汗出。表证怕冷无汗，身体在向体表调集津液，就用麻黄桂枝发汗解表。如果是中风证，用桂枝芍药加上建中补津液的药，身体微微发汗病就好了。从这个条文可以明白，身体是这样解病的，身体怎么做，我就怎么做，才能做到顺势而为。

但阴脉微者，应该是阴脉实者，如果病人的尺脉实，有力，说明病在里，下之而解。如果病在里，肠道里有淤堵，几天没有大便了，身体发热，甚至谵语，肚子按痛，用疏通淤堵的药。大黄疏通肠道的淤堵，芒硝软坚散结，把干硬的大便软化了，厚朴枳实理气，排出淤堵，证就解了。服药后腹泻，干硬大便全排出来了，后边的药就不再吃了，中病即止。继续服药是大错特错，会空耗津液。

如果病人的脉是比较弱的，缓的，津液虚，同时肠道有实热，用调胃承气汤，一方面补津液；另一方面疏通肠道的淤堵，去肠胃里的热。

95. 太阳病，发热汗出者，此为荣弱卫强，故使汗出。欲救邪风者，宜桂枝汤。

太阳病，能量为阳，病在表。发热，自汗出，身体疼痛都是病位在表。尺脉沉取有力，能量为阳。

阴阳：阳
表里：表
虚实：虚
寒热：寒
抓大局：津液虚的表证。

人发热，出汗，津液虚，用桂枝汤。如果是温病，也会发热出汗，但是怕热，身体里有热，有脸红、舌红、脉数有力等证，这时不能用桂枝汤。温病是热证，再用桂枝汤，生姜、桂枝性温，吃了会火上浇油。

从这个条文可以看出，《伤寒论》有的条文精简，有的证没有写上去。有些条文为什么不容易理解呢？因为证不完整。把没有写的证补上，就容易理解了。这里出现一个"荣弱卫强"，荣和卫在《伤寒论》里面出现的次数很少，可能是后人在校对《伤寒论》时，加到里面的。虽然有些条文有问题，但并不妨碍我们通过其他条文来理解伤寒理法，这也是多证互参的道理。

学习时要不立名相。什么是荣卫呢？这些是名词概念，我们学伤寒，要尽量去掉这些名相，尽量少加概念，不要用很多的标签把自己的思想束缚住。不立名相，不立病名，"为学日益，为道日损"，不要让病名束缚我们的思想。

第 38 讲　通过人体能量大循环解释柴胡四证背后的人体运行机理

96. 伤寒五六日，中风，往来寒热，胸胁苦满，嘿嘿不欲饮食，心烦，喜呕，或胸中烦而不呕，或渴，或腹中痛，或胁下痞硬，或心下悸、小便不利，或不渴、身有微热，或咳者，小柴胡汤主之。

柴胡（半斤）黄芩（三两）人参（三两）半夏（半升，洗）甘草（三两，炙）生姜（三两，切）大枣（十二枚，擘）

右七味，以水一斗二升，煮取六升，去滓，再煎取三升。温服一升，日三服。

若胸中烦而不呕者，去半夏、人参，加栝楼实一枚；若渴，去半夏，加人参，合前成四两半，栝楼根四两；若腹中痛者，去黄芩，加芍药三两；若胁下痞鞕［yìng］，去大枣，加牡蛎四两；若心下悸，小便不利者，去黄芩，加茯苓四两；若不渴，外有微热者，去人参，加桂枝三两，温覆微汗愈；若咳者，去人参、大枣、生姜，加五味子半升、干姜二两。

人体能量大循环：人吃饭以后，饮食到了肠胃，消化后变成了津液，被人体吸收了。津液像喷泉一样向上向外经过胸部到达人的头部和体表，到达体表以后，再向下落，经过两胁两肋，到达人体的小腹区域。这个过程中产生的废水通过小便排出体外，食物残渣通过大便排出体外，体表还会通过排汗排出部分水分，而剩余的津液能量储存起来，就是肾气。这个储存的能量在吃饭的时候向上走，为肠胃消化食物提供动力。整个过程就像喷泉一样，周而复始，维持着人体的正常运转。

病人得了伤寒五六天，中风，太阳中风是津液虚的表证，指人感冒了，津液虚。这时病开始向里发展了，从表进入半表半里。病了以后，身体的反应称为“证”。这个证要么在表，要么在里，要么在半表半里。半表半里证，是身体想在表和里之间找一个出路。半表半里证有柴胡四证，具体如下：

第一，往来寒热，即忽冷忽热，一会儿感觉热，一会儿感觉冷。或者病人怕冷，穿上衣服就感觉热，把衣服脱下来，又觉得冷。身体怕冷是表证，怕热也是表证，两个表证放在一起，忽冷忽热，是半表半里证。往来寒热是因为人体的能量不足，一会儿冷，一会儿热，人体的能量总在一个临界状态，身体的津液足了，就感觉发热，能量稍微差一点，人体就怕冷，这说明人体的津液能量不稳定。忽冷忽热是胃弱的一种表现。如果肠胃运化能力强，能充分消化吸收食物营养，津液足了，往来寒热的证就消除了。

第二个，胸胁苦满，即胸口感觉到很闷。胁是指腋下一直到整个肋骨这个区域。用手按感觉胀痛，严重的病人不按也感觉痛。在人体能量大循环过程中，能量向上走，力量不够，壅滞到了胸部，出现胸闷。从体表再向下回落的时候，经过两肋，能量不够，滞涩在两肋区域，水和热结，感觉肋骨胀痛，或者按痛。在问诊的时候，让病人自己按两肋，从腋下一直向下按，用四个指头平按，如果肋骨按着感觉痛，大概率是半表半里证。

第三个，嘿嘿不欲饮食。嘿嘿，就是心里郁闷，高兴不起来，感觉天都是灰色的。嘿嘿指的是情志性反应。不欲饮食是不饿，不想吃饭，也没有胃口。嘿嘿是情绪，是精神状态，病位在表，不欲饮食指的是里，这两个合到一起是半表半里证。病人情绪不好，总是感觉心情不开朗，同时胃口不好，感觉不到饿。胃弱，到了吃饭时间不感觉饿，当完成任务一样来吃饭。如果平时运动少，身体消耗少，肠胃蠕动慢，也会感觉不饿。不欲饮食，恶心，都是胃的问题。

第四个，心烦喜呕。心烦，有上热，头部有热，人感觉烦。心烦是一种情志反应，心里觉得烦，看周围的一切都不顺眼，这是上热的一种表现。喜呕，胃里恶心，想吐。喜呕、恶心、想吐指肠胃，为里；心烦是指头部，为表。一个表一个里，这两个合起来是表里之间，为半表半里证。

身体大循环向上向外到了头部，向下的时候有阻滞，两肋按痛。如果能量在头部停滞，头部有上热、上逆的反应，心烦，口苦，口干，眼睛干涩、胀痛、流泪。有时手机看多了，也会眼睛干涩痒。要多证合参，眼睛干不一定是半表半里证。

心烦是有上热，喜呕是胃弱，老是恶心，恶心是身体的自我保护。因为胃弱了，消化食物的动力差了，身体不想受纳食物，于是恶心，想把胃里的食物吐出来，这样胃才可以休息。生病是人体的自我保护反应，正因为有了生病的身体模式，人才能活下去，否则人就不能存活。

生病是身体与病邪相抗争的一种模式，是在提醒我们，身体运行出现问题了，生活作息、习惯、观念可能有问题。生病是身体的自我保护反应，这些反应相当于是路上的红绿灯，遇到红灯让我们停下来休息调整，以免发生交通事故。

除了上述柴胡四证，少阳病还有提纲症状，即口苦、咽干、目眩。口里感觉苦，因为有上热了，苦能清热，身体自己就分泌苦的东西来清热。所以在开方的时候，柴胡剂里有柴胡、黄芩、半夏，黄芩是苦的，帮助人体清上热。这样用药就是顺势而为。

第 39 讲　从小柴胡汤的用药体会药物势能

少阳病的本质是胃弱。胃弱，身体的能量不够，能量大循环向上走的时候上不去，就感觉到胸闷；向下走的时候下不去，就感觉肋痛；人体因为肠胃弱了，不能够充分消化吸收食物给人体提供足够的津液，所以能量不平衡，一会儿冷，一会儿热。

要时刻注意保护自己的肠胃。《伤寒论》的核心原则就是“健脾胃，存津液”。肠胃相当于身体的充电器，充电器性能不佳，身体能量自然不足。胃弱不想吃饭，能量不够了，也高兴不起来。能量在上面，就感到心烦。恶心，本质是胃弱。所以柴胡四证，加上少阳病提纲，“少阳之为病，口苦、咽干、目眩，”还有头晕（因为津液不足，共同构成了少阳病的征候）。

在学习条文的时候，要结合人体的能量大循环，肠胃、津液的情况来思考。

阴阳：阳
表里：半
虚实：虚
寒热：上热。
抓大局：胃弱上热。

半表半里证的本质是胃弱，胃弱导致津液不足，所以有这些证出现。要帮助肠胃恢复运化能力，用脾四味。在桂枝汤里用生姜、大枣、炙甘草健脾胃，这里又增加了一味人参。生姜、大枣、炙甘草和人参，称为脾四味，可以健脾胃，帮助肠胃恢复运化能力。

这里的人参在东汉时期是指上党地区的人参，即如今所说的党参，而现在的人参是指东北的人参。东北的人参功效更好。平时病人有柴胡证，用党参就可以。如果病人津液虚得严重，可以用人参。人参，建中补津液，促进人体津液的运行。人参调集津液到肠胃，健脾胃。病危的时候病人津液虚，用人参补津液，能让病人病情缓一两天，为医生争取时间辨证开方，把病人抢救回来。

用人参、生姜、大枣、炙甘草健脾胃，胃气就回来了。不管是柴胡证还是太阳中风证，如果病人感觉饿了，想吃饭了，胃口好了，病就要好了。

小柴胡汤中还有柴胡、黄芩、半夏。肋骨按痛、眼睛胀痛大多是半表半里证，用柴胡。柴胡疏通半表半里，势能的方向比较独特，很难找到替代药物。桂枝的势能是向外向上调能量。防风一味药就相当于桂枝汤，也有类似桂枝汤的势能。荆芥，以及辛凉解表的薄荷，都有向外的势能。但柴胡不容易找到代替药。

黄芩清半表半里的热，如果病人口苦厉害，黄芩剂量要加大。半夏降逆，用于恶心的情况。胃弱的时候，胃里容易有停饮。半夏煮后汁液滑滑的，像煮面条的汤，同气相求，可以去稀薄的水饮。半夏也破水结。有人说半夏治失眠，如果是水饮导致的失眠，半夏利水后失眠就会好了。学药要学药的势能，不要局限于它的用，因为用有很多。

药物一般来说具有辛开苦破的特性，辛味向表发散，苦味破结，破开结节，辛开苦破。

酸是收敛的，咸是下行的，甜是建中补津液。大枣、炙甘草、黄芪，味是甘的。只要味甘，发甜的药都能补人体的津液，补人体的能量。像黄芪，大家都说它补气，但它味甘性平，能够把能量调集到体表。如果体表能量不足，伤口长时间不愈，可以用黄芪促进伤口愈合。如果肺部有实的淤堵，人体想通过表向外排病，就不能用黄芪，实以虚治，方向就错了。

小柴胡汤的柴胡半斤是 120 克，黄芩三两 45 克。其他这些药都加起来，总的剂量非常大。所以用了一斗二升的水（2400 毫升）来煎煮，煮了以后变成了 1200 毫升，直接服用量过多，所以要把药液再煮一次，浓缩到 600 毫升，一顿喝 200 毫升就可以。为什么用这么多水？因为药物剂量很大。如果不是急性病，柴胡没有必要用这么大的剂量。如果病重有需要，才用大剂量的柴胡。有人肠胃弱，用了大剂量黄芩可能会腹泻。

有一个中医师义诊时，遇到一个女病人，有 21 年的精神病。这个病人当时 36 岁，白天的时候正常，晚上就自言自语，就像鬼神附身一样。辨证是热入血室，半表半里证，用原剂量的小柴胡汤，就是一两取 15.625 克，柴胡 125 克，吃了两剂，人就恢复正常了。为了巩固疗效，又吃了两剂，病就彻底好了。由此可见，在病重时加大药物剂量，可能会产生更好的治疗效果。

从这个医案可以看到，医圣张仲景著作的《伤寒论》价值非常大。《伤寒论》里的每个方子都可以称为秘方，疗效显著。我们学习《伤寒论》，应掌握量体裁衣的方法，摒弃经验方思维。经验方思维是中医没落的元凶，不要说这个方子是治什么的，不要学它的用，我们要学它的势能，明白方证的原理，掌握药物的势能，知道它在人体里有怎样的影响。

柴胡剂的应用非常广泛，因为除了表和里的证，包括很多慢性病，都属于半表半里证，都可以用柴胡剂。得病时间长了，身体没有能量从表和里排病，慢性病一般都进入到半表半里证的范畴。中医里有一个柴胡派，用柴胡剂加减几乎可以治所有的病，疗效好，人体半表半里的区域太大了。病人得病时间非常久了，病容易进入半表半里，可以在开的方子上加一味柴胡。

第 40 讲　三阳合病，表证、里证、半表半里证都有的复杂情况如何处理

97. 血弱气尽，腠里开，邪气因入，与正气相搏，结于胁下。正邪分争，往来寒热，休作有时，嘿嘿不欲饮食，脏腑相连，其痛必下，邪高痛下，故使呕也。小柴胡汤主之。服柴胡汤已，渴者，属阳明，以法治之。

“血弱气尽，腠里开，邪气因入，与正气相搏，结于胁下。”胁下肋骨边缘区域，一般肋骨胀痛、按痛，属于半表半里证。正邪分争，人体的正气（津液）和病邪相抗争，其实就是人体运行发生异常了，身体努力想调整过来。往来寒热（一会儿冷一会儿热），是人体能量不稳定。

休作有时，每天到了这个时间病就发作。每天定时发作的病，有两种情况，一种属于往来寒热的范畴。广义的往来寒热并定时发作，可以把它当作半表半里证。还有一种情况，像

桂枝汤证，汗出恶风，身体发热，每天到了一定的时候，身体会发热出汗，但不是半表半里证，是桂枝汤证。发现病人的病定时发作，要看属于哪一种情况，结合其他的证，因为单一证不可断。

肋骨胀痛一定是半表半里证吗？不一定。里证的严重程度扩展到肋骨区域，也会肋骨胀痛；水饮重也会肋骨疼；咳嗽严重也会肋骨疼；气滞也会肋骨疼。所以说单一证不可断。情绪不稳定，不想吃饭，恶心想吐，还是小柴胡汤证。喝了柴胡剂，感觉口渴，这是里热了，能量为阳，病位在里，是阳明病，随证治之。

98. 得病六七日，脉迟浮弱，恶风寒，手足温。医二三下之，不能食，而胁下满痛，面目及身黄，颈项强，小便难者，与柴胡汤，后必下重。本渴饮水而呕者，柴胡汤不中与也，食谷者哕［yuě］。

病人得了六七天的病，脉迟，心率男的是 70 ～ 80 次 / 分钟是正常范围，女性 75 ～ 85 次 / 分钟是正常的范围。如果这个男的心率是 65 次 / 分钟，心率有些低了，60 次 / 分钟就更低了。如果心率 65 次 / 分钟，该男性是体力劳动者或者以前是运动员，是正常的。如果是普通上班族，运动少，脉跳得慢，是身体有寒。

脉浮弱，浮是身体调集津液能量到了体表，有表证。脉弱是津液不足，津液虚。脉浮弱是中风证的脉。恶风寒就是怕冷怕风。这个怕冷怕风，是表证，怕风是津液不足。手足温，手脚热乎，太阴病手足也温。这个证可以用桂枝二麻黄一汤，病在表从表解，桂枝汤补津液，麻黄汤解表。

阴阳：阳
表里：表
虚实：虚实夹杂
寒热：寒
抓大局：表虚多，表实少，虚实夹杂的表证。

医生却用了泻下的方法，导致胃弱了，胃口不好。胁下满痛，是肋骨边缘胀满疼痛，这是半表半里证。面目及身黄，脸、眼睛、身体都黄了，身体有湿热。颈项强，脖子两侧称为颈，脖子后面称为项，脖子感到僵紧。小便难，这里是湿热的原因。条文第 187 条：伤寒脉浮而缓，手足自温者，是为系在太阴。太阴者，身当发黄，若小便自利者，不能发黄。手足温脉浮缓，是太阴病，肠胃弱了。手足温，身体津液不足，不能让全身发热，津液虚只是手脚温。小建中汤证就有手足心发热的证。手足温，是津液虚，不是阳明病手足漐漐汗出。太阴病脉缓，津液虚，小便不利，有湿热或寒湿，容易身体发黄。如果小便利，水湿去了，就不会形成湿热或寒湿，身体就不发黄了。

病人的胁下满痛，身体发黄，小便难，有半表半里证和湿热。

阴阳：阳
表里：表、半、里
虚实：实
寒热：热
抓大局：有湿热的三阳合病。

这个证有湿热，用小柴胡汤去生姜人参合茵陈五苓散。如果湿热证是大局，用茵陈蒿汤合五苓散即可。与柴胡汤后必下重，如果没有用茵陈五苓散，而是只用了小柴胡汤，小柴胡汤里面有生姜增加热，人参、大枣、炙甘草增加湿，合起来会增加身体的湿热，有可能病人会出现下重的症状，就是想排大便，但是又排不出来，肛门坠胀。这是肠道里面有湿热，身体想向下排，就感觉下重。小柴胡汤虽能补津液，却不能去湿热。

本渴饮水而呕者，柴胡汤不中与也，食谷者哕。喝水就吐，吃东西也吐，加上小便难，这是胃里有停饮，水饮证，同时还有黄疸，用茵陈五苓散。我家孩子一两岁的时候，生过一次病，就是喝水就吐，吃东西也吐，过了一天没有吃药，身体自己调整恢复过来了。

阴阳：阳
表里：里
虚实：实
寒热：热
抓大局：有湿热的水饮证。

茵陈去湿热，白术气化中焦的水湿，茯苓、泽泻、猪苓淡渗利水，泽泻、猪苓性寒清热，桂枝打通大循环。

99. 伤寒四五日，身热，恶风，颈项强，胁下满，手足温而渴者，小柴胡汤主之。

伤寒四五日，指受寒了，是阳证，脉阳。身热，身体发热，病位在表；恶风、颈项强均在表；胁下满，指胁下胀满疼痛，这是半表半里；手足温而渴，指里有热。病位在表、里、半表半里。三阳合病，治从少阳，用小柴胡汤。

阴阳：阳
表里：表、里、半表半里
虚实：虚
寒热：夹杂。
抓大局：三阳合病。

第 99 条可以当作一个医案：病人感冒四五天了，身体发热发烧怕风吹，脖子僵紧，肋骨边缘胀痛，手脚温，口渴。三阳合病，治从少阳，开小柴胡汤。

做医案练习：第一辨阴阳。脉是弦或者浮缓，尺脉沉取有力，津液充足，是阳脉。第二辨寒热，寒热夹杂，怕风有点寒，手足温有点热，外寒里热，表里不交通。第三是辨病位。身热、恶风、颈项强都属于表，肋骨按痛胀满，属于半表半里，手足温口渴是里。第四是辨虚实。恶风是虚，口渴津液虚。八纲辨出来了，大局是什么？有表证，有里证，还有半表半里证，三阳合病，这就是大局。三阳合病，治从少阳，开小柴胡汤。

第 41 讲　人体是很简单的，如果想得很复杂，就不会治病了

100. 伤寒，阳脉涩，阴脉弦，法当腹中急痛，先与小建中汤，不差者，小柴胡汤主之。

小建中汤方

桂枝（三两，去皮）甘草（二两，炙）大枣（十二枚，擘）芍药（六两）生姜（三两，切）胶饴（一升）

上六味，以水七升，煮取三升，去滓，内饴，更上微火消解。温服一升，日三服。呕家不可用建中汤，以甜故也。

伤寒，病人得了太阳病，病在表。阳脉涩，阴脉弦，阳脉阴脉在《伤寒论》里面，有时阳指浮取，阴指沉取；另一种解释，阳脉指寸脉，阴脉指尺脉。这里寸脉涩，涩脉像刀刮竹子滞涩的感觉，血是不充盈的。女性月经期或孕期，脉是滑的，津液充足。有几次给孕妇诊脉，是滑脉。还有给女性诊脉，是滑脉，后来问对方，回答是在月经期。涩脉和滑脉是相对的，一个是津液不足，一个是津液充足。滑脉像珠子在滚动一样，很流利；涩脉是津液不足了，有时癌症病人表现为涩脉。

寸脉涩，津液不足了。阴脉弦，尺脉是弦的，弦脉主寒或水饮，主淤堵。弦脉是血管绷紧了，为什么要绷紧？绷紧以后，血管变细了，血压升高，能给全身输送气血，这种情况可能是有寒或有淤堵。像小区保洁用水管冲洗地面，把水管头捏住，能让水喷得远一些。脉变弦，像弓弦一样，绷得很紧。弦脉摸上去是血管整个上下一起跳动。

尺脉主里，主人体的下焦；寸脉主上主表，主人体头部和体表。阴脉弦，就是尺脉弦，小腹有寒或者津液不足，有淤堵。肚子痛，里虚寒，用小建中汤，小建中汤是在桂枝汤的基础上芍药加倍，桂枝三两，芍药六两，芍药敛降津液。

肚子痛，腿抽筋，腿痛，有的老人腿抽筋，津液不足，可以用芍药甘草汤。芍药敛降津液下行，炙甘草补津液，这两个在一起称为“去杖汤”。小建中汤也可以理解为在桂枝汤合芍药甘草汤，再加饴糖。肚子痛，腿抽筋，用芍药引能量下行。如果有里实热，用泻下的药去淤堵。肚子痛，要不要加芍药？如果腹部津液虚可以加芍药。

有怕风、津液虚的表证，同时肚子痛，人也虚弱，甚至流鼻血，手心、脚心发烫，男性梦遗、

阳痿，用小建中汤。有的人手脚心发热，晚上睡觉脚要从被子里伸出来才可以，这是津液虚，不足以供应全身，只能供到手和脚。有人流鼻血，有的是津液不足，有的是有热导致身体动血排邪。桂枝汤加芍药、饴糖补能量。饴糖是麦芽糖，吃了直接补充糖分，补充津液。

阴阳：阳
表里：表和里
虚实：虚
寒热：寒
抓大局：里寒，体表津液虚。

小孩子里虚寒，肚子痛，脸色发白，怕风怕冷，可用小建中汤。小建中汤很甜，中成药有小建中颗粒和小建中合剂，家中可以常备这个药。小孩腹痛，如果是虚寒导致的，往往喜欢用热水袋敷肚子，喜欢揉肚子，用小建中汤。

我家孩子小时候肚子痛，去社区诊所咨询，医生说这是发育过程中的正常现象，长大了就不痛了。从中医的角度看，腹痛是腹部的津液不足，或者有淤堵。如果腹部喜温喜按，津液不足，用小建中汤。津液到了，肚子就不痛了，相当于婴儿饿了在哭，喝到奶就不哭了。我以前有次爬山，出汗过多，消耗了津液，下山时腿总是抽筋。帕金森病病人双手抖动，是津液能量不能到达手部，双手通过抖动来反调津液。有一位阿姨，头一颤一颤的，持续多年了，其实是津液虚导致的。人体出现不规则的抖动，如手、头、腿的抖动，以及舞蹈病、抽动症等都是津液虚的表现，有的是因实致虚。人体能量不够，身体就会兴奋起来反调津液，比如身体抖动。只要顺应身体的需求，把津液送到了，病就好了。人体是很简单的，如果想得很复杂，就不会治病了。

小建中汤是桂枝汤的基础上芍药加倍，加了饴糖。芍药、饴糖、生姜、大枣、炙甘草补津液补能量，桂枝把能量向上向外带动。这个方子里，给人体能量的有五味药，向外攻的就只有一味桂枝。

第 42 讲　半表半里证的本质是胃弱

101. 伤寒中风，有柴胡证，但见一证便是，不必悉具。凡柴胡汤病证而下之，若柴胡证不罢者，复与柴胡汤，必蒸蒸而振，却复发热汗出而解。

太阳病，太阳伤寒是表实证，而太阳中风，带“风”字，提示津液虚。人感冒了，津液虚，具有柴胡证，会出现口苦、咽干、目眩的症状，即嘴里苦，嗓子干，口干，头晕。

柴胡四证里面只要有一个证，就可以用柴胡剂。亚健康有时也是半表半里证。亚健康本质是能量不足，为什么能量不足呢？因为胃口不好，不想吃饭。为什么不想吃饭呢？脾胃弱了，消化吸收有问题。为什么脾胃会弱呢？平时运动比较少，晚上熬夜，思虑重。思虑重的人津液虚，

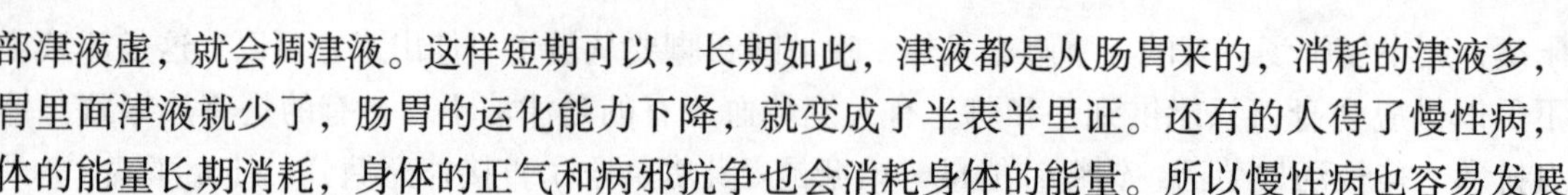

头部津液虚，就会调津液。这样短期可以，长期如此，津液都是从肠胃来的，消耗的津液多，肠胃里面津液就少了，肠胃的运化能力下降，就变成了半表半里证。还有的人得了慢性病，身体的能量长期消耗，身体的正气和病邪抗争也会消耗身体的能量。所以慢性病也容易发展成半表半里证。

病人得了少阳病，津液不足，因为胃弱了，人体的能量来源有了问题。这个时候应该健脾胃，用"脾四味"——人参、生姜、大枣、炙甘草健脾胃。小柴胡汤证从虚实判断是虚证，津液不足了，应给身体补充能量。但医生辨证错了，用了泻下的药。病人本来津液虚，再腹泻，还一天腹泻多次，津液就更少了，这是误治。

这样来看，每个条文都在讲人体的津液能量，讲人体的运行，从每个条文都可以看到人体运行的原理。把每个条文当作医案，都可以辨证，辨阴阳、表里、虚实、寒热，抓大局，开方，条文其实就是医圣张仲景的医案。

如果得了小柴胡汤证，用了腹泻的药，症状依然符合柴胡证，以当下证为准，还是用柴胡剂。问诊时经常给病人强调，问的是这两天的情况，讲现在身体有什么反应。有的病人说上个星期肚子疼，但上周的症状对于当下开方意义不大，我们关注的是当下的病症。

虽然前面吃了腹泻的药，只要现在还是柴胡证，仍然用小柴胡汤。吃了柴胡汤以后，因为有人参、生姜、大枣、炙甘草健脾胃，肠胃恢复了运化能力，身体的能量就有来源了。

小柴胡汤里面有柴胡、黄芩、半夏、人参、生姜、大枣、炙甘草，没有发汗药。那人体为什么会发汗呢？这是因为身体有能量了，身体自己要出汗。体表运行正常了，津液到了，就出汗了。所以像太阳中风，吃了桂枝汤，再喝一碗热粥，盖上被子睡一两个小时，身体微微发汗，病就好了。这个汗不是生病发的汗，是身体运行恢复正常后出汗，是药汗，不是病汗。以前有一次我头痛，两边太阳穴痛，津液虚，有柴胡证，喝了几袋小柴胡颗粒。走到沙发边还没坐下，这时头上微微出了一点汗，头痛就好了。

得了太阳中风，汗出，怕风，津液虚，自汗出是病汗。太阳中风，体表的毛孔不能关闭，相当于门被卡住了关不上，汗一直出。汗有药汗和病汗之分。病汗是生病的时候，身体不能控制，一直出汗。比如温病的麻杏石甘汤证，身体热得不行，一直出汗，清热后汗就止了。得了太阳中风，体表津液虚，毛孔关不上，身体一直出汗。睡觉的时候出汗是盗汗，盗汗是津液虚，有的是阴虚阳亢。人在醒着的时候，大脑要思考，身体要行动，都需要能量，没有多余的能量来让身体发汗。睡觉的时候，身体休息了，津液会回来，这时有了能量才可以出汗。盗汗，传统中医讲是阴虚造成的，阴讲的是阴性的物质，阴成形，津液或者是阴液（血液里的黏稠物质）不足。阴虚就要滋阴，有道理。盗汗，津液虚用姜草枣建中补津液，阴虚用麦冬、生地、天花粉等滋阴，温病清热就不盗汗了。

晚上起夜多，有的是阴证，能量不足，膀胱括约肌没有足够的津液濡养，收不住，所以总会起夜。为什么有的老人白天小便正常，晚上起夜多呢？因为白天身体在运动，能量在体表，包括大脑思考、身体运动，体表气化功能正常，所以小便是正常的。到了晚上睡觉，心率低了，津液向全身输送少了，收摄不住，也会起夜。这和失眠的原理类似。

半表半里证的本质是胃弱，胃弱导致上下不交通，关键在于健脾胃。如果有柴胡证，还有胃胀，有气滞，一定要去气滞，中焦通了，上下的能量大循环畅通了，病就容易痊愈。

第43讲　手脚心发热，有时不是身体真的有热，而是津液虚了

102. 伤寒二三日，心中悸而烦者，小建中汤主之。

受寒生病两三天，心悸、心烦。心悸是心脏感觉悸动，心脏不舒服。心脏的问题一般都是血液不足。身体正常情况下血管里的血是满的，血液运行一周就把需要的能量输送够了。如果人熬夜了，消耗了津液，第二天脉会数。比如人体内的血液有一瓶的量，但是熬夜以后变成半瓶了。一瓶血循环一周，给全身送营养就够了，现在血消耗了，必须加快循环才能把营养送到全身。这时心跳就会加快，脉也可能会紧一些。烦，这里是虚烦，因为津液不足产生的虚烦。头部津液不足，就会通过心烦来反调津液，有时会失眠。

小建中汤证里的悸烦，是身体的虚亢，因为津液不够了。刚才举的例子，熬夜后，心跳就会加快，这也是一种亢奋，心跳快了。还有一种情况是半表半里证的心烦，根本原因是胃弱，上下不交通，上热下寒，胃堵住了，上面有热，热下不来就心烦。

悸，也是津液不足造成的。这种悸烦，怎么知道是津液虚导致的，还是半表半里证导致的呢？要多证互参，单一证不可断，两个及以上的证可以确认是什么原因。有时诊病只看问诊单开不出方来，比如人怕热、汗出，要接着问，来确认为什么汗出。如果秋天天气凉了，这个人还穿得少，稍微一动就汗出不止，这是温病，能量过剩。还有一种怕热，怕热汗出，是因为能量不够，收摄不住，冬天怕冷夏天怕热，稍微一动就汗流不止，出虚汗，衣服都湿了，这是表不固造成的，用炮附子。这个相当于汗漏不止，加炮附子恢复身体机能。身体的机能虚衰了，功能衰退了，需要附子补能量。有时病人器官衰竭，这时用生附子恢复身体机能，因为阴证的程度重。

阴证的病人津液虚到了一定程度，如太阴病、少阴病、厥阴病，可加附子给身体补能量。如果太阴病到了手脚冰凉，手冷到肘，脚冷到膝，晚上睡觉一两个小时脚凉也缓不过来，需要加生附子、干姜。干姜和生附子是一组药对，干姜温里，恢复肠胃的运化能力来生成津液，生附子打通人体的经络。恢复阳气后，经络开了，但是津液没有过来，身体就会发麻，是津液不足造成的，所以还要加炙甘草。

干姜温里，炙甘草补津液，生附子恢复阳气，身体的机能就恢复了。尤其是病危的时候，病人出现四逆证了，就要用生附子。李可老中医的破格救心汤，附子是150–200克，量很大，因为病情危急，不用附子人很快就不行了。

心中悸而烦，是津液虚了，同时虚亢。病人津液虚怕风，身体酸痛，肚子疼痛。这里的肚子痛是津液虚。还有流鼻血，因为身体有热，或津液不足，身体动血排邪，也会流鼻血。五心烦热，手心、脚心、心胸都觉得热。有人晚上热的脚要伸出来，放在墙上才可以，这是津液虚，只能满足在手和脚发热，补津液后热就消了。

小建中汤在桂枝汤的基础上，芍药加倍，再加饴糖二升，饴糖是麦芽糖。津液足了，

身体虚烦、盗汗、遗精、手脚心热、肚子痛、流鼻血就没有了。如果人的津液能量是充足的，非常稳定，心就会很静，欲望也不会很多。如果一个人能量不足，收摄不住，欲望就比较强烈。

有人身心不稳定，情绪不稳，是津液不足。有的是单纯的津液不足，像小建中汤证；有的是因实致虚，病人体内有淤堵，有痞结、瘀血、肠痈、水饮等，淤堵牵制了津液。去掉了淤堵，津液就回来了。虚证的病人，补了津液能量，人就恢复正常了。

第44讲　要想身体健康，大便每天要一到两次

103. 太阳病，过经十余日，反二三下之，后四五日，柴胡证仍在者，先与小柴胡汤。呕不止，心下急，郁郁微烦者，为未解也，与大柴胡汤，下之则愈。

柴胡（半斤）黄芩（三两）芍药（三两）半夏（半升，洗）生姜（五两，切）枳实（四枚，炙）大枣（十二枚，擘）

上七味，以水一斗二升，煮取六升，去滓，再煎。温服一升，日三服。一方加大黄二两。若不加，恐不为大柴胡汤。

太阳病是病在表，能量为阳，应该从表解。如果是中风证用桂枝汤，伤寒用麻黄汤。生病已经向半表半里传了，不在表了，但是医生用了泻下的方法（只有肠道淤堵，里实热才可以用下法）。这里医生误治了，过了四五天，还有柴胡证，心烦喜呕，往来寒热，胸胁苦满，嘿嘿不欲饮食，应先用小柴胡汤。

阴阳：阳
表里：半
虚实：虚
寒热：上热
抓大局：胃弱上热的少阳病。

治病以当下证为准，不能说昨天头疼心烦喜呕，今天没有这些证了，还接着吃柴胡汤，那就没有必要了。

病人喝了小柴胡以后仍然呕吐不止；心下急，胃这个地方不舒服，还有一点烦，心烦是有上热。可能里面堵住了，这个时候可以做一下腹部按诊，看里面实不实，有没有硬块，要多证互参。问病人放屁多不多，如果放屁多又臭，大便最近几天排得少，肚子胀满，说明肠道里面堵住了。同时还恶心呕吐，就是身体想排淤堵，向下排不了，就想向上排。

如果肠道堵住了，便秘，屁多，屁臭，大便量少或者大便干，大便也很臭，大便不畅，恶心，同时肋骨也痛，是半表半里证。肠道堵住了，里边有实热，放屁臭、大便臭都是肠道里面有热。里寒证的病人，大便不怎么臭。肠道里面有热的人，大便会特别臭。以前有一个小孩上完厕所，

大便的臭味从厕所一直飘到客厅。这就是肠道里面有热证，就应该用大黄和芒硝，芒硝能清热，大黄能疏通淤堵。

阴阳：阳
表里：半，里
虚实：实
寒热：上热，肠道热
抓大局：胃弱上热，肠道有实热。

病人如果有柴胡证，同时肠道里也淤堵，有热，用大柴胡汤。大柴胡汤和小柴胡汤有什么区别？小柴胡汤证是虚证，能量不足，用参姜草枣健脾胃。大柴胡汤证是肠道有淤堵，此时不能再用人参和炙甘草，要把淤堵去掉才可以。所以要把小柴胡汤里面的人参和炙甘草去掉。若病人还有肚子痛，大便排不出去，可加芍药、枳实、大黄。

枳实和大黄并用相当于低配版大承气汤，少了芒硝和厚朴。枳实是小橘子，很酸烈，理气效果很明显，再加上大黄。肠道里面大便很堵很实，枳实理气相当于拿叉子松地，大黄是把松动的土排出去。肠道的淤堵去除以后，津液就回来了，再用生姜健胃，大枣补津液，柴胡疏通半表半里，黄芩清热，半夏降逆。

大柴胡汤是现在应用最多的方子，很多病人都有大柴胡汤证。现在物质条件好了，人们喜欢大吃大喝，吃得多，运动少，思虑重。所以大柴胡汤、半夏泻心汤这类方剂很适合现在的人。

大柴胡汤证是半表半里证和里证的合病，既有口苦咽干目眩，胸满胁痛的半表半里证，有阳明里实热证，肚子胀满，便秘，大便臭，屁多，屁臭，脸上冒油，中午吃饭后就犯困，话痨。话多是肠道里面有淤堵，牵制了津液，头部的津液就不够了，大脑兴奋反调津液，就会话多。所以这些都是大柴胡汤证。要想身体健康，要少吃多动，思虑少。

小柴胡汤证是虚证，大柴胡汤证是实证。所以要辨清虚实、寒热。大柴胡汤证的热除了在上焦还有下焦，屁多，屁臭，大便臭。有的大柴胡汤证病人会腹泻，但是大便会很臭。小柴胡汤证是有上热心烦，但下边一般是寒的。

加芍药是引津血下行。所以有人问，里实证肠道里面堵了，肚子痛，能不能加芍药引津液下行？可以，实证的肚子痛是津液被牵制了。有的病人吃大柴胡汤或者是承气汤，腹泻前腹痛，一痛就上厕所。如果肚子痛得厉害，可以加芍药引津液下行。肠道淤堵的慢性病，需要连续吃好多天的药。如果是急证，像大柴胡汤证，肚子痛，拉完了，病就好了。大承气汤证肚子痛，用大黄、芒硝、厚朴、枳实，去除淤堵后津液就回来了，不用加芍药。

如果是慢性病，经常肚子痛，每天要腹泻，腹部津液虚，用排淤堵药的，同时可以加芍药，敛津液下行。枳实、大黄是去肠道里的实。大柴胡汤里面用了生姜五两，只要辨证准了，是柴胡证，用小柴胡汤。小柴胡汤和桂枝汤里面生姜都是三两，大柴胡汤里生姜是五两。如果人胃口非常好，吃饭香，生姜少用些。如果胃口差，胃弱，生姜可以多用一些。

大柴胡汤应用非常广泛，有的哮喘病病人有大柴胡汤证，同时有瘀血，用大柴胡汤加活血化瘀的药。哮喘是肺的问题，肺和大肠相表里，肠道有淤堵、有热，热扩散会影响肺部，人可能就会喘。肠道淤堵清了以后，肺部的问题就解决了。肺部有淤堵，比如肺癌病人，一定要保持大便通畅。

要想身体健康，大便要一天一次，且量还要足够，两天一次大便就可能有问题。有的小朋友三四天才拉一次大便，这是较为严重的情况。如果是能量不足造成的便秘，就补能量。如果有里实热，要清热疏通淤堵。如果胃寒，吃了凉的受不了，甚至晚上胃里冒凉气，生姜改为干姜。干姜温里。如果有水饮，舌头胖大，饮不解渴，加白术茯苓。如果舌苔黄腻，有热，去姜加藿香和佩兰去肠道积滞。

第 45 讲　柴胡证三分法的临证经验

104. 伤寒十三日不解，胸胁满而呕，日晡所发潮热，已而微利，此本柴胡证，下之，以不得利，今反利者，知医以丸药下之，此非其治也。潮热者，实也。先宜服小柴胡汤以解外，后以柴胡加芒硝汤主之。

柴胡（二两十六铢）黄芩（一两）人参（一两）甘草（一两，炙）生姜（一两，切）半夏（二十铢，本云五枚，洗）大枣（四枚，擘）芒硝（二两）

上八味，以水四升，煮取二升，去滓，内芒硝，更煮微沸。分温再服，不解更作。

病人受寒十多天病还没有解，病情进入半表半里阶段。胸胁满而呕，胸闷，肋骨按痛，肋胀满，恶心呕吐，这些都是半表半里证。日晡所发潮热，也就是下午三点到七点，身体阵阵发热，接着有点腹泻，腹泻是身体在排邪。身体发潮热是身体通过体表来排病，而微利是从里来排病。

此本柴胡证，下之以不得利，今反利者，知医以丸药下之，在《康平本伤寒论》里面，“医以丸药下之”这句话是用括号围起来的，可能是后人加的注释，这句前面的内容应是仲景的原文。

潮热者实也。人体下午傍晚的时候发潮热，一般是肠道有淤堵。下午正好是肾经运行时间，借助肾经的运行能量走向了体表，身体会发潮热，平时因为淤堵牵制了津液，到体表的能量不足。下午病情加重的，一般是肠道有淤堵，跟食积有关系。晚上发病加重的，一般和瘀血有关。有一段时间我下午会头晕，是因为肠道堵了，吃了大黄甘草丸，腹泻后，头就不晕了。

这个时候先用小柴胡汤，为什么？经过了十几天，身体一直在同病邪抗争，身体的津液不足了，病进入半表半里。半表半里证不适合用下法，要先用小柴胡汤疏通半表半里，让身体恢复正常运行，再清肠道里面的实和热，因为已经腹泻了，堵得不厉害了，但是身体还有潮热的证，里有热可以用芒硝。芒硝味咸性寒，可以清热，所以用小柴胡加芒硝。这个其实是先吃了两顿小柴胡汤，第三顿的时候加一点芒硝来清热。

阴阳：阳
表里：半，里
虚实：虚实夹杂
寒热：热
抓大局：津液虚有淤堵的半表半里证。

此病症属于中间状态。辨虚实，小柴胡汤证是虚证；大柴胡汤证是实证；小柴胡加芒硝证是虚实夹杂证，用芒硝来攻实。有三种情况，半表半里证虚的用小柴胡汤，实的用大柴胡汤，津液虚同时有淤堵用小柴胡汤加芒硝或大黄。

用小柴胡汤是因为病了十几天了，津液不足，先用小柴胡汤让身体恢复运行，津液上来。但是津液恢复后，表基本上就解了。再加芒硝来去里面的实热，这个就是虚证和实证的一种中间状态了。小柴胡汤用参姜草枣建中，补能量；大柴胡汤去掉人参和炙甘草，用枳实和大黄来攻实；但是这个条文是中间状态，要清里的实热，用小柴胡加芒硝。

虽然津液虚，但虚实夹杂，怎么办呢？虚实夹杂，虚实都有，一部分药给身体补能量，另一部分药去淤堵，攻补兼施。学习的时候，先要把明显的证掌握了，小柴胡汤是治虚证的，大柴胡汤是治实的，但还要知道有中间状态的，变证有很多。像半表半里证，心烦喜呕，胸满胁痛，但是尺脉沉取是弱的，是阴证，小柴胡汤加附子；同时嗓子痛，有鼻涕，鼻涕是黄的，痰也是黄的，用小柴胡汤加生石膏；如果热证很明显，要实行规避原则，把热性的生姜去掉，小柴胡汤去生姜加生石膏；如果有半表半里证同时津液虚，体表疼痛，腿抽筋，手发麻，胃寒，有上热，寒热夹杂，睡眠不好，用柴胡桂枝干姜汤；如果小柴胡汤证的病人水饮比较重，舌胖大，有齿痕，饮不解渴，渴不欲饮，加茯苓白术。这个证有很多变化，大柴胡汤证也同样的。大柴胡汤证还有肠痈，瘀血，性子急，脸上冒油，中午犯困，屁多屁臭，腿上肌肤甲错，嘴唇暗黑，性格暴躁，晚上失眠，用大柴胡加牡丹皮、桃仁，既去肠痈又去瘀血。如果大柴胡汤证偏阴寒，有瘀血，手脚又发凉，脸色发黑，嘴唇暗，胃寒，大柴胡加干姜，再加热性的去瘀血药川芎、当归。这就是柴胡证用药的加减变化。

肠道里有淤堵，热不太重，用大黄疏通淤堵；如果已腹泻，潮热，不用大黄，用芒硝；但是如果腹泻，大便非常臭，身体也发潮热，身体在排淤堵，用大黄、芒硝帮身体排实热。阳明病，脉洪大有力，腹泻，便秘，大便臭，磨牙，大黄、芒硝一起用。

第 46 讲　小朋友肠道没有淤堵，身体会长得很快，不容易生病

105. 伤寒十三日，过经，谵语者，以有热也，当以汤下之。若小便利者，大便当硬，而反下利，脉调和者，知医以丸药下之，非其治也。若自下利者，脉当微厥，今反和者，此为内实也，调胃承气汤主之。

伤寒十三天，过经是指病向里传了，病不在表了。谵语，说胡话，病转到里，变成里实热证了。

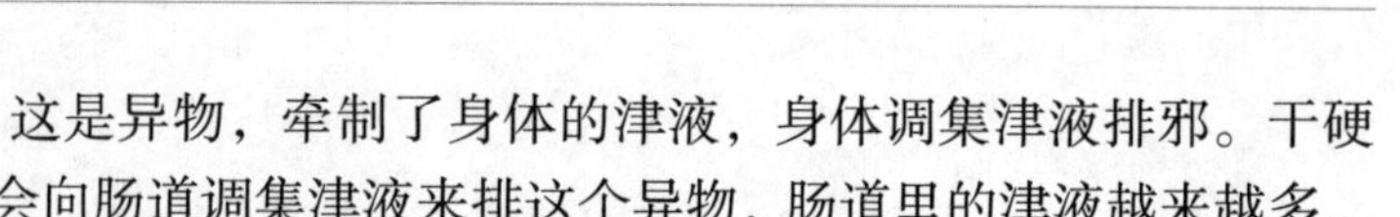

里实热证，肠道里有干硬的大便，这是异物，牵制了身体的津液，身体调集津液排邪。干硬的大便不是身体本来有的，身体就会向肠道调集津液来排这个异物，肠道里的津液越来越多，热会越来越重，最后热开始向外散发，身体还会出汗。因为大便牵制了津液，头部津液不足了，热向上冲，津液虚有热，睡觉说胡话。

小孩晚上磨牙，打呼噜，翻过来滚过去，说胡话，是吃多了，肠道有淤堵。家长过度喂养，生怕孩子营养不良。有的小孩性格暴躁，爱发脾气，这与家长不当的喂养方式致使孩子吃多有关。这种吃多的小孩，晚上不要吃肉，应吃清淡且容易消化的食物，晚上八点以后就不要吃东西了，每天坚持运动，饮食清淡。一段时间后，孩子的大便没有那么臭了，性格也好了，睡觉也安静了，也不会磨牙了。肠道通了，瘀血、肠痈去了，性格也会变得温和。正所谓“若要小儿安，三分饥与寒”。小朋友肠道保持畅通，没有淤堵，身体会长得快，不容易生病。

若小便利者，大便当硬，而反下利，脉调和者，知医以丸药下之，非其治也。如果小便通利，大便就会硬了，因为水都从小便排了。但是这个时候没有大便硬，反而腹泻了，这是医生用了泻下的丸药，属于误治。有时病人没有吃泻药，也在腹泻，睡觉说胡话，这是身体在主动排邪，顺势而为就帮身体排淤堵。

病人说胡话，腹泻，津液不足，有热，大便也是臭的，屁也是臭的。这个时候津液虚，里有实，用丸药下利不对，因为没有考虑津液虚，应该用调胃承气汤。津液虚用炙甘草补津液，里有热用芒硝，身体想排淤堵，加大黄帮助身体，可以用调胃承气汤。如果病人自己腹泻，脉应该弱，手脚冰凉，但是脉和，有力，还有说胡话，说明肠道里有实或有热，不是里虚寒的太阴病，用调胃承气汤。

阴阳：阳
表里：里
虚实：虚实夹杂
寒热：热
抓大局：津液虚同时肠道有淤堵。

辨证要点：说胡话，腹泻，脉和，说明津液虚有淤堵。

从《伤寒论》的每一个条文，我们都可以看到人体是怎样运行的。看条文的时候都这样来思考，病位在表、里还是半表半里，能量足还是不足，有没有淤堵，津液虚不虚，是寒还是热。治病求其本，里寒就是寒，里热就是热。这个人肠胃寒，吃凉的就难受，那就要用热药，如干姜，可以温里。如果里热，有口气，放屁多，屁臭，大便也很臭，不能用热药，应该用大黄、芒硝清里热。如果身体寒热夹杂，上热下寒，寒热药并用。

脉弱，手脚凉，谵语，但脚上的趺阳脉有力，是肠道淤堵牵制津液了。这种情况腹泻后，淤堵去了，津液回来了，病人的手脚就热了。大黄、芒硝的用量如何把握？如果病人脉已经到阴证的程度了，或者脉不明显，腹泻以后，脉更差了，怎么办呢？可以先用小剂量的大黄、芒硝先让病人排出一部分大便。如果人越来越精神，脉越来越好，那就是对了，那继续用泻下泻的药。如果拉了两天，腿就没力气了，那就不能攻下，要先补能量了。有个病人喝药，每天都会腹泻，拉了两个月，但是人越拉越舒服，精神越来越好，这种情况就是里有淤堵。

如果人拉肚子多，人没有精神，腿脚变软了，这是攻下过度，要减少服药的量，可以喝大枣水或米汤补津液。

第 47 讲　生病是人体的自我保护

106. 太阳病不解，热结膀胱，其人如狂，血自下，下者愈。其外不解者，尚未可攻，当先解其外；外解已，但少腹急结者，乃可攻之，宜桃核承气汤。

桃仁（五十个，去皮尖）大黄（四两）桂枝（二两，去皮）甘草（二两，炙）芒硝（二两）

右五味，以水七升，煮取二升半，去滓，内芒硝，更上火，微沸下火。先食温服五合，日三服，当微利。

太阳病不解，病在表，能量为阳。若病情发展至“热结膀胱”，即热和瘀血在膀胱区域相互结聚。其人如狂，这个人发狂，像疯了一样，相当于现代医学讲的精神分裂症。血自下，下者愈，病人的瘀血自己排出来了。血和热是结在小腹膀胱区域，如果这个血热结打开了，瘀血排出来了，病就好了。

下焦膀胱区域血和热结到一起，相当于一个血块，牵制了身体的津液。瘀血对身体来讲是异物，只要不是身体的东西，身体都视作异物，身体就会调集津液，要把它排出去，比如水饮、干硬的大便、心下痞、痰、痈脓等。身体调集津液排异物，其他部位组织的津液就不足了，比如头部津液虚了，头部就会兴奋起来反调津液，这个精神的兴奋严重了就是精神异常，兴奋轻的表现可能是失眠、焦虑等。

人体一直在努力保持各部分正常运行的平衡，有淤堵就会调集津液向外排淤堵，津液不够又会反调津液。身体一直是处在排异物、反调津液的状态下来回调整。在排淤堵的过程中，身体会有一些不舒服，这是身体的正气和病邪抗争的表现，我们把它称为生病。生病是身体的自我保护，是应激反应，不是我们的敌人。如果没有生病的模式，人就不能够存活。生病的现象是好的，因为身体受到了伤害，身体在努力恢复到正常运行状态，所以会有应激反应。

国外有一个人天生没有痛感，被火烧到了，也不会痛。如果没有痛感，没有疾病反应，人就不容易存活。所以疾病是身体的朋友。人生病了，或者情绪方面，精神方面有变化，或者生活习惯不好，思虑多，熬夜，吃太多，营养不良，运动少，身体就发生异常。生病实质上是在提醒人，要改正自己的错误。如果这样来看待疾病，就不会和身体采取对立的行为了。

从这个条文看，人体是怎样治愈疾病的？血自下，下者愈。瘀血排出来，病就好了。那治病应该怎么做呢？当然要向身体学习，把瘀血排出体外。其外不解者，尚未可攻，当先解其外。如果有太阳病，表还没有解，中风或伤寒还没有好，就不能够攻里，不能攻肠道里面血热的结。阳证的表里同病，先表后里，先把外证解了，才能攻里。

因为有表证的时候，脉是浮的，津液都在向体表调集，身体想从表来排病，身体想做什么永远是正确的。要顺势而为。身体有表证，脉浮，就不要攻里。这时攻里就是主观臆想，没有和身体的势能保持一致，就治不好病。

但少腹急结者，乃可攻之，宜桃核承气汤。表解了以后，小腹区域有点拘急，硬就是硬结。做腹诊时，像身体健康的人腹部是软软的，这里是拘急，有时小腹有按痛，用桃核承气汤。

阴阳：阳
表里：里
虚实：实
寒热：热
抓大局：下焦有热和血的结。

以前有一个朋友给病人看病，病人第一次来开了小柴胡汤，吃了以后没有好。第二次来了，做腹诊，腹部急结，就用了轻剂的桃核承气汤，吃了一剂药，病人就好了大半，又吃了一剂就全好了。

桃核承气汤去膀胱区域血和热的结，方剂里有大黄、芒硝，因为结得很坚硬了，芒硝味咸软坚散结，性寒清热，既可以散结，还可以清热。大黄和芒硝是一组药对，大黄排除体内的淤堵，芒硝软坚散结清热，这两个合到一起破体内的坚结。

桃仁五十个，桃仁味苦厚入血，可以去瘀血，兼去肠痈，有肠痈瘀血可以用桃仁、牡丹皮。桃仁和牡丹皮也是一组药对，一般同时用。丹皮的味道不好闻，但身体有需求时，它就是合适的药物。抵当汤里面有水蛭虻虫，有病人说，抵当汤喝起来特别香。这都是因为身体需要。

身体需要的东西就是最合适的。顺势而为，身体需要什么就用什么。桃仁去瘀血，大黄、芒硝疏通淤堵软坚散结。还有桂枝打通人体大循环。只要人体的大循环受到了阻碍，出现各种淤堵情况，都可以加桂枝。炙甘草建中补津液。

病人如果有表证，下焦有淤血，用桃核承气汤。桃核承气汤证的病人精神如狂，因为下焦牵制了津液，头部的津液不足，所以如狂。

第 48 讲　中医竟然有办法治疗精神病

这个条文的证是有瘀血的坚结，用了桃核承气汤。胡老治疗一位因大小便不通而昏迷的病人。当时，众多知名医家，如刘渡舟、赵绍琴、胡希恕等齐聚，大家都给出了自己的方子。但是胡老说，病人大小便不通，先治其标，救急，就是病在里有淤堵，用了桃核承气汤。吃了一剂，病人就醒过来了。胡老通过辨六经、辨方证，与我们讲的抓“大局”内涵一致，疗效非常好。哪一种理论最好呢？看疗效，能治病就是硬道理。

有一个师兄说他爷爷以前是中医，经常治精神病。有的病人肠道有实热，给病人喝大承气汤（大黄、芒硝、厚朴、枳实）。喝药以后，病人虽然会腹泻，但人变清醒了。这是肠道里面有实热，牵制了津液，大脑津液不足就兴奋起来反调津液，人就会发狂，就得了精神病。精神类的疾病，不管是瘀血引起的，还是其他原因，只要辨证准确，就有办法进行治疗。

有人学《伤寒论》一两年，治不好病，认为中医是骗人的。其实是自己的功夫没有到位，是老师教的有问题吗？同样，即便是跟着胡老学习方证对应，或者跟着温病大家学习，也并非所有人学一两年后就能妙手回春，学习效果存在差异，不能将治不好归因于老师。我有一位武术老师，功夫非常好。但我如果没有用功，没有把功夫练出来，我不敢说老师的功夫是假的。求之不得，反求诸己，有问题要从自身来找原因。

桃核承气汤能治瘀血的证，抵当汤也治瘀血，但抵当汤证的瘀血是干性的瘀血。诊所最近治了几个病人，他们皮肤黑，有黑眼圈。这种瘀血证的病人，燥热，晚上睡觉失眠。本来天气都不怎么热了，别人都不觉得热，但他还要开空调。还有失眠，晚上不容易入睡，醒了以后也不容易再睡着，要经过一两个小时才能睡着，这些也是瘀血证的表现。治下焦的瘀血有两个方子，一个是桃核承气汤，一个是抵当汤。抵当汤偏重于干血，病人发狂，桃核承气汤证是如狂。发狂和如狂这两个不容易辨别，要多证互参。

有一头牛被疯狗咬后得了狂犬病死了，解剖后发现牛的肚子里边有一大块瘀血。有一本杂志上说，用中医去瘀血的方法来治狂犬病，用下瘀血汤治好了很多狂犬病病人，基本没有死亡的。如果得了狂犬病，用现代医学的方法治能治好一部分，中医的治愈率更高，基本上都能救活。大黄䗪虫丸里面有虫类药，可以用于干性的瘀血，还有地黄能滋阴，阴虚阳亢有干性瘀血可以用大黄䗪虫丸。

中医大道至简，是世界上最高端的医学。人得了狂犬病怕水，惊狂。如果按照现代医学的说法，是体内有毒素，大脑受到伤害了，应该怎么办呢？现代医学好像没有办法了，不容易治好。但是中医认为是有瘀血，把瘀血去了，被牵制的津液回来了，人就恢复正常了。

第 49 讲　学中医可以在健康上最大程度地帮助家人

107. 伤寒八九日，下之，胸满烦惊，小便不利，谵语，一身尽重，不可转侧者。柴胡加龙骨牡蛎汤主之。

柴胡（四两）龙骨黄芩生姜（切）铅丹人参桂枝（去皮）茯苓（各一两半）半夏（二合半，洗）大黄（二两）牡蛎（一两半，熬）大枣（六枚，擘）

上十二味，以水八升，煮取四升，内大黄，切如棋子，更煮一两沸，去滓，温服一升。本云柴胡汤，今加龙骨等。

受寒八九天，用了泻下的方法治疗，过后胸满，有点半表半里证了，胸闷；烦是有虚热，或是津液虚的虚烦。惊，人在津液很虚的时候，容易惊恐惊狂，容易受惊，害怕，胆子小，这是能量不足了。我随老师学习武术，站桩练拳。练武术以后，经常运动，脾胃也好，身体也壮了，胆量也大了。有一次坐地铁的时候，有两个人在地铁上不小心碰了一下，就骂起来了。我那时跟老师学武术一年多了，就站到他们两个中间，劝了几句，事情就过去了。练武术后，胆子大了，精气神也好了。

烦惊，惊狂了，津液不足，为什么？因为用了泻下的药。小便不利，这里是津液不足了，泻法消耗了津液，所以从小便排的水也就少了。谵语是津液虚，同时身体里有实热，就会谵语说胡话。一身尽重，不可转侧，体表有水湿。不能转侧是津液虚，力量不够，身体某个部位的能量不足，就是不荣。人没有吃饭，怎么有力气干活呢？津液不足需要补津液，能量为先。

一身尽重，因为有湿气，用柴胡加龙骨牡蛎汤。

我们看这个条文，首先有胸满，半表半里证，烦惊有上热；津液虚，小便不利。谵语，肠道里面有实，牵制了津液，还有热，就会谵语。一身尽重，体表有水，感觉身重。有半表半里证，有里实，津液虚。临证时可以给病人做腹诊，如果按下去有硬块，并且腹痛，就是肠道有淤堵。

先八纲辨证，抓大局，以后每个条文都可以当做医案，按照这个步骤来辨证开方。

1. 释证

胸满，半表半里；

烦惊是有上热，津液虚；

小便不利是表；

谵语是里；

一身尽重也是表；

不可转侧也是表，表证占很多。

2. 辨证

胸满是半表半里证。烦热心烦，有上热；烦惊，小便不利，这是津液虚；谵语是津液虚、有热；一身尽重不可转侧也是津液虚。

阴阳：阳

表里：表，半表半里，里。

虚实：虚实夹杂。

寒热：热

3. 抓大局

三阳合病，治从少阳。有半表半里证，肠道有实热，有阳明证，该用大柴胡汤，但是这个病人烦惊、小便不利，津液不足，只攻下会津液更虚。开方是小柴胡汤加减，小柴胡去炙甘草加桂枝、大黄、龙骨、牡蛎、铅丹，先用小柴胡汤给病人疏通半表半里、清上热、补能量，再用大黄疏通肠道淤堵，同时病人烦惊，惊恐，包括谵语，上面有浮阳，精神不稳，需要安神，用龙骨、牡蛎、铅丹。龙骨是远古动物的化石，有一种沉静的势能，重镇安神。这里用了龙骨牡蛎，还有铅丹。铅丹也是一种矿物质，有毒，现在一般用的不多。既然医圣张仲景写了，用也是没有问题的。如果觉得有疑问，以《伤寒论》为准，张仲景对药物的认识比后世的人准确。

小柴胡汤证和大柴胡汤证的区别，主要是虚实。小柴胡汤证是虚证，津液虚，有心烦喜呕，嘿嘿不欲饮食，往来寒热，胸胁苦满的症状。大柴胡汤证是实证，也有胸胁满痛，但是下焦有实热，所以去了人参和甘草，加枳实、芍药和大黄来疏通。

有没有中间状态呢？津液虚，同时有实，这个条文讲的就是中间状态，虚实夹杂，因实致虚，或因虚致实。所以用小柴胡去炙甘草加大黄、桂枝，再加龙骨、牡蛎、铅丹安神。

临证时不能要求病人照书生病，人体是第一位的，要听身体的。津液虚有淤堵，用小柴胡加大黄。如果是半表半里证，津液虚，用小柴胡汤；如果是半表半里证，有里实，用大柴胡汤。用药时还有各种变化，身体是怎样的，就要怎样用药。不能因为喜欢开大柴胡，而不管病人津液虚有实的情况，就开大柴胡，那是主观臆断。病人津液已经很虚了，烦惊，再攻下，如果不同时补能量，人可能就有危险。有一个病人用了攻下的药，是阴证，没有加附子补能量，吃药后就去世了。这是血的教训，一定要记住，任何时候都要记住能量为先。

多年前我父亲生病去世，他当时发病什么症状，现在如果分析一下，我就知道该如何用药了。遗憾的是我当时没学中医，如果当时掌握了中医，父亲的病或许就治好了。我家孩子生病头痛头晕，喝了药也不好，晚上头疼厉害，哭泣不止，我心里非常难受，很无奈，自己不能把孩子治好。现在大家有机会学习，学好了以后在关键时刻就可以帮助家人，对老人孝顺，对孩子慈爱，是合格的儿子和父母。为人子女者，不知医为不孝；为人父母者，不知医为不慈。当然没人会这样要求我们，但学中医可以最大程度地爱自己，爱家人，在健康上帮助家人。

芍药敛津液，微苦酸寒。如果白芍用量大了，用到 40 ～ 50 克，服药后可能会腹泻。吃了桂枝汤，白芍量大会腹泻。我有这样的体会，临证给病人开 50 克白芍，有时甚至用 25 克人就会腹泻，不用大黄、芒硝也可以腹泻。芍药，有另一个名字“小大黄”，向下的势能，药量大了会腹泻。五味子，在小青龙汤里面有，酸敛，是清泄的，用于咳喘、水饮病症，能收一下能量，接着可以更好地解表。山萸肉（山茱萸，又叫枣皮），可以固元气，李可老中医的破格救心汤里面有山萸肉。像通脉四逆汤加猪胆汁汤证，病人阴证到了极点，虽然用了附子干姜，人救过来了，但是阳气很容易散掉，加猪胆汁敛一下。乌梅酸而轻升，没有温补性。夏天一般喝酸梅汤，可以敛浮阳。还有龙骨牡蛎，龙骨牡蛎能重镇收敛。龙骨现在一般是假的，多用一些牡蛎即可。牡蛎是咸的，软坚散结，同时也可以止渴。在柴胡桂枝干姜汤里面，牡蛎和天花粉一起止渴，《金匮要略》的瓜蒌牡蛎散也能生津止渴。

第 50 讲　中医万法归一，回归人体能量运行

108. 伤寒，腹满谵语，寸口脉浮而紧，此肝乘脾也，名曰纵，刺期门。

病人受寒后腹部胀满，说胡话，津液虚有热。寸口脉浮而紧，此肝乘脾也，名曰纵，刺期门。这个人腹部胀满，说胡话，如果再有腹部按痛，脉洪大，是阳明证。同时寸口脉，就是寸关尺脉，是浮紧的，是表证。这个条文有问题，我们知道有这样的证就可以了。

如果既有太阳伤寒，同时腹部又有里实，是阳证，先表后里，就用麻黄汤或者葛根汤解表，表解了以后再攻里，下不厌迟。发汗和泻下不可同时使用。表里可以同治，汗下不可同施。只要没有严重的腹泻，像桂枝加大黄汤，桂枝和大黄可以同用。但是麻黄、桂枝和大黄不能同用。

109. 伤寒，发热，啬啬恶寒，大渴欲饮水，其腹必满，自汗出，小便利，其病欲解，此肝乘肺也，名曰横，刺期门。

这个条文也有问题，纵横，都是一些名相概念，我们不要被概念束缚住了，先不管这些名词，

只要辨证施治即可。

病人受寒后身体发热，怕冷，这是表证。有汗就是中风证，无汗是伤寒证，脉浮紧是伤寒证，解表就可以。但是接着发展到非常口渴，想喝水，腹部胀满，自汗出，小便利，此病欲解。自汗出，口渴，表已经解了，身体出汗了。小便利，即小便一直很通畅，水从小便排了，肠道里面就干了，不易排便，所以腹部胀满。自汗出，小便利，病就要快好了。自汗出的同时小便通利，说明津液不虚，病就要解了。

这个条文的证不完整，临证时随证治之即可。有是证，用是药，辨阴阳、表里、虚实和寒热，以不变应万变，解决身体的问题。

第 51 讲　大道至简的《伤寒论》，津液两个字贯穿始终

110. 太阳病二日，反躁，凡熨其背而大汗出，大热入胃，胃中水竭，躁烦，必发谵语。十余日，振栗，自下利者，此为欲解也。故其从腰以下不得汗，欲小便不得，反呕，欲失溲，足下恶风，大便硬，小便当数，而反不数及不多，大便已，头卓然而痛，其人足心必热，谷气下流故也。

得了太阳病，两天后反而身体躁动。身体躁动，津液有点不足了，身体抖动是在反调津液。凡熨其背，躁动是身体津液虚，需要补津液。但是用了温法，或者躺在炕上面发大汗，热就进到肠胃里面去了，肠胃里面的津液就少了。津液虚有热，人躁烦，发谵语，肠道有实热，可以用承气汤。

十余日，振栗，自下利者，此为欲解也。过了十来天，身体颤抖，同时腹泻，这是津液回来了，病就要好了。

故其从腰以下不得汗，欲小便不得，反呕，欲失溲，足下恶风，大便硬，小便当数，而反不数及不多，大便已，头卓然而痛，其人足心必热，谷气下流故也。从腰以下没有汗，只有头和上半身有汗。因为头在上在表，如果津液虚，优先会供应头部，只能头出汗，身上不出汗。津液再充足一些，就上半身出汗，腰以下没有汗。没有小便，也是津液虚。津液虚了，肠胃津液虚，则胃弱，胃的运化能力弱，要把食物排出来，就会出现恶心呕吐。欲失溲，小便有点失禁，这是膀胱括约肌的津液不足了。足下恶风，脚怕风怕冷。之前我们做过一个医案，脚怕冷怕风，就是津液虚。小便失溲，小便失禁，腿怕风，都是津液虚的表现，能量不能下行到腿部。

大便硬，没有津液了以后，大便就变干了，这时小便应该多，但是并不多，说明津液开始向肠道走了，向下排水要么走小便，要么走大便。大便硬了，小便也不多，一种可能是津液回来一部分了，病快好了；另一种情况是津液太虚了，大便干，小便还少，这种情况需要大补津液同时去肠道淤堵。大便已，头卓然而痛。大小便的时候，人都会关注下身，这时津液就向下走，头部的津液就不足了，头就会疼痛。头痛，头就会反调津液。

其人足心必热，谷气下流故也。因为大小便的时候，关注下身，意到津液到，津液向下走，

脚就热了，津液到了脚上。大小便的时候，身体也会调集津液到下身来。解小便的时候，身体把津液调到下身，上身津液不够了，身体就会抖动来反调津液。

以伤寒的理法来解读人体，人体是很简单的，津液到了哪里，哪里就工作正常；津液不到哪里，哪里就有问题。津液到不了脚上，轻的就是脚怕风恶风，重了以后，脚挛急，有点抽筋，伸不开，踩在地上就会痛。爬山或运动出汗多了，津液不足，腿就会抽筋，抽筋也是在反调津液。如果津液到不了腹部，就会肚子痛。女性受寒了，有瘀血，导致津液被牵制不能到腹部，出现痛经。胸中痛，也是津液到不了，厥阴病胸中痛，气上撞心，津液到不了胸内膜，然后就痛。如果津液不足以供给心脏，津液不足了，血管里的血液也会不足，心就悸动（心脏跳动的不规律）。一般心脏的问题本质往往是血液不足。

如果津液到不了手上，手就会发麻，抖动。头的津液不足，头抖动。帕金森病也是津液不足，舞蹈病、抽动症的原因也是如此。腰椎间盘突出，颈椎骨质增生，颈椎病也是津液问题。如果头部津液不足，情绪会波动，严重时会惊狂，甚至得精神病。精神病的直接原因是津液不足，根本原因可能是津液被瘀血牵制了，因实致虚。

还有失眠，也是津液虚的表现。贫血神经性头痛是血液供应不足。幼儿到点没有吃饭，会饿得哭。人体各个部分的组织就像小朋友，饿了没有饭吃就会哭，吃饱了就不闹了。

第 52 讲　在条文中体会人体能量的运行

111. 太阳病中风，以火劫发汗，邪风被火热，血气流溢，失其常度。两阳相熏灼，其身发黄。阳盛则欲衄，阴虚小便难。阴阳俱虚竭，身体则枯燥，但头汗出，剂颈而还，腹满微喘，口干咽烂，或不大便，久则谵语，甚者至哕，手足躁扰，捻衣摸床。小便利者，其人可治。

病人得了太阳中风，脉浮缓，自汗出，怕风，身体发热，这是津液虚的表证。应该用桂枝汤，生姜、大枣、炙甘草建中补津液，桂枝把能量调向体表，芍药敛降津液，但是却用了火烤的方法。以前北方有炕，冬天着凉感冒了，发烧怕冷无汗，把炕烧得很烫很热，躺在上面盖上被子，让身体发汗。但现在太阳中风，自汗出，津液虚，还用烤火加热的方法发汗，津液就更虚了。

邪风被火热，张仲景在《伤寒论》里面写太阳中风，被风吹到了，其实是生病后身体运行不正常了，并没有一个风在身体里面，这只是古人的一种表达方式。

津液虚，还用火烤，热进到身体里，津液虚有热，就变成了风温。津液虚有热，有点亢，可能会流鼻血。因为人体正常运行用津液排邪，太阳中风津液虚，接着火烤发汗，里面有热了，身体就动血来排邪。身体出血，一般是动血排邪，像有人大便发黑，或大便里面有血，或牙龈出血，是津液不足了，不能正常排病，就会调动血液来排邪。

得了太阳中风，是阳证，又烤火，热进去了，津液少了，身体就会发黄。这个发黄是因为血不足造成的发黄（比如面黄肌瘦），不是黄疸的湿热发黄。

阳盛则欲衄，阴虚小便难。如果身体的阳气盛，亢奋，就有一点阴虚阳亢，有可能会流鼻血。

因为热比较重，鼻腔的毛细血管壁薄，容易流鼻血。如果身体津液虚，小便就少了。病人太阳中风又烤了火，津液少了，阳气也少了。因为津液不足，身体表面皮肤发干。出汗的时候只有头部出汗，剂颈而还，就是到了脖子以下就没有汗了。因为头在上，为表，汗先从头上出。如果身体津液不足，只能头部出汗，身体下面就没有汗了。有的病人胸部以下没有汗，有的病人是上半身有汗，下半身无汗，这都是津液虚。

腹满微喘。经过火烤后，里有实热了，肚子胀满，可能之前肚子里有积食，津液也虚了，又烤火发汗，积食宿便就干了，肠道有实热，肚子就会胀满。肠道里有热，热向上扩散会影响肺，肺就通过喘的方式来排热。口干，因为津液虚了，口干最直接的原因就是津液虚。为什么津液虚呢？可能有水饮或者身体的津液不足。咽烂，嗓子也烂了，因为有上热。或者不大便，久则谵语，几天没有大便，便秘了，时间久了，里有实热，头部津液虚，热向上走，人开始说胡话，谵语。因为肠胃的津液不足，胃弱了，不能受纳食物，还会恶心呕吐，干哕。

津液虚到一定程度，手和脚躁动的症状会加剧。捻衣摸床（摸床单，捻衣服）。如果小便还正常，能排小便，说明津液没有虚到严重的程度，可以输葡萄糖、生理盐水，快速补充津液，还有挽救的机会。如果病人不能口服汤药了，还可以输液。如果没有条件输液，怎么办？还可以灌肠，煮好的汤药放到常温，把药灌到肠道里，身体也可以吸收。如果小便也少了，捻衣摸床、手足躁扰，甚至干哕说胡话，病严重了，可能会去世，身体脱水了。

上次有朋友病重，舌苔发黑，脉微弱，话也说不出来了，声音微弱，人病得很重，喝药老是打嗝，只能一点点的喝，打嗝非常厉害，用了灌肠的方法。药里面加了人参，通脉四逆加猪胆汁汤，加了很多人参。因为人参放的时间长，都被虫咬了，但是不影响使用。灌肠以后，人好了很多，脉也强了，说话的声音也大了。

补津液可采用输水的方法，里有淤堵病危的病人可以一边输水补津液，一边疏通淤堵，这样病人或许有可能救回来。所以现代医学的方法也可以拿来被中医所用，只要能救人，民国时期中医大家张锡纯曾用西药给人治病。比如得了伤寒感冒，吃辣椒发汗了病能好，或者吃西药发汗解表也行。只要符合人体的势能，哪怕是西药，也可以当中药用，用中医思维用的药，都可以当作中药。

条文里面讲了人体的多种情况。第一个太阳中风，津液虚的表证，但是用了火烤、火熏的方法，病人发汗了，身体脱水了以后血气流溢，就变成风温病了，身体发黄，身体的阳气慢慢的也不足了。或者阳盛的时候（阳亢的时候），可能会流鼻血。津液虚小便就难了，这是津液的问题。津液两个字贯穿整个《伤寒论》的始终。

如果病人的阳气机能不行了，津液虚，皮肤发干，只有头部出汗，到脖子就停止了。病人本来肠道里有积食宿便，发汗以后大便干硬了，身体又调集津液排肠道的燥屎，里面津液越调越多，身体就会发热，变成阳明病了。出现肚子胀满、喘、口干、因有上热，嗓子也会烂，或者便秘困难。

时间久了以后，津液虚有热，人开始说胡话，甚至呕吐干哕，手脚乱动。阴证的病人身体躁动，如果手脚乱动，甚至捻衣摸床，这就危险了，是非常不好的情况。如果病人小便还利，小便还有，问题不大，小便不利就很难救了。我们可以用现代医学输液的方法，也可以用中药灌肠。

在看条文的时候，要结合到人体的能量运行。我们看条文，头脑里是动态的画面，在显示人体的运行，这样来思维人体能量运行。每个证人体是怎样的势能，应该怎样帮身体，都要知道。比如捻衣摸床、谵语、小便利，用大承气汤治。一开始的时候血气流溢，流鼻血，如果表没有解，津液虚了，建中补津液，解表清热，用桂枝二越婢一汤；津液虚有热，用白虎汤；津液虚，阴虚，有热，竹叶石膏汤清热滋阴。

第 53 讲　治病疗效不好，必须找到身体发生问题的根本原因

112. 伤寒，脉浮，医以火迫劫之，亡阳，必惊狂，卧起不安者，桂枝去芍药加蜀漆牡蛎龙骨救逆汤主之。

桂枝（三两，去皮）甘草（二两，炙）生姜（三两，切）大枣（十二枚，擘）牡蛎（五两，熬）蜀漆（三两，洗去腥）龙骨（四两）

上七味，以水一斗二升，先煮蜀漆，减二升，内诸药，煮取三升，去滓，温服一升。本云桂枝汤，今去芍药，加蜀漆、牡蛎、龙骨。

病人受寒了，病在表，能量为阳，脉是浮的，表实证，用火烤的方式发汗，出大汗后津液损耗了。头部津液虚，就会反调津液，严重时，人就会惊狂，坐卧不安，脑部兴奋起来反调津液。中医从津液能量运行的状态来看人体，不会说这个人情志有问题，更不会贴一个“精神病”的标签。中医看人体的问题化繁为简，直抓根本。补头部津液，情志问题就恢复正常了。

桂枝去芍药加蜀漆牡蛎龙骨救逆汤主之。用桂枝去芍药汤加减，这个条文的证不完整。桂枝去芍药汤，一般用于胸满的；还有一种气上冲的奔豚证，用桂枝加桂汤。这个时候已经津液虚了，如果有胸满，去掉芍药。芍药敛降津液，药物的势能向下的。去掉芍药以后，大循环向上的力量就加强了。用桂枝、生姜、大枣、炙甘草，桂枝汤去芍药。同时这个人惊狂，上面有浮阳，用龙骨、牡蛎重镇安神。

蜀漆是常山的苗，去痰湿，也有安神的作用。这便是桂枝去芍药加蜀漆龙骨牡蛎汤的用药原理。

阴阳：阳
表里：表
虚实：虚
寒热：不明显
抓大局：津液虚的表证，能量在头部下不去。

病人是津液虚的表证，同时惊狂，晚上睡觉不安稳，容易惊醒，睡眠不深，用桂枝加龙骨牡蛎。有的人梦遗，有的人阳痿，下焦功能不行，也可以用这个方子。龙骨、牡蛎重镇安神，是一种向下的势能，把身体的势能向下引，到下焦增强了肾的机能，所以肾的功能会增强。

龙骨、牡蛎、芍药都是向下的势能，为什么不用芍药而用龙骨、牡蛎呢？芍药敛降津液，

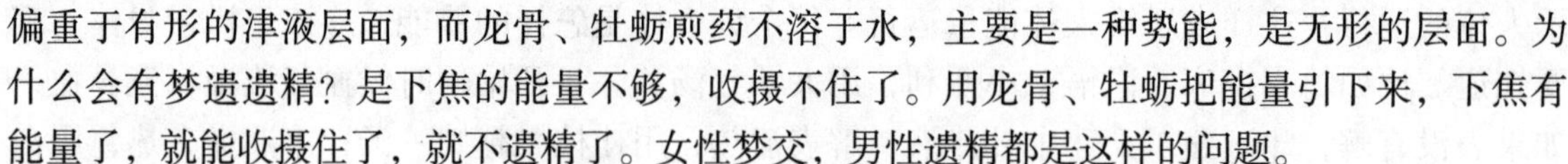

偏重于有形的津液层面，而龙骨、牡蛎煎药不溶于水，主要是一种势能，是无形的层面。为什么会有梦遗遗精？是下焦的能量不够，收摄不住了。用龙骨、牡蛎把能量引下来，下焦有能量了，就能收摄住了，就不遗精了。女性梦交，男性遗精都是这样的问题。

后世中医处理遗精、阳痿的问题，一般说肾阴虚、肾阳虚，用补肾的药，见病治病，用现象解释现象，没有找到根本原因，疗效不明显。《伤寒论》是顺势而为的思维模式，从人的整体来考虑，找到身体发生问题的根本原因，顺势帮身体一下，病就好了。如果是阴虚阳亢，滋阴就必定有效；如果是大循环有问题，只解决局部的问题，没有打通大循环，效果就不会好。辨证必须要整体考虑，不能局限于局部思维。

113. 形作伤寒，其脉不弦紧而弱。弱者必渴，被火必谵语。弱者发热、脉浮，解之，当汗出愈。

如果病人有类似伤寒的证，但是脉不弦紧而弱。脉浮紧是太阳伤寒，津液不虚；脉浮缓是中风证，哪怕没有汗，脉浮缓、脉浮弱都是津液虚。之前我们做的医案，有一个女病人月经量少，身体怕冷，后背怕冷比较严重，用了桂枝汤。

津液虚有的表现为怕风，有的表现为失眠，有的是口渴。如果胃寒，就不会感觉口渴。津液虚，很可能会口渴。津液虚，接着再用火烤，津液更加虚了，热向上跑，就开始说胡话。

如果病人脉弱，发热，脉浮，解之，当汗出愈，这个是津液虚的表证，还有一点热，用桂枝二越婢一汤。

阴阳：阳
表里：表
虚实：虚
寒热：寒热夹杂
抓大局：津液虚的表证同时有热。

病愈的时候往往也是通过出汗而康复。津液虚有热，脉浮，建中补津液，热清了，津液回来了，到了体表，身体就微微的发汗，病就解了。里实热会谵语、磨牙，但谵语、磨牙不一定都是里实热。谵语、磨牙大多是由于头部津液虚，身体在反调津液。

如果肠道里有热，有实，津液虚，用调胃承气汤。如果里面没有实，就是津液虚，有热，脉也大，用白虎汤、白虎加人参汤，同时有阴虚用竹叶石膏汤，随证治之。辨证知道身体想做什么，顺势帮身体一下。懂了人体原理，如果有热，加生石膏清热；如果阴虚阳亢，用麦冬、天花粉、熟地、阿胶滋阴，这就是量体裁衣，满足人体的需求。

第 54 讲 身体异常出血可能是津液虚了，身体动血排邪

114. 太阳病，以火熏之，不得汗，其人必躁，到经不解，必清血，名为火邪。

太阳病能量为阳，病位在表，应该解表，但是却用火烤，身体没有发汗，热进到人体里面了，这个热也会消耗人体的津液。里边有热，津液又不足，津液不足就会身体躁动，躁比烦严重，这是热证了。热证，不是太阳病就不会怕冷。津液虚有热，排邪的时候津液不足，会动血排邪，身体可能出血，这是身体受了火邪里有热。

> 阴阳：阳
> 表里：表
> 虚实：虚
> 寒热：热
> 抓大局：津液虚的热证。

如果病人单纯津液虚、有热，则清热、补津液，用白虎汤或白虎加人参汤。同时有阴虚阳亢，清热的同时滋阴，用竹叶石膏汤。

115. 脉浮热甚，而反灸之，此为实，实以虚治，因火而动，必咽燥吐血。

病人脉浮，身体热得厉害，是热证。如果是太阳伤寒，脉浮发热怕冷恶寒，身体疼痛，应解表发汗。但是这个人是热证，清热可用麻杏石甘汤；如果是温病，用麻杏石甘汤；津液虚有热用白虎汤；津液虚有热大烦渴用白虎加人参汤；津液虚有热兼阴虚阳亢用竹叶石膏汤。

本来是热证，能量过剩，反而艾灸，这个时候是火上浇油，属于寒热辨错了。好比在家里看电视，正常电压是 220 伏，如果电压升到 300 伏，可能把电视都烧了。

> 阴阳：阳
> 表里：里
> 虚实：实
> 寒热：热
> 抓大局：热证
> 开方：麻杏石甘汤。

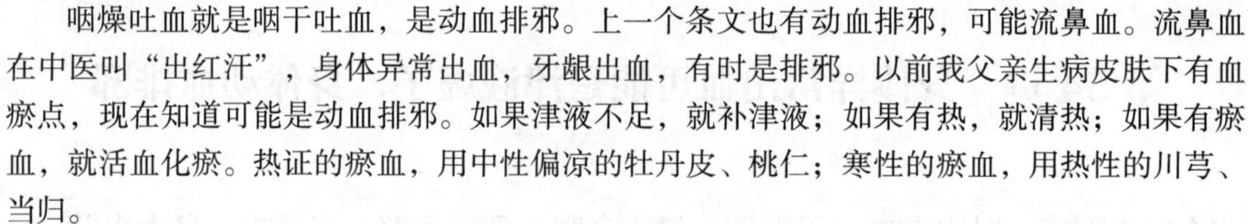

咽燥吐血就是咽干吐血，是动血排邪。上一个条文也有动血排邪，可能流鼻血。流鼻血在中医叫“出红汗”，身体异常出血，牙龈出血，有时是排邪。以前我父亲生病皮肤下有血瘀点，现在知道可能是动血排邪。如果津液不足，就补津液；如果有热，就清热；如果有瘀血，就活血化瘀。热证的瘀血，用中性偏凉的牡丹皮、桃仁；寒性的瘀血，用热性的川芎、当归。

第 55 讲　脉浮是身体调集津液到体表，身体想从表解病

> 116. 微数之脉，慎不可灸，因火为邪，则为烦逆，追虚逐实，血散脉中，火气虽微，内攻有力，焦骨伤筋，血难复也。脉浮，宜以汗解，用火灸之，邪无从出，因火而盛，病从腰以下必重而痹，名火逆也。欲自解者，必当先烦，烦乃有汗而解。何以知之？脉浮，故知汗出解。

这条条文的用词风格不像张仲景的写作风格。这个脉微，脉弱了一些，津液不足了；数，跳得快。一般人熬夜以后，津液消耗了，血管里的血少了，第二天脉跳得快一些。

摸到病人脉跳得快，可以问前一天晚上是否熬夜了。如果没有熬夜，血管里的血是充满的，血液在全身循环一周，津液就把营养送到全身了。熬夜了，比如津液耗损了一半，只有一半血了，需要循环两周才能把营养送到，这时脉就会跳得快。

脉微数，有点像阴虚阳亢。脉细数，脉细了，脉微了，但是同时跳的快，感冒后津液虚的人也会脉细数，但这不是阴虚阳亢。像心衰的病人，心跳能高到 200 多次，心脏机能不行了。阴虚阳亢的人不可以艾灸，用干姜等热性的药会加重阳亢。

因火为邪，又不可以艾灸。艾灸后，里的热会加重，有热人会心烦。津液虚，热重，身体怎么来排病邪呢？只能动血排邪。而且这个热又加重了津液消耗，就不容易恢复，就是治逆了，应该滋阴，同时清热，用竹叶石膏汤。

病人脉浮，脉浮宜以汗解，用火灸之，邪无从出，因火而盛，病从腰以下必重而痹，名火逆也。脉浮，身体的津液到了体表，身体想从体表来排病，顺势而为应该发汗。太阳中风，要喝热粥，盖上被子，让身体微微发汗，这是助汗法。如果是太阳伤寒，用麻黄、桂枝发汗解表。但是用火、艾灸来烤，病邪没有办法出去，热重了，水会向体表走，温病容易汗出，水向体表走，容易身重、小便多。体表水多了就会向下走，向下沉积，下半身就会感觉到沉重，麻痹，这个就称为火逆。

病快要好的时候，身体机能恢复了，身体的正气跟病邪抗争时会心烦，心烦是瞑眩反应，这时身体微微发汗，病就好了。为什么说一定要出汗才能好呢？因为脉是浮的，身体想从表解，病在表从表解。

阴阳：阳
表里：表
虚实：虚
寒热：热
抓大局：津液虚的表证有热
开方：桂枝二越婢一汤。

如果这个人下半身重，麻痹，有了火逆的证，同时脉细数，阴虚阳亢，要滋阴。麦冬、天花粉、熟地黄、山药这类药煮后有黏黏的汁液，能够滋阴。下半身痹重，用茯苓白术。如果本身已经很阳亢了，这个时候一般不用白术，因为白术温燥，用茯苓、泽泻淡渗利水，把不能气化的水饮从小便排出去。身体不亢，只是津液虚，下半身的水饮重，则补津液利水，用桂枝汤加茯苓白术。

117. 烧针令其汗，针处被寒，核起而赤者，必发奔豚，气从少腹上冲心者，灸其核上各一壮，与桂枝加桂汤，更加桂二两也。

桂枝（五两，去皮）芍药（三两）生姜（三两，切）甘草（二两，炙）大枣（十二枚，擘）

上五味，以水七升，煮取三升，去滓，温服一升。本云桂枝汤，今加桂满五两。所以加桂者，以能泄奔豚气也。

用烧针让身体发汗了，津液虚了。据说古代针灸的针很粗，有金针、银针，还有磁针。针刺后卫生没有做好，针刺的这个部位会红肿发炎，身体就调津液来排邪。

本来发汗后津液虚了，针刺处红肿发炎又牵制了津液，病人津液就更不足了。大循环的力量不够，身体努力地向上带动，感觉气从小腹向上冲，冲到胸部咽喉，非常痛苦，病发的时候感觉难受得要死，这是奔豚证。

阴阳：阳
表里：表
虚实：虚
寒热：不明显
抓大局：大循环向上的力量不够。

到目前为止，遇到过几次病人气上冲的情况。这个时候，如果有淤堵就去淤堵，同时用桂枝增加大循环的力量。桂枝加桂汤是在桂枝汤的基础上加了二两桂枝，增加人体大循环向上运行的力量。人体大循环的力量够了，气上冲就没有了，奔豚就好了。这是根据能量大循环的理论来解读。

第 56 讲　人的身心是一体的，惊狂等情志问题与身体的津液情况相关

118. 火逆下之，因烧针烦躁者，桂枝甘草龙骨牡蛎汤主之。

桂枝（一两，去皮）甘草（二两，炙）牡蛎（二两，熬）龙骨（二两）

上四味，以水五升，煮取二升半，去滓。温服八合，日三服。

火逆病人下之，用了泻下的方法，津液虚了。又用烧针发汗，津液会更虚，人开始烦躁了。烦是心烦，有上热或津液虚都会烦。躁，身体躁动，津液虚到严重的程度了。

阴阳：阳
表里：表
虚实：虚
寒热：不明显
抓大局：津液虚，能量在头部搅扰下不去。

同时可能会心悸动，双手按着胸部，前面条文说病人叉手自冒心，用桂枝甘草汤。但是这个证里面，病人只是烦躁，不像桂枝甘草汤里桂枝用量那么多，桂枝只用了一两，炙甘草用了二两补津液，因为津液不足了。同时这个人烦躁，上面有浮阳，用龙骨、牡蛎各二两，重镇安神，把头部的能量向下拉。

一般病人烦躁、烦惊、惊狂，会用到龙骨、牡蛎。阴证的病人，只用牡蛎就可以了，不用龙骨，因为龙骨是阴性的能量。如果是阳证的病人，可以用龙骨、牡蛎。茯苓淡渗利水，是向下的势能，也能安神。茯神是茯苓菌核中间天然抱有松根（即茯神木）的白色部分，也是向下的势能。

烦躁的各种情况归为以下几类：

1. 津液虚而烦躁，用桂枝甘草龙骨牡蛎汤。

2. 烦躁，大烦渴，津液虚同时热重，用白虎加人参汤。

3. 津液虚，没有汗，烦躁，怕冷怕风，脉浮紧，外寒里热，用大青龙汤。

4. 腹泻后又发汗，白天烦躁不能睡，晚上安静，脉沉微，身体的机能弱了，用干姜附子汤。

5. 发汗、腹泻后手脚冰凉，津液虚到了阴证了，津液虚，烦躁，就是津液虚能量在头部，用茯苓四逆汤，茯苓安神，人参补津液，干姜温里，附子打通身体的阳气。

119. 太阳伤寒者，加温针，必惊也。

病人得了太阳伤寒，应该发汗解表。但是用了温针，出汗导致津液耗损，但是没有解表。温针耗津液，同时又受了热。津液虚有热，热向上走，人就容易受惊吓。上面有热，可以随证用桂枝去芍药加龙骨牡蛎汤、桂枝甘草龙骨牡蛎汤，都是津液虚、头部有浮阳。

阴阳：阳
表里：表
虚实：虚
寒热：不明显
抓大局：津液虚，头部能量下不去。

人的惊狂等情志问题，和身体的津液情况息息相关，有的是单纯的津液虚，有的是因实致虚，严重的情况可能导致精神分裂症。

第 57 讲　感觉饿却吃不下是胃弱了

120. 太阳病，当恶寒、发热，今自汗出，反不恶寒、发热，关上脉细数者，以医吐之过也。一二日吐之者，腹中饥，口不能食；三四日吐之者，不喜糜粥，欲食冷食，朝食暮吐。以医吐之所致也，此为小逆。

太阳病，当恶寒、发热。太阳伤寒，怕冷，身体发烧。今自汗出，反不恶寒、发热，关上脉细数者，以医吐之过也。现在病人开始出汗了，不恶寒，发热，身体也不怕冷了，这是表解了。关上的脉细数，津液虚，因为医生用了催吐的方法。小孩子发烧的时候，有时候呕吐会出汗，吐是向上排，能量也向上调集，在吐的过程中虽表解了，但是这个病还没有好。

如果前一两天用了催吐的方法，津液虚了，表解了，能感觉到饿，但是吃不了多少，吃一点就饱了。这个饿是肠胃里面有虚热，吃不多是因为胃弱。为什么胃弱呢？因为病人汗出后，肠胃津液虚，胃就弱了，有虚热能感到饿，但是又吃不多，吃一点就吃不下了，也不容易消化。

汗、吐、下三法都损耗津液，发汗是津液从体表变成汗水排出去，吐是胃里边的津液从口中吐出，泻下是肠道里的津液直接向下排出。如果三四天都用了催吐的方法，病人不喜糜粥，肠胃里面津液少了，容易瘀而生热。这个时候也不想喝粥，因为粥是热的，想吃冷的。早上吃了以后晚上吐，这是催吐导致的，催吐以后肠道里面有虚热，所以不能吃糜粥。

阴阳：阳
表里：里
虚实：虚
寒热：虚热
抓大局：胃弱，胃里有虚热
开方：小半夏汤。

小半夏汤里有半夏和生姜，半夏降逆止呕，生姜刺激肠胃蠕动，主要用于胃弱、恶心、干呕。

我家小孩有过这样一个问题，孩子不喜欢喝中药，喝药后容易吐，也不喜欢喝粥，为什么？胃弱不能受纳食物，不想喝粥，吃药很容易吐，可以用小半夏汤。

胃弱，也可以用大半夏汤（半夏、人参、蜂蜜），主要用于胃虚、恶心。半夏降逆止呕，去胃里的水饮。胃弱，不容易气化胃里的水，也容易造成胃里停饮，用半夏可以去水饮。人参调集津液到肠胃，人参味甘性微寒，可以补肠胃的津液，肠胃正气足就容易恢复正常。还用白蜜（蜂蜜），蜂蜜也是糖，直接补津液，慢慢的胃气就好了。今年有几次孩子生病，柴胡证，恶心到不能吃饭，用了剂量比较大的半夏和生姜，一剂药后胃口就恢复了。

津液虚，身体阵阵发潮热，肠道有实热，可以用调胃承气汤。这种病人饿，但是吃不下饭，吃一点就不行了，是胃弱。如果催吐时间长了，会不喜欢喝稀的热粥，喜欢吃凉食。早晨吃，晚上吐，也是胃弱，可以用大半夏汤。如果胃寒，催吐以后有没有这种情况呢？也有，可以用小半夏汤，用生姜半斤，半夏一升，具体情况要辨证。

121. 太阳病，吐之，但太阳病当恶寒，今反不恶寒，不欲近衣，此为吐之内烦也。

太阳病，能量为阳，病位在表，中风用桂枝汤，伤寒用麻黄汤。病在表从表解，但是医生用了催吐的方法。本来太阳病怕冷，中风、伤寒怕风怕冷，催吐，误治了，变成逆病了。病人现在不怕冷了，不想穿衣服，因为催吐时体表的热入里了。

阴阳：阳
表里：里
虚实：不明显
寒热：热
抓大局：里热证。

不恶寒，不想近衣，里面有热了。烦，就是吐之，内烦也，经过催吐以后，津液虚了，身体发生了变化，有热。

如果吐了以后，病人口渴想喝水，脉洪大，这是白虎汤证。如果身体发热，骨节疼痛，口不太渴，但是有热，不想多穿衣服，身体也疼痛，用白虎加桂枝汤。病人不会照书生病，都是根据自己的身体情况来发展的。

如果大烦渴，用白虎加人参汤。如果津液虚有热，胃里很难受，潮热，或者肠道里面有实热，用调胃承气汤。汗吐下都损耗身体的津液，肠胃里面津液少了，里面有宿便，积食，吃了一点腹泻药，是不是就把淤堵排出去了呢？有可能，也可能只排了一部分，耗损津液了，但是里面还有积食，就有可能变成里实，变成调胃承气汤证。催吐后身体可能发生各种变化，发汗后身体同样如此，可能汗漏不止，或者手足厥逆，或者变成里热证等，都有可能。

第 58 讲　诊脉要过三关：阴阳关、寒热关和阴虚阳亢关

122. 病人脉数，数为热，当消谷引食，而反吐者，此以发汗，令阳气微，膈气虚，脉乃数也。数为客热，不能消谷，以胃中虚冷，故吐也。

病人脉数，脉跳得快。一般辨寒热的时候，脉跳得快、有力代表有热。如果脉数，应该是有热，体内有热肠胃的温度高，蠕动会快。体内有热很容易就饿了，吃得多，饿得快。以前让岳父吃附子理中丸，后来他说不吃了，因为吃了饿得快。附子理中丸含有干姜，性温，会增加肠胃的蠕动，食物消化快。

如果身体有热，脉跳得快而有力，也会吃得多，容易饿，因为肠胃消化快。这个人脉跳得快，反而呕吐，吃饭后吐了，这是因为发汗损耗了身体的津液，肠胃津液虚，不能受纳食物，所以呕吐，同时脉跳加快。单纯脉数的热，是一种虚热，不是真的有热。津液是人体的阳气，津液水平决定人体的免疫力强弱。

发汗以后胃里面津液少了，胃中虚冷，导致呕吐。发汗后导致了肠胃津液虚寒。肠胃虚寒，运化能力弱了，肠胃为了减轻自己的负担，就把食物排出去，就吐了。

阴阳：阳
表里：里
虚实：虚
寒热：寒
抓大局：里虚寒。

呕吐是身体的自我保护，是身体的应激反应。有的时候给病人诊脉，病人的脉比上次来的时候跳得快了，问了才知道前一天晚上熬夜了。之前讲过，熬夜消耗津液，正常来说血液循环一周就把营养送到全身了，现在血液少了，必须加快运行才能把津液送到全身，要增加循环的频率才可以，因此熬夜后脉跳得快。熬夜消耗津液，发汗、呕吐和腹泻也消耗津液的，人体的道理是很简单的。

我们要时时刻刻关注人体的津液水平，如果人的津液少了，身体就会亢奋起来，加速血液运行，向身体各个组织输送营养。如果津液损耗多了，就会变得脉迟。脉迟是因为津液损耗多了，身体机能变弱，或者里有寒，可用干姜温里，如果到了阴证可加附子，如果不到阴证可用干姜、生姜。

胃中虚冷，呕吐，怎么办呢？用甘草干姜汤，炙甘草建中补津液，干姜温里，恢复肠胃的运化能力。肠胃运化能力恢复，津液就回来了，身体可以自己产生足够的津液满足身体需求了。比如救助大山里的贫困人员，第一次去的时候，给他们带了米面和油，教他如何种植经济性的农作物在网上销售。当他们能通过卖农产品维持生活的时候，就解决温饱问题了，不需要国家救济了。

不能消谷，这是虚热，肠胃虚寒，用甘草干姜汤。脉跳得快，好像有热了，怎么还用姜呢？这叫“甘温除大热”。有一次母亲脚很热，把脚蹬到墙上面才感觉凉快一点。这是津液不够，只够手和脚的部分排邪，不能全身排邪。这种情况如果是津液虚可以用小建中汤，芍药加倍，加饴糖补充津液，如果是阴虚阳亢就滋阴，这样五心烦热的现象就消除了。身体有虚热、客热，可以补津液或滋阴来去虚热。

虚热和实热，怎么辨别？还是从脉上来断，脉跳得快，有力的，按下去以后还有力，就是实热；表面是虚大的，或者是跳得快，按下去无力，这种是虚热。

脉虚有两种情况：一种是津液虚，用姜草枣把津液补回来；还有一种情况是阴虚阳亢。阴虚阳亢不能用姜草枣补津液，要用麦冬、天花粉、熟地黄、山药等黏腻滋阴的药才可以。

什么是阴虚阳亢的脉？摸上去顶手，沉取无力，就是阴虚阳亢了。能把手顶起来，但是按下去是虚的，脉象是个三角形，浮取大沉取虚，脉亢奋，津液又不足，这种就是阴虚阳亢。还有细数脉，用力按下去，下边是虚的，也是阴虚阳亢。还有一种虚大的脉，老人的脉多见，轻轻搭上去就摸到了，有点顶手，但沉取是空的，像葱叶，这种虚大脉是芤脉，也是一种阴虚阳亢的脉。还有寸脉比较盛，尺脉比较弱，寸脉尺脉差异大，是阳脉，也是阴虚阳亢的脉。

总结一下，阴虚阳亢的脉有脉细数、脉顶手，按下去从两边向指腹挤。阴虚阳亢的证有舌红无苔，腰膝酸软，脉弱而胃口很好，脉弱而人很亢奋等。

在诊脉治病的过程中，要过三关。

第一关是阴阳关，尺脉沉取有力是阳脉，尺脉沉取弱是阴脉。大家首先要辨阴阳，阴阳要辨准。

第二关是辨寒热。脉数有力的是热，脉虚、脉迟无力是寒。当然身体的证也有很多表现。如果人得了温病，会有怕热、汗出、喘、脸红、喜欢喝冷饮的表现，这是热证。所以脉证合参准确率就会高。

第三关是阴虚阳亢。脉跳得快了，躁动，脉促寸盛，脉还大。这个表面上看是有热，其实是一种阴虚阳亢，是一种客热，是一种虚热，并不是真正的热。阴虚阳亢必须用滋阴的药。小孩感冒发烧多日，有阴虚阳亢，单纯的解表、通肠道都不行。阴虚阳亢的病人不滋阴，病就无法痊愈。辨阴虚阳亢是很重要的一关。

第 59 讲　学伤寒是学中医的捷径，容易入门，疗效高，不容易遇到瓶颈

123. 太阳病，过经十余日，心下温温欲吐，而胸中痛，大便反溏，腹微满，郁郁微烦。先此时自极吐下者，与调胃承气汤。若不尔者，不可与。但欲呕，胸中痛微溏者，此非柴胡汤证，以呕，故知极吐下也。

太阳病过了十多天，一般这个时候病都传经了，转到半表半里或者里了。

心下温温欲吐，这个“温温”，是胃里难受。柴胡证是心烦喜呕，想吐，没有胃口，不想吃饭，胃弱了想吐。这是胃里难受，这个辨别起来不容易。如果自己没得过这个病，就没有体会。心下指的是胃这个区域，很难受，想吐，同时胸中痛。想吐有几种原因，第一种是胃弱了，第二种是胃里面有积滞，比如大柴胡汤证胃弱肠道堵想吐，小柴胡汤证是胃弱了想吐。还有热证、阴虚阳亢等都可能导致呕吐。

胸中痛，有几种情况，第一种是胸中有热可能会痛，第二种胸中津液不足了，津液不能濡养胸中的筋膜会痛。第三种情况的胸中痛，胸痹，胸腔里面有痰饮，可能在后背某个区域疼，或者是胸痛彻背，这时用栝蒌实、薤白去里边的痰。

大便反而溏，大便是稀的，肚子还胀满。大便是稀的，就是排大便没有什么困难，这是承气汤证。人大便稀还腹胀，肠道有淤堵。而且这个人还郁郁微烦，有点心烦，有点上热。

心烦，想吐，特别像柴胡证。但是这个不是柴胡证，是前面吃了催吐或者泻下的药，心里温温欲吐，因为胃里面津液少了。或者腹泻津液虚了，头部兴奋起来反调津液，也会有虚烦。心下温温欲吐，肠胃里面津液虚，想吐，胸中痛，但大便是稀的，肚子还胀满，这是由吐下引起的，不能用柴胡汤。

津液虚，吐下后肠胃不舒服的，一般用调胃承气汤。津液虚有热，如果这个人还有潮热，里面有实，大便溏，里有热，大便应该是臭的，不会是里寒的大便稀。里寒就不能用调胃承气汤，里面有大黄、芒硝，要用干姜或者四逆汤一类来温里。腹泻，下利不止，大便也不臭，收摄不住了，恢复身体的机能用四逆汤。

如果不是催吐、泻下导致的，太阳病过了十多天了，胃里难受，想吐、胸中痛、大便溏、有点烦、胃弱上热，是柴胡证，可能同时有肋按痛、心烦喜呕、胸闷气短的证，就用柴胡汤。

还有一种情况，太阳病泻下以后，体表的津液就向里走了。泻下时体表的津液向里走，走到心下，水和热结在这里了，变成半夏泻心汤证了。半夏泻心汤证是上热下寒，胃弱，中焦痞塞不通，呕、利、痞为主要的证。呕吐、恶心，腹泻，心下痞硬，用半夏泻心汤，黄连黄芩辛开苦破，把水热的结去掉，清上热，用人参、干姜、大枣、炙甘草健脾胃，半夏降逆

止呕。如果催吐泻下以后，胃里面很难受，用调胃承气汤。如果是柴胡证，就用小柴胡汤。如果心下痞硬，上热下寒，用半夏泻心汤。

总之，病人有什么证，就随证治之，这个条文同121条也是相对应的，121条也是催吐以后“反不恶寒，不欲近衣”，是里有热，这个条文是心里面很难受，用调胃承气汤。治疗后身体的变化很多，各种情况都有。

这个条文里说大便溏，腹部胀满，是肠道里面有湿热，身体排不干净，肠道有热会向上传到胸腔。胸腔有热了，也会心烦，胸中痛，同时可能会有大便臭、屁臭。所以人体的证是复杂的，必须把所有的证都收集齐了以后，才能准确辨证。

调胃承气汤，有炙甘草、大黄、芒硝，炙甘草建中补津液，大黄芒硝清里边的热和实。胃中的津液虚，同时有热的积滞，用调胃承气汤。

从这个条文里可以知道，问证非常重要。问证以后，再结合诊脉，脉证合参才容易辨证准确。有的中医流派是以脉为主的。有一个师兄学振荡中医，这个流派就是凭诊脉用药，效果也很好。他知道有这个脉，就开这个药，像做连线题一样，但是病怎么好的不知道。看了他开的方子，了解了病人的情况，可以用人体运行的原理讲出来原因。

之前和一位医生交流，他也是以脉诊为主，问证很少。但是这个诊脉技术不容易复制。而有位师兄学伤寒学了三个月，就把她妈妈的结肠癌治好了。还有一位师兄前一年11月份学的，给外婆和爷爷治病，疗效都很好。单纯凭脉用药，不容易快速入门，需要多年的功夫。学伤寒，容易复制，疗效高，不容易遇到瓶颈。

第60讲　中医治疗瘀血证

124. 太阳病，六七日，表证仍在，脉微而沉，反不结胸，其人发狂者，以热在下焦，少腹当硬满，小便自利者，下血乃愈，所以然者，以太阳随经，瘀热在里故也。抵当汤主之。

水蛭（熬）虻虫（各三十个，去翅足，熬）桃仁（二十个，去皮尖）大黄（三两，酒洗）

上四味，以水五升，煮取三升，去滓。温服一升，不下更服。

病人得了太阳病，病在表，六七天后，表证还有，比如怕冷、怕风。脉微，即脉弱，条文里说的微还没有到阴脉的程度；而沉，脉沉在里，病在里，没有结胸。结胸是水和热结在胸下，小陷胸汤证是按着痛，大陷胸汤是心下到腹部都是硬的，像石头一样硬，不按也痛，这是结胸。

但是这个人没有结胸，发狂是情志反应。为什么人发狂得精神病，或者脾气特别坏，性子急？举例来说，女性在月经期间情绪不稳定，因为月经期间身体调集津液向下排经血，头部的津液不足了，头部就兴奋起来反调津液，就会情绪不稳定。

脉微而沉，有表证的发狂，热在下焦的小腹区域，小腹硬满，腹部是硬的、胀满的，但是小便顺畅。小腹硬满，血和热结在小腹区域，只要瘀血排出来，不管从小便排出来，还是从大便排出来，病就好了。瘀血在里牵制了津液，头部津液不足，人就会发狂。因为血和热结在里边了，小便没有问题，这是抵当汤证，用抵当汤（水蛭、虻虫、桃仁、大黄）。

阴阳：阳
表里：里
虚实：实
寒热：热
抓大局：血和热结在下焦。

水蛭和虻虫，水蛭就是蚂蟥，蚂蟥附着在人皮肤上吸血。虻虫是牛虻，以前我小时候放牛，夏天能看到牛虻。牛虻的头是绿的，像蜜蜂那么大，牛的皮那么厚它都能咬穿，咬人非常疼。老家有一个邻居，夏天被牛虻咬了，出现发烧、身体肿，输液才好了。中药可以用大黄疏通淤堵，桃仁活血化瘀，水蛭、虻虫是虫类药，可以去瘀血。

这个是抵当汤证，其人发狂。还有一种发狂的情况，是下焦有瘀血和热结的桃核承气汤证，一般还有小便不利、腹部胀满的证，这是有水饮了。桃核承气汤里面有大黄、芒硝、桂枝、桃仁、炙甘草。桂枝打通大循环，气化水湿。

这两个证都是少腹急结，不太容易分辨。如果小便通畅，是瘀血在肠道区域，用抵当汤。桃核承气汤证是在膀胱区域，小便不利，水和热结。人发狂的时候，头部津液虚，大脑就兴奋起来反调津液，精神有问题。谵语说胡话也是这样的原理。抵当汤证是人身体里有干血，性子急，肌肤甲错，小腿的皮肤如鱼鳞状，身体皮肤发黑，人黑瘦黑瘦的，脸色也发黑。

前段时间，一个病人有黑眼圈，感觉燥热，因为瘀血在体内，身体一直在调集津液排瘀血，身体里面津液多了以后就会发热，瘀而生热。比如大家都觉得天气凉了，不用开空调了，但是瘀血证的人，就要开空调，这是有淤热。而且晚上睡眠不好，不易入睡，容易醒，醒了以后不易睡着，要过很长一段时间才能再次入睡。还有记忆力差，容易忘事，这些都是瘀血证的表现。

临证时桃核承气汤和抵当汤使用比较多。如果血和热结，就用桃核承气汤。有干血的瘀血证就用抵当汤。如果是瘀血证，有干血，你不用抵当汤不容易好。抵当汤的抵当是什么意思？就是最恰当的意思，抵当汤证用抵当汤最合适，用桃核承气汤、桂枝茯苓丸效果差一些。有个病人黑眼圈，晚上睡眠不好，怕热，入睡困难，容易醒。在他的方子上加了抵当汤。病人吃了以后，晚上睡眠就好了。第二次再来的时候，黑眼圈已经好了一半了。辨证准了，病好得快。

临证的这些要点，必须要认识到。虽然阴阳、表里、虚实、寒热都知道了，怎么辨阴阳、辨淤堵的文字也都知道了，但是要变成自己的能力，看到一个病人，望诊就知道是什么情况，还需要在临证中慢慢积累经验。理法通了以后，一定要多临证，多练习。

桃核承气汤证有小便不利，桃核承气汤里面有桂枝。抵当汤证虽然有表证，但是这不是大局，大局是里证，用的是水蛭、虻虫、桃仁、大黄，是攻里的药，是因实致虚。

125. 太阳病，身黄，脉沉结，少腹硬，小便不利者，为无血也。小便自利，其人如狂者，血证谛也，抵当汤主之。

得了太阳病，身体发黄，有点像黄疸，脉沉结，脉沉，病在里，津液不足，身体有淤堵。结脉就是心脏跳几下停一下。国庆假期，那几天事情多，有时一天写将近一万字；有很多师兄进群，同每个进群的师兄交流，几天下来津液消耗得比较厉害，脉结代了，心悸心慌。我煮了一剂炙甘草汤，基本是原剂量。其中干地黄没有用书上那么多，麦冬用了半升，阿胶用了二两，我早晨喝完就去上班了，刚开始还是一直捂着胸口，心悸。到了中午的时候，感觉津液回来了，人精神了，说话也有力气了，心也不慌了。说明如果辨证准了，喝一碗药，效果就出来了。

得了太阳病，身体黄是有湿热，脉沉结，津液不足。这个津液不足可能是有水饮牵制了津液，所以造成津液不足，脉沉结。少腹硬，小腹硬，为什么呢？小便不利，小便排得不多，是里面有水饮了，不是瘀血。小便不利是有水饮，小便正常就不容易有湿热。这里小腹硬，身发黄，有湿热，不是瘀血，怎么办呢？可以用茵陈蒿汤，茵陈蒿去湿热。黄疸的病人，小便不利，有湿热，加茵陈。茵陈蒿汤是茵陈、栀子、大黄三味药。

小便自利，其人如狂者，血证谛也。小便通利，小腹硬，人发狂，可能是有瘀血，热和瘀血在小腹区域，用抵当汤。如果只有一个证，其人如狂，单一证不可断。

如果小便不利，其人如狂，可能是桃核承气汤证。黄疸，身体有湿热，如果人一直出汗或者小便很畅通，基本不会发黄。腹部硬满，身黄，是有湿热，如果没有身黄，只是腹部硬满，那也可能是有瘀血或有干硬的大便，可以用承气汤或者桃核承气汤。水和热结在下焦，或热和血结在下焦，都有可能，要多证互参。

这个情志的狂，一般是瘀血证，很多的精神病人都和瘀血或肠道淤堵有关。

126. 伤寒有热，少腹满，应小便不利，今反利者，为有血也。当下之，不可余药，宜抵当丸。

水蛭（二十个，熬）虻虫（二十个，去翅足，熬）桃仁（二十五个，去皮尖）大黄（三两）
上四味，捣分四丸，以水一升，煮一丸，取七合服之，晬时当下血。若不下者，更服。

伤寒有热，少腹满，应小便不利。病人有表证，身体发热，小腹胀满，小便应不利。现在小便通畅，则可能是有瘀血。要多证互参，瘀血只是一种可能，也有可能是其他原因。

当下之，不可余药。如果是有干血的瘀血，用抵当丸，如果用其他的方剂，没有水蛭、虻虫的虫类药不行。干性瘀血，加上阴虚阳亢，用大黄䗪虫丸。大黄䗪虫丸里有水蛭、虻虫，还有䗪虫、蛴螬，可以去瘀血，还有干地黄滋阴。

阴阳：阳
表里：里
虚实：实
寒热：热
抓大局：血和热结在下焦。

抵当丸和抵当汤相比剂量比较轻，相当于小承气汤和大承气的区别，病轻的就用抵当丸，病重的就用抵当汤。用了抵当丸，病人可能会腹部疼痛。抵当丸证是少腹满，抵当汤证是少腹硬满，程度不一样。病重用药也重，病轻用药也轻。

127. 太阳病，小便利者，以饮水多，必心下悸；小便少者，必苦里急也。

太阳病，小便利者，得了表证，小便很通畅。以饮水多，必心下悸，如果病人得了太阳病，喝了很多水，人们经常说病了要多喝热水，这只是一个方面，不一定正确。如果身体不缺水，就没有必要喝水。而刚感冒时身体酸痛，多喝点热水发汗，感冒就避过去了。如果身体有水饮，还多喝水，水饮就加重了。

喝水多了，心下会悸动不舒服。我舌头胖大有齿痕，水饮比较重，因为重庆的湿度大。我夏天吃西瓜，饭前连着吃几块西瓜，就感到胃里不舒服。西瓜本身寒，水分多，就是胃里水多了就心下悸。有时喝水过多也会造成心下悸。

小便少者，必苦里急，得了太阳病，喝水多而小便少，水饮停在下焦，小腹拘急，可以用五苓散。还有喝水就吐，吃了饭也吐，用五苓散。

如果单纯小便少，太阳病，小腹拘急的证，我们无法开出方子。临证的时候，还要收集其他的证，诊脉，看舌象，问大便、小便、睡眠、饮食、出汗的情况，把所有的证问齐了，才能辨证开方。微信群里有人问，生病了应该吃什么药，这个无法答复。正常的辨证开方，要诊脉，填问证单，把详细的情况都问清楚了，辨证抓大局，再开方子。只有几个证，信息不完整。

第三篇

辨太阳病脉证并治下

第 1 讲　明白了脏结的原理，很多癌症都可以治

> 128. 问曰：病有结胸有脏结，其状如何？答曰：按之痛，寸脉浮关脉沉，名曰结胸也。

病位在心下区域，胃腹部有结胸，也有脏结。

结胸是在心下这个区域，一按就痛，是水和热结到这里了，所以按着痛，并且脉象是寸脉浮、关脉沉。如果按着不痛，有痞结，是泻心汤证。寸脉浮，寸脉主上主表，津液在体表。关脉指肠胃区域，人体的中焦，脉沉表示病位在里，相当于人体的肠胃病了。因为里有淤堵，津液向上走，所以寸脉就浮起来了。

得了太阳病，一般脉是浮的，病在表。但有的时候吃多了，肠道堵住了，右手的寸脉也是浮的。所以浮脉不一定都是太阳病。

结胸证，寸脉浮，温病有时也脉浮盛。关脉沉说明病在里，关脉代表人体的中焦肠胃。按之痛，寸脉浮关脉沉，这种称为结胸。

> 129. 何谓脏结？答曰：如结胸状，饮食如故，时时下利，寸脉浮，关脉小细沉紧，名曰脏结。舌上白苔滑者，难治。

什么是脏结？像结胸一样心下有痞结，但是吃饭喝水都正常，经常腹泻。这里的腹泻是肠胃虚寒，收摄不住了。脏结里边有寒，肠胃寒，同时寸脉浮，关脉小、细沉紧，脉和结胸稍有差异。这个证像结胸，但是按着不痛，经常腹泻，有点像痞结。

泻心汤证有呕、利、痞，心下有痞结，腹泻，是寒热夹杂的证，还没有到阴证的程度。而脏结的大局是里寒，是阴证。心下痞一般是寒热夹杂，水和热结，但脏结是寒。像少阳病的柴胡证，胸胁满痛，肋骨按痛，就是水热结。脏结，类似于结胸，但是却不痛，身体呈现一种虚衰的反应，从阴阳上来讲，是阴证，称为脏结。如果人有脏结，舌苔白滑，口水多，腹泻，腹泻是因为肠道虚寒收摄不住，不能把肠道里的水气化成津液吸收，所以水进入肠道

就会下利。里寒了，肠胃运化能力差，里有水饮，苔白水滑，口水多，胃寒口水也多。所以脏结证，肠道里的水不能被气化成津液，太寒了，肠胃的运化能力差，难治。

脏结用温中补能量的药，再用一些破痞结的药，几剂药喝下去人的状态就有变化了。脏结的原理弄明白了，很多癌症都可以治了。寒热，看舌苔颜色不是关键的，主要看舌体。有一个朋友，病非常重，舌苔黑，尺脉无力，几乎摸不到，说话声音也听不到。舌苔黄黑，是热证吗？不是，只是有上热，但能量为阴。用了通脉四逆加猪胆汁汤，第二天，脉能摸到了，声音也出来了一点，眼睛有神了。

危重的病有时用药对了恢复得也明显，但是不容易痊愈。从舌诊辨寒热，不要只看舌苔，要看舌体，舌体红偏热，舌淡偏寒。有人舌胖大，舌淡，像鸡肉从冰箱里拿出来，这是有寒湿。水湿轻的人，舌头周围一圈胖起来，有人是整个舌体都发起来了，这种湿气非常重，这种人一般是阴证，舌头也反映身体的能量状态。有人舌头上面有淤点，舌头底下静脉非常的粗，甚至青筋怒张，这是有瘀血。还有的病人舌下瘀血一大片。还有的人是地图舌，舌苔一块块的剥离，这种是肠胃很弱，津血大虚。草莓舌有红点，是有热。舌头很尖，津液虚了。

第 2 讲　遇到危急重症要镇定

130. 脏结无阳证，不往来寒热，其人反静，舌上胎滑者，不可攻也。

脏结，里寒，心下有痞结，但是没有往来寒热，人很安静。舌苔白滑，里虚寒，是太阴病，太阴病不适于攻。三阴病能量为先，要补能量，用附子干姜。如果变成四逆证了，能量非常虚，手冷到肘，脚冷到膝，就该用四逆汤了。阴证有淤堵，要大剂量补能量，同时少量用攻伐之药。

如果阴证有瘀血，用川芎、当归这种热性的活血化瘀药；如果有肠痈，用薏米、冬瓜子，如果需加大黄，用量要在五克以内，同时附子的量加多一些。如果有明显淤堵的证，在补能量的前提下，稍微加一点大黄。如果淤堵比较重，便秘，肚子不舒服，可以稍微增加大黄用量，但不能出现腹泻，最主要的是“健脾胃，存津液”。

如果是阴证，脏结，苔白滑，舌头中间有很深的一道沟，舌头裂开了，舌苔白厚，口水多，舌滑，一般中风病人有这样的舌象。这种情况要温中健脾胃，用干姜、附子；利水用茯苓、白术。此外，病人可天天揉腹，敲打足三里，拍腹股沟中间的位置，这样可以健脾胃。肠胃变好了，舌头中间的沟就平了。肠胃是人体津液的来源，是后天之本，肠胃好身体才健康。所以说“有胃气则生，无胃气则死”。人的舌头变好了，舌头中间没有沟了，身体就变好了。舌头好看，身体就健康。脏结里阴寒的病人，要温中，尽量不要攻。用攻的药只是帮助排出大便，确保一天排一两次大便，大便不稀，如果大便次数多、水样便，会消耗津液。

三阴病能量为先，身体有能量了，就能排大便了。有一个人便秘，里虚寒，用四逆汤好了。有一个病人肠道有淤堵，用了大承气汤，但是人是阴脉，没有加附子补能量，用药以后就去世了。所以一定要记住“能量为先”。

学中医懂了一些道理，再找医生看病，就会很挑剔，因为有自己的想法了。但是如果学的水平不够，自己看不好病，找医生又不相信，就会处于一个很尴尬的境地。必须要努力学，中医学出来了以后，才能给家人治病，否则你很难对其他医生的治疗方案有信心。从另一方面看，这也是一件好事，逼着自己必须下功夫学出来。如果真正融会贯通了以后，治病的思路很简单。关键要懂人体势能是怎样的，病的根本原因在哪里。

做医案练习时，有人刚学，知道的不多，思路很简单，一下就做出来了。但是有人想的复杂，抓不住大局，这个时候我们就必须要回归简单。遇到危急重症时要在心里提醒自己：简单，简单，再简单。避免私心杂念，不乱想、多想，才能抓住大局。人体是简单的，就怕想多了。八纲辨准了，病该怎么治就怎么治，否则顾虑多，抓不住大局。

有一个一岁两个月的小孩长湿疹，前胸后背都是湿疹，臀部的皮肤皮包骨头，像树皮一样。家长找到医生求助，医生说："这么重的病一定不能多想，如果担心孩子吃药后的反应，就不敢开方了，关键要辨证抓大局。"结果吃药以后效果很好，救回来了，现在完全康复了。这个小孩用药中的大黄、芒硝、生石膏剂量都非常的大，即使用在大人身上剂量都是非常大的。如果当时用错了，小孩可能就没有命了，风险极大。所以面对这种危险的情况，保持思路简单，抓住大局至关重要。如果有很多顾忌，可能小孩就治不好。

如果小孩子身体弱，是阴证，没有考虑补能量，贸然使用攻伐之药，可能会有生命危险。小孩子臀部皮包骨头，如果泻下后津液不足了，可能会有生命危险。如果在医院里治不好，大家会说医生已经尽力了，也签了病危通知书了；但如果找中医治病，人去世了，可能会说被中医耽误了，中医害人。

所以大家学成了可以当家庭中医，但不一定走中医这条路，因为风险特别大。大家来学中医，学《伤寒论》，都是非常有福报的事情，一定要抓住这个机会。学中医后，把家里老人照顾好，把孩子照顾好，把自己照顾好，就很好了。随着时代的发展，学中医的人越来越多，中医的发展环境会变得越来越好。我们每个人都是一颗火种，我们自己好好学，学好以后，既能利益家人，也能够帮助周围的人。

这种脏结，和一些癌症肿瘤的发病原理类似。得了癌症，很多时候是身体寒并且有淤堵，能量又不够，应该补能量同时疏通淤堵，攻的药不要用多了，重病病人用药更要保守一些，适当用大黄、芒硝疏通淤堵。

第 3 讲　中医治病像钥匙开锁，配对成功一下就开了

131. 病发于阳而反下之，热入因作结胸；病发于阴，而反下之，因作痞也。所以成结胸者，以下之太早故也。结胸者，项亦强，如柔痉状，下之则和，宜大陷胸丸。

大黄（半斤）葶苈子（半升，熬）芒硝（半升）杏仁（半升，去皮尖，熬黑）

上四味，捣筛二味，内杏仁、芒硝，合研如脂，和散，取如弹丸一枚，别捣甘遂末一钱匕，白蜜二合，水二升，煮取一升。温顿服之，一宿乃下，如不下，更服，取下为效。禁如药法。

结胸是怎么形成的呢？病发于阳，热入因作结胸，这个“阳”应该是太阳病，或者是病发于表。人得了太阳病，但是医生误用了泻下的方法，病在表从表解，这是误治了。人有表证，身体调集津液能量到体表，应该顺势而为帮助身体从表来解病，但是这时用了大黄、芒硝等攻下的药，药物的势能是向下的，强行拉着体表的津液向里向下走，致使水和热就结到了心下区域，变成了结胸。

结胸的证是心下按痛，这种不适在一定程度上防止了人体进一步的津液损失，因为泻下后人体在消耗津液，所以结胸是人体的自我保护。有时没有用泻下的药，人体也可能有结胸了，水和热结在心下而痞痛。此时可采用辛开苦破之法，可以用味苦的药把痞结打开。

如果是阴脉，身体的能量不够，津液虚，再泻下里就更寒了，变成脏结，或心下痞结，下利不止。因为里虚寒，肠胃机能虚衰，收摄不住，不能气化水分变成津液，水进入肠道就会腹泻，心下有痞结或脏结。

为什么形成结胸呢？有表证，是阳脉，津液充足，应该解表，但是误治攻下了，体表的热入里，在心下和水结形成结胸。

结胸即水和热结到心下，对人体来说，痞结是异物。因为心下有痞结，对身体是异常，身体就调集大量津液来攻，想把痞结散开。在攻痞的时候，身体其他部位的能量供应就不足了，如果头部的津液不足，可能会失眠、情绪急躁、脖子僵紧、后背僵紧，此为津液被牵制所致，此时应该用大陷胸丸。

我有一段时间后背僵紧，失眠。我自己分析是表证，头皮也发紧，就用了桂枝加芍药汤；因水湿比较重，加茯苓、白术；又因还有瘀血，又加了川芎、当归；鉴于脉阴，加了炮附子。吃了以后没有什么效果。即便之前加了葛根，也没有效果。后来我观察到，自己胃口不好，早晨不饿，不想吃饭，到中午一点还不感觉饿，没有胃口，吃饭稍微多吃一点，就感觉胃胀，腹胀满。太阴病的提纲：太阴之为病，腹满而吐，食不下，自利益甚，时腹自痛。若下之，必胸下结鞕。“食不下”就是吃不下去，腹部还胀满。这是太阴病！腹胀满者，厚朴生姜半夏甘草人参汤主之。后背僵紧，津液虚，是因为气滞牵制津液导致的。熬了一剂厚朴生姜汤。煮好喝了一碗下去，过了一会儿，就感觉到胃这里通了，后背松和了。当天下午有一个中医讲座，刚开始还担心身体不舒服，没有精力讲。喝药后精神好了，因为淤堵去了，人体的大循环通了。辨证要从整体考虑问题，不能着眼于局部，那样就受限制了。

这个条文里面，结胸会出现，项亦强，如柔痉状，即脖子僵紧。这是因为结胸牵制了津液。脖子和后背僵紧，身体酸痛，身体疼痛，或者人失眠，津液虚是直接原因。为什么津液虚呢？可能是阴证，能量不足导致的；或者是因实致虚，有痞结、结胸、水饮、气滞、瘀血、肠痈等淤堵，胸痹是里边有痰，牵制了津液。所以辨证要全面，要多证互参，找到根本原因。中医治病像钥匙开锁，如果钥匙配对了，一下锁就开了。

现在练习做医案，按照模板辨证分析，先释证，再辨证，抓大局，开方。如果没有做对，可能是功夫不够，对条文不熟悉。抄条文的时候要认真抄写，把心静下来，一笔一笔书写。同时，有时间可以读《伤寒论》的条文，读《大医至简》，一边读一边思考。如果担心记不住，这没关系，不需要背诵，学中医的重点是理解，明白人体运行的原理。

我的记忆力也不好，只要理解了就行。我之所以能讲，是因为书看得多了。《大医至简》我看了有十几遍，抄《伤寒论》条文十几遍，抄《大医至简》要点几遍，抄《金匮要略》条文几遍，还注释了伤寒和金匮的全部条文。

阴阳：阳
表里：里
虚实：实
寒热：热
抓大局：水和热结在心下。

大陷胸丸用大黄半斤，葶苈子半升，芒硝半升，杏仁半升。大黄疏通淤堵，芒硝软坚散结，水热结在心下，结的比较硬，有坚结的时候用芒硝，里热重的时候，也可以用芒硝。葶苈子利水饮，杏仁宣散利水。《神农本草经》记载葶苈子味辛苦寒，寒能清热，辛开苦破都能破心下的水热结。《金匮要略》中葶苈大枣泻肺汤、已椒苈黄汤均用到葶苈子。医生给一位艾滋病病人治病，其胸水、腹水都非常重，用已椒苈黄丸加减，病人恢复很好，现在气色恢复得不错。艾滋病中医能不能治呢？中医不是治病，中医是恢复身体正常运行，恢复免疫力。中医辨证，看人体的阴阳（能量），能量不够就补能量；病位在表，就帮助身体把能量调到表；病位在里，把能量调到里，就是这么简单。

无论多么复杂的病，把证收集全，多证互参总能找到蛛丝马迹。单一证就很难了，仅凭单一证就确定用什么方子，这是经验方思维。遇到疑难病不要着急，不管什么情况，都以八纲辨证为基础，看人体势能是怎样的，化繁为简。

大陷胸丸里面有甘遂，甘遂是很峻猛的药，能利水的。再加上蜂蜜，蜂蜜补津液，因为攻下以后，泻下力量很大，需用蜂蜜补津液。

结胸按痛，心下按痛，水和热结到心下。这个病怎么得的？表证，医生误治用了泻下的药，本来体表发热，用了泻下药，热向里边走，水和热结到了心下，这是身体的自我保护，避免腹泻时津液损失。大黄、芒硝疏通淤堵，清热；葶苈子、甘遂、杏仁利水。这里面都没有补津液的药，都是攻的药，辛开苦破。辛开，辛辣向外疏散；苦破身体里的结。辛开的药，除了葶苈子，还有小陷胸汤里面的栝楼实、半夏。苦破的药，有黄连、黄芩。

第 4 讲　好中医需要有魄力，危急情况胆大心细，才能救回病人

132. 结胸证，其脉浮大者，不可下，下之则死。

病人有结胸，水和热结到心下，脉浮大。脉浮，病在表，有表证。脉大是津液虚，能量不够。有表证，有结胸，水和热结在心下，脉浮大，津液虚。表里同病，先表后里，而且津液虚则不能攻，脉大津液虚，若泻下，病人津液会更虚，可能有危险。脉浮，身体把能量往体表调集，身体想从表来解，那要听身体的先解表，表解后，再用陷胸汤解里。

阴阳：阳
表里：表和里
虚实：虚实夹杂
寒热：寒热夹杂
抓大局：表里同病，表是大局
开方：桂枝汤。

133. 结胸证悉具，烦躁者亦死。

烦躁，烦是津液不够的虚烦，躁是指津液虚，导致身体乱动了，病很严重了。而且还有结胸，邪重正虚，正气虚，这样的病人病情很危重了。

阴阳：阴
表里：里
虚实：虚实夹杂
寒热：寒
抓大局：阴证的结胸
用药思路：大剂量补能量补津液，小剂量疏通淤堵，给病邪出路。

134. 太阳病，脉浮而动数，浮则为风，数则为热，动者为痛，数则为虚。头痛发热，微盗汗出，而反恶寒者，表未解也。医反下之，动数变迟，膈内拒痛，胃中空虚，客气动膈，短气躁烦，心中懊憹。阳气内陷，心下因硬，则为结胸，大陷胸汤主之。若不结胸，但头汗出，余处无汗，剂颈而还，小便不利，身必发黄。

大陷胸汤方

大黄（六两，去皮）芒硝（一升）甘遂（一钱匕）

上三味，以水六升，先煮大黄，取二升，去滓，内芒硝，煮一两沸，内甘遂末。温服一升，得快利，止后服。

这个条文可以当作一个完整的医案。病人得了太阳病，能量为阳，脉浮，病在表，脉动数是有热。病在表，头痛、发热是表证，身体发热还有盗汗，但是怕冷，表证还没有解，可以用桂枝二越婢一汤。津液虚容易盗汗出，恶寒，桂枝汤补津液解表，有热用越婢汤清热。如果医生误用泻下的方法，病人本来津液虚，微盗汗出，脉数变成迟脉了。

迟脉主寒主虚主实，这里是津液虚了，脉迟无力一般是阴证。泻下的时候，津液从体表

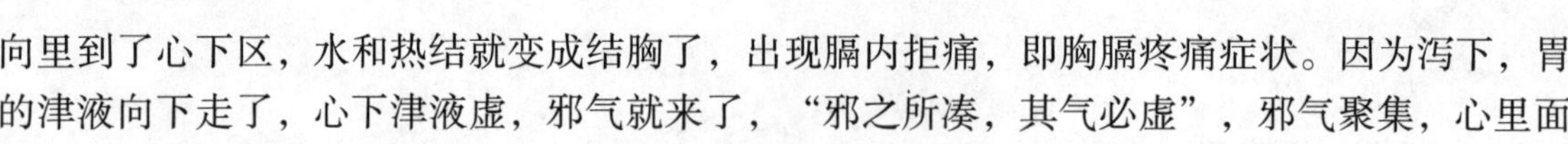

向里到了心下区，水和热结就变成结胸了，出现膈内拒痛，即胸膈疼痛症状。因为泻下，胃的津液向下走了，心下津液虚，邪气就来了，“邪之所凑，其气必虚”，邪气聚集，心里面懊侬，气短躁烦。

阳气内陷中的“阳气”在《伤寒论》里指津液。津液下陷，心下因硬，这个条文里面也讲了结胸的形成原因，这个时候用大陷胸汤。

阴阳：阳
表里：里
虚实：实
寒热：热
抓大局：水和热心下结得比较严重。

如果没有结胸，只是头部出汗，但到脖子就没有汗了，是因为津液不够了，发汗时只有头部出汗，下边没有汗，能量不够全身发汗。同时小便不利，有水湿，身必发黄，但头汗出，余处无汗。不是津液真的虚，而是体内的水湿牵制了津液，只有头部能出汗，其他地方出不了。同时小便也不利，排不了水湿，身体里有热同时有水湿，湿热，身体发黄，用茵陈蒿汤。

脉浮动数，泻下后变成了脉迟，心下因硬，则为结胸，心下一直到腹部整个都是硬的，像石头一样很硬。同时疼痛，大陷胸汤证不按就痛，按着才痛一般是小陷胸汤证。

心下到小肚子都是硬的，用大陷胸汤，有大黄、芒硝。大黄疏通淤堵，用了六两，这个是新鲜的大黄，剂量不小。芒硝一升，芒硝一般用十克以内，坚结严重时用到十几克。

如果遇到了大陷胸汤证，阳脉，就用大陷胸汤。如果怕药峻猛而没有用，最后身体因为淤堵消耗津液变成阴证了，治疗起来很困难。不敢用正确的方法，拖到最后病危了，正气虚了，淤堵还盛，正虚邪盛，就救不回来了。好中医需要有大魄力，面对紧急情况敢于用药，胆大心细，才能救回病人。津液虚、心中懊侬的虚烦，皆不可用泻下法来治疗。

第5讲　柴胡证、痞结、结胸的本质相同，只是程度、部位不同

135. 伤寒六七日，结胸热实，脉沉而紧，心下痛，按之石硬者，大陷胸汤主之。

受寒生病六七天，病人有结胸，心下水和热结很重，不按就痛，摸起来像石头一样硬，脉沉紧，用大陷胸汤。

阴阳：阳
表里：里
虚实：实
寒热：热
抓大局：里实热，水热结从心下到小腹区域，病情严重。

小陷胸汤证的水热互结程度比大陷胸汤证轻，心下按才痛，不按不痛。所以临证时一定要腹诊，不做腹诊有时会丢失关键信息，容易出现辨证不准的情况。有的病人是心口下方按痛，有的病人是心下中间按痛，有的病人是心下偏右侧按痛，但都是水热结。大陷胸汤证的结胸严重，水热结严重而且区域大，临证一般是肝胆系统急症，这种情况一般都直接去医院了。我们掌握了结胸，能在一定程度上可以帮助病人。

大小陷胸汤证是水热结程度不同，小陷胸汤证按了才痛，大陷胸汤证是不按就痛。小陷胸汤用半夏、黄连、栝蒌实破水热结，大陷胸汤证水热结严重，用了大黄、芒硝、甘遂这些峻猛的药，病重用药也重。柴胡证的水热结用柴胡、黄芩、半夏，痞结用黄芩黄连苦破。黄芩味苦，清半表半里的热，兼清里热；黄连味苦，清里热；大黄、芒硝性寒，软坚散结，破水热结严重的情况。

136. 伤寒十余日，热结在里，复往来寒热者，与大柴胡汤。但结胸，无大热者，此为水结在胸胁也，但头微汗出者，大陷胸汤主之。

大柴胡汤方

柴胡（半斤）枳实（四枚，炙）生姜（五两，切）黄芩（三两）芍药（三两）半夏（半升，洗）大枣（十二枚，擘）

上七味，以水一斗二升，煮取六升，去滓，再煎。温服一升，日三服。一方加大黄二两，若不加，恐不名大柴胡汤。

受寒生病十多天，热邪内结，病人出现往来寒热，即一会儿冷，一会儿热。柴胡四证只要有一个证，就可以用柴胡剂。大柴胡汤证有半表半里证，表现为口苦，咽干目眩，肋骨按痛，往来寒热，同时肠道里面有淤堵，下焦有热，比如便秘，屁多屁臭，大便臭等症状时，可以用大柴胡汤。

阴阳：阳
表里：半和里
虚实：实
寒热：热
抓大局：胃弱、上热、肠实。

如果是结胸，无大热者，只是心下有按痛，身体有热，但热不重，水热结在胸胁区域，心下区域，头微微汗出，用大陷胸汤。水和热结在心下，有结胸了，不按就痛，从心下到腹部都痛，用大陷胸汤。大柴胡汤证有半表半里证，还有下焦实热的证。所以除了有柴胡、黄芩、半夏，还有芍药、枳实、生姜、大黄。从大柴胡汤证和结胸证来看，诊病一定要按诊，腋下的肋骨区域按一按，胃腹部也要按诊，看有没有按痛不适。我早晨给自己腹诊时，发现肚脐左右两边是软的，但是心下有痞结，这是痞，不是结胸。痞是水和热结聚程度比较轻，程度重了就变成结胸，就有按痛了。

大柴胡汤证按肋骨时，有按痛，按的时候是疼的；大陷胸汤不按就痛；小陷胸汤是按了才痛，这是大柴胡汤证和大小陷胸汤证的区别。心下痞是水热结的程度轻，所以只有痞结，不会按痛。水和热结在两胁一般是柴胡证，结在心下轻的是痞，重的是结胸，从心下到腹部都有水热结而且程度严重是大陷胸汤证。柴胡证、痞结、结胸，都是水热结，只是结的程度不同、部位不同。

137. 太阳病，重发汗而复下之，不大便五六日，舌上燥而渴，日晡所小有潮热，从心下至少腹硬满，而痛不可近者，大陷胸汤主之。

太阳病，病在表，能量为阳。重发汗而复下之，先发汗解表。发汗，太阳中风喝了桂枝汤会发汗，太阳伤寒用麻黄汤也会发汗。先发汗，从表损耗了一部分津液，接着又用了泻下药，从里来排病，一般用大黄、芒硝，又损耗了一部分津液。

这时，人的津液已经虚了。津液从哪里来的？从肠道消化食物来的。津液虚了以后，肠道里面发干，会出现干硬的大便，导致五六天不大便，就是便秘，这是肠道淤堵，从虚实来讲，是实。发汗泻下后，津液虚了，这是虚实夹杂的状态。病人还会出现舌上燥而渴，口干舌燥，津液虚而渴等症状，表明里有热。

日晡所小有潮热，傍晚的时候身体微微发潮热，身体一阵阵发热，像潮水一样发热，出汗，潮热。为什么会在傍晚的时候发热呢？如果能量够，平时就可以从体表发汗来排邪。但是津液不足了，泻下发汗损耗了津液，只能等到傍晚，傍晚是肾经运行的时间，下午五点到七点，气走到体表，肾经络表。这个时候身体正好在体表行气，才会发潮热，说明身体的津液虚了。肠道淤堵牵制了津液，也会在这个时间潮热。盗汗也是这个道理，也是津液虚。

从心下至少腹硬满，从心下一直到小腹都是硬的，胀满，摸起来硬硬的，而且痛，不能接近。第一很硬，第二很痛，不能摸。水和热结非常严重。如果结得轻，结胸轻，用小陷胸汤证。如果不按就痛，是大陷胸汤证。

因为之前泻下导致体表的热向里走，所以热结到了心下，经过五六天，非常硬满，从胃到小腹特别硬，很疼，不可以摸，这是大陷胸汤证。大黄、芒硝、甘遂，大黄疏通淤堵，芒硝软坚散结，甘遂是非常猛的药，去水结，用药不多。小陷胸汤证是心下按痛，如果不按也痛，心下到小腹特别硬，就是大陷胸汤证。

一般越重的病用药越讲究精简而药力集中。有一个朋友，其爷爷得了胰腺癌，肚子硬痛。朋友辨证以后他觉得是大陷胸汤证，一开始治了几天，病情有所缓和。但是后来家里的其他人不让他治了，把老人送医院去了。他也担心治不好受责备，就没有坚持，他爷爷住院一周就去世了。如果他能做好家人的思想工作，让爷爷用中医的方法进行治疗，可能会救了爷爷。

中医通过六经八纲辨证，即阴阳、表里、虚实、寒热，大道至简。每个人都能学得会，首先要有兴趣，有信心，有人指导会学得更快一些。医圣张仲景著《伤寒杂病论》，毫无保留地将中医知识传承下来。中医是优秀的传统文化遗产，只要用心学就能学得会。

第 6 讲　心下按痛有的是水热结

138. 小结胸病，正在心下，按之则痛。脉浮滑者，小陷胸汤主之。

黄连（一两）半夏（半升，洗）栝楼实（大者一枚）

上三味，以水六升，先煮栝楼实，取三升，去滓，内诸药，煮取二升，去滓，分温三服。一服未知，再服，微解下黄涎便安也。

阴阳：阳
表里：里
虚实：实
寒热：热
抓大局：水和热心下结得比较轻。

小结胸病，水和热结得比较轻。按的时候会疼，不按就不疼，这是小结胸。脉浮滑，脉浮主热主表，浮滑是有热，脉浮说明小结胸结得也比较轻。

小结胸水和热结得轻，就没有必要用大黄、芒硝，甘遂也不用，怎么办呢？辛开苦破，用苦的药破结，黄连用一两，半夏半升。半夏在显微镜下面是很多针状的晶体，可以疏散掉稀薄的痰饮水饮，散结。黄连苦破，半夏散结。栝蒌在北方很多。栝蒌的根是栝蒌根，也叫天花粉，滋阴，性凉。栝蒌实苦淡，是扩散的势能，能够散心下的结。所以用黄连、半夏、栝蒌实来破心下水热之结。破开后，心下就不按痛了。

大柴胡汤、大小陷胸汤和承气汤的证有什么区别？大柴胡汤证是胸满胁痛，胸部胀满，肋骨按着不舒服，严重按着会痛，再严重的不按都痛。老家有一个亲戚是晚期胃癌，他的肋骨不按就痛，是水和热结在胸胁区域了，当时开了大柴胡加减。胸胁的病位是半表半里。黄芩味苦，清半表半里的热。大柴胡汤里面有黄芩、半夏、大黄这三味药，可以破心下的水热结。大柴胡汤证的水热结在两胁，是半表半里。

大柴胡汤证的水热结在两胁肋骨区域，小陷胸汤证是在心下。如果从胃到小腹全是硬的，病位是里，为大陷胸汤证。

还有阳明病的大小承气汤证。大承气汤有大黄、芒硝、厚朴、枳实。大肠里面有干硬的大便，用大黄疏通淤堵，芒硝软坚散结，厚朴、枳实理气，就排出去了。如果是小承气汤，没有芒硝，芒硝是十水硫酸钠，人体不能吸收，味道咸。芒硝吃下去，很咸，肠道就会有津液出来，软化大便。

有的精神分裂证的病人会便秘，肚子里有干硬大便，牵制了津液，头部的津液就少了，发狂的症状就比较严重。如果腹部有按痛，有硬块，有的中医用芒硝当盐给病人做饭吃，等大便顺畅排出，肠道淤堵去了症状就缓解了。精神病的病人，一种是肠道有干硬大便，有的是体内有瘀血。如果是干硬大便，用大黄、芒硝。如果有瘀血，是干血，可以用抵当汤，用水蛭、虻虫把瘀血去掉，这样症状就能减轻甚至消除。

小陷胸汤证的水热结是在心下，在肠胃，是偏里的，结得比较重，用黄连。黄连，苦味重，入里，比黄芩更能清里的热，破里的水热结。

如果是泻心汤证，半夏泻心汤、甘草泻心汤、生姜泻心汤是黄连、黄芩一起用，黄连、黄芩、半夏破痞结。泻心汤证是痞，不疼，疼的是结胸。这些是陷胸汤证、泻心汤证、承气汤证、大柴胡汤证的区别。

胸部胀满，腹部胀满，就用厚朴和枳实，这两个都可以用。厚朴比较缓和一些，枳实是小橘子，味道猛烈，破气比较厉害。厚朴和枳实经常一起用。比如梅核气，嗓子有异物感，痰粘在咽喉咳不出来，可以用半夏厚朴汤，去气滞和痰。得了梅核气还可以用威灵仙，威灵仙一味药就相当于半夏厚朴汤。

如果是承气汤证，用厚朴、枳实，大承气汤、小承气汤都用。《伤寒论》里的柴胡是北柴胡，真正的北柴胡有一股清香，疏通半表半里。杏仁宣散，利水，润肠，势能比较复杂，又宣散又利水，油性比较高，还能润肠，组方时杏仁起辅助作用。经方一般用势能比较纯，不怎么驳杂的药。还有一味药是栝蒌实，栝蒌实香、苦、淡、偏寒，苦味的势能向下，淡是淡渗利水，也是向下的一个势能，寒也是降的，苦淡寒都是向下的势能，也有扩散的势能，来散心下的水热结。《金匮要略》里胸痹的证，胸中疼，胸痛彻背，背痛彻胸，用瓜蒌薤白白酒汤，里面就运用了栝蒌实扩散的势能。

第 7 讲　任何病从人体看来都是非常简单的

> 139. 太阳病，二三日，不能卧，但欲起，心下必结，脉微弱者，此本有寒分也。反下之，若利止，必作结胸。未止者，四日复下之，此作协热利也。

得了太阳病两三天，病人不能躺着，只能坐起来。为什么？在《金匮要略》水饮病的部分，葶苈大枣泻肺汤证：喘不得卧，葶苈大枣泻肺汤主之。还有小青龙汤证，晚上病人咳嗽，咳得睡不着觉，是肺里面有水饮。肺里如果有淤堵，有水饮，人不容易躺下，要坐起来才感觉好些。前几天有一个病人，晚上肚子胀，躺着很难受，坐起来了就轻松了。辨证有水饮，用了理气、利水、疏通半表半里的药，去肺部淤堵，病人可以躺着睡觉了，不憋气了。肺里有水，躺下的时候，肺部泡在水饮里，会感觉呼吸困难。

而人站起来水向下走，肺是悬垂的，呼吸就会比较顺畅。若体内只有水饮，心下很可能会有痞结。水饮可能在心下，不一定是在胸腔里面，心下有痞结，脉也微弱。脉弱，身体里面有寒。弱反下之，病人是太阳病，心下有结，太阳病代表身体调集能量向体表，用了泻下的药，势能向里向下，体表的津液就会向里、向下走，到了心下区域，水和热结在这里，形成结胸，病情轻的会有按痛，病重的不按都痛，小腹到心下都是硬的。

如果病没有好，过几天继续泻下，就变成热性腹泻，大便比较臭。人体很简单，水和热结在心下，轻的就是痞，程度中等就是小结胸，重的就是大结胸。如果用了泻下的药，水和热到了肠道里，就是热性下利。从这些可以看出，人体病症发展变化存在内在连贯性。

任何病从人体看来都是非常简单的，不会太复杂，复杂是想多了。身体运行异常，身体都会做出正确的反应，有时是遇到了阻碍，有时是力量不足。有结胸，用了泻下的药变成了协热利了，大便臭，水和热经过肠道向下排了。如果不是结胸，是痞证，没有什么热，再用寒凉的药泻下，大黄和芒硝都是寒的，有可能会变成脏结。脏结病情较为严重，会出现津液虚，里寒的情况，变成一种结滞。很多肿瘤癌症到了晚期是脏结。

如果是结胸，用大小陷胸汤；如果是协热利，可以用葛根黄芩黄连汤，黄芩、黄连清里的热，葛根升提津液；如果是脏结，用大剂量的干姜附子温里扶阳，同时加一点攻下的药，补能量的药多，消耗能量的药少。人体有了能量，里面不寒了，身体运行慢慢就恢复正常了。

140. 太阳病下之，其脉促，不结胸者，此为欲解也。脉浮者，必结胸。脉紧者，必咽痛。脉弦者，必两胁拘急。脉细数者，头痛未止。脉沉紧者，必欲呕。脉沉滑者，协热利。脉浮滑者，必下血。

病人得了太阳病，医生误治用了泻下的方法，现在脉促，寸脉向手的方向往上顶，人体势能趋向于表，也没有结胸，能量到了体表，病就快要好了。《伤寒论》里面很多条文是误治的医案，讲误治以后如何善后。

脉浮者，必结胸，如果泻下后脉是浮的，身体努力向体表来调集能量，水和热结到了心下，就成为结胸了。如果脉紧者必咽痛，脉紧是里面有淤堵。这个“必”，在《伤寒论》里面不是必定、一定的意思，而是“很可能会”。

如果脉紧，有可能会嗓子痛，脉紧说明里有淤堵。体内有病邪，但是表没有解，人体在找排病途径，咽部有热嗓子就痛了；也可能堵了以后有上热下寒，也会嗓子痛。

脉细数者头痛未止，脉细数，脉细，血管细了，津液少，数是身体在亢奋起来。这个人津液虚，同时身体的机能又比较强，属于阴虚阳亢，阴虚阳亢可能会头痛。脉沉紧者必欲呕，脉沉病在里，紧是代表里面有寒，病在里，即肠胃寒，肠胃寒就有可能腹痛，也可能会呕吐。胃寒，运化能力弱，身体不能受纳食物，会恶心呕吐，也可能会胃痛、腹痛。

脉沉滑者协热利，脉沉滑，脉沉是病在里；滑脉，像滚动的珠子一样非常流利。一般女性在月经期间，或者是在怀孕的时候，脉是滑的。身体有热，病在里可能会腹泻，热性的下利。脉浮滑，病在表同时有热，有热可能会衄血，鼻子流血。必下血，因为脉浮有热，病在表，有可能会流鼻血。

这个条文讲的是以脉断病，不一定准确，可供参考，临证时要脉证合参辨证才容易辨证准确。在问诊时，先问证，最后来诊脉，诊脉可以验证前面问诊时对人体的判断是否正确，所以《伤寒论》里面讲脉证并治。

第 8 讲　癌症肿瘤是实的淤堵，如果人体运行正常了，身体自己会排病

141. 病在阳，应以汗解之，反以冷水潠 [xùn] 之，若灌之，其热被劫，不得去，弥更益烦，肉上栗起，意欲饮水，反不渴者，服文蛤散；若不差者，与五苓散。寒实结胸，无热证者，与三物小陷胸汤，白散亦可服。

文蛤散方

文蛤（五两）

上一味为散，以沸汤和一方寸匕服，汤用五合。

五苓散方

猪苓（十八铢，去黑皮）白术（十八铢）泽泻（一两六铢）茯苓（十八铢）桂枝（半两，去皮）

上五味为散，更于臼中杵之。白饮和方寸匕服之，日三服，多饮暖水，汗出愈。

白散方

桔梗（三分）巴豆（一分，去皮心，熬黑，研如脂）贝母（三分）

上三味为散，内巴豆，更于臼中杵之，以白饮和服。强人半钱匕，羸者减之。病在膈上必吐，在膈下必利，不利，进热粥一杯，利过不止，进冷粥一杯。身热皮粟不解，欲引衣自覆，若以水潠之、洗之，益令热却不得出，当汗而不汗，则烦。假令汗出已，腹中痛，与芍药三两如上法。

病在阳，指太阳病或病在表，应该发汗来解，实际情况像服用桂枝汤后有可能会出汗，表实证吃了麻黄、桂枝会发汗来解。这时如果用冷水喷病人，让病人喝水，就像现在很多小孩发烧了，家长用降温贴贴在小孩额头上面，这样是不对的，只有温病，人体能量过剩了，才可以物理降温。如果是表实证，身体受寒了，不应该贴降温贴。有家长害怕孩子烧坏了，而采取不当措施，这是对身体没有正确的认识，除非孩子体温过高。

如果病在表，怕冷，再用冷水喷，这跟人体是反着干的。病人口渴想喝水，但是喝不下去，这是渴不欲饮；还有一种是饮不解渴，这些情况是有水饮。我以前晚上出去锻炼身体，回家后口渴，连喝两杯水不解渴，这是有水饮。意欲饮水反不渴者，想喝水，但是又不渴，喝不下去，也是有水饮。

文蛤散，文蛤是和牡蛎差不多，仅用文蛤治疗此类有水饮的表证，效果不是很理想。这种有水饮的表证，用五苓散，五苓散中猪苓、泽泻、茯苓淡渗利水，猪苓也是性寒的，泽泻也是寒的，而且淡渗，势能向下，从小便把水排出去。五苓散里还有白术，白术气化中焦，是温性的药。还有桂枝，打通人体大循环。白术气化中焦，桂枝把津液从肠胃调集到身体体表，气化到体表。所以白术加桂枝，层层气化。因此，体内有水饮的时候，可以用五苓散。

阴阳：阳
表里：里
虚实：实
寒热：不明显
抓大局：有水饮。

我家小孩有一次是水逆症，口渴，喝了水片刻就吐出来了，吃饭片刻又吐出来了。我对孩子说："咱先不吃东西了，也不喝水了，渴的话就每次喝一小口，这样就不会吐。"过了一天，他就好了，一岁多的小孩一下吃了四两面包，饿坏了。但是当时没有学中医，如果知道就给他吃五苓散了。这种水逆证，喝汤药也会吐，用散剂很好，一点一点地咽下去会好一些。

如果是寒实结胸，无热证者，与三物小陷胸汤，白散亦可服。寒实结胸常因病人大鱼大肉吃了很多，又喝了很多的冰镇啤酒，随后进食，肠胃里面就像猪油凝固了一样，里面都堵实了，这个时候怎么办呢？没有热证，肠胃里面非常寒，大鱼大肉的油都凝固了，下不去也消化不了，动不了也吐不出来，也排不下去。

小陷胸汤是黄连、半夏、栝蒌实，是寒性的药。里边是寒实，用寒性的药不太合适，应该用三物小白散。

阴阳：阳
表里：里
虚实：实
寒热：寒
抓大局：里寒实。

小白散是巴豆、桔梗和贝母。巴豆是热性的泻下药。巴豆如果吃了以后腹泻很厉害，喝一杯凉水马上就止住了。如果泻下很轻，就喝点热粥增强泻下效果。桔梗和贝母都是宣散的药。桔梗和贝母是扩散的势能，可以散结排脓去痰。如果人感冒了，痰非常多，不易吐出来，可以加桔梗。如果有阴虚阳亢，加麦冬，麦冬也是宣散的，可以帮助排痰。贝母也可以帮助宣散，但一般用桔梗就可以了。

桔梗宣散排痈脓，上次我牙痛长了个包，里面化脓了，我就在药里面加了桔梗。还有的时候腹泻，肠道里有很多的痈脓，有很多胶状的排泄物，也可以加桔梗。

癌症恶性肿瘤有的是寒实的情况，如果辨证是寒实，大剂量补能量、温中，同时攻一点。如果人体内寒的环境改变了，人体运行正常了，人体自己就可以把淤堵排出来。我曾经治疗一例寒实的病人，大剂量补能量、温中，小剂量疏通淤堵，后来病人恢复得很好。

第 9 讲 知道条文中证的各种变化情况，就学通了

142. 太阳与少阳并病，头项强痛，或眩冒，时如结胸，心下痞硬者，当刺大椎第一间，肺俞、肝俞，慎不可发汗；发汗则谵语，脉弦，五日谵语不止，当刺期门。

太阳病和少阳病，先得了一个，过后又得了一个，这叫并病。两个病同时发作，叫合病。太阳病："太阳之为病，脉浮，头项强痛而恶寒"，有表证。少阳病："少阳之为病，口苦、咽干、目眩"。也就是一个病位在表，另一个在半表半里，有两个病位。

头项强痛，头痛、脖子僵硬，病位在表。眩冒就是说目眩，冒指头晕、头昏，眩就是眼花。口苦、咽干、目眩，是少阳病的证。水热结的心下痞，像结胸一样，心下按着发硬，感觉里面有条索状的东西。

心下痞有的时候是水和热结，但按着不疼，这种叫泻心汤证。心下痞结，如果按着痛就是小结胸证了。如果水和热结得厉害了，特别硬，从心下一直到小腹全都是硬的，水和热结得非常厉害，像石板一样硬，不按都痛，这就是大陷胸汤证。

心下水和热结，有痞结，胃弱。为什么呢？"邪之所凑，其气必虚"，心下这个区域的津液不足，病邪才能在这里结聚。

有半表半里证，有表证眩冒，心下痞硬，可以用柴胡桂枝汤，加点黄连。如果半表半里证不明显，可先用桂枝汤来解表，然后用半夏泻心汤去心下痞，主要看病人的情况。如果病人肋骨按痛、眼睛胀痛、心烦喜呕、往来寒热，心下痞，用小柴胡汤加黄连去心下的痞结。最近有几个病人，心下痞硬，胃胀，痞硬可能是水热结，胃胀可能是有气滞。

太阴病里虚寒，肠胃弱，尽量不用攻下的方法，用人参、炙甘草补津液，用理气药去气滞，半夏降逆散结。

泻心汤证心下痞硬，有上热，偏里一点，呕、利、痞，用半夏泻心汤。《伤寒论》里面对人体运行的情况，以及各种类似的证分得很清晰，辨证时要看具体是哪一种情况。

如果是柴胡证，就用柴胡汤。如果是偏里的半表半里证，就用泻心汤。如果水热结得厉害，心下按痛，里证，用陷胸汤。看每个条文人体的势能情况，病轻一点是怎样的，病重一点到什么程度，传变了以后怎么样，如果跟其他经的病并病，同时发作了，是什么情况。学习条文是活的，不是单纯一个证，按照不同的程度变化的。在医案练习时，大家开的方子不同，如果一看就知道每个人是从什么角度考虑的，就对中医辨证有了一定的理解。

像易经里面讲卦，乾卦、坤卦是一种变化。我们举一个例子，像烧水，现在环境温度是十度，要把水烧开，水的温度会一直增加，增加到二十度、三十度、四十度，一直到九十度、一百度，水沸腾了。三十度的时候，摸着水是温的，冬天就可以用来洗碗了。如果到四十度，水是热乎的，手不但不凉，还有点热。如果五十度，水就有点烫，洗一些油腻的碗就容易洗干净。如果到六、七十度的时候，水就很烫了。人体的类似证，只是程度的不同，要掌握里面的原理。给不同温度的水一个名称，三十度是常温水，四十度是热水，五十度是烫水，用的词不同，水的变

化只是热量不同而已。热量多了，温度就增加了。

单纯的半表半里证不能发汗，因为津液虚。若发汗了，肠道里面如果有积食，就变成干硬的大便了。干硬的大便是异物，人体就调集津液到肠道来排这个异物，头部的津液就少了，里还有热向上冲，人就会说胡话，脉也是弦的。

这个时候怎么办？有表证，里证，半表半里证，三阳合病，治从少阳。里证比较明显，加大黄，用大柴胡汤。在这个条文里面，可以有小柴胡汤证、桂枝汤证、小柴胡汤证和桂枝汤证合病、大柴胡汤证，有很多变化。

如果病人有表证，同时有半表半里证，也有里实热证，里证和半表半里证是大局，可以用大柴胡汤；如果表证和半表半里证是大局，用柴胡桂枝汤；如果三阳合病，都明显，可以用柴胡加龙骨牡蛎汤；三阳合病，治从少阳，模糊态就模糊治，用小柴胡汤。如果心下水和热结，用半夏泻心汤。如果表里合病，先用桂枝汤解外，表解了再攻里。

第 10 讲　祖先留下来的智慧：月经期间和月子里不能接触凉水

143. 妇人中风，发热恶寒，经水适来，得之七八日，热除而脉迟身凉，胸胁下满，如结胸状，谵语者，此为热入血室也，当刺期门，随其实而取之。

妇人中风，即女性得了太阳中风。太阳中风是什么？只要带风字的，一般都是津液虚。津液虚了，发热、恶寒，病在表，用桂枝汤就可以了。妇人中风、发热、恶寒，桂枝汤主之，是可以的，这是这个条文里的第一个证。

经水适来，同时月经来了，人体要从里向下排子宫里的经血，月经可以当作一个证，身体要向下排经血，就是里证；身体同时在表排病，有表证。

过了七八天，这个时候津液消耗了，人体两条线作战，既要从表来排病，又要从里来排病。身体不热了，脉也跳得慢了，脉迟是身体里面有寒，因为消耗的津液多了，里面就寒了，身凉，手脚也发凉了。胸胁下满，胸部胀满，肋骨这个地方按痛。

用手按压肋骨，从腋窝向下一直按，正常的力度，如果按着不舒服、胀痛，一般是半表半里证，还有眼睛的胀痛一般也是半表半里证。

多证互参，看病人有没有心烦喜呕，胸胁苦满，有结胸状，像结胸一样，水和热结了。柴胡证的肋骨按痛和结胸证的心下按痛，只是位置不同，本质都是水和热的结。

如果有水和热结，吃了泻药，变成协热利了，就是腹泻、大便臭，其实结胸和协热利是一个东西，都是水和热。水和热结在肋骨这个地方是半表半里证，用柴胡剂；在心下就是陷胸证、痞结，用泻心汤或陷胸汤；如果到了肠道里面，腹泻，协热利，用葛根黄芩黄连汤了，黄芩、黄连清里热，葛根提升津液，把津液提上来了，肠道里水少了，就不腹泻了。

人体是很简单的，这些证是一个东西的各种变化。如果病人有结胸，肋骨按疼，谵语说胡话，不一定是肠道有淤堵，半表半里证也有这个情况。病轻的时候，白天正常，晚上自言自语，像见了鬼神一样。这是热入血室，因为人体要排经血，身体调动能量向下走，体表的热和津

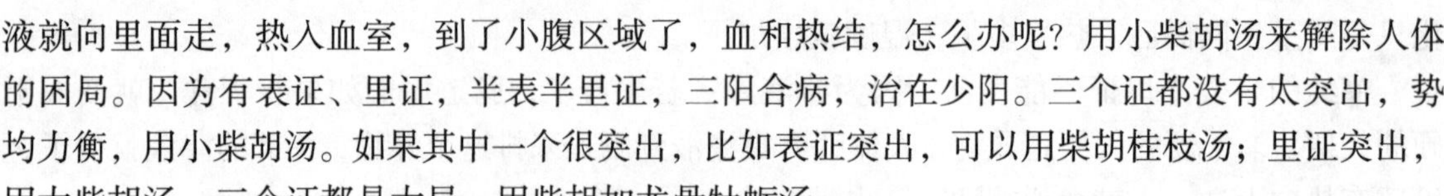

液就向里面走，热入血室，到了小腹区域了，血和热结，怎么办呢？用小柴胡汤来解除人体的困局。因为有表证、里证，半表半里证，三阳合病，治在少阳。三个证都没有太突出，势均力衡，用小柴胡汤。如果其中一个很突出，比如表证突出，可以用柴胡桂枝汤；里证突出，用大柴胡汤；三个证都是大局，用柴胡加龙骨牡蛎汤。

阴阳：阳
表里：表，半，里
虚实：虚实夹杂
寒热：上热
抓大局：三阳合病
开方：治从少阳，小柴胡汤。

如果这时月经有血块，加一点川芎、当归、丹皮、桃仁活血化瘀。女性在感冒的时候，突然来月经了，这个时候虽然有表证，一般不能发汗解表，用小柴胡颗粒。因为人体的津液没有那么充足，不能同时在表和里排病，如果津液很足，能在两个病位排病，人就不会生病了。

女性在月经期间，还有月子里不要接触冷水。月经期间身体调集津液排子宫里的经血，脉是滑的。如果这个时候接触冷水，体表受冷了，身体会调集津液到体表来抗寒，这样向下排经血的力量就小了，经血容易留在身体里面。

月子里或月经期间接触冷水，或者着凉了，对身体非常不好。所以在月经期间和产后坐月子的时候，身体津液虚，要注意保暖，不能吃生冷的食物，不能接触凉水，不能吃雪糕、喝冷饮，只能喝热水。喝热水是有道理的，宫寒导致的痛经喝点姜糖水，喝一些热的饮料，痛经就缓解了。

天凉的时候，或者夏天空调温度开得低，如果穿短裤、短裙，整个腿都是非常凉的，身体的血液到了腿上，温度就降低了。腿部温度低，血回流到小腹，小腹也凉，血液流得慢，瘀血就容易沉积。有的女性尺脉弱，下焦能量不足，容易得子宫肌瘤。三四十岁的女性如果尺脉很弱，很可能有子宫肌瘤。有的时候是积脉，积脉是用力下按，都贴到骨头了，脉还有，这叫积脉，是身体里面有肿瘤。不管男女老幼，都应该注意身体的保暖，女性不要穿露脐装，在空调房间不要穿短裙，不要喝冷饮。

人体的保暖标准，手脚应该是热乎的。如果手凉了，就尽量穿厚一点，裤子要穿厚点，袜子也要厚的。重庆人抗寒，有人冬天就穿一条单裤。现在天气非常冷了，我里面穿保暖裤，外面加绒的裤子也非常厚，上面穿着棉服、羽绒服，还觉得冷。有的女生下身只穿一条带洞的牛仔裤，还有短袜，脚踝都露出来，也不怕冷，但是身体会受伤。现在虽然看起来漂亮了，但是将来可能会痛经或者长子宫肌瘤。

第 11 讲　热入血室的中医论治

144. 妇人中风，七八日续得寒热，发作有时，经水适断者，此为热入血室，其血必结，故使如疟状，发作有时，小柴胡汤主之。

柴胡（半斤）黄芩（三两）人参（三两）半夏（半升，洗）甘草（三两，炙）生姜（三两，切）大枣（十二枚，擘）

上七味，以水一斗二升，煮取六升，去滓，再煎取三升。温服一升，日三服。

女性得了太阳中风，过了七八天，往来寒热，定时发作，月经正好停了，这是热入血室。其血必结，就在小腹子宫区域有血和热结。

故使如疟状，发作有时。因为身体的能量不稳定，能量足了就发热，一会儿能量不足了身体就发冷。这个时候用小柴胡汤，用脾四味的人参、生姜、大枣、炙甘草补能量，人体能量就足了；用柴胡疏通半表半里；黄芩清热，半夏降逆散结，人体就恢复正常了。

阴阳：阳
表里：半
虚实：虚实夹杂
寒热：上热
抓大局：胃弱能量不稳定，有上热。

讲一个医案，一位中医去菲律宾义诊。有一个女性 36 岁了，该女性自 21 岁的时候得了病，正好月经期间就感冒，白天正常，晚上自言自语，如见鬼神状。辨证是小柴胡汤证，用了原剂量的小柴胡汤，柴胡半斤，黄芩三两，半夏半升。病人吃了两剂原剂量的小柴胡汤，病就好了，为了巩固疗效，又吃了两剂就完全恢复了！四剂药治好了长达 15 年的精神病。由此可见，张仲景被称为医圣，实至名归。

热入血室，没有加去瘀血的药，如川芎、当归、丹皮、桃仁，病也好了，为什么？因为人体大循环有了能量，身体运行起来了，身体自己就排了瘀血。不能逾越人体用药来补肝、补脾、补肾，这是越俎代庖，替身体来做，效果不理想。要让人体自补，恢复身体的正常运行，人体就可以自己补能量了。

145. 妇人伤寒，发热，经水适来，昼日明了，暮则谵语，如见鬼状者，此为热入血室，无犯胃气，及上二焦，必自愈。

女性受寒发烧，正好来月经了，白天正常，晚上说胡话，像见了鬼一样。这是热入血室，这种情况，无犯胃气及上二焦，即不要损耗肠胃的运化能力，上焦、中焦的津液都充足，病会自己痊愈，因为人体有能量排病。如果伤了胃气，比如喝冷饮，可能就得病了。有一个朋友，白天喝了两瓶冰可乐，晚上就发烧了。因为人受到了外邪的侵扰，外因通过内因起作用，肠胃受伤了，或可能吃得太多或者吃了生冷寒凉，胃的运化能力弱了，津液不够了，从而生病。

如果人体的津液很充足，免疫力很强，怎么会生病呢？所以《伤寒论》的一个基础原则就是"健脾胃，存津液"，任何时候要保护自己的胃，肠胃是健康的，津液充足，就不容易生病。

在疫情期间，小区封闭，很多小孩子没有上学，关在家里，吃了很多的零食，运动也少，出现胃弱、津液虚的情况，然后生病了。孩子很多的病都是因为脾胃受伤导致的，是吃零食、喝饮料过多导致。

若要小儿安，三分饥与寒。为什么要保持三分饥饿呢？吃十成饱，肠胃满了，不容易蠕动，消化受阻。吃七八成饱，有三分饿，肠胃有空间可以蠕动。注意饮食，每天坚持锻炼身体，这样身体才会健康。所以最高明的医生注意治未病，生活习惯好，避免生病的因素，就容易保持健康。

第12讲　感冒、发烧、咳嗽的家庭治疗

146. 伤寒六七日，发热，微恶寒，支节烦疼，微呕，心下支结，外证未去者，柴胡桂枝汤主之。

桂枝（一两半，去皮）黄芩（一两半）人参（一两半）甘草（一两，炙）半夏（二合半，洗）芍药（一两半）大枣（六枚，擘）生姜（一两半，切）柴胡（四两）

上九味，以水七升，煮取三升，去滓，温服一升。本云人参汤，作如桂枝法，加半夏、柴胡、黄芩，复如柴胡法。今用人参作半剂。

病人得了伤寒六七天，发热、恶寒、肢节烦痛，这些都是在体表。发热是身体发烧，是表。怕冷，微恶寒，也是表证。肢节烦痛，就是身体的关节，胳膊、腿、腰烦痛，是表证。微呕、恶心是里。心下支结，支是旁边、两侧，心下两侧胸胁胀满，这是半表半里。有表证有半表半里证，胃弱。

表证和半表半里证合病，用柴胡桂枝汤，就是小柴胡汤合桂枝汤。如果表证和里证同时发病，既有太阳伤寒，又有便秘，表里同病，先表后里，先用麻黄汤解表，表解后如果便秘还存在，再用承气汤疏通里。如果表证是太阳中风，里证大便秘结，可以先用桂枝汤解表，再用承气汤，也可以用桂枝加大黄汤，桂枝汤的基础上加一点儿大黄，只是把大便排出去，但是不造成腹泻，这样就不违反先表后里的原则。表里可以同治，但汗下不能同施。

表里同治，如果把能量向体表引，同时泻下腹泻很厉害，这样效果不好。如果只是把大便排出来了，并没有严重腹泻，没有损耗津液，就没有问题。如果少阳阳明合病，半表半里和里合病了，就用大柴胡汤。少阳太阳合病，就是柴胡桂枝汤。

如果得了太阳伤寒，同时有半表半里证，心烦、喜呕、肋骨胀痛，同时怕冷无汗，用小柴胡汤和麻黄汤。或外寒里热，有表证，同时有里热，用大青龙汤，风寒感冒颗粒加麻杏止咳糖浆也可以。

有朋友咨询，家里小孩感冒、发烧、咳嗽的治疗方法。表实证，就发汗解表；太阳中风用桂枝汤补津液，把能量调到体表；如果还有温病，就加生石膏。单纯的温病，用麻杏石甘汤；如果有里实证，肠道堵住了，大便不通，有积食，吃多了，加大黄；有半表半里证，恶心，不想吃饭，干呕，用小柴胡汤。如果是半表半里证，大便也不通，用大柴胡汤。基本上就是这几个方子，根据证用药。治病的时候，小孩子的病变化非常快，辨证有一定困难。

把证都写下来，看有没有表证、半表半里证、里证，脉有没有力，心率，舌苔颜色，舌体的状态，脸红不红，睡觉的时候是否来回翻滚，是否磨牙，有无口气，是否喜欢光着脚，小便多，怕冷还是怕热，所有的证都收集齐了，就可以辨证了。

有表证就解表，有里证就从里解，表里合病先表后里，有半表半里证用柴胡剂，就这样，不是特别复杂。如果想掌握熟练，还是要下一定的功夫才可以。

第 13 讲　人体的不舒服只有几十种，把这些对应的人体势能弄明白了，思维就接近医圣张仲景了

147. 伤寒五六日，已发汗而复下之，胸胁满微结，小便不利，渴而不呕，但头汗出，往来寒热心烦者，此为未解也，柴胡桂枝干姜汤主之。

柴胡（半斤）桂枝（三两，去皮）干姜（二两）栝楼根（四两）黄芩（三两）牡蛎（二两，熬）甘草（二两，炙）

上七味，以水一斗二升，煮取六升，去滓，再煎取三升。温服一升，日三服。初服微烦，复服汗出，便愈。

伤寒五、六日，已发汗而复下之。受寒五六天，表实证，已发汗，发汗后津液从表耗损了一部分；而复下之，接着用了泻下药，又从里损耗了津液，这时病情就变了。首先出现口渴，这表明津液虚了。如果津液虚，肠胃可能变寒了，因为发汗、腹泻会消耗肠胃的津液，津液少了，里边的能量不够，会变寒。

胸胁满微结，胸满，肋骨按痛，肋骨区域有水热结，半表半里证。半表半里证用柴胡剂。小便不利，小便少，不通利，因为前面发汗、腹泻，津液从体表排了，从大便排了，津液虚，小便就少了。渴而不呕，口渴而不恶心。渴是因为身体缺水，身体想补充水分。已经发汗、腹泻了，身体就缺津液了。

不呕，不恶心，胃还不太弱。如果有半表半里证的喜呕、没有胃口，用生姜、半夏。半夏降逆止呕，可以利稀薄的水饮，病人没有呕，还感觉渴，就不用加半夏了，所以柴胡桂枝干姜汤中没有半夏。柴胡桂枝汤中有半夏、生姜，柴胡桂枝干姜汤中没有半夏，用了干姜，说明前者有喜呕的证，半夏、生姜恢复胃动力，而后者胃寒，用干姜温里。辨证学的是量体

裁衣的功夫，而不是经验方思维。

但头汗出，只有头出汗，为什么？津液不够了，只能满足头部的汗出。头在人体在上在表，头部出汗，胸部、腰、下半身没有汗，这是因为津液虚，只能满足头上的汗出。

往来寒热，是半表半里证。心烦，是上热。此为未解也。柴胡桂枝干姜汤主之。

现在把这个条文当作一个医案来练习：病人感冒了五六天，前面的医生用了发汗药，出过汗了，又用了泻药，也拉过肚子了。现在胸闷、肋骨痛、小便少，别人一天五、六次小便，他只有一两次。口渴，不恶心，只头部出汗，一会儿冷一会儿热，心烦，请开方子。

张仲景是怎么分析开方的？为什么开柴胡桂枝干姜汤？为什么要用这些药？把这些弄明白了，每个证对应身体怎样的势能，用药物的势能和人体的势能合力，帮助人体恢复正常运行。人体的不舒服只有几十种，把这些对应的人体势能弄明白了，思维就接近医圣张仲景了。

因为病人有表证，用桂枝把能量从里向上向外调集到体表，增加体表的能量。有的病人胳膊疼、肩疼、腰痛，手发麻，这都是表的能量不够，加桂枝。这时不能加麻黄，因为能量津液已经不足了，用桂枝把能量调集到体表，加麻黄会发汗更加消耗津液；用柴胡、黄芩，因为有胸胁满、往来寒热、心烦，柴胡疏通半表半里，胸胁满、肋骨痛就减轻了。

因为人体发汗和腹泻以后，肠胃的津液虚了，要直接补津液吗？不能只给身体补津液，还要让身体自己能产生津液。津液从哪里来？从肠胃产生的，干姜让肠胃温度升高，恢复肠胃运化能力。肠胃能运化食物生成津液了，后面就不用补津液了，因其自生而有。

天花粉滋阴，微凉，可以滋阴、清热，止渴。天花粉和牡蛎一起可以止渴，病人渴，不呕，而且心烦。有的时候病人晚上睡不踏实，睡不深，很容易惊醒，梦多，晚上醒了不容易再入睡，头部有能量搅扰，牡蛎重镇安神，潜阳下行。心烦，用黄芩清上热。炙甘草二两，补津液。用了七味药，没有半夏，因为不恶心，如果有恶心怎么办？加半夏、生姜。

柴胡桂枝干姜汤和柴胡桂枝汤类似，我们要懂其中的道理，为什么要用这个药，这个证是什么原理，明白这个药是怎样帮助人体恢复正常。

把条文和方剂解析了，是什么原理弄明白了，临证就会得心应手。病人来了以后，根据阴阳、表里、虚实、寒热，分析清楚了，抓准大局，是什么方证，人体想做什么，开方符合人体的势能，就是最高明的方子。

这样做的前提是对《伤寒论》的条文都非常熟悉，对人体能量运行非常熟悉，道理都明白了，才能开出合适的方子。有人辨证开方抓大局不准，原因是对条文也不熟悉，对人体不熟悉，运用不熟练。为什么？功夫不到位，这是基本功的问题。

柴胡桂枝干姜汤证，病人津液虚，因为发汗和泻下。津液虚的半表半里证，体表能量不足，就是有半表半里证，体表的能量虚，上热下寒，寒热药并用，黄芩清上热、干姜温里。按六经病来讲，柴胡桂枝干姜汤证是厥阴病，这只是一种定义，但是这个厥阴病还没到阴证，所以没有加附子。如果病人的尺脉弱、无力，能不能加附子呢？当然加附子。

对人体了解了，开的方子才能对证。津液虚的半表半里证，指有半表半里证，同时体表的能量不足，胳膊疼、腿疼、手发麻是津液虚，用柴胡桂枝干姜汤。仅仅把方子记住还不够，还要进一步把道理搞明白。有的人说，“哎呀！我现在记不住，学《伤寒论》学不好。”我们不需要背方子，只需要理解，理解了就能灵活运用了。

第 14 讲 掌握了类证的辨证，医术就提高了

148. 伤寒五六日，头汗出，微恶寒，手足冷，心下满，口不欲食，大便硬，脉细者，此为阳微结，必有表，复有里也，脉沉亦在里也。汗出为阳微。假令纯阴结，不得复有外证，悉入在里，此为半在里半在外也。脉虽沉紧，不得为少阴病。所以然者，阴不得有汗，今头汗出，故知非少阴也。可与小柴胡汤。设不了了者，得屎而解。

受寒生病五六天，头上出汗。有点怕冷，身体怕冷这里是表证。手足冷，手脚凉，说明肠胃里的津液不够，有点偏阴证。心下满，心下胀满。口不欲食，没有食欲，胃弱了。头汗出，足凉，上热下寒，加上胃弱，是半表半里证。

大便硬，病位在里，是身体的能量不足，排不出去大便，大便在肠道里时间长了，被吸收的水分多了就变硬了。这种情况不适宜用大黄、芒硝攻，要给身体补能量，比如脾四味（人参、生姜、大枣、炙甘草），身体有能量了，大便就排出来了。

这里有表证，津液虚，如果还有心烦口苦，加上胃弱，就是明显的半表半里证，可以用柴胡桂枝干姜汤。明白了人体运行的原理，就不用背了，但是每个方证都要熟悉，才能灵活运用。

病人有汗出，虽然是手足冷，但还没到四逆阴证的程度，所以没加附子。如果尺脉弱，可以加附子。这里用了小柴胡汤，病人还没有到阴证。小柴胡汤健脾胃，补了津液以后，病就好了。

“设不了了者，得屎而解。”意思是人体的津液回来了，大便就有力气来排了，也不会变干硬了，身体就恢复正常了。单一证不可断，要多证互参，就可掌握当下人体势能的运行。

肚子胀、大便硬，属于里证；头汗出足冷，上热下寒，属于半表半里证；怕冷，属于表证。三阳合病，治从少阳，用小柴胡汤，因为证不是很详细，所以条文写的是“可与小柴胡汤”，而不是“小柴胡汤主之”，临证时还要继续分析。津液虚的半表半里证和表证，可以用柴胡桂枝干姜汤，但如果有气滞，不去腹部的胀满，病不容易好。以前我脖子、后背感觉僵紧，有水湿，还有瘀血，用桂枝加茯苓白术汤又加川芎、当归，尺脉也无力，还加了附子，吃了以后没什么变化。后来我发现自己早晨不饿，到了中午一点不吃饭也不饿，吃也吃不多，多吃一点就肚子胀，容易打嗝。腹满而吐，食不下，这是太阴病，厚朴生姜半夏甘草人参汤主之，我就熬了一剂，一碗药喝下去，胃部就通了。之前睡觉胃部按压感觉痞满，大局是太阴病的腹部胀满，一碗药下去就解决问题了。辨证时多证互参，抓住人体的主要矛盾，大的问题解决了，小问题跟着也就转好了。药里没有加附子，也没有茯苓、白术、川芎、当归。治病好像配钥匙，钥匙配对了，咔嚓一声锁就开了。所以辨证的核心，就是抓大局，问题出在哪儿，把中间那个结打开了，病就改善了。如果没找到大局，眉毛胡子一把抓，没有轻重之分，效果不会好，这样开的是模糊态的方子。有的慢性病人身体不好，有几个大局，身体是模糊态，就开模糊态的方子，慢慢来调身体，健脾胃、存津液，身体慢慢就好了。模糊态就模糊治，

这是真正的客观。

要想提高治愈率，必须掌握人体势能。人体的证，每个证代表怎样的人体势能要明白，条文也要熟悉。为什么要每天抄条文呢？因为读书百遍，其义自见。中医高手都是这样过来的，学习都非常用功。世界上没有一个人不用功，晚上做个梦，医术就变高了，这是做白日梦。每个人都要用功，到了一定的程度就会豁然开朗。

所以然者，阴不得有汗，今头汗出，故知非少阴也。这句话有问题，桂枝加附子汤证是少阴病，汗漏不止，体表的津液虚，到阴证了。少阴病也可能出汗，心衰病人发病时会汗出不止，传统中医讲的亡阳汗出有"冷汗淋漓、汗质稀薄"的证。

第 15 讲　明白了人体能量运行的原理，就会发现人体是一以贯之的

149. 伤寒五六日，呕而发热者，柴胡汤证具，而以他药下之，柴胡证仍在者，复与柴胡汤。此虽已下之，不为逆，必蒸蒸而振，却发热汗出而解。若心下满而鞕痛者，此为结胸也，大陷胸汤主之。但满而不痛者，此为痞，柴胡不中与之，宜半夏泻心汤。

半夏（半升，洗）黄芩干姜人参甘草（炙，各三两）黄连（一两）大枣（十二枚，擘）

上七味，以水一斗，煮取六升，去滓，再煎取三升。温服一升，日三服。

此人受寒五六天，呕吐发热，有柴胡证，比如柴胡证的往来寒热、胸满胁痛、心烦喜呕、嘿嘿不欲饮食，只要有一个证，就可以用柴胡剂。

病人肋骨（从腋窝到下边的肋骨边缘），用正常的力四指平按，如果有按痛，或者病人眼睛胀痛，一般就是柴胡证。但是却用了泻下的药，泻下以后，病人还是柴胡证，以当下证为准，当下是柴胡证，还是用柴胡剂。吃了柴胡汤，病人发热汗出，病就好了。我有过体会，头两侧不舒服，于是冲了三袋小柴胡颗粒，服药后走到沙发边，就走了几步，头上微微出了点汗，头疼就好了。身体恢复了正常运行，身体自已选择发汗，病就好了。

如果得了太阳伤寒，医生误以肠道堵住用了泻下的方法。表实证脉浮紧，身体调集津液到体表，病人就会发烧。这个时候用泻下药，比如大黄、芒硝，是向里向下的势能，津液从体表向里到了肠胃，体表的热和水结到了心下，按压会痛，是水和热结，即结胸。

如果是水和热结得比较轻，按压发紧，下面有条索状的结，但是不疼，这是痞。如果心下痞结了，用小柴胡汤是不行的，因为小柴胡汤里面是柴胡、黄芩、半夏，加上脾四味（人参、生姜、大枣、炙甘草）。黄芩也有苦破的作用，但是它的苦味轻，可以清半表半里的热，力量不够，需要加上黄连。黄连的味道更苦，清里的热，可破心下水热的结。破开以后，人参给肠胃补津液。津液有了，正气足了，病邪就不容易在这里结聚了。

为什么心下会有痞结呢？"邪之所凑，其气必虚"，津液虚了。前面用了泻下药，病人腹泻，肠胃里的津液不够了。津液虚了，正气不足，邪气就会积聚。就像农田里面长了很多的杂草，

怎么办呢？你如果只是单纯的除草，草仍然会一直长。如果在田里种上庄稼，再除草，这时庄稼长起来了，杂草就不容易生长了。

从这个条文我们可以看到人体的势能变化，表实证，津液、热在体表，津液也是水，水和热都在体表。用了泻下的药，水和热向里走，到了心下会结。如果结得轻，只是痞硬而不痛，是泻心汤证。如果水和热结得比较重，按痛或者不按就痛，就是结胸了。体表的热和津液，在体表是表证；到了心下结得轻的时候是泻心汤证，重了以后就变成了结胸。如果水和热是在胁下、肋骨区域，就变成柴胡证了。这些都是水和热的结，只是部位不同，程度不同。人体是一以贯之的。

心下有水和热的结，上下不交通。人体大循环的能量到了上面下不来，就会有上热，比如心烦，眼睛干涩痒，口苦口干，咽干等。泻心汤证里面也是中焦不通，属于水和热结。小柴胡汤证，因为胃弱上热，但是并没有病邪结到里边，所以病会轻一些。

小柴胡汤证，在半表半里，胃弱导致上下不交通，心烦喜呕。喜呕是胃弱，心烦有上热，胸满胁痛，能量上不去，胸部就胀满。能量在肋骨区域向下走的时候，下不去，在肋骨区域水和热结，就会肋骨按痛。

嘿嘿不欲饮食，人的能量不够了，根本原因是胃弱，人也没有精神，会不会容易抑郁？如果人津液很充足，就不会抑郁。不欲饮食也是胃弱。还有一个往来寒热，是能量不稳定，能量够的时候身体就发热，能够排病邪，不够的时候身体就发冷。

泻心汤证，水和热在心下结了，也是上面有热，上热下寒。这个时候，人容易上火，吃一点辣椒就上火了。这种上火不是热证的实火，是虚火，不是真正的热，是因为中焦有水热的痞结堵住了，上下不能交通，能量大循环不通畅造成的。

泻心汤证有哪些表现呢？一般有呕、利、痞的症状。干呕，因为胃弱，里面有痞结，胃不受纳食物，还恶心想吐，利就是腹泻。第一是恶心，第二腹泻，第三痞结，心下按有痞结。

临证的时候，每个病人都要触诊，不能只诊脉，还要两肋、胁下和腹部触诊。按腋下肋骨区域，如果感觉痛、不舒服，一般是半表半里证。心下按压有痞结，条索状的，是痞结。如果心下按痛，一般是结胸。如果不按都痛，是大陷胸汤证。如果按痛，但是能量很弱，没有热的证，反而很寒，是脏结。

结胸和痞结，都是水热结，只是程度轻重不同而已。水热结得厉害，大陷胸汤证，从心下到小腹都痛得很厉害，怎么办？水热结得严重，则要软坚散结，用大黄、芒硝加上甘遂，利水饮散结，用大陷胸汤。如果痞结轻一些，按痛，用黄连、半夏、栝楼实，用小陷胸汤。有时药店没有栝楼实，只有栝楼皮和栝楼子，可以用栝楼皮代替。栝楼实是整个的栝楼切片。

第 16 讲　学伤寒的好方法

现在人们容易心烦，没有胃口，有泻心汤证和大柴胡汤证的人多，什么原因？

第一，饮食厚腻，吃鸡鸭鱼肉多，营养摄入太多。

第二，运动少，工作忙没有时间锻炼身体，或者很懒，整天不动。

第三，思虑多，工作、家庭有很多的事情需要处理。想得多，就会把能量向上调集，人就容易上火，脾胃容易虚弱。脾胃虚弱以后，能量都在上面下不来，就会上热下寒。

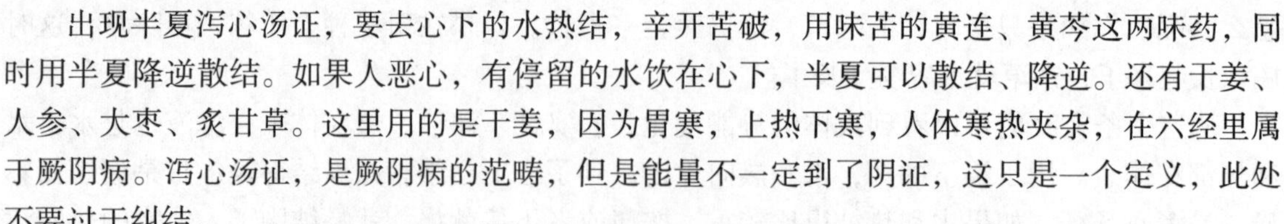

出现半夏泻心汤证，要去心下的水热结，辛开苦破，用味苦的黄连、黄芩这两味药，同时用半夏降逆散结。如果人恶心，有停留的水饮在心下，半夏可以散结、降逆。还有干姜、人参、大枣、炙甘草。这里用的是干姜，因为胃寒，上热下寒，人体寒热夹杂，在六经里属于厥阴病。泻心汤证，是厥阴病的范畴，但是能量不一定到了阴证，这只是一个定义，此处不要过于纠结。

半表半里证，少阳病还是阳证，病在半表半里，胃没有那么寒，只是胃弱。但是到了厥阴病，病在半表半里的阴证，寒热错杂了，上面有虚火，胃寒，偏阴证的状态。身体寒热错杂，所以寒热药并用。

有上热，用黄芩清热，黄连、黄芩可以破心下的水热结。胃寒，干姜温里。那现在就矛盾了，我们说胃寒，同时心下又有水热的结，这矛盾不矛盾呢？不矛盾。因为痞结是局部一个小的区域，是一个密闭的状态，水和热结了，但痞结外面整个胃是寒的。人参、干姜、大枣、炙甘草建中补津液，寒热药并用，半夏降逆止呕。这就是半夏泻心汤的组方原理。

我们看方证的条文时，要把病人有哪些证，方剂里有哪几味药，人体的势能是如何的，药物的势能了解清楚，药物和身体的势能要一致。以上把柴胡汤证、泻心汤证、陷胸汤证做了一下归纳总结。

开始学伤寒，治疗太阳证的麻黄汤、桂枝汤、大青龙汤、小青龙汤容易掌握，大柴胡汤、小柴胡汤也好理解。到陷胸汤证的时候，结胸，还有泻心汤证的心下痞，这部分理解起来稍微困难一些，随着对人体理解的深入，慢慢就会明白了。学伤寒有不懂的地方先跳过去，过一段时间再回过头来看，有时就明白了。学习刚进入状态时，心里的问题非常多，这时不要着急，先把问题都记下来，随着学习的深入，慢慢很多问题自己就解决了，就进步了。有时一个问题想通了，一大片相关的问题都解决了，就上了一个台阶。

150. 太阳少阳并病，而反下之，成结胸，心下鞕，下利不止，水浆不下，其人心烦。

太阳、少阳并病怎么办？如果是太阳中风和少阳病并病，汗出怕风，心烦喜呕，胸闷肋痛，用柴胡桂枝汤。如果是太阳表实证，恶寒没有汗出，脉浮紧，同时又恶心，肋骨按痛，心烦喜呕，用小柴胡汤合麻黄汤，脖子僵紧合葛根汤。如果还有里热，加生石膏，热证明显要把姜去掉。看人体是怎样的状态，辨证抓大局。

太阳少阳并病，应该用柴胡桂枝汤，但是用了泻下的药，把能量向下引了。体表的津液向里走，到了心下水和热结，变成结胸，心下硬。同时腹泻不止，水也喝不下去，心烦是有上热，心下痞硬是中焦堵住了，上下不能交通。这时虽然有结胸，心下硬，但是下利不止津液虚了，也需要补能量了，可以用柴胡桂枝干姜汤，建中补津液，能量向体表调集，疏通半表半里，以补能量为准，不能攻了。

呕、利、痞是泻心汤证，心下痞为主的用半夏泻心汤，如果恶心严重则用生姜泻心汤，如果津液虚严重，上热明显比如口腔溃疡，则用甘草泻心汤。

151. 脉浮而紧，而复下之，紧反入里，则作痞，按之自濡，但气痞耳。

如果脉浮紧，有表实证，用了泻下的药，能量向里走了。但是没有变成结胸，只是痞结，按着还比较软。这不是热结，而是气痞，是气结。大陷胸汤证，从心下到小腹痞硬，不按就痛，小陷胸汤证是按才痛。这个痞结，不是水热的结，因为它不硬，它是软的，是水和气的结。如果是水和热的结，相对来说会硬一些。

这个是水气的结，在《金匮要略》里面有一个枳术汤，枳实，就是小橘子，加上白术。枳实理气，白术气化中焦的水饮，能去心下的水气结。心下水气结的时候，有的时候胃部区域像一个盘子一样，有边缘，还能够动。这样的病人相比于心下痞结的泻心汤证和陷胸汤证的病人少。

有的病人体内有囊肿，如肺囊肿、肝囊肿、肾囊肿。囊肿有两种原因，一种是湿气比较重，相当于长蘑菇；还有一种是气滞，生气比较多。根据病人的证，单一证不可断，再看其他的证，多证互参。如果病人有气滞，这个人可能双肩内扣，爱生闷气，比较懦弱，说话声音也低，这种人容易有气滞，就用去气滞的药。如果这个人有水湿，水湿很重，舌头胖大，舌淡胖，有齿痕，脸上有发亮的水色，小便不利，小便次数少，这种情况就利水。有诸内必形于外，一个人如果身体外在发生了变化，有异常了，身体的内在一定有问题。

第 17 讲　极其峻猛的方剂——十枣汤

152. 太阳中风，下利呕逆，表解者，乃可攻之。其人漐漐汗出，发作有时，头痛，心下痞鞕满，引胁下痛，干呕短气，汗出不恶寒者，此表解里未和也。十枣汤主之。

芫花（熬）甘遂大戟

上三味，等分，各别捣为散，以水一升半，先煮大枣肥者十枚，取八合，去滓，内药末。强人服一钱匕，羸人服半钱，温服之，平旦服。若下少，病不除者，明日更服，加半钱，得快下利后，糜粥自养。

得了太阳中风，津液虚的表证；下利呕逆，同时腹泻，也有恶心想吐，有表证，有里证。阳证的表里同病，先表后里，先要解表，再攻里，下不厌迟。即便腹泻，可以不着急，先把表证解了。这个时候应该先解表，再攻里。如果里证非常紧急，表证就一点点，当然是先解决里，这就是抓大局。

病人汗出头痛，心下硬满。如果硬满的程度比较严重，引得肋骨、胁下区域都痛。干呕，气短，提不上来气，出汗，但是不怕冷，这是表解了，但里还有问题。

这个主要是里有水饮。有时，病人胸腔里有水饮，咳嗽时引得肋骨疼痛。在《金匮》里讲，这是支饮。支饮是胸腔肋骨区域有水饮了，导致肋骨痛。虽然有咳嗽，不过没有像小青龙汤证晚上咳得睡不着觉，这种是一咳嗽就疼，或者是有胸水，说明这个人的津液能量还是足的。

怎么办？要利水，利肋骨区域胸腔区域的水，用的是非常峻猛的方剂，叫十枣汤（芫花、甘遂、大戟），这三味药利水都非常厉害。只有在人的津液能量充足的情况下，才可以用十枣汤。如果是阴证，能量很差，用了这个药会上吐下泻，水虽然一下就排干净了，但津液能量也没有了。所以一定要在病人能量够的时候才用十枣汤。

心下痞硬满，非常硬，还胀满，引得胁下痛。这是水热结得比较重了，芫花、甘遂、大戟是利水非常猛的药。初学的人不要用这个方子，要找专业的医生治疗。

芫花、甘遂、大戟打成粉，用十个肥的大枣煮水，用一钱匕的粉，一克到两克。如果人很瘦弱，那就吃一半。如果这个人身体好，每次可以吃一克到两克。如果这个药的剂量够，喝药后就会腹泻很厉害。如果吃药后当天没有腹泻，也不能接着再吃药了，只能等到第二天早晨，再加量服用，再加一半儿的粉剂，不能太多了。直到剂量到位，量变才能质变，人才会把水饮排出去。十枣汤是非常峻猛的药。

胡老讲了十枣汤的用法：一斤大枣放在锅里面煮，一直到把枣子煮烂了，把皮和枣核捞出来。再把芫花、甘遂、大戟各一钱，放到锅里面煮，煮好了以后，让这个病人一次喝一点，不要一次喝很多，每次喝一点，一直喝到开始腹泻了，这个药就停了。等把水排了，人也耗损了很多的津液，此时需要赶快熬米汤让病人喝，来补充津液。在没有达到十枣汤证那么严重的前提下，如果只是有痞结，用大黄、芒硝已经够了。除非是结得非常严重，实在排不出来，再用十枣汤。有一个人病了四年，支饮很严重，用了十枣汤，水一下就排干净了，但人也生命垂危。这种情况可以用大剂量的四逆汤补能量，同时用一点十枣汤或者控涎丹来排水饮。

还有一个医生把这三味药按比例配好，加上枣肉打成粉，做成药丸，黄豆粒大的小丸。让病人一次吃几粒，吃到能够把水排出来就可以。有的病人有百日咳，咳嗽常年不止，里有水饮，这位医生就让病人吃十枣丸，效果很好。

第 18 讲　牙龈出血、口腔溃疡，吃自己做的药丸两天就好了

153. 太阳病，医发汗，遂发热恶寒，因复下之，心下痞，表里俱虚，阴阳气并竭，无阳则阴独，复加烧针，因胸烦，面色青黄，肤瞤者，难治；今色微黄，手足温者，易愈。

得了太阳病，医生给病人发汗后，病人仍发热，怕冷。用了发汗的方法应该是解表了，但是这个表没有解，还发热、怕冷，医生接着用了泻下的方法，又导致心下痞，即水热结，里的津液虚了。

先发汗，体表的津液虚了，接着泻下，里的津液也虚了，表和里津液都不足了，这叫阴阳气并竭，津液能量都很虚了。津液虚了以后人会感到烦，用了烧针，也会有热进入体内。

这时病人感到胸中烦躁，脸色青黄，肌肉跳动。

如果脸色微微发黄，手脚温，说明津液能够濡养四肢，病容易好。《伤寒论》的重要原则“健脾胃，存津液”，任何时候都要保护人体的津液，不要盲目浪费。

这个条文里，医生先发汗，接着泻下，后来又用了烧针，三次错误的治疗。如果只错一次，还可以补救。“宁可误补，不可误攻”，最好既不要误补，又不要误攻。误攻了一次，身体的津液有储备，还可以。连着错两次，病人就很危险了。

开始辨证治病一定要在医生指导下进行，不然容易误治。有一位朋友用了腹泻的药泻下了，接着又运动出了很多汗，直接就从阳脉变成了结代脉。后来调了很长的时间，身体才调回来。

身体想变好不容易，要变差有时一剂药就够了。有人说中医治病慢，其实中医治病一点都不慢。说中医没有副作用，那也不完全对。如果药用错方向了，副作用很大。反之，辨证准确，疗效也非常显著。有的急性病几剂药就治好了，慢性病也能够很快有明显的改善。伤寒辨证用药很严谨，方向对了疗效很明显。临证的时候，我们辨阴阳，辨人体的能量，不用看脏腑，脉断阴阳，尤其是尺脉沉取，尺脉沉取有力，就是阳脉。

154. 心下痞，按之濡，其脉关上浮者，大黄黄连泻心汤主之。

大黄（二两）黄连（一两）

上二味，以麻沸汤二升渍之，须臾绞去滓，分温再服。

心下有痞结，按着感觉软。关脉浮，说明人体的津液在向中焦聚集，中焦就是人的肠胃部分。因为这里有痞结，有热了。病人还有热证的反应，就不能用干姜这类热药了，用清热药。书上写大黄二两，黄连一两，还应加上黄芩一两。里有热，虽然有痞结，但是如果用甘草泻心汤或者半夏泻心汤，吃了会上火，或者吃热药或热性的食物会上火。

这个痞是热性的，应该用大黄黄连泻心汤，大黄清热，疏通淤堵，黄连、黄芩味苦性寒清热。

这个条文中有热用的是大黄、黄连、黄芩，为什么不用生石膏？生石膏性微寒，清热。生石膏清的热，是浅层的热，在津液里面还没有进入到血液中，没有进入血分。如果进入血里面，要用大黄、黄连、黄芩，这三味药味苦，味道厚重，容易入到血里面去，能够清深层的热。大黄黄连泻心汤，用开水泡一下就把药取出来，喝这个汤就可以了。因为泡的时间短，取其气，味轻可以走上。如果把酒大黄煮一个小时，味道厚重，煮的时间长，容易走里，可以清肠道、下焦的淤堵。

前几天我口腔溃疡，刷牙时出血多，心下没有痞结。津液虚有热，身体动血排邪，有热也容易出血，不能吃甘草泻心汤。于是吃了自己做的大黄黄连黄芩丸，相当于药店里的一清胶囊或三黄片，吃了一次刷牙出血少了；吃了两天，出血就停止了，口腔溃疡也好了。之前口腔内壁的黏膜红，不舒服，现在口腔内膜不红了，刷牙也不出血了。

第19讲　伤寒入门后要领会条文内涵，接着多实践，辨证功夫才能提高

155. 心下痞，而复恶寒汗出者，附子泻心汤主之。

大黄（二两）黄连（一两）黄芩（一两）附子（一枚，炮，去皮，破，别煮取汁）

上四味，前三味，以麻沸汤二升渍之，须臾绞去滓，内附子汁，分温再服。

里有热，心下痞结，按着软，应该用大黄黄连泻心汤。但病人是阴脉，能量不足，尺脉弱、细、无力，怕冷，要在大黄黄连泻心汤里面加附子补能量。

这样矛盾不矛盾？热证，同时能量又阴，用附子补能量，用大黄、黄连、黄芩清里的热。有没有这种情况呢？实际是有的，阴证的病人局部有热，因为心下痞，是热结，有这种情况。

癌症在人体里面有的也是痞结，它是一个封闭的状态。所以泻心汤等治疗痞结、结胸、脏结的这些方剂，弄明白其中的原理后，对治疗癌症有帮助。治疗癌症，还是用同样的辨证方法，辨六经，是太阳、阳明、少阳，还是太阴、少阴、厥阴；辨阴阳、表里、虚实、寒热；辨人体的证，看人体势能，基础是方证，再进一步是人体势能。如果脱离了方证，不掌握条文，直接跳到人体势能，相当于小孩还没学会走路就想跑，就很容易摔倒。

先把《伤寒论》的条文熟悉掌握了，每个方证都掌握了，在这个基础上再谈人体势能。如果对身体各种证的原理不熟悉，对人体势能不熟悉，抓大局不容易抓准。平时要多看条文，临证时看病人有哪些证，再进一步深入思考，人体是怎样在运行的，发生了什么问题，明白了身体想做什么，顺势帮助身体一下，病就好了。

学伤寒，需要读条文，抄写条文，看《大医至简》，把这些方证都掌握了。辨证先辨身体的能量状态，是阴证还是阳证。接着辨人体排病的三个渠道：是在表排，在里排，还是在半表半里排。阳证有三种状态，阴证有三种状态，这就是六经。要把《伤寒论》的六经提纲背熟，并理解掌握。能量和病位，是按照伤寒理法归纳出来的，简洁明了。六经病的提纲和能量病位两个结合起来用，辨证会更准。

伤寒中常用主要的方子有十多个，用药也只有三四十味。常用的药有柴胡、黄芩、半夏、桂枝、芍药、生姜、大枣、炙甘草、黄连、黄芩、附子、大黄、芒硝、生石膏等。经方用药不多，一般抓药几天，就都认识了。伤寒入门很容易，入门后各个条文内涵要领会，接着多实践，辨证功夫才能提高。

156. 本以下之，故心下痞，与泻心汤。痞之解，其人渴而口燥烦，小便不利者，五苓散主之。一方云，忍之一日乃愈。

病人用了泻下的方法，导致了心下痞、胀满。心下痞用泻心汤对证，但是服药后心下痞

没有好，口渴，口干，心烦，小便不利，这是有水饮，所以，这里的心下痞不是水热结，是心下有水饮，有停饮造成的。所以心下痞不一定是泻心汤证，单一证不可断。

有水饮的五苓散证，心下痞满；泻心汤证，心下水热结，也不舒服；结胸，心下痛，大小陷胸汤；脏结，心下痞不适，温中；水与气在心下结，枳术汤；胃弱上热肠实，心下痞硬，大柴胡汤证。心下不舒服有这几种情况，痞结，有水热结，有水气结，还有水结。心下按痛不一定就是结胸，还有脏结，太阴病泻下后也会心下痞硬按压不适，温中补能量即可。

所以，单一证不可断，问诊的时候需要全面问证。练习医案时不少人能开方，但是当真正面对病人，需要信息收集完整，问诊需要功夫，必须多临证练习。

如果开方可以了，但是诊病不行，就要在实践中多练习，望闻问切。临证时如果有的证漏失了，如果是关键的证，辨证信息不全，会做出错误的判断。临证时只要病人的一个证变了，大局就变了。所以，望闻问切很关键，这些只是辨证开方的一部分。想要准确地治病，不仅要准确地问证，还要大局能抓准，开方才有效。

157. 伤寒，汗出解之后，胃中不和，心下痞鞕，干噫［yì］食臭，胁下有水气，腹中雷鸣下利者，生姜泻心汤主之。

生姜（四两，切）甘草（三两，炙）人参（三两）干姜（一两）黄芩（三两）半夏（半升，洗）黄连（一两）大枣（十二枚，擘）

上八味，以水一斗，煮取六升，去滓，再煎取三升。温服一升，日三服。附子泻心汤，本云加附子。半夏泻心汤，甘草泻心汤，同体别名耳。生姜泻心汤，本云理中人参黄芩汤，去桂枝、术，加黄连并泻肝法。

受寒生病，发汗表解了，但是肠道不舒服，心下痞硬，打嗝，打嗝时有食物的味道出来，胁下有水气，肚子里面有水流动，肠鸣，腹泻，这是生姜泻心汤证。

我们分析一下，心下痞硬有水热结。干噫食臭说明胃弱，食物没有消化，在胃里发酵了，味道都出来了。同时肠道里面有水饮，有水饮是肠胃虚弱了，不能把肠道里面的水饮气化成津液吸收。因为胃弱，上下不交通，上热下寒，呕、利、痞、干噫食臭。干噫，打嗝，肠胃里面食物腐败的味道上来了，腹中有水饮，还腹泻。

现在的人为什么会容易得大柴胡汤证、泻心汤证呢？

半表半里证的本质是胃弱。到了吃饭的点虽然不饿，但也能吃下去，有人吃多了胃胀，为什么？因为运动少了。人是动物，不是静物，每天应该要运动，跑步、走路、打篮球、打羽毛球，老人可以跳广场舞。上午我在小区跑了三圈，中午早早就饿了，下午又运动了一下，晚饭的时候也很早就饿了。

为什么现在的人身体不好，亚健康的很多？

通过大量问诊，接触病人，总结了以下原因：第一是运动少；第二是吃得太多太好；第三是大脑高速运转，想得太多；第四是熬夜。这些导致很多人身体不健康，大部分都是亚健康的状态，身体不好。

小朋友就是要多玩、多运动、多做家务，只要身体健康了，注意力容易集中，学习很容易进步。小学、初中阶段，希望家长以孩子的健康为主，只要学习能跟上就可以，不要内卷，内卷是家长过度焦虑，是内心有恐惧。

生姜泻心汤和半夏泻心汤相比，加了生姜，同时干姜减少了，说明胃寒轻。但是胃弱，容易恶心呕吐。所以这里面加了四两生姜，干姜减了二两变成一两了，其他相同。

生姜泻心汤用了以后，有的病人会有瞑眩反应，头晕。一般开方后，给病人嘱咐一下，告知吃药后可能会头晕，是正常的，不要害怕。如果开的药里有大黄、芒硝，要跟病人讲服药可能会腹泻。有的病人害怕腹泻，担心腹泻多了身体变虚。

现在很多人身体淤堵比较严重，一定要去淤堵。像泻心汤证，心下的水热结是淤堵；大便不畅、便秘、气滞、瘀血、水湿都是淤堵。人体生病一般是两个方面的原因，第一是不荣，能量不够；第二是不通，有淤堵。如果人的能量适中，淤堵都排除了，身体运行恢复正常了，免疫力就强了。

如果慢性病经过长期治疗没有治愈，淤堵可能是关键原因。慢性病很多都有淤堵、能量两方面的问题，把能量调到一个平衡状态，淤堵去了，慢性病、疑难症是可以治好的。首先理法要清楚，接着要有辨证的功夫。

半夏泻心汤证，上热下寒，心下痞结。这个心下痞是水热结，所以用辛开苦破的方法，用黄连、黄芩把水热的结给破掉，半夏降逆，人参、干姜、炙甘草、大枣来健胃，建中补津液。

生姜泻心汤是在半夏泻心汤的基础上加了生姜四两，但是干姜却从三两减少到了一两，所以生姜泻心汤证的胃寒减弱了，但是恶心想吐、胃逆的情况变重了。这种情况上热下寒，上面有虚火，同时胃里恶心比较厉害，还有肠鸣，打嗝的时候有食物的味道从胃里出来，这个时候用生姜泻心汤。

现在问诊时我都会给病人做腹诊。心下就是胃，按一按有没有痞结，有没有感觉痛，肋骨按的时候有没有痛。诊病的时候一定要有全面的信息才可以。望闻问切，切不仅是指诊脉，也包括了腹诊，按压肋骨。在诊断的时候，要望诊，看小腿有没有肌肤甲错，问病人有没有脚气，脚有没有脱皮……问诊信息越全面，对后面的辨证越有利。收集的信息完整了，辨证才能够准确。如果缺了关键信息，大局就抓不准了。

三个泻心汤都是以半夏泻心汤为基础。甘草泻心汤是炙甘草的量增加了，其他两个泻心汤中炙甘草都是三两，这个里面加了一两，共四两炙甘草，干姜是三两，没有写人参，可能是竹简漏掉了。心下痞结，正气虚了，胃的正气虚了，所以用脾四味的人参、生姜、炙甘草、大枣来建中。黄连、黄芩破水热结后，还需要人参、炙甘草、大枣的津液来补充，让正气补充进来，不然还容易再有邪气的结聚。像有的小孩儿积食，腹部按压有硬块，如果肠胃运化能力弱，身体大循环不好，硬块排掉后，过几天腹部又有硬块了，就是肠胃运化能力不够。所以甘草泻心汤里面应该有人参。

津液虚、胃弱上热、心下痞的口腔溃疡用甘草泻心汤。其他情况还要辨证，看有没有心下痞结、恶心、胃寒。口腔溃疡刚发病的时候有心下痞、上热、津液虚，用原剂量的甘草泻心汤，吃一剂就好了。如果一看到口腔溃疡，就用甘草泻心汤，这是经验方思维。因为有的口腔溃疡是里实热引起的，应用承气汤；有的是胃弱上热、肠道淤堵，用大柴胡汤。不要陷入经验方思维，要辨证，尤其是给家人、给自己治病的时候，一定要仔细的辨证避免疏忽。

从诊脉开始，问半表半里证、表证、里证，有没有淤堵，再看腿上的肌肤甲错，手脚有没有脱皮、潮湿，大便、小便、饮食、睡眠等方方面面的信息。给小孩问诊，吃喝拉撒睡这几个方面是关键的，看舌苔、舌体、心率，所有的信息都收集完整了以后，再辨证，一定要详细准确。

初学者不要贪功，用药有疗效时，不要贸然把剂量加的很大，容易出现问题。一方面要向专业医生咨询；另一方面，要谨慎，人很容易在治病过程中，取得疗效就疏忽大意，没有仔细辨证，就加大剂量，这样可能会出问题。哪怕治得慢一些都没有问题，但是不要治错了。把身体弄差很容易，但要恢复脾胃的功能，恢复津液，时间比较长。

第20讲　上热下寒的口腔溃疡用甘草泻心汤

158. 伤寒中风，医反下之，其人下利日数十行，谷不化，腹中雷鸣，心下痞硬而满，干呕心烦不得安，医见心下痞，谓病不尽，复下之，其痞益甚。此非结热，但以胃中虚，客气上逆，故使硬也，甘草泻心汤主之。

甘草（四两，炙）黄芩（三两）干姜（三两）半夏（半升，洗）大枣（十二枚，擘）黄连（一两）

上六味，以水一斗，煮取六升，去滓，再煎取三升。温服一升，日三服。

伤寒中风，医反下之，受寒被风吹到了，太阳中风是津液虚，应该用桂枝汤，医生误用了泻下的方法，用了大黄、芒硝、巴豆这类腹泻的药。其人下利日数十行，一天腹泻十几次。如果腹泻很多，食物还没有消化完，就排出去了，津液伴随着也排出去了，损耗了人体的津液。肠胃的津液少了，里虚寒，肠胃的运化能力也不行了。谷不化，即下利清谷。有一个病人，即便食用炖煮极烂的胡萝卜仍然无法消化，这是肠胃虚寒。腹中雷鸣，因为肠胃无法吸收喝下的水，肚子里有水就响。

心下痞硬而满，这也是身体的自我保护，因为人吃了腹泻的药，身体就会出现应激反应，把水和热结在这里，停在这里，这样身体就不继续损耗津液了。生病不是坏事，生病是人体的自我保护，提醒我们要采取正确的方式来生活、工作。

医见心下痞，谓病不尽，复下之。医生看到心下痞，用泻下的药，这是错上加错了。干呕心烦不得安，干呕，胃弱了，恶心想吐，心烦有上热，或者津液虚的虚烦，不得安。泻下后，其痞益甚，泻下后痞结更硬了。泻下的时候，也会从体表来调津液。肠胃的津液少了，体表的水和热结在心下，结的更厉害了，更硬了。此非结热，但以胃中虚，客气上逆，故使硬也，这几句在《康平本伤寒论》中不是正文，应该是后人写的笔记。

心下痞结，有很多种情况，有的是水热结，有的是水结，有的是气结。还有的是因为食物多了，有积滞痞硬，还有是上逆的痞硬。因为泻下的时候能量向下走，但人体大循环是向上的，人体会向上来调能量，这时就上逆，人会恶心，心下硬用甘草泻心汤。

我们不管病的来路，只管病的去路。给病一个去路，病就好了。

口腔溃疡严重的时候，喝水都疼。有的人口腔溃疡绵延不愈，或者这里好了，别的地方又溃疡了。这种情况的心下痞结，上热下寒，胃寒，寒热夹杂，炙甘草多加一些，用于补津液。一般疼得严重的时候，会加大剂量的炙甘草。

现在这个证的脉并没有到阴证，如果到了阴证，加附子。不管定义成厥阴病还是定义成少阳病，要懂人体的原理，名称只是一种定义。但是在六经来讲，胡老把这个方归入厥阴病，包括柴胡桂枝干姜汤，也是如此。

泻心汤这部分学起来不一定马上就能理解，可以多看几遍书。我们先把太阳病弄明白，理解了麻黄汤证、葛根汤证、桂枝汤证。泻心汤可能需要一段时间的思维消化，才能够彻底明白。泻心汤证、陷胸汤证在诊病的时候必须要加上腹诊，没有腹诊，就容易漏失关键信息。给人诊病，按一按胃腹部，是不是软软的，软软的就是正常的。让病人平躺在床上，按压心下，如果软软的、没有不舒服就没问题。如果按着硬，心下中间区域有条索状的东西，是心下痞。我以前就是因为胃部按压痞硬，到了吃饭的时间也不饿，吃多了胃胀，用了厚朴生姜半夏甘草人参汤后症状缓解。所以腹诊非常重要。

三个泻心汤都治呕利痞，即干呕、上逆、痞结，有的时候还有腹泻。因为中焦脾胃弱，胃弱导致心下的痞结淤堵，上下不交通，上热下寒。如果胃弱恶心明显，就减干姜加生姜变为生姜泻心汤。从这个变化我们就可以知道病人恶心严重时，要用生姜。《金匮要略》里面有一个小半夏汤，用生姜半斤。还有一个大半夏汤，用生姜汁一升，相当于现在的 200 毫升，生姜汁 200 毫升。在大柴胡汤，生姜是五两，胃弱的时候用生姜可以加大一些剂量。

如果病人有甘草泻心汤证，胃弱了，心下痞，身体津液虚，容易有上热，口腔溃疡上火。为什么上火？因为人体新陈代谢产生热量后，大循环需要把热带走，如果津液足，通过血液循环，把热量给带走了。如果津液不够，局部的热比较多，就容易上火，比如口腔溃疡或牙疼，牙龈肿痛。这相当于汽车发动机的冷却液少了，容易烧缸。津液严重不足时，用甘草泻心汤。口腔溃疡是黏膜病，是津液虚有热，胃弱导致的黏膜病。

我几年前得过一次肛裂。口腔溃疡是口腔区域的问题，病位是半表半里。肛裂是肛门周围的黏膜破裂了，大便的时候肛门疼痛剧烈，头上疼得冒汗。当时我想，这是黏膜病，应该寒热药并用。正好我带了复方黄连素片，是治腹泻的中成药，里有吴茱萸、黄连、白芍，吴茱萸是热性的，黄连是寒性的，白芍的势能是下行的。吃了以后，疼痛就减轻了。接着吃了一剂原剂量的甘草泻心汤就好了。

后来用甘草泻心汤治过几例口腔溃疡，效果很好。但是大家不要当经验方使用，还是要辨证。身体的黏膜疾病，我们要辨证，看有没有心下痞结、上热。如果有泻心汤证，可以用甘草泻心汤。只要是人体黏膜的病，津液虚有热，胃热，有痞结、有上热这种情况下都可以用甘草泻心汤来治，但要辨证。口腔溃疡有的是肠道淤堵，有上热，有的是温病，随证治之，不一定口腔溃疡都是用甘草泻心汤。

第 21 讲　治病要抓大局，不能见病治病

159. 伤寒，服汤药，下利不止，心下痞硬。服泻心汤已，复以他药下之，利不止，医以理中与之，利益甚。理中者，理中焦，此利在下焦，赤石脂禹余粮汤主之。复不止者，当利其小便。

赤石脂（一斤，碎）太一禹余粮（一斤，碎）

上二味，以水六升，煮取二升，去滓，分温三服。

病人得了伤寒，喝药后腹泻不止，心下痞硬，可能是泻心汤证。喝了泻心汤以后，复以他药下之，又用了泻下的药，利不止。接着医生用了理中汤，理中汤是干姜、白术、炙甘草、人参四味药，但是不管用。理中汤里面的白术气化中焦，然而病人腹泻是在小腹区域，位置靠下，故疗效不佳。

理中汤不管用，用赤石脂禹余粮丸。如果腹泻还止不住，再利小便，让水从小便排出去，这样腹泻就减轻了。赤石脂禹余粮丸中的赤石脂是一种红色的矿物质，红色的容易入血，给下焦能量，有重镇下行的势能，可以给血液能量。还有一味药叫紫石英，紫石英有时也叫紫水晶，也是给下焦能量。紫石英、赤石脂在临证经常用。赤石脂禹余粮丸的成分都是矿物质，重镇下行，把能量引到下焦。

能量不足的时候以补能量为主。桂枝汤用生姜、大枣、炙甘草建中补津液，小柴胡汤还加了人参。到了阴证就要加附子给人体补能量。下焦的能量不足，腹泻不止，用赤石脂、禹余粮，把能量引下来，赤石脂是收敛的固涩药。但如果是热性的下利，人体想通过腹泻把病排出去，就不能收摄，就要把热排出去才可以。有的时候，病人吐痈脓很多，咳嗽，这个时候不能强行止呕止咳，身体把里面的痈脓都排出去后，咳嗽就好了。

要顺势而为，不能见病治病。比如之前练习的医案，腿抽筋，根本原因是有结胸，心下按痛，应该用小陷胸汤，不能用芍药甘草汤引能量下行，那是见病治病的思维。为什么脚抽筋，腿抽筋？是能量不足，能量为什么不足？是因为结胸牵制了津液，结胸去掉了，津液就回来了，自然就能下行到了腿上，腿就不抽筋了。

有一次给岳母治耳鸣，用了桂枝加芍药汤，没有加葛提升津液，耳鸣也好了。津液回来了，身体运行恢复了，耳部津液供应充足了，耳鸣就消除了，这里面也没有药是治耳鸣的。用药用的是药物的势能，考虑药物的体，而不是药物的用。治病求其本，抓大局，找到病的根本原因才可以。抓大局是辨证的核心原则，不能见病治病。

160. 伤寒，吐下后，发汗，虚烦，脉甚微，八九日心下痞硬，胁下痛，气上冲咽喉，眩冒，经脉动惕者，久而成痿。

当看到“病人得了伤寒，用了催吐、泻下的方法”此描述时，应思考病人呕吐会损耗津液，腹泻同样也损耗了津液，我们要时时刻刻想到“健脾胃，存津液”，津液是人体的根本。在《伤寒论》里面，医圣张仲景一直讲，“此为表，此为里，此为津液虚”，要一直考虑到病位和能量，能量就是津液。

伤寒吐下后已经损耗津液了，又发汗，汗、吐、下都全了，能量损耗很多。津液少了以后，头部的津液不足，大脑就会反调津液，人就会心烦，这种烦是一种虚烦，津液不足的烦，有点像阴虚阳亢。阴虚阳亢就是身体的能量不够了，身体亢奋起来给全身输送能量。津液虚的时候，身体的机能亢奋起来，脉细数、顶手叫阴虚阳亢，虚烦是津液虚了。

脉甚微，因为汗、吐、下损耗了津液，脉很弱了，甚至都到了阴证了。一般人体可以经受一两次的损耗，发一次汗、拉一次肚子还可以，如果再催吐一次，三方面都损耗了津液。脉甚微，如果到了阴证，手脚冰凉，可以加附子。如果没有到手脚冰凉的时候，建中补津液即可。过了八九天，心下痞硬，心下有痞结了，会胁下痛，即肋骨区域痛，半表半里证胁下痛。胁下有水热结了，这个时候气上冲咽喉，因为泻下后人体的能量不足，人体努力亢奋起来，想完成大循环，就会气上冲。身体的能量又不够，不能满足头部的津液需求，人就会头晕。有的头晕是能量不够。

人体生病一般归为两类：第一种是能量不够，津液不够，第二是不通，有各种淤堵。这里的眩冒是能量不够了，津液不够了，经过汗、吐、下后，人体虚烦，心下有痞硬，脾胃运化能力也受影响了。胁下半表半里出问题了，气上冲，头又晕，时间长了以后，身体的肌肉跳动，慢慢的全身肌肉失去了津液濡养就变成萎症了。像小儿麻痹症或者是肢体萎缩，就是津液不能够给身体的这部分组织送能量了。

我们可以把这个条文当作一个医案来做：胁下痛，肋骨按痛、眼睛胀痛一般是半表半里证居多。同时胃弱，心烦，心下痞硬，胁下痛，合上了半表半里证，可以用柴胡汤。

但是心下痞硬是一种实，津液虚又有实怎么办呢？虚证用小柴胡汤，实证用大柴胡汤。虚实夹杂，可以用小柴胡汤加大黄，张仲景在这个条文里面教我们加减变化。这个条文的证可以用小柴胡汤加桂枝、附子、黄连。小柴胡汤里面脾四味健脾胃，黄芩、黄连破心下痞硬的水热结。气上冲咽喉，加桂枝增加大循环的能量。脉甚微，加附子补能量。所以我们要懂得人体运行的原理，知道身体的势能，就可以开出符合身体情况的方子。

第 22 讲　如何成为中医高手

《大医至简》特别了不起的地方，就是把人体运行原理破解了，剖析得非常清楚。人体大循环是怎样的，人体的阴阳是怎样的，三个病位，有哪些淤堵，让人一目了然。知道每个证的原理，人体发生了什么变化，可以根据人体的大局开出方来。如果我们开的思路和医圣张仲景一样了，那这类的证我们就掌握了。如果开方跟张仲景不一样，要看一看问题出在哪里，说明对人体的理解还没有完全透彻。如果并没有熟悉掌握人体运行的各种情况，抓大局还是抓不准。可以每天抄写条文，读《大医至简》，把辨证的功夫练好，将来临证时才能得心应手。

掌握了辨证的方法，凡是有效的方子，都可以分析它的道理是什么，为什么会有效。这样就有了裁缝量体裁衣的本领。临证不能只是学方证对应，方证对应好比是服装店的售货员，顾客来了买什么衣服，看他适合什么尺寸的衣服，就拿什么衣服。如果没有合适的，就没有办法了。辨证要学裁缝，要有做衣服的能力，不管什么病人来了，都能够准确辨证，知道是什么方证，抓大局也能抓准。

生病了用《伤寒论》的理法治疗很好，后世的方子有的也可以参考。因为后世的方子，像桑菊饮、银翘散，用的是比较温和的药，势能也不太纯粹。经方的原理真正掌握了，治温病的疗效也很好。

但是我们不要只是嘴上说，还要有实际的功夫。有人很困惑，觉得都已经学了中医，为什么治不好病呢？是辨证的问题，八纲没有辨准，没有抓住大局。讲能量、病位、淤堵两个小时，大家都知道了，那我们达到张仲景的水平了吗？不可能。入门很容易，想成为十愈八九的上医需要用功，踏下心来老老实实的用功，思维人体运行的原理，思维每个方证人体是怎样的势能，每个方证都要用八纲来分析，看大局是什么。

如果大家想成为家庭医生，这一步是必须要走的。把所有的方证，《伤寒论》113 个方子，都要进行分析。所有的条文用自己的话讲出来，而且需要大量的临证练习，理法要清晰，还要有丰富的实践经验。否则是照猫画虎，不容易有真功夫。

我们学中医的理法，属于设计，类似编程程序员的工作，比如电脑坏了，软件坏了，可以检查编辑程序。但是人家修电脑的，有的人不懂程序，只拿个安装盘直接安装，人家也能把电脑修好。我们先学会修理电脑，其次要学会编程。

学中医的要求更高，但是不要跳过修电脑的那一步。如果不会修电脑，只会编程，这是功夫没有到，所以方证对应，每个条文的熟悉掌握都是必须的。否则就像有的师兄学中医一两年特别用功，但疗效不明显，就放弃了，认为中医是骗人的。

不能要求太高，以为学了几个月，就到上医的水平了，这是一种妄想。临证疗效不好，要从自己身上找原因，向外找原因，认为老师没有教好，不能帮助自己提高。一个老师教十个学生，每个人学出来的水平都不一样。

第 23 讲　心下痞硬不一定就用泻心汤，单一证不可断

161. 伤寒，发汗，若吐若下，解后心下痞硬，噫气不除者，旋覆代赭汤主之。

旋覆花（三两）人参（二两）生姜（五两）代赭（一两）甘草（三两，炙）半夏（半升，洗）大枣（十二枚，擘）

上七味，以水一斗，煮取六升，去滓，再煎取三升。温服一升，日三服。

病人得了伤寒，发汗解表，发汗从体表损耗津液。若吐若下，用了催吐从上排病损耗了津液，

若下，从下排病损耗了津液。因为是表证，吃了泻下的药，体表的津液能量向里走，心下痞硬，噫气不除。这个时候心下痞硬不一定是水，有的是水热结，有的是水结，有的是气结，有的是积食导致的。噫气不除，一直打嗝，打嗝很多是气结很严重。腹胀满的厚朴生姜汤证会腹胀，有的人经常生闷气，打嗝后比较舒服。这个旋覆代赭石汤证，打嗝非常多，感觉难受。这是气结比较厉害，用厚朴、枳实、陈皮。一般用陈皮去除气滞，散气结。吃橘子时剥开，整个房间全都是橘子味。但是橘子皮放的时间长了以后，烈性消失了，变成缓和的、持久的、散结的势能，就成了陈皮。用陈皮量要大，30克起步，多的时候用到80～90克，气滞明显的陈皮要大剂量用。

心下痞硬是不是就泻心汤证呢？不一定。我们从这个条文里面看出来了，有水热结的，有单纯的水结，还有水气结的。这里是气结的心下痞硬，还有大柴胡汤证也有心下痞硬，心下痞硬是什么原因？单一证不可断，要多证互参。

如果心下痞硬没有噫气，那有可能是泻心汤证吗？噫气不除，气结严重，怎么办呢？用旋覆代赭石汤。旋覆花是散气结的，代赭石是矿物质，重镇下行，破气结，同时用半夏降逆散结，半夏煮的汁是黏黏的，同气相求，利稀薄的水饮。同时心下痞硬，正气不足了，要补津液，脾四味（人参、生姜、甘草、大枣）加上半夏，再加上旋覆花代赭石就可以了。旋覆花散结气，代赭石重镇破关格、气结。代赭石量大的时候，还可以治难产。

162. 下后，不可更行桂枝汤，若汗出而喘，无大热者，可与麻黄杏子甘草石膏汤。

麻黄（四两，去节）杏仁（五十个，去皮尖）甘草（二两，炙）石膏（半斤，碎，绵裹）

上四味，以水七升，先煮麻黄，减二升，去白沫，内诸药，煮取三升，去滓，温服一升。

如果泻下后还是表虚证，当然可以继续用桂枝汤。如果没有表虚证，就不能用了。若汗出而喘，体表出汗蒸发会散热，但是还喘。一般有的麻黄汤证会喘，因为体表毛孔闭塞，新陈代谢受阻，肺的压力增大，汗出以后就不喘了。这里汗出而喘，没有大热，身体热不太重，用麻杏石甘汤。麻杏石甘汤用于温病清热，身体发热并不重，但石膏用了半斤，半斤是120克。

如果病人不是阴证，尺脉不弱，就不能加附子。有人说麻杏石甘汤里的麻黄发汗厉害，为了防止发汗多加附子，这个理由就不对了。阴证才可以加附子，否则不能加附子。理法错了，会误导人。

如果生石膏、附子同用，身体能量弱同时又有热。有一个病人有消渴证，喝水很多，用了大剂量的生石膏，同时加附子，这样寒热药并用，会导致身体能量不够。麻黄宣通孔窍，打开体表的毛孔，毛孔闭着不容易散热。杏仁是宣散的势能，还可以利水，杏仁入丸剂，富含油脂还能够润肠。生石膏性微寒，可以清热。

到了特殊的时候要破除剂量的观念，热重用清热的药剂量也会比较重，能量不足用补能量的药也剂量大。如果人是阴证，马上就要去世了，用生附子就不是一枚了，要加大剂量。

有的小朋友吃饭多了，有积食，摄入营养过多，出现了身体发烧，脸红，出气粗，怕热，汗多，口渴，喜欢喝冷饮的表现，这个时候一般是温病，可以用麻杏止咳糖浆清热。如果同时大便不通、不畅，一定要通大便，要加大黄。麻杏石甘汤加大黄，或者用开塞露也可以。

但是有的时候大便也每天在排，通而不畅，就容易判断失误。这个时候腹诊一定要做，尤其给小孩诊病时。如果有温病的反应，望闻问切一定要全面。网诊不容易准确，首先脉不容易确认，阴虚阳亢、阴脉、阳脉不容易辨准。心下痞结、胁按痛，这都需要做触诊。真正诊病需要在实践中来练习，来提高自己的诊病能力。

现在练习医案，大家基本都能开出方来。如果面对一个病人，能否通过问诊得到这些信息很关键。就像打仗一样，知己知彼，百战不殆，掌握对方的情况了，打仗容易打胜，要看你的侦察兵能力行不行，能不能把对方的情况摸清楚，如果不能调查清楚敌方的情况，就是蒙着眼睛打仗，容易打败仗。

温病的小孩，还有成年人，要注意饮食，吃饭七八分饱，晚上要吃清淡的。红薯、南瓜、玉米这些粗粮容易帮助身体疏通肠道，多吃粗粮，每天坚持锻炼身体。锻炼身体累了，晚上睡觉也睡得比较早，身体慢慢就变好了。

第24讲　表证未解，慎不可下

> 163. 太阳病外证未除，而数下之，遂协热而利，利下不止，心下痞硬，表里不解者，桂枝人参汤主之。

桂枝（四两，别切）甘草（四两，炙）白术（三两）人参（三两）干姜（三两）

上五味，以水九升，先煮四味，取五升，内桂，更煮取三升，去滓。温服一升，日再夜一服。

得了太阳病后，外证未除，外证就是表证，脉浮、身发热。而数下之，有表证就应该解表，解外，不应该用泻下的药。用了泻下的药，势能是向里向下的，体表的津液就向里向下走，协热利，腹泻，心下痞硬，表里不解者，病位有表有里。

表证明显，比如汗出怕风，还有心下痞。心下痞硬，可能是水热的结，或者是水和气的结，或气结，按着很软，或水结，或肠胃有淤堵的痞硬。

葛根黄芩黄连汤证是协热利，表里都热，所以用黄芩、黄连清里热，葛根升提津液，大剂量葛根也有解表的作用。桂枝人参汤证的协热利是表里俱寒，用桂枝四两，炙甘草四两，白术三两，人参三两，干姜三两，在理中汤的基础上加桂枝。理中汤加桂枝，说明胃是虚寒的，肠胃的津液又少，心下痞硬，用人参来补津液。水湿比较多，用白术气化中焦，炙甘草补津液。有表证，加了桂枝，同时胃里面虚寒，心下痞硬，用桂枝人参汤。

在药房抓药，一般看到药方就可以反推出病人有哪些证，身体的势能方向如何。如果临证时见到病人的证，就能抓大局知道身体的势能方向，就可以开出正确的方子。我们根据条文方剂中的药物可以反推病人有哪些证，也可以根据条文中的证来开方。

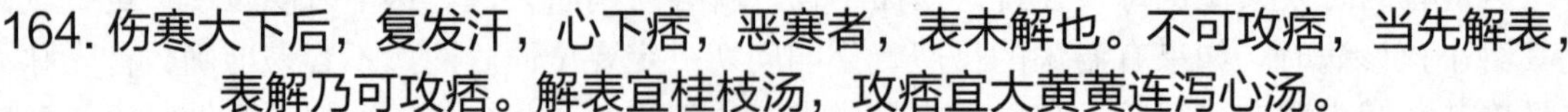

164. 伤寒大下后，复发汗，心下痞，恶寒者，表未解也。不可攻痞，当先解表，表解乃可攻痞。解表宜桂枝汤，攻痞宜大黄黄连泻心汤。

伤寒，大下后，复发汗。刚开始泻下了，泻下很厉害，接着又发汗，结果津液比较虚了。病人现在心下痞，恶寒者，表未解也。有心下痞，同时又怕冷，这是表里同病了。不可攻痞，当先解表，先不要管心下的痞结，先解表，表解了以后，乃可攻痞。这个解表不用麻黄汤，应该用桂枝汤。因为前面泻下和发汗以后津液虚了，桂枝汤证、麻黄汤证的本质区别是身体的津液是否充足，所以津液虚时解表用桂枝汤。

表解了以后没有怕风、自汗出了，但还有心下痞，按之濡，肠胃不寒，里有热，用大黄黄连泻心汤。按照《伤寒论》的理法，表里同病应该先表后里。

解外时，关照一点里应该也可以。有表证，感冒发烧，发烧可能有积食的原因，如果肠道淤堵可以用一点疏通肠道的药。只要腹泻不严重，只把大便排出来，而不损耗津液就可以。表里可以同治，汗下不可同施，不能一边用麻黄、桂枝发汗解表，一边泻下腹泻。桂枝加大黄汤证，是表虚兼里实，在桂枝加芍药汤的基础上加一点大黄疏通肠道的淤堵。

如果发汗、泻下后心下痞，肠胃寒，上热下寒，有呕利痞的证，可以用半夏泻心汤；如果心下痞，腹泻，表里俱寒，用桂枝人参汤。汗下后身体发生种种变化，身体不会照书生病，要根据身体的势能方向用药帮身体恢复正常运行。

165. 伤寒，发热，汗出不解，心中痞硬，呕吐而下利者，大柴胡汤主之。

受寒后发热，身体调动津液到体表排病，汗出后病不解。已经汗出损耗了一部分津液了，病没有好，心中痞硬，这个是指心下痞硬。呕吐下利，呕吐，同时腹泻。这个时候有表证，因为出汗以后表还没有解，里外不交通；呕吐下利，上吐下泻，上下不交通。这时人体要在表和里之间寻找一个排邪通道，在表里之间，病位是半表半里。心下痞硬，是一种淤堵。呕吐下利，身体在排里的淤堵，用大柴胡汤。如果肠道没有淤堵，心下痞硬，呕吐下利，是泻心汤证。加上表没有解，是半表半里证，所以用柴胡疏通半表半里。

有一次做医案练习，病人心下痞硬，有上热，肠道里面也有热，我就用了大柴胡汤。大家说为什么不用泻心汤呢？因为大柴胡汤里面有柴胡、黄芩、半夏，大黄、黄芩和半夏能够解心下痞的这个局。所以这个条文从大局看，可以用大柴胡汤。如果没有下焦的实，就不用大黄。已经有黄芩了，再加上黄连，黄连、黄芩苦破，可以去心下痞。

这个条文大家仔细斟酌一下，因为大柴胡汤证不是很明显，大柴胡汤证是有半表半里证，还有里实热证，就是肠道里面有淤堵，下焦有热。从虚实的角度来讲，它是一种实证。

有一次朋友向我咨询，小孩生病了，呕吐，发烧，腹部按痛。朋友开了小柴胡汤，加上宣散清热的药。腹部按痛是一种淤堵，是实证，虚实要辨清楚。本来是实证，还用小柴胡汤，其中人参、生姜、大枣、炙甘草脾四味来补津液，实以虚治，病就好不了。

所以八纲一定要辨清楚。虚实就是物理空间是否堵塞，有没有堵住。腹部按痛，肚脐的左右两侧天枢穴有按痛，脐下有按痛，按痛有硬块，这是实证。如果是因虚致实，可以用小柴胡汤加大黄。小柴胡汤证是虚证，大柴胡汤证是实证。如果是因虚致实或因实致虚，津液不足同时有实，小柴胡加大黄或芒硝。医圣张仲景教我们的是一种变化之道，要看人体的情况，法无定法，顺势而为。即便是半表半里证有实证，除了用大柴胡汤的情况，也有小柴胡汤加大黄或芒硝的情况。

第 25 讲 不听医嘱后果很严重

166. 病如桂枝证，头不痛，项不强，寸脉微浮，胸中痞硬，气上冲咽喉，不得息者，此为胸有寒也。当吐之，宜瓜蒂散。

瓜蒂（一分，熬黄）赤小豆（一分）

上二味，各别捣筛，为散已，合治之，取一钱匕，以香豉一合，用热汤七合，煮作稀糜，去滓，取汁和散。温顿服之。不吐者，少少加，得快吐乃止。诸亡血虚家，不可与瓜蒂散。

病像桂枝汤证，像太阳中风，头也不疼，脖子也不僵，只是寸脉有点浮，胸中痞硬，气一直向上冲，气上冲咽喉，身体想向上排病。这不是气上冲的桂枝汤证，因为桂枝汤证是大循环的能量不足，从腹部气向上冲到胸部，甚至冲到咽喉。这个条文的证是因为胸中区域有淤堵了，而且寒，舌应该淡而不红。

这不是桂枝汤证，只是胸中有淤堵，用瓜蒂散。瓜蒂味道苦。瓜蒂一分，一分是一两的四分之一，约 4 克，一两是 15.625 克。赤小豆 4 克，打粉后取一钱匕，加豆豉一合，煮了喝下去，味道很苦，会吐。如果没有吐，稍微再加一点量。如果病人是阴证，津液虚，为了保护身体的能量，不能用瓜蒂散。

因为胸中有淤堵，气上冲，病在上从上解，人体向上来排病邪，用瓜蒂散向上排淤堵，能量弱的时候不可以用。

疫情期间有一个胃癌病人经过调理以后，身体恢复了很多，能够在沙发上坐几个小时了，可以在房间里走路。病人生病期间一直喝米汤，或吃面条，来养胃气。终于恢复得不错了，能走路了。有一次送药时我对病人说，“你的身体恢复得很好，免疫力好多了。”病人也很高兴。但是他就有点得意忘形了，因为很长一段时间喝粥，很想吃东西，他让家人给他煮面条，吃了一碗，感觉不够就又吃了一碗。本来送了三天的药，前两天都很好的，第三天突然病情加重了，起不了床，吃不下饭了。后来病人才说是吃多了，怕医生批评当时没敢说。

病人能量弱，阴证，肠胃堵住了，没有办法，用了瓜蒂散。病人能量不够，吐不出来。瓜蒂味苦，势能向下，病人服药后腹泻，损耗了津液，就卧床不起了。后来每天加人参在药里，给病人补津液。最后病人儿子开车带他回老家，时间不长就去世了。虽然人没救回来，但是一直到临终，病人没有什么痛苦。病人去世前对家人说，不要抱怨医生，是自己没有听医嘱才造成这样的。中医很有用，哪怕病人都不行了，也可以减轻病苦，大大提高生活质量。

甜瓜的瓜蒂味道苦，苦可以催吐，有向上的势能。如果剂量大，味道太重，就向下走，会引起腹泻。

167. 病胁下素有痞，连在脐旁，痛引少腹，入阴筋者，此名脏结，死。

这是一个死证。病人肋骨下边有痞结，不是在心下，是肋骨下方连在脐旁的区域。刘渡舟讲，他见过一个病人，从胁下一直到小腹有痞结，并连入阴筋，这是脏结，里寒严重，这种痞结是死证，不易救回来。临证可以用大剂量的生附子、干姜、肉桂，或许有生还的可能。

这几年也遇到一些病人免疫力恢复不了，最后不治去世。张仲景在《伤寒论》里边提到，白苔滑者难治。即便是医圣张仲景，也不能把所有的病人救活。治病不是靠医生，而是靠人体的免疫力，身体的免疫力能恢复，辨证准确，就能够把人救回来。

有一个病人得了肺癌，是外地的，来一次也不容易，想在本地看，我就推荐了他老家附近的医生。后来因为推荐的医生当时无法看病，病人就又来诊所看病，耽搁了一些时间。刚开始病人的身体情况还可以，后来癌症转移了，后背疼痛。之后病人就没来了，去世前几个月非常痛苦。不是所有的病人用中医的方法都能够救得回来。

只要免疫力能恢复，中医就能治。但是有的病人得了重病，致病因素没有去除。比如这位癌症病人是因为老家的拆迁问题，经常生气，所以生病了。如果生气的因素没有去除掉，用药虽然有帮助，但是不能把人救回来。病人必须打开心结，不再生气了，同时配合治疗，才有机会康复。一般人开始学中医时很亢奋，认为中医学好了，所有的疑难大病都能治好，实际是不可能的。身体的机能没办法恢复了，或者致病因不能去除掉，就无法恢复健康。

有一个小朋友得了眼部肿瘤，她得病和家庭环境有关系，她的爸妈经常吵架。后来这个小朋友调理得很好，病情改善很多，用药的效果很明显，吃药以后大便里有瘀血一条条的排出来。但是每当她的爸妈吵架了，她的眼部肿瘤很快就变大，病情就加重了，药的力量抵不过家里的干扰。虽然排瘀血有效果，但是致病因没有去除。刚开始来的时候，我们都非常喜欢这位小朋友，还逗她玩。小朋友也特别乖，很听话，才五岁，喝药非常自觉。因为孩子家里的环境不能改变，后来就婉拒了病人，致病因不能去除，用药效果不行。过了一段时间，这个小朋友就去世了。

过后我想，怎样才能把孩子救回来？如果把小孩送到另一个地方，离开家里的环境，去掉致病因，对证用药，这样才能把孩子救回来，否则没有办法。

第 26 讲　寒热要辨对，否则病治不好

168. 伤寒，若吐若下后，七八日不解，热结在里，表里俱热，时时恶风，大渴，舌上干燥而烦，欲饮水数升者，白虎加人参汤主之。

知母（六两）石膏（一斤，碎）甘草（二两，炙）人参（二两）粳米（六合）

上五味，以水一斗，煮米熟汤成，去滓。温服一升，日三服。此方立夏后、立秋前乃可服，立秋后不可服。正月、二月、三月尚凛冷，亦不可与服之，与之则呕利而腹痛。诸亡血虚家亦不可与，得之则腹痛，利者但可温之，当愈。

病人受寒生病，或催吐，或泻下，七八天病没有好，病从表进入到里，变成热证了。热向外发，到了体表身体就热起来了，表和里都热。津液虚，怕风口渴。津液虚，还有热，想吃西瓜，想喝冷饮。热证津液虚的病人吃雪糕可以。一般人为了脾胃健康不能吃雪糕，但是这样的病人里热，津液虚，可以吃雪糕、冰淇淋，喝冷饮。

舌上干燥而烦，口干舌燥，比较热还心烦，想喝很多冰水，这种情况是津液虚的里热证。热结在里，肠道里面没有干硬的大便，只是有热，津液虚的里热证，津液虚就补津液，有热就清热。

阴阳：阳
表里：里
虚实：虚
寒热：热
抓大局：津液虚的里热证。

组方思路：生石膏清热，知母阴润，人参、炙甘草、粳米建中补津液。

这个证的关键点是寒热和虚实，用白虎加人参汤。因为有口渴，大烦渴，心烦口渴，想喝水。这种大渴的时候，要加人参。如果渴的不厉害，有热，津液虚怕风，用白虎汤，口渴的厉害加人参，就是白虎加人参汤。白虎加人参汤里生石膏有一斤，一斤是250克。生石膏性微寒，不溶于水。煮药加了大米，米汤是黏的，石膏的小颗粒悬浮在里面，可以清热。石膏只是性微寒，不要怕生石膏太寒凉。如果身体的热重，用药剂量小，不能量变产生质变，服药时间长。有一位朋友得了热证，吃了三天麻杏石甘汤才好，因为用的剂量太小了。如果身体热得厉害，生石膏可以用到80～90克，甚至120克，热很严重可以用到一斤，250克也可以。如果热的更严重，再严重怎么办呢？要打破这种剂量的限制，直接吃一碗生石膏，几百克也可以。药物的剂量跟病人的热证的程度是相关的，热重用药也重，热轻用药也轻。

李可老中医说，如果病人马上就要去世了，要用生附子，生附子毒性大，怎么办呢？用上百克生附子，一边煮一边灌服。如果煮两个小时，等两个小时药煮好的时候，病人早就去世了，煮药还有什么意义呢？

知母六两，炙甘草二两，人参二两，粳米六合。病重的时候，张仲景不像现在的医生开方子，三五剂，他一般就是一剂，或者两剂，一剂吃下去以后，这个病可能就好了。有时一剂的量大，但不是一顿吃完，是吃三顿或者四顿的。如果病好了，中病即止，比如麻黄汤吃了，发汗后病好了，剩下的药就不能吃了。

原剂量不代表大剂量，要根据病人疾病的程度来决定剂量大下。一般急性的外感病，热证很严重的时候，如果用的剂量很小，治起来很慢，慢悠悠吃了好几天也没痊愈。有个师兄用麻杏石甘汤给发烧的孩子喝，吃了五天，烧还没退下去。一是剂量小，二是加了附子。温病能量过剩，还加了附子，就像给一个怕热的人一边吹冷风，另一边给他开地暖，还插个电褥子，采取的措施是矛盾的。只有是阴证，才可以加附子，理法一定要清晰。

寒热一定要辨对，不然病治不好。如果病人里寒，用了生石膏，病人胃寒就会呕吐。我家孩子有一次用错了生石膏，晚上吐了五次。当时问孩子喜欢喝热水还是凉水，孩子说喜欢喝凉水，就当作了热证，其实孩子后来说喜欢温水，只不过当时没有这样问。看一下舌体，如果舌体淡，脉也不是数而有力，这是寒证，不能加生石膏，反而应该加干姜。

白虎加人参汤里，知母六两，炙甘草二两，人参二两，粳米六合。有四味药是补津液的，只有生石膏是清热的。“冬吃萝卜夏吃姜，不用医生开药方”，萝卜有辣味儿，色白，吃了以后理气，去气滞。前几天二姐家的孙子发烧了，先通了大便，又喝了桑菊饮。孩子脾胃弱，有积食发烧，吃药后烧就退了，但今天肚子胀。这个时候孩子脾胃弱，肚子胀有气滞，有实，肠道没有疏干净。要攻这个实，是个实证，有气滞，肠道里有实，因为脾胃弱，可以用益生菌颗粒。肠胃弱的小孩，积食导致的发烧，用大黄、芒硝要慎重一些，因为肠胃弱。

如果用了大黄甘草片，虽然大便排出去了，退烧了，但是过后他还会便秘，益生菌颗粒吃好几天才能恢复过来。这种情况下直接用益生菌，益生菌酸酸的，吃了以后也会腹泻，就能排出去，但是也要控制剂量，量大了也会腹泻。

脾胃弱的小孩积食了，如果用大黄甘草丸力量会猛一些。如果实热淤堵比较重，热性的体质，可以用大黄甘草丸，大黄、芒硝都可以。肠胃虚寒，要补能量，胃弱可以加生姜，同时疏通肠道的淤堵。

肚胀了，食疗吃什么？冬天多吃萝卜，因为冬天人津液往里边走，肠道里边就容易有热，有积滞，多吃萝卜。如果没有陈皮，也可以用桔皮。只要是这种势能，就会有效。寒热要辨对，否则病治不好。平时要给小朋友健脾胃，可以多吃红薯、南瓜、玉米这些粗粮。肠胃运化能力好，免疫力强，不易生病。

169. 伤寒，无大热，口燥渴，心烦，背微恶寒者，白虎加人参汤主之。

受寒了，身体不是很热，口燥渴，口干，阳明病。里有热，津液虚。心烦也是有热。背微恶寒，有的时候温病的初期也是怕冷的。

我有一次牙疼，肠道里面有实热，但是牙疼的时候，身体有点发烧，也感觉怕冷。虽然里有热，也会怕冷，热还没有到达体表。因实致虚，淤堵牵制津液了，体表的津液虚，也会怕冷。

这个证怕冷，身体发热，口干口渴、心烦，大局是津液虚的里热证，用白虎加人参汤。没有大热，生石膏剂量可以小一些。

170. 伤寒脉浮，发热无汗，其表不解，不可与白虎汤。渴欲饮水，无表证者，白虎加人参汤主之。

伤寒，脉浮，发热无汗。脉浮，发热没有汗，其表不解，有表证，需要先解表，如果是表实证就用麻黄汤，不能用白虎汤。渴欲饮水，无表证者，表已经解了，口渴，用白虎加人参汤，大局是有热、津液虚。

如果有表实证，同时有里热，外寒里热，就变成大青龙汤证了，中成药可以用风寒感冒颗粒加麻杏止咳糖浆。外寒里饮，咳嗽很厉害，吐白色的稀痰多，流清鼻涕多，用小青龙汤。

第 27 讲　在每个条文中都可以体会人体能量的运行

171. 太阳少阳并病，心下硬，颈项强而眩者，当刺大椎、肺俞、肝俞，慎勿下之。

病人有太阳病、少阳病，并病，先得了太阳病，过了一段时间又有了少阳病，这是并病。两个病同时得是合病，一个先得一个后得是并病。

太阳少阳并病，心下硬，颈项强，头晕，有汗出，用柴胡桂枝汤。

如果是表实证，同时有半表半里证，也可以用小柴胡汤加上麻黄汤。

这个条文主要是讲的是不可以用下法。这个条文讲了针灸的方法。针灸治病效果很快，成本低。救急的时候，针灸非常好。针药并用，疗效加倍。

172. 太阳与少阳合病，自下利者，与黄芩汤；若呕者，黄芩加半夏生姜汤主之。

黄芩汤

黄芩（三两）芍药（二两）甘草（二两，炙）大枣（十二枚，擘）

上四味，以水一斗，煮取三升，去滓。温服一升，日再夜一服。

黄芩加半夏生姜汤方

黄芩（三两）芍药（二两）甘草（二两，炙）大枣（十二枚，擘）半夏（半升，洗）生姜（一两半，一方三两，切）

上六味，以水一升，煮取三升，去滓。温服一升，日再夜一服。

太阳少阳合病，太阳是表证，少阳是半表半里证。如果是太阳中风和柴胡证，就用柴胡桂枝汤。如果是有半表半里证和表实证，可以是小柴胡加麻黄汤。

太阳和少阳合病，腹泻，太阳是表，少阳是半表半里，下利属于里。这个时候是表、里、半表半里合病，用的黄芩汤，黄芩汤里面没有解表的药，方证不对应，条文可能有问题。三阳合病，治从少阳，用柴胡剂比较合适。

黄芩汤治的是热性的下利，有黄芩、芍药、炙甘草、大枣四味药，炙甘草、大枣建中补津液。

没有用姜，为什么？这是热性的下利，就不能加姜了，遵守寒热规避原则。芍药敛降津液到腹部。黄芩清热，可以清半表半里和里的热。

如果病人恶心呕吐，有热性的下利，津液虚，胃弱，加半夏和生姜。半夏降逆利水散结，去稀薄的水饮。生姜健胃，这里用生姜，热不是很重，既有胃弱，又有肠热。黄芩、生姜、半夏、炙甘草、大枣，如果加上柴胡和党参，就变成了小柴胡汤了。所以这个偏里一点，没用柴胡，是因为没有往来寒热、胸满胁痛的证。

173. 伤寒，胸中有热，胃中有邪气，腹中痛，欲呕吐者，黄连汤主之。

黄连（三两）甘草（三两，炙）干姜（三两）桂枝（三两，去皮）人参（二两）半夏（半升，洗）大枣（十二枚，擘）

上七味，以水一斗，煮取六升，去滓。温服，昼三夜二。疑非仲景方。

黄连汤里面黄连三两，炙甘草三两，干姜三两，人参二两，半夏半升，大枣十二枚，加了桂枝三两。这个条文的证和方子方证不对应。黄连汤是半夏泻心汤去了黄芩加桂枝，有表证，同时里有热，没有黄芩，只加了黄连，说明有里热，胃也弱。人参、干姜、炙甘草、大枣，脾四味都有了。病人体表津液虚，有表的问题。心下痞，用黄连破水热的结，或者病人有热性的下利。

这种情况加上黄芩可以吗？加黄芩也行。半夏泻心汤证有呕利痞，如果用半夏泻心汤加桂枝，可不可以？当然可以。肠胃虚寒，用干姜。

胸中有热，如果热没有进入深层，只是浅层的热，用生石膏就够了。如果热进入了血的层面，深层的热，用黄芩、黄连。石膏、黄连、黄芩、黄柏、栀子这些清热的药，根据病人热进入的层次和区域来用。

病人呕吐，胃弱，加生姜、半夏；肚子痛，芍药把能量向下引；胃弱，加炙甘草来补充津液。根据条文的证，我们可以开出一个适合身体的方子；根据方子，也能推出病人有哪些证。把每个证背后的人体势能理解了，把每味药的势能掌握了，辨证开方就上路了。尝药体会药物在身体里的势能，这是细致的功夫。如果我们觉知能力强，见到一个不知名的植物，尝一尝，可以感受药物的势能，就知道可以做什么用了。

第 28 讲　治疗风湿疼痛的桂枝附子汤

174. 伤寒八九日，风湿相搏，身体疼烦，不能自转侧，不呕，不渴，脉浮虚而涩者，桂枝附子汤主之。若其人大便硬，小便自利者，去桂加白术汤主之。

桂枝附子汤方

桂枝（四两，去皮）附子（三枚，炮，去皮，破）生姜（二两，切）大枣（十二枚，擘）

甘草（二两，炙）

上五味，以水六升，煮取二升，去滓，分温三服。

去桂加白术汤方

附子（三枚，炮，去皮，破）白术（四两）生姜三（两，切）甘草（二两，炙）大枣（十二枚，擘）

上五味，以水六升，煮取二升，去滓，分温三服。初一服，其人身如痹，半日许复服之，三服都尽，其人如冒状，勿怪，此以附子、术并走皮内，逐水气未得除，故使之耳，法当加桂四两。此本一方二法：以大便鞕，小便自利，去桂也；以大便不硬，小便不利，当加桂。附子三枚恐多也，虚弱家及产妇宜减服之。

我们看这个人的证，风湿相搏，这是给一个定义，体表有风有湿。一般提到风的时候就是津液比较虚，湿是一个实证，是淤堵。这里是虚实夹杂。风湿，风是津液不足，湿是淤堵，也可能是有了水饮以后导致了津液虚；也可能是津液虚，“邪之所凑，其气必虚”，因虚致实都有可能。

身体疼烦，身体疼，津液能量不够。这是表的问题，不能自转侧，能量不够了，也不能翻身。不呕，没有少阳证；不渴，没有阳明里热证。如果这个人渴得比较厉害，一般会加人参，干呕可加生姜、半夏。

脉浮虚而涩者，脉浮，病位在表，虚涩，虚就是津液不够，涩脉是一个什么感觉呢？给病人诊脉的时候，正常的脉摸到是一股（根），但是摸到有的涩脉，就好像一个橘子分成了四五瓣，你摸的时候也感到有好几个点在那里跳，这是一种涩脉；还有一种，有点刀刮竹子滞涩的感觉，不畅通。女性在月经期间，脉一般是滑的，像珠子一样很滑地流动，而涩脉有种滞涩感。

脉浮虚而涩是阴脉，属于表阴证。阴脉加附子，用了三枚；病位在表的身体疼痛，不能转侧，加了桂枝；不呕不渴，没有其他的证，津液虚，加生姜、大枣、炙甘草。我们看条文的时候，看到没有利湿的药，说明水湿的证不明显，否则应加白术或苍术。

阴阳：阴
表里：表
虚实：虚
寒热：寒
抓大局：津液虚的表阴证
辨证要点：虚实是虚，能量为阴。

很多的方剂死记硬背不易记住。但是，懂了里面的道理后，就知道医圣张仲景是怎样组方的，了然于心。

桂枝附子汤，能治疗体表疼痛，方剂里没有用白术。

如果病人舌头胖大有齿痕，渴不欲饮，饮不解渴，加白术、茯苓。

如果这个人大便硬，是阴脉，几天不大便，肚子也没有不舒服的感觉，这种情况下要不要加大黄、芒硝呢？不需要。大便硬是因为身体的能量不够，不能把大便排出去。大便在肠道里面时间久了，大肠也会吸收水分，大便就变硬了。身体有了能量以后，身体就有力气把大便排出来。所以用生姜、大枣、炙甘草建中补津液，附子补能量，桂枝把能量调到体表，病就好了。

白天上班病人多，话说多了，身体津液不足。晚上大约十点多，想大便，坐在马桶上半天也排不出来。然后就上床睡觉了，第二天津液回来了，大便排得非常顺畅，肚子很舒服。有一段时间，去外地学习，大便就不顺畅，因为出去学习要走路，脑子一直在思考，对身体有消耗，津液不足就排便不畅。有时睡一个懒觉，睡到了早上九、十点，津液回来了，大便就畅通了。如果是津液损耗，比如发汗导致的便秘，叫脾约，因为津液损耗了。不管是说话多，还是熬夜，还是运动出汗了，或催吐，津液少了，都会导致便秘。

病人大便硬，小便自利，小便很多，大便硬是津液不足。水都从小便排出去了，可以用大剂量的白术气化中焦的水湿。因为小便通利，体表的气化正常，所以把桂枝去掉，加白术，这就变成术附汤了。术附汤在《金匮要略》里也有，喝药后，如虫在皮下爬。去桂加白术汤，炮附子三枚、白术四两，生姜、大枣、炙甘草。

阴阳：阴
表里：表和里
虚实：虚实夹杂
寒热：寒
抓大局：津液虚有水湿的表阴证
辨证要点：虚实是虚实夹杂，能量为阴。

尺脉沉取弱，阴脉加附子。如果是温病，脉盛有力，阳证，能量过剩了，加附子温病肯定好不了。病人很热了，还在屋子里面开暖气加热，病人可能会中暑。如果人的能量比较弱，吃附子会很敏感。正常人吃了附子没什么反应，阴证病人吃附子反应会比较大一些。如果脉极阴，附子剂量太小，也没有反应。炮附子的用法，看《伤寒论》医圣张仲景怎样用，炮附子多少，几升水煮到几升。炮附子煮一个小时，毒性就降低了。小剂量附子随药煎（采取《伤寒论》中的煎煮方法，不是现在的煮半小时倒出来），效果会更好一些。

我自己用附子是和其他的药一起煮，煮一个小时。我吃自己做的附子理中丸，用的生附子，其实应该用炮附子，吃一丸过一个小时以后，额头、手臂、身上微微发麻，大概要过两三个小时麻的感觉才消除，这就是附子的乌头碱对身体的反应。生附子直接用舌头舔一下，就会感觉麻口。附子是一种阳性很强的药，打通身体的阳气。经脉打开后，津液要同步跟上，否则会发麻。像我们坐在床上看手机，一个姿势时间长了，腿麻了，是因为腿压的时间长了，血液没有过去。四逆汤里用炙甘草二两，干姜一两，生附子一枚约 15 克。炙甘草用量最大，补津液。

第 29 讲　治疗风湿关节炎的桂枝芍药知母汤

175. 风湿相搏，骨节疼烦，掣痛不得屈伸，近之则痛剧，汗出短气，小便不利，恶风不欲去衣，或身微肿者，甘草附子汤主之。

甘草（二两，炙）附子（二枚，炮，去皮，破）白术（二两）桂枝（四两，去皮）

上四味，以水六升，煮取三升，去滓。温服一升，日三服。初服得微汗则解，能食，汗止复烦者，将服五合，恐一升多者，宜服六七合为始。

体表疼痛，讲了桂枝附子汤、去桂加白术汤，还有一个甘草附子汤，共三个。

风湿相搏，虚实夹杂，骨节疼痛，但还没到历节病的程度。在重庆有些老人，因为长期在湿度大的环境工作，骨头有点变形，手指、脚趾变形疼痛。

掣痛不得屈伸，特别痛，为什么？小孩饿了哭得厉害，饿得越严重，哭得就越厉害。痛得不能屈伸了，津液不够。骨节疼痛，能量不够，津液不够。病在表，是有水湿的表阴证。汗出气短，汗出会损耗津液，气短的原因有气滞、水饮；还有小便不利，水湿在身体里面排不出去。小便不利、短气，身体疼痛，恶风不欲去衣，恶风，津液虚；有湿气，有实，为虚实夹杂。

阴阳：阴

表里：表

虚实：虚实夹杂

寒热：寒

抓大局：津液虚有水湿的表阴证

辨证要点：虚实夹杂，能量为阴。

但有时是热性的风湿，辨证可以识别。

或身微肿者，也是水湿，体表的水湿。可用白术气化中焦，桂枝把水气带到体表，白术加桂枝是层层气化。这里没有加茯苓，也可以加茯苓三两。桂枝甘草汤里有桂枝四两，炙甘草二两，在桂枝甘草汤的基础上加白术二两，炮附子两枚也是二两。白术加桂枝层层气化把水湿去掉，能量调到体表，附子补能量，炙甘草补津液。甘草附子汤可以用于病人身体疼痛，不能屈伸。

有一个病人腿痛，坐着要站起来，腿就疼得不行；站着要坐下，腿也疼得不行。每天起床穿裤子对她来说，是很痛苦的一件事情，这种情况可以用乌头汤，用麻黄、黄芪、乌头、附子。乌头比附子药效更强，乌头止痛。但是，现在医院里面几乎所有的医生，是不敢这样来开药，生附子不敢用，乌头也不敢用。一般的人也买不到生附子和乌头，只能剂量大一些的炮附子替代，也会有效果。

风湿相关的方剂，桂枝附子汤、去桂加白术汤、甘草附子汤。在《金匮要略》里面有桂

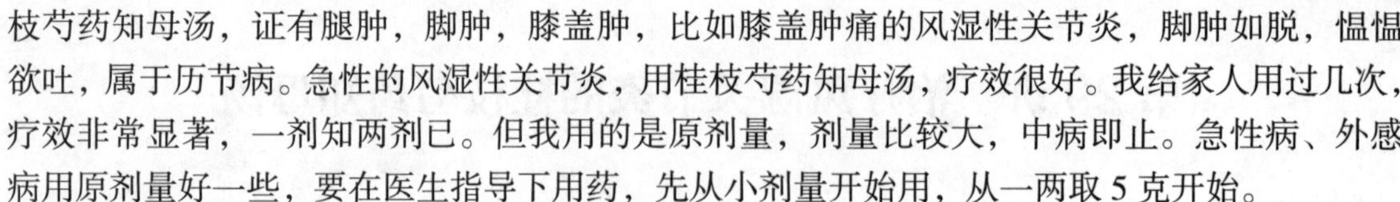

枝芍药知母汤，证有腿肿，脚肿，膝盖肿，比如膝盖肿痛的风湿性关节炎，脚肿如脱，愠愠欲吐，属于历节病。急性的风湿性关节炎，用桂枝芍药知母汤，疗效很好。我给家人用过几次，疗效非常显著，一剂知两剂已。但我用的是原剂量，剂量比较大，中病即止。急性病、外感病用原剂量好一些，要在医生指导下用药，先从小剂量开始用，从一两取 5 克开始。

176. 伤寒脉浮滑，此以表有热，里有寒，白虎汤主之。

知母（六两）石膏（一斤，碎）甘草（二两，炙）粳米（六合）

右四味，以水一斗，煮米熟汤成，去滓。温服一升，日三服。

这个条文有问题，表热里寒，不能用白虎汤。治病求其本，里寒就不能用白虎汤。表热里寒应该用温中的药，如果是阴证，可用甘草干姜汤或四逆汤。

脉浮滑，脉浮是热到了表，脉滑是里有热。这个条文应为“伤寒脉浮滑，此以表里有热，白虎汤主之”。

阴阳：阳
表里：表和里
虚实：虚
寒热：热
抓大局：温病
辨证要点：热证。

里热证用白虎汤清热。如果表里都热，津液虚，是白虎汤证。如果病人大烦渴，加人参，就是白虎加人参汤。

知母六两，知母阴润。在讲桂枝芍药知母汤的时候，知母用五两。有的时候医生不开原剂量，因为剂量大价格就贵了，担心病人承受不起这个费用。但是急性症可以用原剂量，一两剂药就好了，比吃五六天才好要划算。

知母六两，石膏一斤，一斤是 250 克。我自己试过 240 克的生石膏，无不良反应。热证用生石膏问题不大，寒证用了生石膏会有问题。炙甘草二两补津液。粳米 6 合，120 毫升。东汉时期的一升相当于 10 合，一升是 200 毫升，6 合就是 120 毫升，粳米有 108 克。

第 30 讲　有一次我心律不齐，早晨喝了一碗炙甘草汤，中午就不难受了

177. 伤寒脉结代，心动悸，炙甘草汤主之。

甘草（四两，炙）生姜（三两，切）人参（二两）生地黄（一斤）桂枝（三两，去皮）阿胶（二

两）麦门冬（半升，去心）麻仁（半升）大枣（三十枚，擘）

上九味，以清酒七升，水八升，先煮八味，取三升，去滓，内胶烊消尽。温服一升，日三服。一名复脉汤。

问诊时会摸到一些结代脉的病人。我在诊脉的时候会数数，念一二三四，我就这样根据脉搏跳动念“一二三四”，有节奏地念，有时突然脉搏跳动中间少了一次。但是有的时候是脉搏跳三四十下才停一次，所以诊脉一只手要摸一分钟，这样脉搏有停顿的问题才能感受到。有时病人的脉一会儿快，一会儿慢，脉的力量也是强弱不定。但有时开始快，后来变慢，突然或者没有了，后来又有了，所以摸脉的时间要足够。

病人如果是刚吃完饭，或者刚到诊所，走着上楼的，这时的脉也不稳定。刚来看病的病人要休息一刻钟，再摸脉。刚吃完饭也要休息半个小时再诊脉，才容易准确。刚吃完饭，脉跳得快一些。身体越差的病人，休息的时间需要更长。

结脉就是中间停一下；代脉是跳着、跳着脉没有了，过了一会儿，慢慢又有了，这是阴脉。现代医学，这种情况叫心律不齐。

辨证的时候，一定要尊重事实，觉知人体的情况。结代脉补津液滋阴，去淤堵。心脏肥大的，心脏大了一倍，如果是阴证，加附子；有水饮，就利水；津液虚就补津液；阴虚阳亢，就滋阴，兵来将挡，水来土掩。中医无绝症，只要身体能够恢复正常运行，身体的免疫力能恢复，病就可以好。如果免疫力太差不能恢复了，即便人救不回来了，服中药也能大大减轻病苦，提高生活质量。以前有一个胃癌的病人，因为某些原因，没有救回来。但是病人一直到去世，没有疼痛。

即便是把《伤寒论》学透了，达到张仲景的水平了，很多病人还是救不回来。治愈要看几个条件：病人的免疫力能否恢复；病人能不能接受治疗，家人支持与否；辨证是否准确。

伤寒脉结代，心动悸。

阴阳：阳，此处指阴虚阳亢

表里：表

虚实：虚

寒热：不明显

抓大局：津液虚，阴虚，大循环能量不足。

炙甘草汤，首先补津液，因为津液不足，消耗太多了，炙甘草四两，量很大。生姜三两，炙甘草、生姜、人参、大枣脾四味。有瘀血，鲜地黄用一斤，活血化瘀。如果是干地黄，兼有滋阴的功能。生地黄榨汁，去瘀血的作用非常明显。《金匮要略》有一个百合地黄汤，去瘀血效果很好。鲜地黄汁喝了以后，腿上的肌肤甲错改善明显。如果人能量比较弱，里寒，喝地黄汁会腹泻，煮药时还要加上干姜或生姜。有一个朋友嘴唇发乌，喝了几十瓶地黄汁，同时还吃大黄䗪虫丸，后来他的嘴唇变红一些了。

桂枝三两，打通大循环，把能量调集到体表。阿胶，活血化瘀、滋阴。阿胶、干地黄，这两个都活血化瘀兼滋阴，去除体内的淤堵。麦门冬滋阴，煮后是黏黏的汁液。有一个中成药叫生脉饮，里面有麦门冬、党参、五味子。好的生脉饮用人参，滋阴补津液。如果人经常加班熬夜，津液严重不足，脉结代，适合服用生脉饮。

麦门冬半升，麻仁半升。麻仁是麻子仁，富含油脂，润滑去肠道淤堵。大枣30枚，补津液。炙甘草汤基本上就是补津液，滋阴，活血化瘀。在《金匮要略》上面有一个麦门冬汤，麦冬用量是七升，麦冬的用量最大，滋阴。

国庆假期期间，我脉结代了，煮了一剂炙甘草汤，喝了一碗药就去上班。问诊一上午，开始我一直捂着胸口，到中午时心脏就不怎么慌了。

阴虚阳亢，脉细数或者脉顶手，脉芤，摸起来很大，但是沉取无力，这是津液不足，但是身体的机能又很亢奋，这是阴虚阳亢，这个摸一次就知道了，要实践。没有吃过苹果，给你描述苹果是什么味道，说不清楚，吃过一次就知道了。

178. 脉按之来缓，时一止复来者，名曰结。又脉来动而中止，更来小数，中有还者反动，名曰结，阴也。脉来动而中止，不能自还，因而复动者，名曰代，阴也。得此脉者，必难治。

这个条文讲的是结代脉。脉按之来缓，时一止复来者，中间停一下，这叫结脉。又脉来动而中止，更来小数，中有还者反动，名曰结，阴也。脉来了以后，脉是乱动、躁动，中间停了，接着又快跳，时快时慢。中间有还者，名曰结，阴也。中间会停，一会儿快一会儿慢，这种还是结脉，比上一种情况严重。

脉来，躁动，中间停了，过了片刻慢慢回来，这种是代脉，阴也。得此脉者，必难治。这种情况是身体淤堵得比较重，津液也不足。以前有一个病人是这样的脉，给病人建议，可以用西洋参、红参、人参，自己煮着喝。一般有这种结代脉的人，津液消耗多了。

给另一个人诊脉，心脏跳三四下就停一下。前几天他从外地开车回来的，路很远，路上没有人替换他，他就开了几天车，津液消耗得太重了。那个人的眼神都散了，有猝死的风险。给他说了以后，他也没往心里面去，一般人也不懂，实际这个情况很严重。

第四篇
辨阳明病脉证并治

第 1 讲　肠道堵了可能会引发癫痫、湿疹、抽动症等疾病

179. 问曰：病有太阳阳明，有正阳阳明，有少阳阳明，何谓也？答曰：太阳阳明者，脾约是也；正阳阳明者，胃家实是也；少阳阳明者，发汗利小便已，胃中躁烦实，大便难是也。

阳明病有三种情况，有阳明病和太阳病一起的，有单纯的阳明病，还有少阳病和阳明病一起的。太阳和阳明一起的就是太阳、阳明同时发病。

太阳病，病在表，身体调集津液到体表，可能会自汗出、小便数，汗出了肠胃里的津液就少了，津液少了没有力量把肠道里的大便排出去，容易形成大便积聚。像太阳伤寒，津液向体表调集的，还没有发汗，但是肠胃里的津液也少了。太阳病还有呕逆，津液向上向外来调集，导致胃气上逆也会呕吐。津液虚了，造成脾约，这个和太阳病有关。

“正阳阳明者，胃家实是也”，单纯的阳明病，胃家实，在《伤寒论》里，胃指肠道和胃。肠道和胃里面有淤堵，有物理空间的堵塞，称为实。

少阳阳明者，少阳病津液虚，不可以发汗泻下。发汗利小便已，胃中躁烦实，大便难是也。因为少阳病的本质是胃弱，发汗泻下后津液虚，导致大便积滞，造成肠道淤堵。

肠胃里面有实，容易形成干硬的大便。不管是太阳阳明还是正阳阳明，还是少阳阳明，如果胃实，肠道里边是实的，是热的，津液足，随证用大黄、芒硝这类泻下药来攻。

如果因肠道缺少津液造成肠道淤堵，身体的能量不够了，因虚致实，这个时候不能攻，应该补津液，用脾四味（人参、生姜、大枣、炙甘草）。如果是少阳病，病人身体运行恢复了，津液回来了，大便就能排出去了。

有一次我白天运动过多，晚上想排大便，但是排不出来。第二天早晨就排出来了，而且很顺畅，这是津液回来了。如果身体没有能量，大便排不出，用大黄、芒硝是越俎代庖，逾越身体用药来治病，这种思维就是主观的。如果身体没有能量把大便排出去，就要给身体补能量，补津液。在每个条文里面，都可以体会到《伤寒论》的心法，顺势而为，否则主观治病，疗效低。

180. 阳明之为病，胃家实是也。

阳明病，能量为阳，病位在里，特征是肠胃里面充实，物理空间是堵塞的。

肠道堵住了，如果是寒实，因虚致实，需要用干姜、附子这些温热的药给身体补津液能量，加一点疏通淤堵的药，等身体有津液了，有力气了，就可以把淤堵排出去，比如大黄附子汤加细辛。

阳明病本质是里有实热，比如大承气汤证、小承气汤证。而像吴茱萸汤证，头痛、吐涎沫，胃里面有水饮的淤堵，胃是寒的，应该是太阴病。

其实怎样定义不重要，我们要明白身体遇到了什么困难，身体意欲何为，是怎样的势能。所有的概念是帮助我们的，不能被这些名相束缚住了。如果辨证主观了，便不准确，疗效也不会好。

181. 问曰：何缘得阳明病？答曰：太阳病，若发汗、若下、若利小便，此亡津液，胃中干燥，因转属阳明。不更衣，内实，大便难者，此名阳明也。

怎么得的阳明病？太阳病发汗了，津液从体表排出去了，损耗了津液；用了泻下的方法，从里损耗了津液；若利小便，从小便损耗了津液。发汗多了，泻下多了，小便多了，这些都损耗津液，肠道里干燥了，就变成了阳明病。

不更衣，古代的更衣指解大便，因古人穿的是长袍，就像我们冬天穿长的大衣、羽绒服，上厕所的时候要把外套脱下来，否则不方便。内实指肠道里面是实的，有堵塞。大便难，大便困难，便秘。此名阳明也。这条讲的就是阳明病产生的原因，因为太阳病发汗、泻下、利小便过度了，身体的津液虚了。津液是从肠胃里来的，发汗泻下以后，肠胃里的津液虚了，肠道里面就干了，大便干硬，不易排大便，便秘，或几天一次大便，就是阳明病了。

第 2 讲　温病和阳明病初期可能会怕冷

182. 问曰，阳明病外证云何？答曰，身热，汗自出，不恶寒，反恶热也。

得了阳明病，身体外部有怎样的证？发热，汗出，不怕冷，反而怕热。如果得了太阳病，“太阳之为病，脉浮头项强痛而恶寒”，是怕冷。太阳病津液向体表调集来解表，肠胃里边津液少就变干了，肠道里有些积食宿便，就变成了干硬的大便，身体又向里来调集津液来排异物。

津液调集到体表的时候，体表会发热。如果向肠胃不断调集津液，里的热也会越来越多，津液能量积累到一定程度，热开始向外扩散，到达体表，不怕冷反而怕热而汗出了，这就是太阳病转到阳明病了。怕热汗出和温病类似，但这个阳明病不是温病，而是里实热证，肠道有淤堵。温病单纯是能量过剩，有热，怕热汗出，但没有实的淤堵。

如果肠道没有实，只是热量高，是温病，是热证，清热即可，比如麻杏石甘汤证、白虎汤证。如果是里实热证，用承气汤把里实热去掉。这样阳明病和温病联系起来了，和太阳病也联系起来。这样看人体能量运行，人体的各个状态是动态变化、相联系的，而不是独立的。

人体的各个状态都有联系，人体能量在不断运行变化。如果怕热汗出，身体很热，喜欢吹风、吹空调，这是热证。像太阳中风，也是汗自出，恶风，是津液虚的表证。像桂枝加附子汤证，就是太阳中风发汗后汗漏不止，体表机能不足了，所以用附子来恢复体表机能。

怕热汗出，首先要判断是不是温病，是不是肠道堵了。小孩感冒了，第一步先判断是不是温病，肠道里是否有淤堵（腹诊看肚脐两侧按压是否疼痛，大便是否正常），如果肠道里面有淤堵，或者是温病，用发汗的药，是有害的。所以给小孩子治病，首先要判断能量状态。

阳明病的外证，看这个人喜欢不喜欢穿衣服。如果这个人说怕冷，但不喜欢穿衣服，这是真热假寒。如果这个人说热，但是衣服也不脱，是里寒，属于真寒假热。如果怕热汗出，是热证。

183. 病有得之一日，不发热而恶寒者，何也？答曰：虽得之一日，恶寒将自罢，即自汗出而恶热也。

得阳明病一天，没有发热反而怕冷，什么原因？太阳向阳明转的时候，病从表向里转，津液向里聚集。向里调集的津液还没有达到一定的程度，虽然发热了，但是这个热还没有向外散发到体表，这时人还是感觉怕冷。但是过一段时间，热向外扩散到了体表，就怕热汗出了。所以温病和里实热证在初期可能会怕冷。所以辨证要仔细，身体怕冷不一定是表证，温病的初级阶段，或者里实热证的初级阶段也会怕冷。

有人吃的多，午后犯困，有肠痈，但是怕冷明显。这是里有淤堵，牵制了津液，造成了怕冷，整体能量还可以。如果病人吃得多，要减少饮食，晚饭尽量不吃肉，少吃肉，管住嘴，迈开腿，这样病情才能够控制住。如果生活习惯不改，吃得多，又不爱运动，用药时会好一点，但药停了病又回来了。

184. 恶寒何故自罢？答曰：阳明居中，主土也，万物所归，无所复传，始虽恶寒，二日自止，此为阳明病也。

为什么怕冷结束了呢？阳明病初期，体内的热还没到达体表，等热到了体表，就不怕冷了。阳明病病位在里，在肠胃，肠胃在五行是金木水火土里的土，土是万物所归。这个条文一看就是五行理论，可能是后人加上去的，不是张仲景的原话。

185. 本太阳，初得病时发其汗，汗先出不彻，因转属阳明也。伤寒，发热，无汗，呕不能食，而反汗出濈濈［jí］然者，是转属阳明也。

本来是太阳病，刚得病时用发汗的方法，汗没有发彻底，太阳病没有好，慢慢转里，变成阳明病。如果太阳病发汗到位了，体内的热没有很严重，病就好了，就不会向里再传了。如果是严重的病会向里传变，即便表解了，也会传变到少阳或阳明。身体会努力在表和里之间找排病渠道，如果不能从表解，就试着从里解。前面的条文提到得了太阳病，如果没有口渴、恶心，就说明没有传经。口渴是转到阳明了，恶心是转到少阳了。

人得了太阳伤寒，发热怕冷，没有汗，用麻黄汤发汗解表。但是后来，汗出来了，濈濈然指汗出连绵不止，这是阳明病，身体的热多了，身体通过出汗把热量散出去。

186. 伤寒三日，阳明脉大。

得了太阳伤寒，过了几天，病向里传变成阳明病了，脉会大。但是在《伤寒论》里面，大脉一般指津液虚的脉。阳明病的里实热证，脉充实有力。而阳明脉长，脉摸着，就是关脉变长了。脉长说明津液比较足，肠胃的津液多。所以阳明病的脉是长的。

如果肠道里面有淤堵，脉应沉，但有的病人肠道堵的时候右寸脉会浮。如果阳明里实，滑脉、沉脉也有。滑脉代表津液充足。女性在月经期间一般是滑脉，身体亢奋起来，调集津液来排下焦的淤堵。阳明病有时是滑实有力的脉。

脉充实有力，可以泻下。如果脉滑实有力，同时腿抽筋，因实致虚，津液被牵制了，泻下后淤堵去了，津液回来了，腿就不抽筋了。

187. 伤寒脉浮而缓，手足自温者，是为系在太阴。太阴者，身当发黄，若小便自利者，不能发黄。至七八日大便硬者，为阳明病也。

病人受寒后脉浮缓，浮一般表示病在表，而缓则表示津液虚，与太阳伤寒浮紧脉不同，手脚感觉温，是太阴病的表现，津液虚，尚未达到阳明手脚汗出的程度。小建中汤证有时病人会感觉手脚发烫，因为津液虚，只能在手足排邪，如果能量充足在全身排邪就不会手脚发烫了。因为太阴病的时候，肠胃有问题，叫太阴中风，手脚温，可用桂枝汤。脉浮缓，手足温是太阴病的一个特点。太阴病指肠胃有问题，如果小便不利，身体里面有水湿，身体会发黄，进而形成黄疸病。

如果小便很通畅，身体就不会发黄，因为水湿可以排出去。身体发黄，有湿热，用茵陈蒿汤，包括茵陈蒿、大黄、栀子三味药。茵陈、栀子清湿热，大黄疏通淤堵。到七八天的时候，大便变硬，变成阳明病了。

第3讲　明白了顺势而为，就掌握了伤寒心法

188. 伤寒转系阳明者，其人濈然微汗出也。

从太阳转到阳明以后，身体的能量充足，肠胃里能量多，热量高，人就开始发热，一直出汗，迅速密集的汗出，不是一般的微汗出，这是里有热。单纯的有热是津液虚，用白虎汤；肠道有实热，用承气汤。

189. 阳明中风，口苦咽干，腹满微喘，发热恶寒，脉浮而紧，若下之，则腹满小便难也。

这是一个非常好的医案。阳明中风，有阳明病同时还有中风，中风为津液虚。口苦咽干可能是半表半里证，也可能是里热导致的。“少阳之为病，口苦，咽干，目眩。”腹满微喘，腹满是腹部胀满，里边有实的淤堵。微喘，肠道里有热的时候，也会向上影响到肺部，肺就会喘，用喘的方式把热量排出去，喘是身体向外排邪，不能强行止喘。如果强行止喘，不能把热散出去，人不是病得更厉害了吗？

所以用药一定要顺势而为，不能逾越身体。《伤寒论》的每个条文都可以体会人体是怎样运行的。人体的证，是身体保护自己的反应，都是正确的。治病不需要添加主观意见，辨证要精准，一定要看身体想做什么。这样用药就会跟身体势能一致，疗效才会好。

口苦咽干，如果再加一个往来寒热或肋按痛，是半表半里证；腹满微喘是里证；发热恶寒、脉浮紧是表证，有表证有里证有半表半里证，能不能发汗呢？能不能泻下呢？这要看病人身体的津液水平，还有表证、里证和半表半里证哪个是大局。

三阳合病，治从少阳，可以用小柴胡汤。肠道里面堵了，有半表半里证，还有表实证，怎么办呢？用小柴胡来解决，疏通半表半里，用脾四味的人参、生姜、大枣、炙甘草建中补津液，柴胡疏通半表半里，黄芩清热，半夏降逆止呕。人有了足够的能量后，身体自己就会选择排病的渠道。如果泻下，人就会感觉到胀满，小便难，发汗也会有问题，因为津液损耗了。

如果半表半里证和表实证是大局，可以用柴胡剂合发汗药；如果半表半里证和里证是大局，里实热，可以用大柴胡汤；如果三个病位都有，三阳合病，治从少阳，就用小柴胡汤；如果三个病位都有，身体是模糊态，模糊态就模糊治，用柴胡加龙骨牡蛎汤，三个病位都考虑。

如果口苦咽干不是半表半里证，口苦是里热，咽干是津液虚，这个情况就是表里同病，表寒里热，大青龙汤证。表实用麻黄、桂枝发汗解表，津液虚用姜草枣建中补津液，里有热用生石膏清热。表解了，人体大循环畅通了，里可能就解了；如果里没有解，再随证治之。

以上来看，治病没有一个确切的结论，但是这才是实事求是，这样才能准确辨证，疗效才能高。

190. 阳明病，若能食，名中风；不能食，名中寒。

得了阳明病，能吃得下是中风，不能吃饭为中寒。不要被这些阳明中风、阳明中寒的名相束缚住。就像《圣经》里，亚当、夏娃没有吃苹果的时候，在伊甸园里面和上帝是住在一起的。吃了苹果以后，有了分辨能力，有了分别心了，认为赤身裸体是羞耻的，是羞于见人的，所以用树叶盖住身体。上帝一看，亚当、夏娃已经进入了二元对立的世界，已经从形而上的世界掉下来了，所以就将他们赶出了伊甸园。

学中医如果心中有很多的名相概念，思想被绑得很紧，就不容易明白人体运行的实相。得了阳明病里实热，一般是能吃饭的，但是也有不能吃饭的情况。不能吃饭的情况，有的是胃弱了，有的是肠道堵住了。

阳明病，如果还有胃弱上热，是大柴胡汤证，少阳阳明合病，肠道有热，有淤堵，同时胃弱，有上热。人体出现任何证都是正确的，都是有道理的，不能让身体听我们的，我们只能看身体是怎样运行的，听身体的。

顺势而为，在治病的过程中。身体遇到了什么困难，知道身体想做什么，顺势帮身体一下，身体运行恢复正常了，病就好了。

第 4 讲　手心潮湿可能是肠道堵了

191. 阳明病，若中寒者，不能食，小便不利，手足濈然汗出，此欲作固瘕 [jiǎ]，必大便初鞕后溏。所以然者，以胃中冷，水谷不别故也。

阳明病是里阳证，能量是阳，病位在里。阳明病提纲：阳明之为病，胃家实也。病人有阳明病，肠胃中寒，吃不下东西。这个中寒是体表受寒还是肠胃受到寒了？体表中寒以后津液向体表调集，肠胃里面的津液少了，胃就弱了，不想吃饭了；如果是肠胃受寒，肠胃的运化能力弱了，也不想吃饭。

小便不利，小便少，因为肠胃寒，无法气化肠道里的水湿。手足濈然汗出，即手和脚濈然汗出，汗一直出。此欲作固瘕，在一些高等院校的《伤寒论》讲义中提到，白痢是腹泻时排出白色、黏腻、像果冻、胶痰那样的大便。我小时候有次大便，就出现过类似鼻涕、胶一样的东西。

这个病人大便黏腻，有果冻胶痰状的东西；同时有阳明里实证，如身体潮热，口渴，额头痛，有的病人还会头痛，额头痛，晚上也睡不着，或者谵语说胡话，这是大承气汤证。大便的时候，刚开始是胶状物，接着是正常的大便。这个时候可用大承气汤。

如果肚子痛，小腹凉，肛门坠胀，向外渗一种白色的粘液，是里虚寒。里虚寒可以用四逆汤。一般人说《伤寒论》难懂，什么原因？因为条文写得简单，要把缺失的证补充上，多证互参，这样辨证就清楚了。

如果既不是阳明里实热，也不是里虚寒，大便刚开始是硬的，后面是溏的，先干后溏，是肠胃寒。临证时有病人大便先干后溏，但是放屁臭，这是寒热夹杂。怎样来暖肠胃呢？可以用干姜、小茴香、肉桂等。小茴香性温，可以暖下焦，温暖腹部。问证时让病人用手摸一下腹部，如果是凉的，可以温里，用干姜、小茴香这类热性的药。

手足濈然汗出，手心里面一直在冒汗。有两种情况，一种是有肠痈，肠痈是痈脓，肠道里的痈脓，会牵制津液，身体的津液就相对不足了。身体向体表的新陈代谢、排病邪的时候，由于能量不够，无法向全身排病邪排汗，只能通过手和脚来排，导致手脚很潮湿。之前遇到一个病人，一摸手心是潮的，但是肚子也寒，冬天的时候手脚冰凉手心潮湿。

肠道里面有浊腻积滞不好，可能有肠痈，午后犯困，这种情况很多。小孩吃多了，肠道有淤堵，手心潮。有的大人也是如此，会因手心潮湿而不便与人握手。以前我也是如此，饭量大，每顿都吃得多。后来我把早中晚的饭量全部减半。刚开始吃少了会感到饿，就喝点米汤，哄一哄自己的胃。过了几天就习惯了，饭量就减下来了。所以有的时候胃口比较大，吃得多，但身体并不需要那么多。吃饭应该以不饿为标准，不要吃太饱。但是吃太少也不行，人体还要足够的能量。如果在办公室上班，运动也不多，食量就不要那么大。

还有一种手心脚心出汗的情况。夏天开空调很凉爽，身上也很舒服，也是干燥的。但是有的时候要出门了，先关了空调，身上还是凉的。接着房间的温度上来了，手脚就变潮了，手心是潮的，身上还是干的。这种就是外边凉，毛孔闭合着，身体的汗出不去，只能从局部来排汗。这时的手脚潮是体表不通。这两种情况我都有体会。

大便先干后溏。大肠末端的粪便水分容易吸收，靠外边，所以容易干。但是肠道里边是寒的，水分不能吸收，所以里面的大便稀溏，这样排大便先干后溏。先干后溏，有的是肠胃是寒的，有的时候是寒热夹杂。大便先干后溏，但大便很臭，屁臭，这也是里面有热。所以先干后溏，不一定就是胃中寒，要多证互参才可以，单一证不可断。

192. 阳明病，初欲食，小便反不利，大便自调，其人骨节疼，翕翕如有热状，奄然发狂，濈然汗出而解者，此水不胜谷气，与汗共并，脉紧则愈。

病人有阳明病，开始想吃东西，阳明病里有热，肠胃是热的，运化比较快，容易饿。小便反不利，本来里有热小便应该通畅，现在小便不利，水湿不易排出。大便自调，大便正常，小便不利，小便很少。我上午和下午各小便两三次，舌头胖大有齿痕，有水湿。小便少的情况，水湿比较明显。如果身体能量足，大循环正常，小便也是正常的，能够把水代谢出去，就不会舌头胖大。正常情况下，小便白天四到六次都是正常的。

如果小便不利，大便正常，身体的关节骨节疼痛，身体有点发热，有表证。如果病人烦躁不安，出汗，表就解了。

脉紧则愈是错的，应该是脉缓则愈，脉缓了，病就好了。脉如果紧、亢、实、数，代表病邪比较盛。什么是健康的脉呢？从容柔和，是健康的脉。病人烦躁不安，这属于瞑眩反应，身体在排病，头部的津液不足时，身体会反调津液。到了关键节点，身体出现瞑眩反应，身体汗出，病就好了。

阴阳：阳
表里：表和里
虚实：实
寒热：不明显
抓大局：表里同病。

这个证发汗解表，表解后如果里没有解，再攻里。

如果体表有热，有水湿，可以用越婢汤。身体里面确实有热，生石膏清热，麻黄打开毛孔，水饮气化以后，生石膏是冷空气，湿气遇冷就变成雨水从小便排出去了。同时用生姜、大枣、炙甘草建中补津液。

如果体表有水湿疼痛，没有热，身体里面没有热证，是阴寒证，有三个治体表疼痛的方子，分别是桂枝附子汤、去桂加白术汤、甘草附子汤。去桂加白术汤，是在桂枝附子汤的基础上，病人大便硬，小便利，去桂枝加白术。体表水湿偏阴的病症。

如果有热和水湿，可以用越婢汤。如果体表有水湿，无汗，体表因水湿身重，属于溢饮，可以用大青龙汤。如果是身体有寒的水湿，表不解，可以用小青龙汤。总之，是随证治之。

第5讲　人体很简单，如果想得很复杂就看不好病了

193. 阳明病，欲解时，从申至戌上。

阳明病要好的时候，是从申时到戌时。申时是下午三点到五点，是膀胱经运行的时间。酉时是下午五点到七点，是肾经运行的时间。戌时是三焦经运行的时间。一般下午至傍晚加重的病，和肠道里积食、宿便的淤堵有关系，晚上病情加重一般和瘀血有关。

有一个孩子咳嗽，且晚上咳嗽加重，咳嗽了好几个月。祛水饮、解表等方法都用过了，都没有效果，医生断定晚上咳嗽加重是瘀血导致的，然后用大剂量的牡丹皮、桃仁，吃了一段时间咳嗽好了。晚上睡觉的时候加重，和瘀血有关。下午病情加重，一般和里实有关系，比如下午潮热，日哺时潮热，这是里有实，肠道有淤堵。

有的时候病不好，主要原因有两方面：第一是能量方面，能量不够或过剩，从能量方面来调节。第二是有淤堵，不通。瘀血症的病人，如果不去瘀血，就好不了，尤其是干血，除非身体的免疫力强了，把瘀血排出了。如果有阴虚阳亢，不用麦冬、天花粉、干地黄、阿胶等滋阴的药，病也不易好。

194. 阳明病，不能食，攻其热必哕。所以然者，胃中虚冷故也。以其人本虚，攻其热必哕。

病人得了阳明病，不能吃饭，里面有热，有淤堵。阳明病称为里实热证。阳明病的病人不能吃，不一定有热。如果误用大黄、芒硝来攻，肠胃就更弱了，可能会呕吐干哕。因为胃中津液不足，是虚寒所致。如果肠胃本来就虚寒，还用寒性的药来攻，雪上加霜，胃就更弱了。

如果肠道里面有淤堵，或者便秘，能否用大黄、芒硝疏通淤堵？不一定。还是要辨证，因为肠道里淤堵、便秘的原因多样，包括阴虚阳亢、里实热证、阴证、单纯的津液虚。要辨证，辨寒热。有一个老人便秘，几天才排一次大便，羊粪球大便，但是大便不臭，是阴证，脉微细，开方四逆汤加上一点大黄、芒硝。当天芒硝没有买到，就没有喝药。考虑到病人津液虚、能量不够，建议用大枣和生姜熬水喝，当天晚上老人就排了很多大便，第二天早上又排了很多大便。

所以辨证要看身体的诉求，要顺势而为，身体的能量不够，推不动大便，需要补能量。这个时候如果用大黄、芒硝，当时能排了大便，但过后便秘会更严重，因为消耗了能量，雪上加霜了。所以一定要明白身体的诉求。

第二种情况是肠道里实热，可用大黄、芒硝。有人患肠梗阻，是里实热证，要做手术。这种情况做手术看似有效，其实有更好的选择。里实热证没必要剖腹手术，用大承气汤（大黄、芒硝、厚朴、枳实）即可。肠梗阻是里虚寒导致的，可以用姜草枣，或者用大建中汤温里补能量。有人说中医不科学，但是中医常用很简单的方法就把问题解决了，病人就不用手术了。中医是很高明的，大巧若拙。

有朋友分享，家中老人便秘，几天没有排大便，脉芤，津液不足，是阴证。本来想去住院，但是医生建议回家。辨证是阴虚津液不足，能量不够，就用生姜熬水，加上红糖喝，大半天后大便就排出来了。

所以说，身体是很简单的。辨证需要觉知、观察人体，守住人体的常识，没有那么复杂。有一个小朋友得了癫痫，因为零食吃多了，肠道堵了。癫痫在现代医学里面没有特效药，哪怕是进口药也不容易治愈癫痫。中医辨证后发现是肠道堵了，予以大承气汤吃三剂，小孩子癫痫就好了。又吃了三剂，巩固了一下，之后再也没有复发。

“中医进万家，家家有良医”，中医应成为人生的必修课，每家都应该有人来学。值得欣慰的是，在北京和杭州中医已经进入小学了，小学五年级有中医课了。但希望选用《伤寒论》作教材，用正统的伤寒理念来给学生讲。

有一个朋友学中医，孩子受其影响跟着学中医。孩子有次生病，给自己开方大柴胡汤，吃了以后身体就好了。四五年级的小朋友也可以开方，可见中医并没有那么高深。为什么一般人都觉得中医不好学呢？是因为把中医当作学问来对待，脱离人体实际，越搞越复杂，把一个很简单的事情搞得极其复杂，就治不好病了。厨房有了问题，找物业来维修，一般都可以搞定。如果找一堆专家来搞研究，搞学问，脱离实际，厨房问题反而难以解决。

人体是简单的，没有那么复杂。身体只有一个表，还有肠胃消化系统的里，还有一个表和里之间的半表半里，只有三个定位，能量只有阴和阳两种情况，加上淤堵和寒热。就这四个方面，阴阳、表里、虚实、寒热，只要清楚这四个方面，明白身体有什么困难，顺势而为帮身体一下，病就好了。如果把学中医搞成了做学问，就治不好病了。所以我们要以治病为目标来学习，通过尝药、诊脉、腹诊、望诊、辨证、抓大局、开方等方式不断练习。

阳明病的提纲：阳明之为病，胃家实也，肠胃有淤堵就是阳明病。而按照阴阳表里的六经划分方法，里实热是阳明病的特征。所以这个条文里说阳明病肠胃虚冷，里虚寒而无力排大便出去，这是因虚致实。六经病的提纲划分六经和阴阳表里划分六经的方法有些不同，不用纠结，掌握了里面人体能量运行的内涵即可。

第 6 讲　为什么中医一般不网诊

195. 阳明病，脉迟，食难用饱。饱则微烦头眩，必小便难，此欲作谷疸。虽下之，腹满如故。所以然者，脉迟故也。

阳明病，脉迟，脉迟是心跳慢，心率低。一般男性每分钟的心跳是 70 次到 80 次。如果一个成年男性的心率 60 次 / 分钟，不是体力劳动者，也不是运动员，此时出现脉迟可能反映身体有寒、能量不足或存在淤堵。

病人想吃饭，但是又吃不下，稍微多吃一点，又感觉到心烦头晕，这是胃弱了又有虚热。胃里有虚热会饿，但是胃虚弱，津液不足，又吃不下去，吃了以后消化不好，所以说“食难用饱”。

饱则微烦头眩，吃饱了就感觉头晕。我从前喜欢在外边吃西红柿鸡蛋刀削面，面做好了就开始吃，面很热，吃饭快，会感觉头晕。后来我爱人也说，有时吃饭觉得头晕。我说，这是因为吃得太快了，饭还很热，大量津液调集到胃部帮助消化，头部津液不足了，就会感到头晕。

胃弱了，小便难，可能是有水饮了。胃弱小便难，还有虚热，可能会发黄疸。但是这个黄疸并不是真正的阳热，不是实热证，其根本还是虚寒，胃弱里寒，虽然有实，也不能攻下。如果攻下，虽然实去掉了，但是腹部会胀满。

如果湿热、胃弱都有一点，都不太明显，是一种模糊态，应该在去湿热的同时建中补津液，给身体补能量。可以用茵陈蒿汤加上生姜、大枣、炙甘草建中补津液。

如果是湿热导致的黄疸，用茵陈蒿汤。如果胃不弱，只是水饮重，热不是很重，身体发黄，用茵陈五苓散。茵陈蒿汤是大黄、栀子和茵陈蒿，茵陈五苓散是五苓散加上茵陈蒿。桂枝、白术、茯苓、泽泻、猪苓这五味药组成五苓散。茯苓、泽泻、猪苓淡渗利水，白术气化中焦，桂枝推动人体大循环。

196. 阳明病，法多汗，反无汗，其身如虫行皮中状者，此以久虚故也。

阳明病，能量为阳，病位在里，里有实热。阳明病提纲讲阳明之为病，胃家实也。只要肠道里面有实的淤堵，就称为阳明病。阳明病常规状态下是里有实热。里有实热，热向外散发到了体表，人就会汗出比较多，或手心一直潮。

如果没有汗，有时皮肤发麻，像虫子在爬一样，这是身体的津液不足，而且时间长了，本来想出汗，但是津液不足。怎么办？用补津液的药。如果是阳脉，补津液可加姜、草、枣。如果热很重，可以不加姜，加大枣、炙甘草、知母、山药等皆可。如白虎汤证，里有热，可用知母、炙甘草、粳米。

如果只是肠道里有实、没有热，病人要出汗出不来，没有那么热，也有可能是阴虚阳亢。阴虚阳亢要加滋阴的药，比如麦冬、天花粉、地黄，阿胶也可以。如果病人有阴虚阳亢而不滋阴，病则不易好。如果病人津液虚，是阳明病，虽然肠道是实的，但是津液虚，不能泻下。《伤寒论》里有一个麻子仁丸，组方为大黄、厚朴、枳实，还有麻子仁润滑肠道。麻子仁丸是在滋润肠道的前提下排肠道的淤堵，不会给人体造成很大的津液损耗。一般老年人能量不足导致的肠道淤堵的便秘，可以用麻子仁丸。

如果皮肤下面像虫子在爬，皮肤很痒，汗出不来，是表实津液虚的情况下，可以用桂枝麻黄各半汤或者桂枝二麻黄一汤。有的时候皮肤痒，是毛孔闭着，汗水出不来，加上麻黄，打开毛孔，汗水即出。这里引申的内容，不是阳明病的范畴，而是表证、太阳病。

各个医家在注释《伤寒论》条文时，都有不同，为什么？因为补充的证不一样，如果有阴虚阳亢的证，要滋阴；如果是热证的津液虚，白虎汤用知母、炙甘草、粳米补津液。每个医家的注解都有道理，因为他们补充的证不同，考虑的情况不同。

临证要全面地收集病人的信息，诊病是第一要素，问诊收集病人信息的能力很重要。问诊的能力强了，得到准确的信息，这些是辨证的基础。

现在虽然有问诊单，后来发现看问诊单开不出方子，因为证不能确认。比如汗多，这个汗多是表不固的汗多，还是里有热的汗多？这就需要再问病人。所以除非填问诊单的人，对中医很了解，参加过培训，填得很准确，才能根据问诊单来辨证。网诊不容易得到准确的信息，因为无法诊脉、腹诊，很多信息得不到。

第 7 讲　很多原因都可能导致头痛

197. 阳明病，反无汗，而小便利，二三日呕而咳，手足厥者，必苦头痛。若不咳不呕，手足不厥者，头不痛。

得了阳明病，反而没有汗。没有汗是津液虚还是体表的毛孔不能打开呢？此时小便利，小便多。温病时会出现小便多。这个时候没有汗却小便多，说明表是通的。有时受寒用了发汗的药，身体并没有出汗，但是小便多，病也好了。诊所的一位医生感冒了，服用葛根汤后，没怎么出汗，只是小便多，病就好了。

温病也会小便多。小便多和汗多是一个范畴，小便和汗同源。温病时汗多，身体里面有热，一直向外扩散，体表也热了，身体通过出汗来排热。热向外发的时候，会导致出汗，有时也会小便增多。

过了两三天，病人呕吐、咳嗽、手脚冰凉，这个时候就会头痛。因为呕吐一般是胃弱，胃弱会上下不交通。咳嗽是表的问题，表里不交通。受寒后咳嗽是身体强行宣散解表，温病的咳是身体想通过咳就把里边的热排出来，肺痈咳吐浊脓。如果体表的毛孔受寒打不开了，也会喘、咳。

手脚冰凉，是由于表里气机不畅，津液与能量无法顺利到达四肢末稍。从津液和能量角度来看，当它们无法抵达手脚时，就会出现手脚冰凉的情况。

人体上下不交通、里外不交通时，就容易头痛了。如果这个人身体大循环是畅通的，表里循环是畅通的，上下也是畅通的，手脚是热乎的，就不容易头痛。

头痛有时是津液不够，到不了头部，像偏头痛、瘀血牵制津液导致的头痛，是头部津液不足。很多原因都能导致头痛，六经病都可以导致头痛，单一证不可断。如果人体大循环是畅通的，没有淤堵，能量也能到体表，也没有表实证，身体循环是正常的，就不会头痛。

198. 阳明病，但头眩，不恶寒，故能食而咳，其人必咽痛。若不咳者，咽不痛。

阳明病，里有实热，头晕，不怕冷。里有热，就不怕冷，甚至是怕热，汗多。里有热，肠胃热，能吃胃口好。阳明病是肠胃有热，腹部有热会向上扩散到肺部，所以人容易咳嗽，身体通过咳或喘来向外排热。

人体能量过剩时，温病也会咳、会喘。如果不咳，说明肺部能量运行正常，没有热，咽喉也不痛，咽痛有时也是有热。所以，对于小青龙汤证、小柴胡汤证、麻黄汤证，若出现嗓子痛，有热证，加生石膏。半表半里证，嗓子痛，有热，黄痰、黄鼻涕加生石膏。小青龙汤证，清鼻涕，怕冷，但是痰黄白相间，寒热夹杂，小青龙汤加生石膏。方中五味子、干姜、细辛利水饮、止咳，加生石膏清热。

大青龙汤证表现为外寒内热，咳嗽，外边是怕冷、发烧，身体疼痛、酸痛，同时嗓子痛，有黄痰、黄鼻涕，这种情况加生石膏。如果痰多不易咳出来，需要宣散的势能，加桔梗。如果有阴虚阳亢，加麦冬滋阴，同时麦冬有宣散的势能。

一般身体有热，肺里有炎症，肺部没什么疼痛的感觉，因为肺里面没有痛觉的神经，热向上扩散到了咽部，嗓子就痛了。所以嗓子痛，可能是肺部问题，或者里有热。

如果肠道有实热，导致嗓子痛，只用生石膏、桔梗不能治好，必须要加大黄。后世有个方剂叫升降散，内含有蝉蜕、大黄、连翘，大黄疏通淤堵，肠道内堵则里有热，必须釜底抽薪，只有肠道疏通了才可以。所以肠道有实热也会导致嗓子痛、咳嗽，一定要用大黄。

有时候小孩积食、有热发烧，几天没有大便，必须要通大便后，这个发烧才能退下去。

不怕冷，怕热汗多，喜欢光着脚走来走去的，积食宿便导致的发烧，通常是因为小孩吃多了。小孩脾胃弱，积食发烧，可以用益生菌颗粒，或者麻子仁丸。从饮食来说，可以多吃红薯、南瓜，有助于排便。

199. 阳明病，无汗，小便不利，心中懊憹者，身必发黄。

病人患阳明病，里有实热，没有汗。没有汗，身体就无法通过出汗来散热，小便又不利，水湿也有了。如果这个人有热，有水饮，容易有湿热，身体就发黄了。如果阳明病，里有淤堵，无汗和小便不利是津液被牵制了，淤堵去了，津液回来了就可以了。如果是因为水饮牵制津液而小便不利，要利水。

阴阳：阳

表里：里

虚实：实

寒热：热

抓大局：里有湿热。

有湿热导致身体发黄，得了黄疸，用茵陈蒿汤（茵陈、大黄、栀子）。茵陈可以清湿热。大黄，小剂量可以利小便，大剂量疏通肠道淤堵。栀子清热，尤其是清食道、胸部区域的热。病人若还有心烦，也用茵陈蒿汤。如果只是心中懊恼，肠道里面没有实，只是有热，身黄，虚烦不得眠，用栀子豉汤。

200. 阳明病，被火，额上微汗出，而小便不利者，必发黄。

阳明病，误用了火疗，额头只出了一点点汗，小便不利，身体发黄。肠道里面有实，没有汗，小便不利，有水饮、有热，身体发黄，和上一个条文一样。

学《伤寒论》难在哪里？就是有的条文没有把证写全。有些人在发表医案时，只写了几个主要的证，有的证省略了没写，那要把缺的证补上，才能准确开出相应方子。证齐了以后，阴阳、表里、虚实、寒热都清楚了，所有的条文都可以很清晰。

中医为什么会走向没落呢？很多搞学问的人把中医搞得非常复杂。婴儿学说话，一岁多的时候，不需要哈佛的教授给他编写语法词汇教材，他只需要跟着家里的大人叫爸爸妈妈、爷爷奶奶，慢慢就能说话了，这是人的本能。

学中医，要回归经典的原意，要落到实处，不要弄得非常玄奥，看起来很高深，实际治病不行。科普中医应该深入浅出，让所有的人都能明白，而不是把一个非常简单的事情搞得很复杂，那是在搞学问。我们明白人体的运行，是为了治病，不是为了别的目的。张仲景写《伤寒论》，就是很简单地把这些证写出来，然后出方。我们通过学习相关条文、类证，掌握了人体运行的原理，也能开出和张仲景一样的方子，这是我们学习的目标。

第一步先要掌握方证对应，什么样的证，用什么样的方。先继承下来，接着你再谈到发展。第二步，在明白方证的基础上，体会人体势能。看到证，多证互参，就知道人体发生了什么，明白人体意欲何为，这样开出来的方子就和张仲景开的一样。

比如桂枝汤，桂枝、芍药各三两、生姜三两、大枣十二枚，炙甘草二两。如果津液虚不严重，那炙甘草能不能少用一点？病人有点热，有点温病，能不能把生姜去掉呢？每个证的情况都有无限变化。但是《伤寒论》不能把所有的情况都写出来，他就把一些关键的、主要的东西写出来，我们通过条文来体会人体，知道有哪些变化，还有变化的程度。

比如煮面条，刚煮出来的面很烫，挑起面条来要晾一下才能吃下去。如果这个面条已经放了几分钟了，你稍微吹两下就可以吃了。面条放了一会了，甚至可以直接吃了。这没有一个硬性的规定，不要搞得很复杂。

辨证时明白了人体势能的方向，这样才可以圆通灵活，使我们的思考和人体运行的实际情况无限接近。

第 8 讲　身体潮热出汗多和盗汗多是严重的问题

201. 阳明病，脉浮而紧者，必潮热，发作有时。但浮者，必盗汗出。

病人得了阳明病，里有实热；脉浮紧，有表证。脉浮紧是有表证，同时病人肠道里面有实，这个时候可能会有潮热。

身体发热有几种情况：

1. 潮热：像潮水来时一样身体阵阵发热，这是里有淤堵，只怕热，不怕冷，需要疏通肠道淤堵。身体里的热一阵阵向外发，因为津液被肠道淤堵牵制了。

2. 桂枝汤证发热：表现为身体也会一阵阵发热，出汗，人怕风怕冷，是津液虚的表证，每天要发作几次，或者每天发作一次。在发病前服下桂枝汤，到时就不发热了，病就好了。

3. 少阳病寒热往来：部分少阳病病人会出现一会儿身体发热汗出，一会儿怕冷，寒热是分开的，胃弱，人体的能量不稳定，用柴胡剂。

4. 温病发热：人怕热汗出，稍微一动就热出了汗，汗出而喘，身体的能量过剩了，用麻杏甘石汤。

这里的潮热是因为肠道有淤堵，阳明病发潮热，同时有表实证。如果表实证是大局，先用麻黄汤解表，因脉浮紧是提示有表证。阳明的表里同病，先表后里。但是如果是家里的小孩吃多了，有积食，同时着凉感冒了，既有表实证，里面也有淤堵，嗓子还痛，有上热，怎么办呢？就用麻黄汤或者葛根汤解表，等表解了，再疏通肠道里的淤堵。

如果嗓子不痛，虽然肠道有淤堵，肠道的淤堵没有造成大的身体影响，大局是表证，就先发汗解表，表解了以后，再攻肠道里的淤堵。当肠道的淤堵对发烧造成了影响时，就遵循先表后里的治疗原则。

《伤寒论》的桂枝加大黄汤证，表现为体表津液虚，同时肠道有淤堵。如果是阳明病，脉浮，阳明病里边有实了，脉浮，可能是表里同病，身体向体表调集津液，说明身体想向体表来排病，但是被肠道里的淤堵牵制了津液，可能会盗汗。白天醒着的时候，人的大脑要思考、眼睛要看、耳朵要听、身体要动，牵制了很多津液，人体没有多余的能量来出汗了。晚上睡觉的时候，津液回来了，汗就出来了，称为盗汗。盗汗是因为阴虚，阴虚是津液虚，身体津液足了以后，就不盗汗了。

晚上睡觉出汗，有几种情况：

1. 津液虚，建中补津液即可。

2. 身体单纯有热，清热即可，用生石膏。

3. 里实热导致的，去掉肠道的淤堵，就不出汗了。

4. 阴虚阳亢导致的盗汗，用麦冬、地黄、天花粉等滋阴。

每一种情况都要辨证分析原因。如果是津液虚的盗汗，可以用桂枝汤。桂枝汤用于津液虚的表证，建中补津液，能量调到体表。晚上睡觉容易醒，醒了以后就不能再睡着，津液虚，加龙骨、牡蛎，敛浮阳安神。但是现在龙骨伪造的比较多，可多用点牡蛎代替。

小朋友如果热不重，晚上睡觉的时候盗汗，津液虚，不是温病，不是吃多了。有的吃多了，热量多，出汗是正常的，让他少吃一点，晚上少吃肉，少吃肉蛋奶这种高营养的东西。现在的小孩一般吃太多了，营养过剩，容易发育早、性早熟，有的得鼻炎、哮喘，还有抽动症等，这些都是营养过剩、肠道淤堵带来的问题。

202. 阳明病，口燥，但欲漱水，不欲咽者，此必衄。

病人得了阳明病，里有实热，口干想喝水，但是又不想咽下去，这是胃弱津液虚，胃弱不想喝水，但津液虚口干。阳明病里有热，口燥，津液虚，津液虚有热，人体只能动血排邪，就会流鼻血。必衄，这个“必”是很可能会的意思，不是必须、必定、一定。

阳明病，口燥，但欲漱水，不欲咽者，很可能会衄，就是流鼻血。瘀血证，唇口干燥，这个唇口干燥在《金匮要略》温经汤条文里面，是瘀血证。唇口干燥，又不想喝水，可能是食瘀，辨证看是阳明里实热，还是瘀血，再参考其他证，多证互参。

第 9 讲　药物的势能与身体的势能一致，才会有效

203. 阳明病，本自汗出，医更重发汗，病已差，尚微烦不了了者，此必大便硬故也。以亡津液，胃中干燥，故令大便硬。当问其小便日几行，若本小便日三四行，今日再行，故知大便不久出。今为小便数少，以津液当还入胃中，故知不久必大便也。

阳明病，本自汗出，阳明病，里有实热，有热身体会出汗，但是医生用发汗药，说明治错了。所以小孩温病或里有实热时，不能发汗，热证应该清热，里实热应该攻下，用泻下的方法把肠道的淤堵去掉，热清了，津液就回来了。

积食导致的发烧，用发汗的方法是误治，除非是桂枝加大黄汤证，一边建中补津液，向体表调集，一边疏通肠道淤堵，只要不造成腹泻即可。表里可以同治，汗下不可同施，麻黄汤加大黄是禁止的。

有了阳明病，身体发热，没有表证的怕冷、怕风，医生用了发汗的方法，本来是阳明病已经在出汗了，又用了发汗药，发热虽然好了，但是总觉得身体不舒服，这是因为发汗损耗了身体的津液。津液是从肠胃来的，肠胃里面变干了，大便就干硬了。水分从体表排了，里的水就少了。这个水就是人的津液，汗出后，肠胃里面就干了，大便就变硬了。

问病人一天小便几次？如果小便平常是一天三、四次，现在是一两次，小便少了，节省下来的津液补充到肠胃，肠胃湿润了，大便就能排出来了。肠胃有津液，便有力量排大便出来。我有时睡前想大便，但是排不出来，津液不足。睡了一觉，第二天早晨大便很顺滑，是津液回到肠胃了。这个条文也是，“今为小便数少，以津液当还入胃中，故知不久必大便也”。

像这样的条文，大家多读多思考。人体运行没有那么复杂，关键在于病位、津液，“此为表，此为里，此为津液虚”。津液、病位很关键。如果有人说中医复杂，实则是想得太多。

204. 伤寒呕多，虽有阳明证，不可攻之。

伤寒呕多，受寒有表证，呕吐，这是身体向上向外调集能量时与胃气相逆造成的。这时还有阳明的证，虽然肠道里面堵了，但不可以攻下。为什么？表里同病，先表后里。得了伤寒，有表证，身体调集津液向体表排病，应该顺势而为帮助身体解表。虽然肠道里有淤堵，但是要听身体的，身体在向体表排病，身体做的决定永远正确，要听身体的，要顺势而为，用药把能量向体表调集。不可以用泻下的方法，泻下是跟身体对着干，就错了。不听身体的，主观臆断，给病人用泻下的药，病就好不了。用药不能逾越人体，要听身体的，以身体的证为依据，而不能主观臆测。辨证用药需要明白身体想干什么，药物的势能和身体的势能一致，才会有效。

205. 阳明病，心下硬满者，不可攻之。攻之，利遂不止者死，利止者愈。

阳明病，里有实热。心下硬满，胃虚而痞硬。心下指胃的区域，心下硬满有点像泻心汤证的水和热结。如果病人津液不足，心下痞硬。虚证攻下能量不足，腹泻不止，津液损耗多了可能会导致死亡。

如果能量是阳，心下按痛是结胸。如果舌苔黄腻，寸脉浮，关脉沉，心下不按就痛，可以用大陷胸汤。如果心下按痛，是小陷胸汤证。

这个条文的情况是津液不足，因为这里讲阳明病，只是说肠道堵了。如果能量是阴，舌苔白滑腻，中间一道很深的裂纹，有很深的一道沟，寸脉浮、关脉细小沉紧，是脏结，不可以攻，只能用干姜、附子一类的药补能量，把肠胃温起来。

如果病人脉浮大，不可以泻下，不可以违逆身体的势能。如果病人烦躁、津液虚了，心烦、手足躁动，捻衣摸床，津液虚，要看什么程度，津液不足泻下也不行。有一个医生讲，如果病人里有实热、津液虚，阳明里实热证、大承气汤证过了好几天以后，津液都已经虚了，快要到阴证了，肠道里又有实热，怎么办？这时要一边输液，一边攻肠道里的淤堵，这样才有可能把人救回来。阳明里实热证及时泻下，才能保护身体的津液。

如果是脏结，攻了以后，人体的机能衰弱了，肠胃不能收摄，一直腹泻，人可能会脱水而亡。如果腹泻自己停止了，人还会好。

有的癌症病人有淤堵，用泻下药的时候，要看身体的能量状态：阳脉，里有实热，可以攻；阴脉，三阴病不可下，《金匮要略》里仅有一个大黄附子细辛汤，能在大补能量的前提下，稍用攻下之法。病人能量弱，但是又有淤堵，用大剂量补能量的药，同时加一点点攻的药。如果能量很弱，还有各种淤堵，能量弱是大局，要先补能量，等身体有能量了再疏通淤堵。

第 10 讲 《伤寒论》中的很多条文都是一个独立医案

206. 阳明病，面合色赤，不可攻之。必发热。色黄者，小便不利也。

阳明病，能量为阳，病位在里，一般是里实热证，是病位在里的阳证。有的时候病人并没有实热，只是肠道淤堵，都定义为阳明病。因为阳明病的提纲是“阳明之为病，胃家实也”，肠道有淤堵。

得了阳明病，脸色发红，身体发热。阳明证有外证，脸红发热，肠道有淤堵。阳证的病人，表里同病，先表后里，先解表，再攻里。太阳病脉浮，身体向体表调集能量，想从表来解病，那么顺势而为，要从表来解病。

如果脉是沉的，在里，身体能量向里调集了，阳明里实热证，可以用攻下的方法，比如小承气汤，用大黄、厚朴、枳实。如果脸红、发热、汗出，是里实热导致身体能量过剩，身体发热汗出，有热。

如果病人肠胃里面有湿热，同时小便不利。小便不利不是身体缺津液，而是里边还有热，有湿热可能会发黄疸，用茵陈蒿汤（大黄、栀子、茵陈蒿）。其中茵陈蒿去湿热，大黄疏通淤堵，栀子清热。

如果没有湿，是实热，肠道淤堵，大便堵住或者通而不畅，就用承气汤（大黄、厚朴、枳实）。如果有燥屎，大便干硬，加上芒硝，芒硝味咸，软坚散结。每天一次大便不一定是肠道没有淤堵，可能有通而不畅的现象，也需要疏通淤堵，就像路上因车辆剐蹭，三车道变成两车道通行，虽然车能走，但是走不快。

根据这个条文，阳明病面合色赤，不可攻之，必发热，不能攻下，有表证，脸红，发热，津液也不足，怎么办？肯定不能用麻黄汤，如果先从表解，应该用桂枝汤。解了表以后，只有里证了，再用承气汤来攻里。如果小便不利，身体发黄，发黄疸了，用茵陈蒿汤。

从这一个条文里面，可以考虑到有三四种情况，分别对应有三四个方剂。先用桂枝汤，接着用承气汤，可以辨是大承气汤证还是小承气汤证，还有调胃承气汤证。如果有湿热，可以用茵陈蒿汤。从每一个条文看人体，根据不同的证有几种处理办法。

207. 阳明病，不吐不下，心烦者，可与调胃承气汤。

甘草（二两，炙）芒硝（半升）大黄（四两，清酒洗）

上三味，切，以水三升，煮二物至一升，去滓，内芒硝，更上微火一二沸。温顿服之，以调胃气。

阳明病，病人肠道有淤堵，能量为阳。不吐，一般没有半表半里证。阳明病肠道堵得厉害了，也会吐，因为肠道堵住了，食物下不去。胃弱了，心烦喜呕，是半表半里证。不下，没有腹泻，心烦是津液虚有热，但是没有那么实，用调胃承气汤。

像白虎加人参汤证有大热，会大烦，但肠道没有淤堵，津液大虚的热证就用白虎加人参汤。如果经过发汗或泻下后，心烦、津液虚、里有实热，用调胃承气汤。调胃承气汤中的芒硝在这里不是软结散结，主要是清热。如果病人大便通畅能排出来，没有什么淤堵，大黄只起到清热的作用。如果有热，大便很臭，可以用芒硝清热。如果身体在向下排实热，加上大黄，大黄性寒疏通淤堵。如果是单纯的大便实，就用大黄，大便硬结用芒硝，里有热也可以用芒硝。

第 11 讲　肠道堵了就用中药里的推土机推开

208. 阳明病，脉迟，虽汗出不恶寒者，其身必重，短气，腹满而喘，有潮热者，此外欲解，可攻里也。手足濈然汗出者，此大便已硬也，大承气汤主之。若汗多，微发热恶寒者，外未解也，其热不潮，未可与承气汤。若腹大满不通者，可与小承气汤，微和胃气，勿令至大泄下。

大承气汤方

大黄（四两，酒洗）厚朴（半斤，炙，去皮）枳实（五枚，炙）芒硝（三合）

上四味，以水一斗，先煮二物，取五升，去滓，内大黄，更煮取二升，去滓，内芒硝，更上微火一两沸。分温再服，得下，余勿服。

小承气汤方

大黄（四两，酒洗）厚朴（二两，炙，去皮）枳实（三枚，大者，炙）

上三味，以水四升，煮取一升二合，去滓，分温二服。初服汤，当更衣，不尔者，尽饮之，若更衣者，勿服之。

阳明病，脉迟，里实热，心率低，有没有这种情况？肠道堵住了，可能心率低，脉也弱。

这种情况用了泻下的药，肠道通了，津液回来了，心率就增加了，脉也有力了。有一位病人用泻下的药，每天腹泻好多次，拉了两个月病好了。病人担心腹泻会损伤身体，经询问，其并无腿软和不舒服，反而越拉越舒服，这种情况可以继续用泻下的药。

如何判断病人适合不适合攻下呢？有时证不明显，可以尝试用小剂量的攻下药，如果这个人腹泻后身体越来越舒服，脉也变得越来越有力了，脸色越来越好了，就可以攻下。

人汗出不怕冷，其身必重。这个“必”不是一定的意思，是很可能会、大概会的意思。身体重，气短，肚子感觉胀满还喘，有潮热，一阵阵的发热，热了出汗。发潮热就没有表证了，不怕冷、怕风了。表证解后，可以攻里了，用承气汤去肠道的淤堵。

手足濈然汗出者，手足濈然汗出指手心、脚心一直汗流不止，这时大便已经硬了，用大承气汤。为什么只有手脚出汗？因为肠道里有淤堵，牵制了津液，不能全身来排，只能通过手和脚排汗，所以手和脚湿漉漉的，或者手和脚非常干，这都和肠道有关系。

肠道有淤堵，一种情况是手脚很湿，另一种是手脚很干，甚至干裂。手脚如果一直出很多汗，是肠道里有淤堵，身体一直在调集津液向里。身体热多了，同时津液也被牵制了，只是手一直出汗，大便硬了，用大承气汤，其中大黄、芒硝泻下，厚朴、枳实理气。

如果腹部只是感觉到胀满不通，但是大便还不硬，手脚也没有一直出汗，肠道堵程度轻，用小承气汤，不用加芒硝。有的时候用大承气汤，芒硝少加一点，比如说大黄用了 10 克，芒硝用了 2 克或 3 克，只要不造成严重泻下，不损伤身体津液也是可以的，也可以用小承气汤，以防腹泻太过。

如果里有热，大便硬结，加芒硝。大承气汤里边，大黄是四两，用酒洗，这是新鲜生大黄。新鲜的药材一般三斤左右能晒出一斤。这个四两，60 克，晒出来是三分之一，大约 20 克，这个量不小，20 克分三次服。如果是分温再服一次服 10 克，剂量还是很大。一般成人用 10 克大黄，就会腹泻比较多。厚朴半斤 120 克，这个量很大。有人肚子不舒服，先用了 40 ～ 50 克的厚朴，吃了以后虽然觉得有效果，但还是不舒服。接着用了 90 ～ 100 克。吃了一次以后，肚子就通了。枳实 5 枚，枳实一般用量是 10 ～ 15 克这个范围。如果腹部胀满严重，枳实可以用量大一点。厚朴味道厚重、缓和，枳实味道香烈、苦辛，厚朴和枳实常常配合在一起使用。芒硝三合，这个量也很大。一般芒硝用 2 ～ 5 克，最高用到 10 ～ 15 克就可以了。有医生用大黄，从 10 克开始逐渐加到 40 克，病人并没有腹泻，最后用了 50 ～ 60 克的大黄，因为人的体质不一样，淤堵的程度不一样，所以用的剂量也不同。

“大黄救人无功，人参杀人无罪”。现在的人都特别喜欢补身体。公众号发布的关于如何补身体的文章，读的人就很多。大黄是以通为补，成年男性 30 岁以后，肠道要保持畅通，大便每天至少要排一次，两天排一次大便都不正常，三四天排一次大便问题就更大了。保持大便通畅，确保里的排病渠道通畅非常重要。

小承气汤的用药剂量相对较小，厚朴二两，枳实三枚（重量不到三两），大黄四两，没有芒硝。有的时候不容易判断用大承气汤还是小承气汤，就先喝小承气汤试一试。如果喝药后放屁多，就可以用大承气汤。如果服药以后没有放屁，就不能用大承气汤了。

第 12 讲　医圣张仲景如何判断肠道是否真的堵了

209. 阳明病，潮热，大便微硬者，可与大承气汤；不鞕者，不可与之。若不大便六七日，恐有燥屎，欲知之法，少与小承气汤，汤入腹中，转失气者，此有燥屎也，乃可攻之。若不转失气者，此但初头鞕，后必溏，不可攻之，攻之必胀满不能食也。欲饮水者，与水则哕。其后发热者，必大便复鞕而少也，以小承气汤和之。不转失气者，慎不可攻也。

阳明病里有实热，身体发潮热，一阵阵的发热，一般是下午、傍晚前发潮热。如果病在下午加重，可能是肠道有淤堵。如果晚上病情加重，一般和瘀血相关，有瘀血的人晚上燥热，不容易入睡，脸色发黑，黑眼圈重，嘴唇也发乌。瘀血严重的会有干血，可以用抵当汤治疗。

有一个小朋友体内有瘀血，身体肌肤甲错非常严重，小腿皮肤像鱼鳞，身上、胳膊上的皮肤干，手掌皮肤也干。我见过两个十几岁的小女孩，瘀血牵制了津液，供给体表的津液不足了，皮肤就干。我有一个亲戚也是这种情况，我建议她吃大黄䗪虫丸，说了两次她不相信，后来就不说了。中医讲"医不叩门"，意在强调病人要有一个正确的认知，主动求治。还有一个叫"师不顺路"，学习也是如此，不能求着人学中医。

不鞕者，不可与之。大便没有干硬，就不用大承气汤。

若不大便六七日，恐有燥屎，欲知之法，少与小承气汤，汤入腹中，转失气者，此有燥屎也，乃可攻之。六七天没有大便了，肚子里可能有干硬的大便，怎么办？先喝一点小承气汤。如果放屁很多，就是有燥屎，接着可以用大承气汤来泻下。如果腹部胀满，用大黄甘草丸或承气汤来攻。这种情况可能是能量不足，可以喝大枣水、姜枣水。之前讲过一个医案，病人几天才排大便一次，羊粪球一样的大便，是阴脉。姜枣水喝了以后，排了很多大便，第二天亦然，这是能量不够。

生病一般有两个原因，第一个是不荣，第二个是不通。不荣，就是能量不够了，要补津液能量。津液不足，用参姜草枣建中补津液；阴虚阳亢，用麦冬、生地、干地黄、阿胶来滋阴；阴证加附子。第二是不通，堵住了，用疏通的药。肠道的淤堵用大黄、芒硝；瘀血用丹皮、桃仁、川芎、当归；气滞用木香、香附、陈皮、厚朴、枳实、元胡。

若不转矢气者，此但初头鞕，后必溏，不可攻之，攻之必胀满不能食也。如果大便先干后溏，可能是肠道里是寒，要温里。但是也不一定，有的时候先干后溏，大便还臭，里边也有热。人体各种情况都可能发生，我们不能要求病人照书生病，只能观察认识人体的运行情况，这才叫实事求是。

欲饮水者，与水则哕。其后发热者，必大便复鞕而少也，以小承气汤和之。不转失气者，慎不可攻也。这个病人想喝水，喝水又吐了，后来身体发热，大便硬结而少，用小承气汤。如果服药后没有放屁，就不能再攻了。

肠道里大便硬结，会身体发热，潮热，放屁。还有一种情况是拉清水，因为干硬的大便堵住了肠道，只有水能通过，只能拉水，且很臭。所以在问诊的时候，一定要问大便臭不臭，大便臭代表肠道里有热，大便不臭则肠道里没有热。

如果几天没有排大便了，只拉水，但很臭，是承气汤证。如果几天没有排大便，大便不臭，肚子也不胀，就不是里实热证。宋朝的经方家许叔微给一个人治病，几天未排大便，小便是清的，别的医生都开承气汤，而许叔微用了桂枝汤，病人就好了。

第 13 讲　学中医可以通过调身体让人性格变好，言行变沉稳

210. 夫实则谵语，虚则郑声。郑声者，重语也。直视谵语，喘满者死，下利者亦死。

如果肠道里有实热的淤堵，病人晚上可能会说胡话。人的头部津液虚，头部反调津液，可能会话痨，翻来覆去地重复说话，就是人很纠结，或有选择困难症，这是能量不足的表现。郑声者，重语也。直视谵语，病人眼睛也直了，说胡话，又喘，胸满，津液虚到一定程度了，身体的机能衰退，生命垂危。腹泻不止也是提示津液即将耗尽，情况危急。

如果是里实热证，赶快用泻下的方法去肠道淤堵，急下存阴，淤堵去了，被牵制的津液就回来了。如果没有得到及时的救治，医生不敢用攻下的药，病人拖到最后，肠道淤堵很严重，同时津液又不足了，邪盛正衰，身体机能也衰退了，就不容易救回来。

直视谵语，喘满者死，是里实热证，津液虚了。这种情况下，津液虚到极点了，病人往往难以有治。谵语，和郑声有类似的地方。家人如果话痨，让他每次吃饭只吃六七成饱，或者吃点疏通淤堵的药，就能调过来。家人性子急，情绪波动大，爱忘事，这是有瘀血，用活血化瘀药排了瘀血，性格就变好了。学中医可以通过调身体让人的性格变好，使人不再急躁，话多。

我平时就是话多，与肠道堵了有关。我以前饭量很大，吃得很多。后来到诊所后，一日三餐全部减半。刚开始会饿，就喝点米汤哄哄肚子，过几天就适应了。吃饭五六成饱，吃到觉得不饿了，就不要吃了，这时感觉到很舒服，神清气爽，中午都不用午睡。但是如果饭很好吃，我吃了一大碗，吃完就犯困要找地方睡觉，所以尽量少吃一些。

211. 发汗多，若重发汗者，亡其阳。谵语，脉短者死，脉自和者不死。

病人已经发汗很多了，接着又用药发汗。一次误发汗身体还可以承受，因为有津液储备，再发汗津液消耗多了，津液虚了。身体里有热，头部津液不足，大脑就兴奋起来反调津液，病人就说胡话，脉也变短了，脉短也是津液不足的表现。这种情况病人发汗可能会脱水而死。

如果脉柔和，说明肠胃运化能力还可以，可以生成津液，人就不会死。所以要牢记《伤寒论》的“健脾胃，存津液”原则。津液，就是人体的能量，必须要保证津液的充足。正常人的脉是平脉，有胃气，柔和从容。

212. 伤寒若吐若下后不解，不大便五六日，上至十余日，日晡所发潮热，不恶寒，独语如见鬼状。若剧者，发则不识人，循衣摸床，惕而不安，微喘直视，脉弦者生，涩者死。微者，但发热谵语者，大承气汤主之。若一服利，则止后服。

病人得了伤寒，用了吐法、泻下的方法都没有解。不大便五六日，五六天没有大便。上至十余日，十天都没有大便了。日晡所发潮热，傍晚的时候身体发热。不恶寒，不怕冷了。独语如见鬼状，一个人自言自语，像见了鬼一样。若剧者，病厉害了，肠道里面堵住了，所以才会自言自语。发则不识人，肠道堵得厉害了，里实热证，不识人就是不认识人了，为什么呢？头部的津液不足，大脑不能正常工作了，马上要昏厥了，能量虚到一定程度，比如手机电量已经低于 10% 了。

循衣摸床，摸自己的衣服，摸床。惕而不安，害怕惊恐。微喘直视，有点喘，眼睛都直了。这个脉弦，脉是绷紧的，像弓弦，身体在亢奋起来调津液，说明津液还是比较足的。如果脉涩，津液不足了，这种情况就很难治了。有的医生先给病人输液，接着再喝中药来泻下，一方面把津液补进去，同时用泻下的方法。这个输液是在中医的思维指导下用的，葡萄糖、生理盐水也相当于中药。病人喝米汤病好了，米汤就是中药，用中医的思维使用的工具，相当于广义的中药。

微者，但发热谵语者，大承气汤主之。如果脉变得柔和了一些，只发热说胡话、手脚汗出，可以用大承气汤。若一服利，则止后服，如果喝了一次就腹泻，腹部没有硬块了，肠道通了，剩下的药就不要喝了。不能因为怕浪费就把剩下的药喝了，那会造成腹泻脱水，损耗身体的津液。

213. 阳明病，其人多汗，以津液外出，胃中燥，大便必鞕，鞕则谵语，小承气汤主之。若一服谵语止者，更莫复服。

病人得了阳明病，汗多，一直出汗，因为里有实热，这个热导致一直出汗。津液外出，胃中燥，汗是什么？汗是津液，津液是从肠胃来的，一直汗出肠胃里的津液就少了。津液少了，肠道里的大便就干硬了。大便硬了对身体来讲是异物，身体就调津液去排，又牵制了津液，津液虚又有热，人就谵语了，用小承气汤。如果大便硬，排不出来，肚子胀满，用大承气汤。如果喝药后大便排了，不说胡话了，后面的药就不能喝了。

第 14 讲 身体虚弱的病人腹泻厉害会有生命危险

214. 阳明病，谵语发潮热，脉滑而疾者，小承气汤主之。因与承气汤一升，腹中转气者，更服一升，若不转气者，勿更与之。明日又不大便，脉反微涩者，里虚也，为难治，不可更与承气汤也。

阳明病，里有实热，说胡话，一阵阵发潮热。脉滑，代表津液比较足，疾脉是脉跳得快。津液足，脉跳得快，身体里有热，谵语潮热，里有淤堵，用小承气汤。

如果喝了一次小承气汤，放屁多，说明肠道的淤堵没有去除，再喝一次小承气汤。若不转气者，勿更与之。放屁，是阳明病一个明显的证，大便不畅，肠道淤堵时放屁会比较多。如果没有放屁，就不要接着喝了。

明日又不大便，脉反微涩者。如果喝了承气汤，第二天又没有大便了。脉反微涩者，里虚也，为难治，不可更与承气汤也。脉涩是津液虚，就不能攻下，攻下会消耗津液，甚至有生命危险，这时用生姜、炙甘草、大枣建中补津液。有一个病人用了大承气汤，但病人是阴证，能量不足，一剂药下去，病人就去世了。

如果身体热得厉害，根据寒热规避原则，不用生姜，像白虎汤里面用知母、粳米、炙甘草来补津液。像曹颖甫生病了以后，通过喝荷叶露、吃梨、吃西瓜补津液。

215. 阳明病，谵语有潮热，反不能食者，胃中必有燥屎五六枚也。若能食者，但鞕耳，宜大承气汤下之。

病人得了阳明病，里有实热，说胡话，潮热，但是吃不下，为什么？因为肠道堵住了！肠道堵住了，食物不能向下运行，里有干硬的大便，可以用大承气汤。如果病人能吃，只是大便硬，也可以用大承气汤。

病人不能吃，谵语、潮热，不论能否进食，肠道里面堵住了，有干硬的大便，手一直出汗，这种情况下都要疏通淤堵。

阴阳：阳
表里：里
虚实：实
寒热：热
抓大局：里实热。

阳明病里实热证，虚实是实，实是物理空间的堵塞，可以用大黄疏通淤堵，芒硝软坚散结兼清热，厚朴枳实理气。

216. 阳明病，下血谵语者，此为热入血室，但头汗出者，刺期门，随其实而泻之，濈然汗出则愈。

阳明病，能量为阳，病位在里，里实热。下血谵语，下血指大便里面有血。谵语是说胡话，可能是热入血室造成的。这个血室指小腹区域，不一定只指女性子宫区域。女性在月经期间，受了风寒热入血室，人白天正常，晚上如见鬼状，不是只有女性是这样的，男的也有热入血室。阳明病，里有实，“阳明之为病，胃家实是也”，有实。下血，身体在排瘀血了。谵语是津液虚有热，导致说胡话。这是热入血室，小腹区域热和血相结了。但头汗出者即只有头部有汗，津液虚了，这个时候用针刺期门穴，泻了以后，身体恢复正常运行了，汗出病就好了。

如果热入血室，小腹有瘀血，同时有半表半里证，肋骨按痛，肠道里面也有淤堵，这个时候可以用大柴胡汤。如果是大柴胡汤证，有上热，肠道也有实热，胃弱，同时有瘀血，胡老用的是大柴胡加上祛瘀血的药，一般合桂枝茯苓丸。如果是瘀血，再加上有热，可以用牡丹皮、桃仁活血化瘀。如果身体寒，有瘀血，用川芎、当归等热性的活血化瘀药。

如果津液虚，有热，热和血结在小腹，没有半表半里证，只有热和血，小便不利，可以用桃核承气汤。如果是干性的瘀血，人精神不稳定，容易发狂，用抵当汤。

如果有干性瘀血，同时有阴虚阳亢，中成药可以用大黄䗪虫丸，大黄䗪虫丸在《金匮要略》里面有。下瘀血汤、抵当汤里有水蛭、虻虫、䗪虫等虫类药，只有用虫类药才可去掉干性瘀血。

第 15 讲　严重便秘的几种处理方法

217. 汗出谵语者，以有燥屎在胃中，此为风也，须下者，过经乃可下之。下之若早，语言必乱，以表虚里实故也。下之愈，宜大承气汤。

汗出谵语，谵语是肠道里有淤堵，里有实热。如果病人有表证，比如太阳中风，怕风，身体发热，汗出，有表证还没有解。阳证的病，“表里同病，先表后里”，应该先用桂枝汤之类的方子解表，然后用承气汤攻下。“下不厌迟”，攻下的时候不要着急，表证解了再攻下，不然体表的热下陷容易形成痞结或结胸，阴证的病人容易有脏结。

有的条文里面太阳表证、半表半里证、里证合病，用了小柴胡汤，这是“三阳合病，治从少阳”。三阳合病的时候，发汗也不合适，攻下也不合适，只能从疏通半表半里来解。三阳合病的时候，津液虚，腹泻、发汗会损耗津液，所以只用柴胡剂，脾四味的人参、生姜、大枣、炙甘草建中补津液，柴胡疏通半表半里，黄芩清上热，半夏降逆止呕。表里同病，只有表证和里证的时候，先解表，表解了再攻里。如果只剩下里证了，发热、谵语、手脚一直冒汗，腹诊时有硬块，肚子里有干硬的大便，大便硬了加芒硝，芒硝软坚散结，用大承气汤。

“下之愈，宜大承气汤”，是说这类的情况适合用大承气汤，不是“主之”，主之是这个方子非常合适。“宜”是“可以”，还要随证治之，这个证是怎样的，“观其脉证，知犯何逆，随证治之”。表里原则，核心是津液的问题。人体的津液是有限的，不能一边发汗，一边腹泻。

如果津液充足，可以表里同解，身体自己就能把病排出去。如果表证轻微，只有一点点鼻塞，但是半个月不大便，手足热，手足濈然汗出，里证紧急，肯定要先从里排病。要根据实际情况抓大局。如果表证里证没有一个明确的大局，表里同病，就要先表后里。

218. 伤寒四五日，脉沉而喘满，沉为在里，而反发其汗，津液越出，大便为难，表虚里实，久则谵语。

伤寒四五日，脉沉而喘满，伤寒四五天，脉沉，病在里；喘满，是胸满；沉为在里。而反发其汗，脉沉是病在里，身体向里排病，这个时候用麻黄、桂枝向体表发汗，和身体诉求不一致。津液越出，发汗以后，津液本来向肠道攻里，发汗把津液向外排，肠道里面的津液就少了，大便干。

发汗以后，体表的津液虚，里是实的。表虚里实，津液虚，久之，身体还有热，津液虚，有热的病人就会说胡话、谵语。如果单纯是里实热证，要尽快用承气汤攻下。“急下存阴”是传统的说法，即快速泻下，去淤堵，津液回来，人即愈。

如果病人是承气汤证，遇到医生不敢用承气汤，让病人拖着，里面堵得越来越实了，也有热，津液也虚了。这时如果用攻的方法，没有津液，不攻则病邪太盛，病人生命垂危。虽然说“阳明无死证”，但是没有得到及时有效的治疗，也可能因庸医误治而危及生命。

便秘，肠道淤堵严重，有几种情况：

1. 里实热，津液虚，严重的情况有的医生一边给病人输液补津液，同时攻下。

2. 还有一种方法，用开塞露，或猪胆汁加醋灌肠，把大便排出来，不损耗病人的津液，也是可行的。

3. 老人轻微便秘，津液虚，可以用麻子仁丸。

4. 阴证病人能量不足的便秘，可以考虑四逆汤。

5. 阴虚阳亢的便秘，考虑滋阴。

总之，要辨证，随证治之。老人轻微便秘，可以用麻子仁丸。严重的便秘，大便干硬，能量不足，可以用开塞露。如果便秘不能解决，里有实热，津液虚，长期用开塞露对身体的影响非常大。所以一定要把津液恢复了，再攻里。任何时候都要“健脾胃，存津液”，保证肠胃的健康运行，肠胃运化能力正常，才有津液产生。辨证要时刻注意病人身体的津液情况，不能过度损耗津液。如果病人能量虚了，损耗津液一次可以，损耗两次，病人可能会有生命危险。

219. 三阳合病，腹满，身重难以转侧，口不仁而面垢，谵语遗尿，发汗则谵语；下之则额上生汗，手足逆冷。若自汗出者，白虎汤主之。

知母（六两）石膏（一斤，碎）甘草（二两，炙）粳米（六合）

上四味，以水一斗，煮米熟汤成，去滓。温服一升，日三服。

这个条文可能是错简。三阳合病，有表证、里证、半表半里证。腹满，腹部胀满。身重难以转侧，病位在表，体表有水湿，身重，可以用大青龙汤、小青龙汤、麻黄汤、麻黄加术汤之类的方子，发汗解表。没有半表半里证，应该是漏失了，比如心烦恶心，肋骨按痛。

三阳合病，体表有水湿，病位在表；口不仁而面垢，吃东西的时候没有味道，脸也是脏脏的，说胡话，遗尿，这个时候已经津液不足了，发汗会使津液更虚，里还有热。如果用泻下的方法，额头生汗，手脚冰冷，津液虚会发展到阴证。

这种情况既不能用发汗的方法，也不能用泻下的方法，三阳合病，治从少阳，还是用小柴胡汤。如果有热证，可以在小柴胡汤里加生石膏。如已泻下，病人自汗出，表证解了，没有半表半里证，泻下以后肠道里的淤堵也没有了，只是有热，用白虎汤来清热。

220. 二阳并病，太阳证罢，但发潮热，手足漐漐汗出，大便难而谵语者，下之则愈，宜大承气汤。

二阳并病，太阳病和阳明病，表证和里证碰到一起了。太阳证罢，表解了，只剩下里证了。潮热，一般是里有实，一阵阵发热，手脚心汗出不止。在大承气汤中，有一个证是手足漐漐汗出，说明大便已经干硬了，不易排出来。津液虚有热，病人谵语，下之则愈，用大承气汤。这个情况要赶快攻下，如果不能断定是否有淤堵，张仲景认为可以先用小承气汤试一下，服药后如果病人一直放屁，接着可以用大承气汤。

第 16 讲　《伤寒论》中多种温病的处理方法

221. 阳明病，脉浮而紧，咽燥口苦，腹满而喘，发热汗出，不恶寒反恶热，身重。若发汗则躁，心愦愦 [kuì] 反谵语。若加温针，必怵惕 [chù tì] 烦躁不得眠。若下之，则胃中空虚，客气动膈，心中懊恼，舌上胎者，栀子豉汤主之。

阳明病，里有实；脉浮而紧，还有表证。咽燥，嗓子干，口苦，腹满而喘。咽燥口苦是半表半里证，但是身体有热的时候也可能口苦，津液虚嗓子也会干。三阳合病，脉浮紧，有表证；咽燥口苦，半表半里证；腹满而喘，发热汗出，不恶寒反恶热，身重，这是里实热，里证。

三阳合病，治从少阳，用小柴胡，热重加石膏。如果发汗了，或者用了温针，病人出了很多的汗，病人身体躁动，心中愦愦，津液虚有热，谵语说胡话。用了温针以后，病人也会出汗，损耗津液，人就会烦躁、不能睡觉。如果用泻下的方法，肠道里津液少了。客气动膈，心中懊恼，舌上胎者，是津液虚有热，用栀子豉汤。

阴阳：阳
表里：里
虚实：虚
寒热：热
抓大局：里有热，津液虚。

栀子豉汤证是以里热为主，有时病人的食管感到有热，不舒服，虚烦不得眠，这种证用栀子豉汤。半夏泻心汤暂且可以定义为厥阴病的方剂，因为寒热错杂，上热下寒，以胃虚寒有痞结为主，有呕利痞的证。如果单纯食管热，是栀子豉汤证，为阳明病。

222. 若渴欲饮水，口干舌燥者，白虎加人参汤主之。

如果病人口渴想喝水，口渴想喝水是里，津液虚。口属于消化系统，口干是里，舌燥一般是里热，舌苔腻润滑一般是寒。津液虚，渴欲饮水，口渴想饮水，口干舌燥，这个不只是口干了，是干燥，津液虚得严重了，还口渴，里有热，用白虎加人参汤。生石膏清热，知母、粳米、人参、炙甘草建中补津液。如果没有大烦渴，可不加人参。

阴阳：阳
表里：里
虚实：虚
寒热：热
抓大局：津液虚的温病。

热证的几个方子，总结一下：津液不虚的热证，麻杏石甘汤；如果是津液虚的热证，是白虎汤；津液虚，大烦渴的热证，用白虎加人参汤。如果这个人以咳嗽为主，痰非常多的热证，热不重，用桑菊饮；如果热重，用麻杏石甘汤；还有银翘散，和桑菊饮差不多，也是金银花、连翘这些宣散的药，用于热偏重的情况。麻杏止咳糖浆、桑菊感冒颗粒、银翘散是家中常备的中成药。

223. 若脉浮发热，渴欲饮水，小便不利者，猪苓汤主之。

猪苓（去皮）茯苓泽泻阿胶滑石（碎，各一两）

上五味，以水四升，先煮四味，取二升，去滓，内阿胶烊消。温服七合，日三服。

病人脉浮，身体发热，病在表，发热有表证会脉浮。有的时候温病，热证的时候，脉是浮大、洪大，身体有热。渴欲饮水，口渴想喝水，同时小便不利，有水饮，猪苓汤主之。但是这个条文，脉浮发热，口渴想喝水，小便不利，就能用猪苓汤吗？不一定。这个条文的证加上小便发烫，小便涩痛，提示下焦有湿热，阴虚阳亢，可用猪苓汤。

小便不利的临床表现有一条是热病伤津，表现为小便不利，身热无汗，烦渴，口干舌燥，便秘，初起发热恶寒，接着壮热汗出舌红，苔黄而干，脉弦细而数。小便不利的原因有湿热、热证、气滞、水饮、中气下陷、阴证、瘀血等，都可能导致小便量少、尿频、尿急、尿不净等表现。如果小便量少，发热脉浮，口渴，津液虚有热，是白虎加人参汤证，有热，想喝水，身体缺津液，当然小便就少了。

《伤寒论》为什么难懂呢？因为条文言简意赅，有的条文没有把所有的证补齐。如果把条文中的证都补充齐了，所有的条文都会变得清楚明白。有位医生写医案，只写主要的证，接着把方子开出来了。但根据这几个证开不出这个方子，我就问这位医生，有没有其他的证，他说有的，在复诊的记录里又补充了一些证。

假如一个人，脉浮发热，口渴，想喝水，小便不利，可能是白虎加人参汤证。如果还有怕冷怕风，脉浮发热，口渴，想喝水，可能是有表证，有水饮，用桂枝加茯苓白术汤。所以只有脉浮发热，渴欲饮水，小便不利三个条件，是开不出猪苓汤这个方子来的，必须把其他条件补充上，才能确认是猪苓汤证。

问诊也非常关键，全部的信息都要问齐。如果信息没有收集完整，辨证时大局抓不准，方子容易开错。

有时做医案练习，有病人的问诊单，但开不出方子，因为有的信息不明确，还要继续确认，比如脉浮发热，这个脉浮发热是表证的脉浮发热，还是肠道里面有淤堵，里实热证的脉浮发热呢？这时就要再进一步地确认，看有没有怕冷怕风，如果怕冷怕风，那是表证；没有怕冷怕风，脉浮发热还汗出，可能是里实热证。

猪苓汤里面有猪苓、茯苓、泽泻，淡渗利水。猪苓、泽泻性寒，茯苓性平。猪苓止渴作用比较强。泽泻向下利水，是一种向下的势能；如果没有水饮，泽泻和猪苓都可以清热。阿胶滋阴，活血化瘀。滑石性寒，和生石膏类似，可清下焦的热。如果小便发热、涩痛，阿胶和滑石都要用。

有医生建议用干地黄来代替阿胶，因为阿胶贵，这样能减轻病人的负担。我用了以后病人反馈疗效好。如果病人有肾结石、尿道结石，有猪苓汤证，可以用猪苓汤加大黄。我的姐夫有肾结石，就用猪苓汤，阿胶很贵没有买，就买了点猪皮，煮了以后，凉拌了当菜吃。过了一段时间去检查，结石没有了。

如果病人是阴证，有尿道结石、肾结石，猪苓汤加附子，阴证需要加附子补能量。下焦有热，用滑石。所以病人寒热药并用，有是证用是药。在方证对应的基础上，一定要把人体的势能搞明白，这样才明白张仲景为什么这样开方，知其然，也要知其所以然。张仲景开的方子好，要把里面的原理弄明白，把所有的证收集齐了，辨证准确了，抓住了大局，疗效就好。掌握了人体势能，可以灵活变化，开出来的方子符合人体诉求。即便是张仲景来了，遇到这个证，开的方子也是如此。

猪苓汤证的大局是下焦有湿热，女性的妇科炎症、阴痒、白带黄、小便涩痛，可以用猪苓汤。承气汤证主要是肠道的问题，肠道里面有干硬的大便，还有热。白虎汤证主要是身体有热，没有实，只单纯津液虚有热。猪苓汤清下焦的热，有水饮，还有阴虚，小便涩痛，滋阴用阿胶、干地黄，这两味药还可活血化瘀。如果肠道有淤堵，用承气汤类的方子，如桃核承气汤、大小承气汤、调胃承气汤等。

> 224. 阳明病，汗出多而渴者，不可与猪苓汤，以汗多胃中燥，猪苓汤复利其小便故也。

肠道里有淤堵，汗出多，口渴，津液虚得严重了，同时肠道有实热，应该用调胃承气汤。如果用猪苓汤利水，津液就更虚了。如果津液虚明显，肠道有热，没有淤堵，用白虎汤。

第 17 讲　提高免疫力的关键在于肠胃消化吸收能力强，身体的津液充足

> 225. 脉浮而迟，表热里寒，下利清谷者，四逆汤主之。

甘草（二两，炙）干姜（一两半）附子（一枚，生用，去皮，破八片）

上三味，以水三升，煮取一升二合，去滓，分温二服。强人可大附子一枚、干姜三两。

脉浮而迟，脉浮，同时脉迟。表热里寒，体表热，里寒，穿着衣服虽然热，但是不脱衣服，同时怕吃凉的。下利清谷，腹泻，大便里有未消化的食物。以前一个朋友下利清谷，即便把胡萝卜炖得非常烂，吃下去也不能消化，这就是肠胃虚寒造成的。

中医疗效好，辨证方法简单便利。《伤寒论》适合向全国推广，对老百姓利益非常大。学中医，可以为家人、朋友解除病苦，有余力者还可以科普中医，最起码生病后知道如何找合适的中医看病。中医发展有两方面，一方面要努力提高医术，让自己对人体的理解越来越深，提高治病疗效；另一方面做中医科普，让越来越多的人了解中医。这两个方面结合起来，中医发展会如虎添翼。

脉浮迟，下利清谷，阴证，体表有热，里寒。治病求其本，里寒就是寒证，里热就是热证。里寒，用干姜温里，生附子恢复身体的机能。附子相当于高压电，给人体恢复机能，而不会在体内留下什么东西。

阴阳：阴
表里：表和里
虚实：虚
寒热：寒
抓大局：里虚寒的太阴病。

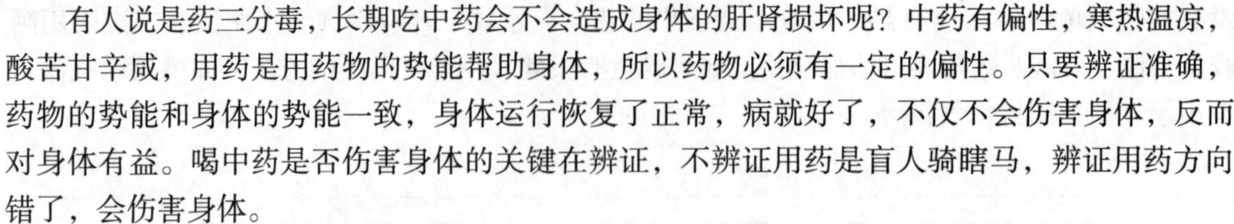
有人说是药三分毒，长期吃中药会不会造成身体的肝肾损坏呢？中药有偏性，寒热温凉，酸苦甘辛咸，用药是用药物的势能帮助身体，所以药物必须有一定的偏性。只要辨证准确，药物的势能和身体的势能一致，身体运行恢复了正常，病就好了，不仅不会伤害身体，反而对身体有益。喝中药是否伤害身体的关键在辨证，不辨证用药是盲人骑瞎马，辨证用药方向错了，会伤害身体。

226. 若胃中虚冷，不能食者，饮水则哕。

如果胃虚寒，吃不下饭，喝水就哕，因为胃弱了，喝水后不能把水气化成津液，这时要温里。大局是里虚寒，温里补津液即可，可以用甘草干姜汤或四逆汤。

阴阳：阴
表里：里
虚实：虚
寒热：寒
抓大局：里虚寒。

227. 脉浮发热，口干鼻燥，能食者则衄。

脉浮发热，病在表。口干鼻燥，口鼻干燥得很，津液虚。能吃胃口好，胃有热，有热会消谷善饥。肠胃里有热，津液又虚，脉浮，身体还发热，津液虚有热，可能会动血排邪，流鼻血。有的小朋友经常流鼻血，14 岁以下的儿童流鼻血，一般是动血排邪，流鼻血后就不感冒了。在中医里，流鼻血称为出“红汗”。

脉浮发热，口干鼻燥，能食者，这几个证合起来是温病，津液虚，所以流鼻血。脉浮发热是不是表证呢？身体调集津液到体表，是表证。津液虚有热，脉浮发热，口干鼻燥，能食者，用白虎汤。

阴阳：阳
表里：表
虚实：虚
寒热：热
抓大局：津液虚的温病。

如果脉浮发热，怕冷怕风，口干鼻燥，上面津液虚，可以用桂枝加葛根汤。人没有汗，怕冷怕风，口鼻干燥，用葛根汤。葛根汤把津液往上提，姜草枣建中，麻黄桂枝发汗。所以说一个条件变了以后，整个方子的大局都变了。中医的精微之处就在辨证，加一个证，如果脉浮发热、口干鼻燥，同时怕冷怕风，流鼻血，身体的证就完全不一样了。

228. 阳明病，下之，其外有热，手足温，不结胸，心中懊恼，饥不能食，但头汗出者，栀子豉汤主之。

阳明病，胃家实也，里实热。下之，攻下想去除肠道的淤堵。其外有热，体表还有热，手足是温的。不结胸，没有结胸。心中懊恼，饥不能食，但头汗出。但头汗出，只有头汗，津液虚。饥不能食，是胃弱。心中懊恼，手足温，外有热，这是胸中有热，是栀子豉汤证。心中懊恼，虚烦不得眠，是栀子豉汤的证，用栀子豉汤。栀子清热，豆豉滋养津液。

阴阳：阳
表里：里
虚实：虚
寒热：热
抓大局：津液虚的热证。

阳明病，攻下后心中懊恼，没有结胸，饥不能食，变成栀子豉汤证了。如果表证攻下后，体表的热到心下和水结在一起，容易形成结胸，或者心下痞。阴证的表证攻下后可能会形成脏结。

第 18 讲　三阳合病，治从少阳

229. 阳明病，发潮热，大便溏，小便自可，胸胁满不去者，与小柴胡汤。

病人得了阳明病，发潮热，潮热是因为里面有淤堵了。大便溏，虽然里有淤堵，但大便是稀的，堵得也不严重，小便正常。胸胁满不去者，胸胁满，肋骨按痛，胸闷，这是半表半里证。有半表半里证，如果大便有积滞，大便干，便秘，有潮热，可以用大柴胡汤。

病人有潮热，肠道里有积滞，还有胸胁满，但是大便溏，用小柴胡汤。如果大便稀溏，拉红色的水，想吃西瓜，这是有里热，发热，可以加生石膏。如果只是腹泻，大便臭，不想喝凉水，是肠道的炎症，热在里，可以加黄连清里热。如果里证明显，腹胀，大便量少，屁多屁臭，肠道淤堵，用大柴胡汤。

根据病人的情况来开方，随证治之。首先是问诊，问诊需要功夫，信息要收集得全面，理法清晰，辨证精准，多证互参，抓住大局。方证对应所讲的辨方证，其实也是抓大局。

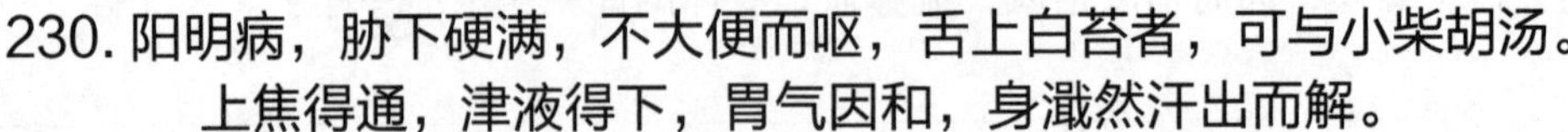

230. 阳明病，胁下硬满，不大便而呕，舌上白苔者，可与小柴胡汤。上焦得通，津液得下，胃气因和，身濈然汗出而解。

胁下硬满，肋骨胀痛或者按痛，是半表半里证。不大便而呕，呕吐，是里证。舌上白胎者，说明里不热。胁下硬满，呕吐，有半表半里证；不大便，有里证，舌上白苔者，里没有热，是津液能量不足，无法排出大便，用小柴胡汤。苔白厚腻是有水湿，而且寒，可以加利水的药。如果苔白厚粗糙，或苔黄厚，肠道有热，有淤堵，用大柴胡汤。

上焦得通，津液得下，胃气因和，身濈然汗出而解，用了柴胡剂以后，上焦通了。里实热严重用大柴胡汤，疏通了半表半里，肠道通了，病就好了。如果里的淤堵是因虚致实，津液不足，没有能量排淤堵，用小柴胡汤，身体有能量了就排出淤堵了。

阴阳：阳
表里：半表半里
虚实：虚实夹杂，因虚致实
寒热：寒
抓大局：津液虚的半表半里证
开方：小柴胡汤。

231. 阳明中风，脉弦浮大而短气，腹都满，胁下及心痛，久按之气不通，鼻干，不得汗，嗜卧，一身及目悉黄，小便难，有潮热，时时哕，耳前后肿。刺之小差，外不解。病过十日，脉续浮者，与小柴胡汤。

阳明中风，病人有阳明病和太阳中风。阳明病的提纲："阳明之为病，胃家实也。"前提是肠胃里面有实，有淤堵，中风是津液虚的表证。脉弦浮大而短气，腹都满，胁下及心痛，久按之气不通。脉弦，一般少阳病脉弦，脉浮病在表，脉大津液虚。气短，胁下及心痛，肋骨边缘周围按着痛，这是半表半里证。腹都满，腹部胀满是里证，肠道里有实。鼻干不得汗，鼻子干相当于口干，里实牵制了津液，上面的津液虚。嗜卧，身体的津液不足，津液虚，人没有精神，喜欢躺着，一般是能量不够。还有一种情况，温病多嗜睡，能量过盛。嗜卧和嗜睡的原因不同。

一身及目悉黄，身体、眼睛都发黄。小便难，小便不利。两个条件，小便难，加上一身及目悉黄，体内有湿热，有黄疸。如果单纯小便难，有可能是津液不够，这里是有湿热。

有潮热，潮热是身体里面有实，一般是下午的时候，一阵一阵的发热。潮热为什么这样发呢？潮热是指里实证，因为肠道里有淤堵牵制了津液，津液不够了，偶尔津液足的时候，才会把热发出来，就是一阵阵的潮热。

时时哕，胃虚弱，为了减轻身体的负担，想把食物排出去。耳前后肿，耳朵周围的区域一般归为半表半里。刺之小差，放点血会好一点。外不解，仍然有表证。

这是一个完整的医案：病人脉弦浮大，气短，腹部胀满，胁下按痛，鼻子干，没有汗。这里没有汗，也是津液不多，一直没有精神，喜欢躺着。全身发黄，小便少，发潮热，还有想呕吐，耳朵前后肿，表证、半表半里证、里证全都有，按照八纲辨证：

阴阳：脉弦浮大，是阳脉

表里：有表证，中风外不解，属于表。鼻干、胁下及心痛，久按之气不通，半表半里。腹满，潮热，里证

虚实：不得汗，嗜卧，是津液虚。一身及目悉黄，有湿热，这是实。腹都满，这是里实，虚实夹杂

寒热：有潮热，没有寒

抓大局：三阳合病，体表有湿热，津液虚。

三阳合病，治从少阳，用小柴胡汤加茵陈蒿汤。

茵陈蒿汤去体表湿热，利小便，清湿热，用茵陈蒿、栀子和大黄，大黄只稍微加一点，让肠道保持疏通，以不腹泻，不排水样便为度。

如果单纯是半表半里证，津液虚，是虚证，用小柴胡汤；半表半里证加上阳明病，就是大柴胡汤证了，是实证。还有一种是虚实夹杂，小柴胡加大黄。这个证可以用小柴胡汤合茵陈蒿汤，因为津液虚，体表有湿热或者肠道里的淤堵牵制了津液，造成津液虚，所以大黄加一点即可。只要不引起腹泻，就不违反“三阳合病，治从少阳”，或“表里合病，先表后里”的原则，桂枝汤加一点大黄是可以的，只要不造成人体津液的过度损耗就没有问题。

刺之小差，外不解。针刺后好了一些，表证还有。针药并用，疗效会非常好。

病过十日，脉续浮者，与小柴胡汤。过了十天仍脉浮，还有表证、里证和半表半里证，则按照“三阳合病，治从少阳”，用小柴胡汤。第 394 条文：伤寒差以后，更发热，小柴胡汤主之。脉浮者，以汗解之，脉沉实者，以下解之。如果不是三阳合病，但脉浮发热，且津液已虚，表证和里证不明显的发热，则根据排除法，属于半表半里，可以用小柴胡汤。

从这个条文可以看出来，每个条文都可以当作医案来看待，脉的情况，舌苔是怎样的，哪些证没有，要补齐，辨证才可以开出合适的方子。

如果没有里证，只有湿热和半表半里证，用小柴胡汤合茵陈蒿汤。如果有半表半里证，有表证，没有湿热，用柴胡桂枝汤。如果有半表半里证，津液不虚，肠道堵，腹胀满，潮热，用大柴胡汤。如果同时还有黄疸，加茵陈蒿、栀子。

第 19 讲　问诊非常能体现一位中医的辨证功夫

232. 脉但浮，无余证者，与麻黄汤。若不尿，腹满加哕者，不治。

麻黄（三两，去节）桂枝（二两，去皮）甘草（一两，炙）杏仁（七十个，去皮尖）

上四味，以水九升，煮麻黄，减二升，去白沫，内诸药，煮取二升半，去滓。温服八合，覆取微似汗。

这个条文是接上面第 231 条的，如果只是脉浮而没有其他的证，如全身酸痛，脉浮紧，无汗等，用麻黄汤。但仅凭脉浮，就用麻黄汤，是否过于草率？如果这个人有自汗出，用了麻黄汤以后，人会大汗出而脱水，身体会痉挛，或者进入阴证，或脚挛急，小腿抽筋。

《伤寒论》为什么难懂呢？因为它文字精简，有的证没有写出来。我们需要把没有写出来的证补齐。证不齐，如果证齐了，大家都能开方出来。如果是麻黄汤证，脉浮紧，全身酸痛，骨节疼痛，无汗而喘，怕冷怕风，开麻黄汤是很容易的。

临证时如果只知道一部分证的信息，有的证不明显，要继续问诊和辨证，把思路理清楚了，才能开出正确的方子。问诊能力非常能体现一位中医的辨证功夫。

若不尿，没有小便，腹满加哕者，不治。脉浮，应该有表证；小便不利，肚子胀满则为胃弱，人体能量不足。腹满加哕逆，说明胃弱至极，人的消化吸收功能严重受损；肠道又堵住了，要急下存阴，但是胃弱，津液又不够，正虚邪强，这个时候就很难治了。尤其是有腹水，再加上黄疸，就很难治了，胡老也讲这种情况一般都不易治好。

学中医，理法要非常清晰。如果病入膏肓了，没办法恢复身体的免疫力了，治起来就很难了。即便病重无法治了，这时合理用药也可以大大减轻病人的痛苦。学中医，对家人会有很大帮助。最理想的情况是治未病，知道生病的原因，自己的生活方式健康，饮食摄入合理，每天坚持运动，不熬夜，思虑少。正所《黄帝内经》所讲："恬淡虚无，真气从之，精神内守，病安从来？"

明朝有一个医家喻嘉言，他喜欢给病人诊病后再给病人及家属讲一下病的情况，把开方的理由讲给病人听，这种方式非常好。我有时也会给病人讲身体情况，发生了什么问题，以及如何进行治疗。病人明白道理了，容易配合治疗。而且给病人讲解，也可以让辨证的思路清晰，不容易犯错。

学伤寒的人生病了进行咨询，先填写问诊单，接着释证，辨证，八纲分析，抓大局，开方。给自己讲一下辨证思路，要能讲得明白，如果讲不明白，就说明思考得不彻底。如果咨询的人辨证功夫有基础，问诊单填写准确，就可以直接给建议。如果问诊漏洞百出，辨证也是错的，说明尚未掌握正确的方法。病人当面问诊一刻钟就可以了，接着辨证，方子就开出来了。在网上问诊，需逐一向病人提问，用的时间长一些。如果有的细节没弄清楚，证就确认不了，那方子开出来可能是错的。大家向医生咨询辨证开方的问题时，自己要有一定的基础，否则直接求诊更为妥当。

第 20 讲　蜜煎导通便完胜现在的开塞露

233. 阳明病，自汗出，若发汗，小便自利者，此为津液内竭，虽硬不可攻之，当须自欲大便，宜蜜煎导而通之。若土瓜根及大猪胆汁，皆可为导。

蜜煎方

食蜜（七合）

上一味，于铜器内，微火煎，当须凝如饴状，搅之勿令焦着，欲可丸，并手捻作挺，令头锐，大如指，长二寸许。当热时急作，冷则鞕。以内谷道中，以手急抱，欲大便时乃去之。疑非仲景意，已试甚良。

又大猪胆一枚，泻汁，和少许法醋，以灌谷道中，如一食顷，当大便出宿食恶物，甚效。

阳明病，肠道有淤堵。自汗出，阳明病，如果里有实热，也会汗出，甚至到了大便硬的程度，手濈濈汗出，一直在出汗。若发汗，如果用了发汗的药，病在里，就不能从表来解。用了发汗的药，发汗从体表损耗了津液。小便自利也会消耗身体的水分。如此从两个渠道损耗津液，身体的津液不足了。这时即便大便硬，也不能攻了，虽然是阳明证，但津液虚了。

虽然“阳明无死证”，但是治疗错误的时候，人的津液虚得严重，病人也可能会死亡。所以要遵循《伤寒论》的核心原则“健脾胃，存津液”，要时刻注意人体的津液。得了阳明病，急下存阴，赶快帮助身体排淤堵，淤堵去了，津液回来了，病人就能救回来。如果遇到医术不好的医生，不敢攻下，就会造成淤堵牵制人体的津液，津液就越来越虚，进入阴证了。这时攻下不合适（津液虚），不攻也不合适（有淤堵）。之前说过，有一个医生遇到这种情况，一方面输液、输水补充身体水分，另一方面用攻下的药，这是一个解决问题的方法。如果津液更虚，不能攻，可以用蜜煎导。

蜜煎导用蜂蜜，需要先炼蜜。把蜂蜜放进锅里面熬制，熬制过程中用筷子蘸一点蜜，滴到一碗水里。如果蜂蜜下去以后没有散开，是圆珠状的，这个时候蜜熬制得就可以了。然后取出来一些蜂蜜，等稍微凉一些了，用手把它捏成一个圆锥形状的（实际可以做成中间粗两头尖的形状），上面细一点，塞到肛门里边，用手托着。到病人有便意的时候，然后放开，大便就出来了。

有人自己制作蜜煎导，效果完胜开塞露。有的小朋友有积食便秘不大便，用开塞露很方便，但长期用对身体也不好。还有一个方法是用猪胆汁，再加一点醋，灌到肠道里。药店里面有灌肠器，用起来方便。之前有一个病人，病重喝不了药，药熬好了，用灌肠器从肛门灌进去，灌药后病人恢复了很多。紧急情况下可以用这个方法。

津液不足的便秘有三个治疗方法：第一个是用蜜煎导，蜂蜜炼了以后弄成圆锥形，上面细一些，可以帮助排便。第二个是用猪胆汁加醋，用灌肠器灌到肠道里面去。第三个是用开塞露。

如果病人喝不了药，胃很弱，喝了就吐，或者喝一点就打嗝不止，可以用灌肠的方法，也可以每次喝一点点，少量多次服用，一天喝完一剂药即可。灌肠后药物在肠道里也能吸收

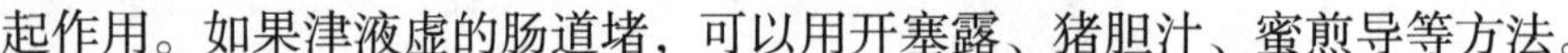

起作用。如果津液虚的肠道堵，可以用开塞露、猪胆汁、蜜煎导等方法。

第 21 讲　遇到任何情况，都要明白身体想做什么，辨证就有方向了

234. 阳明病，脉迟，汗出多，微恶寒者，表未解也，可发汗，宜桂枝汤。

阳明病，肠道有淤堵。脉迟，一般代表身体有寒或有淤堵，心跳慢了。有些病人肠道淤堵严重，心率低。阴证病人身体寒，脉也迟，有的老人心率每分钟六十多次。女性心率应该是每分钟八十次上下，如果年轻的女性心率是每分钟六十多次，平时运动又不多，心跳慢，可能是身体寒了。

阴阳：阳
表里：表和里
虚实：虚实夹杂
寒热：寒
抓大局：津液虚的表证。

“表里合病，先表后里”，这个时候先用桂枝汤解表。表解了以后，再用承气汤一类的药攻里。如果表证轻微，鼻子稍微鼻塞，便秘已经一周两周了，肚子胀满疼痛，抓大局，里的淤堵是主要矛盾，先用承气汤攻里。表证轻微，不能因为有一点点表证就先解表，里证非常紧急的情况，先解表就不对了。表里同病，先表后里；里证紧急，先里后表，这是抓大局。表证里证都有，有一个桂枝加大黄汤，在桂枝加芍药汤的基础上加一点大黄，帮助身体来排淤堵，只要不腹泻，就不违反先表后里的原则。

三分法，一种表是大局，一种里是大局，第三种是中间状态，要把握好度。人体如果没有特别清晰的状态，就模糊治。比如桂枝汤，桂枝汤里有桂枝、白芍、炙甘草、生姜、大枣，里证不明显，表证是大局，就用桂枝汤了。如果表证一点点，里证严重，里证是大局，就用小承气汤（大黄、厚朴、枳实）。如果是中间状态，桂枝汤基础上加大黄，帮助肠道排淤堵，既不会腹泻，又解表。

法无定法，用药要根据病人的身体状况，有的时候大黄需要 2 ～ 3 克，也可能需要 8 ～ 10 克，根据病人的身体情况做调整。这只是一个方面，不一定就是体重重的人用的药就比较多。我吃大黄甘草丸十粒才会有反应，而一个朋友吃两粒就有反应。每个人的身体的淤堵情况不一样。用药没有定法，要看病人的身体情况。

235. 阳明病，脉浮，无汗而喘者，发汗则愈，宜麻黄汤。

阳明病，肠道有淤堵。阳明病的提纲："阳明之为病，胃家实也"，不一定是里有实热。脉浮，肠道淤堵也可能脉浮，比如有的病人肠道堵了，右寸浮。表证也会脉浮，无汗而喘，津液又不虚。

遇到任何情况都要思考身体想做什么，身体要做什么。脉浮，身体想从表来解病，又没有汗还喘，这是表实证，应该发汗解表。

我们把这个条文当成一个医案：脉浮，阴阳来讲，是阳脉，弱细无力是阴证的脉，这个是阳脉；病位在表和里，阳明病，里边肠道淤堵，虽然没有写比如肚脐两侧按压疼痛，有硬块，没有写这样的证，但是阳明病代表里有淤堵。

无汗是表；喘，存疑，可以定位表，也可以定位里。喘不确定，温病的时候会喘，肠道里面有热的时候也喘。表实证体表毛孔关闭，肺部工作压力增大，人也会喘。肺和大肠相表里，肠胃有实热，腹腔和胸腔是通的，腹腔热了以后，胸腔也会热，人就会喘，可以这样来理解。有表证，有里证；虚实，是表实，里实。寒热，阳明一般里热，太阳一般表寒，条文中没有说怕冷，发烧。这个时候大局是表实、里实，抓大局：表里合病，表里合病的阳证，先表后里，用麻黄汤。

阴阳：阳
表里：表和里
虚实：实
寒热：寒热夹杂
抓大局：表里合病，表实里实。

麻黄打开毛孔，桂枝把能量调集到体表，杏仁帮助宣散一下。麻黄、桂枝发汗解表，杏仁宣散。这对人体的能量没有什么损耗，但是发汗后有点津液损耗，加炙甘草补一点津液。

以后再讲条文的时候，会按照八纲分析，把不足的证补齐，有证无方的会把方子给开出来。用这种方式学条文，理解人体的势能。先学方证，理解每个证在人体里面代表怎样的势能，有哪些证，八纲辨证，多证互参，抓大局。顺应身体的势能，帮助身体恢复正常运行。

第 22 讲　治疗黄疸的秘方是茵陈蒿汤

236. 阳明病，发热汗出者，此为热越，不能发黄也。但头汗出，身无汗，剂颈而还，小便不利，渴饮水浆者，此为瘀热在里，身必发黄，茵陈蒿汤主之。

茵陈蒿（六两）栀子（十四枚，擘）大黄（二两，去皮）

上三味，以水一斗二升，先煮茵陈，减六升，内二味，煮取三升，去滓。分温三服，小便当利，

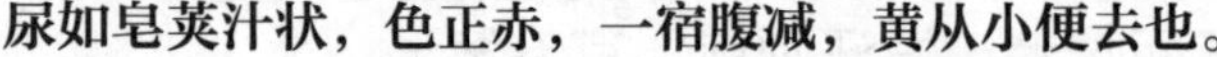

尿如皂荚汁状，色正赤，一宿腹减，黄从小便去也。

阳明病，发热汗出，阳明病一般是里实热，人身体发热了，有汗出。我们来剖析一下发热的原因：肠道里面有实，对身体来说是异物，因此身体会调集津液到肠道，来排异物。异物没有排出之前，津液一直在向里调集，津液越来越多，里边越来越热，开始向外散，到达体表以后，这个人就发热，汗就出来了。汗出会散热，还会排出一部分水分。身体里的热向外排了，湿也排出来了，没有湿热身体就不会发黄。

反之，如果身体有热，有水饮，有湿热，身体就会发黄，得黄疸。有的时候新出生的婴儿有黄疸，身体发黄，在医院里面要晒紫外线灯。如果采用中医的方法，用茵陈蒿、栀子煮水洗澡，也能去湿热。生理性黄疸几天后会恢复，病理性黄疸需要干预治疗。

但头汗出，身无汗，剂颈而还，小便不利，渴饮水浆者，此为瘀热在里，身体发黄。如果这个病人只是头部出汗，到脖子汗就没有了，小便也少。口渴，想喝水，身体里面有瘀热，身体发黄。这是瘀而生热，身体发黄，有湿热，用茵陈蒿汤。

如果已经大汗出了，小便不利，只有头部出一点汗，是津液虚。一直在喝水，但是排不出小便，出汗也少，身体有湿热，也可能会得黄疸。

阴阳：阳
表里：里
虚实：实
寒热：热
抓大局：里有湿热。

有热有湿，则需清热利湿。按照现代医学来讲，是身体里胆红素升高，所以人体发黄。中医在古代没办法分析血液成分，只能思考人体的运行状态。人出汗少，有水湿，还有热，所以得黄疸，从证上来分析身体运行有什么问题。这种辨证方法虽然不如现代医学直接，但是通过实践验证，能解决问题。

怎么清湿热？第一个是茵陈蒿，茵陈蒿性寒味淡，有清香味。味淡，淡渗利水，寒能清热，香可以解表，所以茵陈蒿可去人体湿热。还有栀子，栀子也有香气，也可清热，擅长清食道区域的热。如果一个人食道烧得慌，吃东西噎得慌，就加栀子清食道区域的热，服药后，食道感觉就没有那么烧了。

栀子清三焦的热。像大承气汤里大黄（四两，去皮，酒洗），鲜大黄 30 克晒干以后大约有 10 克，用的剂量不太大。大黄性寒，疏通体内的淤堵。茵陈蒿、栀子、大黄性寒凉，可以清热。茵陈蒿淡渗利水，大黄小剂量用也能清热利水，把身体的湿热去了，黄疸就好了。

茵陈蒿汤，阳明病里有湿热，汗出比较少，身体有热，这种情况才会得黄疸。如果热不明显，随证用茵陈五苓散，或桂枝汤加茵陈也可以。如果是阴证，有湿热，用炮附子补能量，加茵陈。

第 23 讲　记性差、性子急原来是瘀血的原因

237. 阳明证，其人喜忘者，必有蓄血。所以然者，本有久瘀血，故令喜忘。屎虽硬，大便反易，其色必黑，宜抵当汤下之。

水蛭（熬）虻虫（去翅足，熬，各三十个）大黄（三两，酒洗）桃仁（二十个，去皮尖及两人者）

上四味，以水五升，煮取三升，去滓。温服一升，不下更服。

阳明证，肠道里面有淤堵。经常爱忘事，一般人 30 岁以后容易忘事，因为头部的津液不足。为什么津液不足？因为有阴证，或者体内有淤堵牵制了津液，造成津液不足。

病人肠道有淤堵，还健忘，肯定是淤堵的原因。为什么健忘？很可能有瘀血，有干性的瘀血。因为瘀血对人体来说是异物，身体会调集津液来排体内的瘀血，这样头部的津液不足了，人就容易健忘。

针刺放血的时候，有时看到体表一段血管是横着的。胳膊腿上的血管一般是顺着的，突然有一条血管横着，这是瘀血。针刺了以后流出来的血是黑的，甚至有的时候瘀血很臭。瘀血对人体有伤害，应该排掉。但是身体如果没有什么不舒服，不影响正常运行，吃喝拉撒睡都非常好，就不用管这个瘀血。如果身体病了，身体运行异常了，是瘀血引起的病痛，可以在津液能量充足的前提下来放瘀血。

病人有瘀血，牵制着津液，所以容易健忘。有的人性子急，遇事爱发脾气，一点火就着。性子为什么急呢？这是因为大脑在反调津液，瘀血牵制能量。有瘀血会导致健忘、性子急。经济基础决定上层建筑，身体的津液水平能量状态也决定了人的情绪性格。一个人如果身体非常健康，性格相对来说就平和，人很平和，情绪也稳定。如果人有瘀血，有水饮，身体淤堵很严重，头部津液不足，脾气就不好。

谚语说“久病床前无孝子”，因为生病久的人，津液虚，能量低，容易有情绪，脾气很差，对家人经常发脾气，其实是身体不好导致的。

有的小孩好带，不爱哭闹，性格很随和。有的孩子挑食，经常打架，动不动就生气，这是身体有淤堵。

屎虽硬，大便反易，其色必黑者，宜抵当汤下之。大便是硬的，阳明病，但是排大便反而很容易，大便发黑。大便偏黑可能是体内有瘀血，身体在通过大便来排瘀血。大便臭是肠道有热，有热大便就会臭。如果肠道寒，大便一般不臭。好比天凉以后东西不易腐败，反之，夏天剩菜如果没放冰箱，一晚上就坏了。

身体有干性瘀血，牵制了津液，人会健忘，严重时甚至会肌肤甲错（腿上有鱼鳞状的皮肤）。如果用牡丹皮、桃仁、川芎、当归力量会小，应该用中药里的化学武器——水蛭、虻虫、土鳖虫等虫类药。水蛭又叫蚂蟥，它会吸动物的血，吸血时分泌溶血素，使血液不凝固，可以一直来血。牛虻里有抗凝血的成分。这些虫类药可以去顽固性的瘀血。

阴阳：阳
表里：里
虚实：实
寒热：热
抓大局：体内有干性的瘀血。

有一个病人失眠严重，怕热，黑眼圈，皮肤发黑，这些都是瘀血的证。用了抵当汤，病人睡眠改善了，很快就好了。抵当汤有虻虫，就是牛虻，味道腥臭，不好闻。但是病人说，他在吃这个药的时候，闻着特别香，这是对证了。身体喜欢吃什么，是身体的诉求，身体想要的就是对身体有利的。

有的小朋友喜欢喝冰镇饮料，是因为饮料里有香精和糖，如果没有香精和糖，让他吃白开水冻的冰块儿，他也不爱吃。如果小孩子不爱吃白开水冻的冰块，说明他不是真热。如果他喜欢吃，说明身体里面有热。

抵当汤的剂量比较重，缓和一些的是抵当丸。曹颖甫在《经方实验录》里面有一个医案：有一个女性有瘀血，开了抵挡丸，吃了后肚子非常痛，痛不可忍。但是过后瘀血排下来了，病就好了。良药苦口，但是却能治病，帮助人恢复正常的运行。

除了瘀血，人体的淤堵还有几种：

第一是食积，吃多了。现在有很多人吃得太好，运动又少，容易生病。糖尿病、高血压是富贵病，所以要“管住嘴，迈开腿”，不能摄入过量，饮食要清淡，不要吃太多肉蛋奶。吃太多，对身体是负担，变成了淤堵。

第二是水湿，湿气重。舌头胖大，有眼袋，有的中焦有水饮的时候，口水多，肠胃寒。还有痰饮，肺部有痰饮，咳嗽，有各种痰。还有咽部，喉咙这个地方有稀薄的水饮，出气进气的时候有痰鸣声，是痰饮。

第三是气滞。有人经常爱生气，双肩内扣，动不动就爱生气。我也经常生气，下午还喝了一袋木香顺气丸，里边有香附、木香、元胡、厚朴、枳实、陈皮、青皮这些理气的药。一个人性格不好，爱生气，心眼小，其实和身体是有关系的。如果性格不好，会影响身体，身体不好又会导致性格不好，这是一个恶性循环。如果用中医的方法辨证，疏通人体淤堵，津液充足，情绪就稳定了，性格也好了。有气滞，一方面自己要做内心疏导，不能多生气，生气会浪费身体的津液。另一方面可以配合药物调理身体。

第四是痈脓。像肺部的肿瘤，肺痈是痈脓；大肠里面很多褶皱，吃多了以后，运动少，容易有痈脓，有肠痈的人脸上冒油，头发油多，脸上长青春痘，有的身上长疹子或脓包。还有一些有痈脓的人，后背或胸部有甲错的现象。

如果有淤堵，在保证人体津液的前提下，把淤堵去掉，病就好了。慢性病，常年不愈的病一般是淤堵造成的。要疏通淤堵，身体慢慢就恢复了。

第24讲 顺势而为是学习掌握伤寒的精髓

238. 阳明病，下之，心中懊恼而烦，胃中有燥屎者，可攻。腹微满，初头硬，后必溏，不可攻之。若有燥屎者，宜大承气汤。

阳明病，能量为阳，病位在里，用了泻下的方法，之后心里懊恼，心烦。心烦是有上热，或津液虚。胃中有燥屎者，可攻。胃指的是肠胃，大肠、小肠和胃，指消化系统。为什么心烦？因为肠胃里面有淤堵牵制津液，同时又有热，所以人懊恼心烦。还有一种是栀子豉汤证，虚烦不得眠，那是虚烦。这里是肠道里淤堵，首先要多证互参，看看人体到底是发生了什么问题。

腹微满，肚子稍微有一些胀满，大便开始是干硬的，后面是稀的，这个时候不能攻。因为这种初硬后溏的情况，一般是肠胃虚寒。如果里边有燥屎，干硬的大便，手脚汗一直出，腹诊脐周有按痛，可以用大承气汤。如果大便初硬后溏，一般里面虚寒，就不能攻了。但是问诊发现有的病人大便是先干后溏，但是大便也臭，这种情况肠道有热，或者是寒热夹杂。人体各种情况都会发生，身体不会照书生病。

所以在临证的时候，必须要正确理解人体，否则抓大局就不准，治病没有效果。辨证大局抓不准，有的时候甚至治反了，病人身体有热，反而用了热药，病情就加重了。若有燥屎者，宜大承气汤，这只是一个证，要结合前面的心中懊恼而烦，有燥屎，肚子腹诊有硬块，按痛，大便几天没有排，经常放屁，屁臭，大便臭，手心一直出汗，或者睡觉磨牙，翻来翻去，踢被子。如果小朋友有这种情况，可以考虑大承气汤。如果堵得没有那么厉害，大黄和芒硝的剂量可以小一点。

阴阳：阳
表里：里
虚实：实
寒热：热
抓大局：肠道有实热的淤堵。

239. 患者不大便五六日，绕脐痛，烦躁，发作有时者，此有燥屎，故使不大便也。

五六天没有排大便，绕脐痛是肚脐周围痛，按压疼痛。烦是心烦、有热，燥是津液虚。为什么津液虚？按压肚脐两侧有硬块，肠道有淤堵，淤堵牵制了津液，人就会虚烦、烦躁。

躁指身体的反应，烦是心情。发作有时者，指到了一定时间，就开始肚子痛，烦躁。这

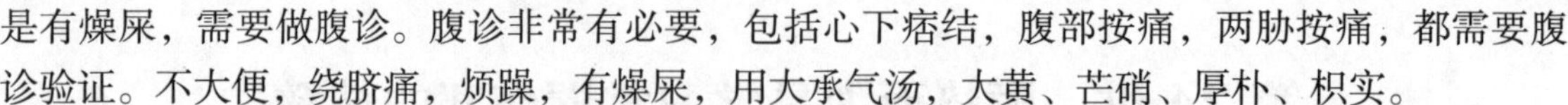

是有燥屎，需要做腹诊。腹诊非常有必要，包括心下痞结，腹部按痛，两胁按痛，都需要腹诊验证。不大便，绕脐痛，烦躁，有燥屎，用大承气汤，大黄、芒硝、厚朴、枳实。

阴阳：阳
表里：里
虚实：实
寒热：热
抓大局：里有实热的淤堵
开方：大承气汤。

240. 病人烦热，汗出则解，又如疟状，日晡所发热者，属阳明也。脉实者，宜下之；脉浮虚者，宜发汗。下之与大承气汤，发汗宜桂枝汤。

病人心烦发热，汗出以后，病就解了。但是过一段时间又发热了，傍晚的时候身体发热，这是阳明病。日晡所发热者，属阳明也。傍晚身体发热，是阳明病，肠道有淤堵，下午病情加重，一般和肠道淤堵有关，现在找到根据了。

脉实者宜下之，脉实有力，说明能量是阳，有淤堵，腹诊也有硬块，按痛，这个时候用大承气汤。脉浮虚者，宜发汗。虽然是发潮热，但脉是浮的，是虚的，没有那么充实。脉浮的表证，说明身体向体表调能量，身体想从表来解病，需不需要用大黄芒硝呢？肯定不能用。要顺势而为。

每一个条文，都可以当作医案，考虑身体的诉求，虽然第一次辨证不准，但是我们知道有几种可能，第二次、第三次可能就抓准了。肠道有淤堵，如果脉不浮，实而有力，用大承气汤。

阴阳：阳
表里：里
虚实：实
寒热：热
抓大局：肠道有实热的淤堵。

如果脉浮虚，身体想从表来解病，用桂枝汤。桂枝汤证也有每天定时发热的情况，比如第 54 条条文：病人脏无他病，时发热自汗出，而不愈者，此卫气不和也。先其时发汗则愈，属桂枝汤证。

阴阳：阳
表里：表
虚实：虚
寒热：虚热
抓大局：津液虚的表证。

身体意欲何为，顺势帮身体一下，身体运行恢复正常，病就好了。脉浮缓表示身体想从表来解病；虚，津液不足，用姜草枣健中；桂枝、白芍打通人体大循环。脉是实的，日晡所发潮热，是肠道淤堵了，用大承气汤，大黄、芒硝、厚朴、枳实。

第 25 讲 掌握了阳明病的原理，肠道肿瘤有办法

241. 大下后，六七日不大便，烦不解，腹满痛者，此有燥屎也。所以然者，本有宿食故也，宜大承气汤。

大下后，即用了大剂量泻下的药，比如大黄、芒硝，或芍药用量超过 50 克，也可能会造成泻下。大下之后，腹泻非常厉害，可能一天拉了多次，津液也少了。所以紧接着六七天没有排大便，心烦，腹部胀满疼痛。腹部拒按或者肚脐左右两侧的天枢穴按压疼痛，或者腹诊有硬块，肠道堵住了，燥屎就是干硬的大便。

正常情况下，大便一天排一次是正常的，两天排一次大便就有问题。如果这个人每天都在正常吃饭，却六七天没有排大便，肯定堵在肚子里面了，这个淤堵很明显。

整个情况合起来就是肠道有淤堵，再加上腹诊的拒按、疼痛，有硬块，肯定有燥屎。如果病人是阳脉，脉很充实，是阳明病，可以用大承气汤。

阴阳：阳
表里：里
虚实：实
寒热：热
抓大局：里实热，肠道堵住了。

如果大便没有变硬，手脚还出汗不多，用小承气汤。如果肚子里已经有硬块，或者手脚一直汗出不止，大便已经变硬了，里面有热，用大承气汤。不容易分辨的时候，先用小承气汤，如果病人放屁多，紧接着再用大承气汤。

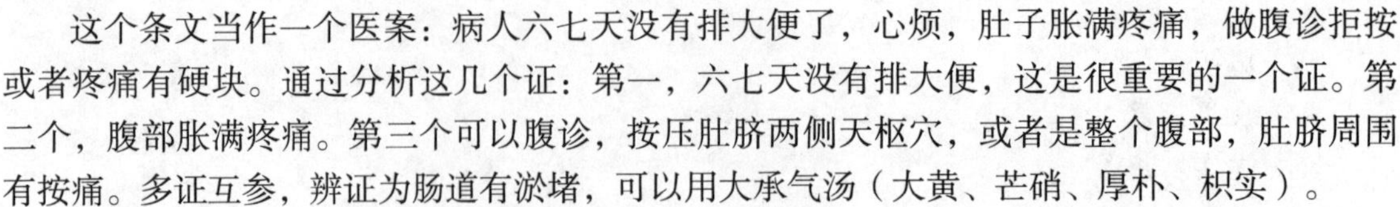

这个条文当作一个医案：病人六七天没有排大便了，心烦，肚子胀满疼痛，做腹诊拒按或者疼痛有硬块。通过分析这几个证：第一，六七天没有排大便，这是很重要的一个证。第二个，腹部胀满疼痛。第三个可以腹诊，按压肚脐两侧天枢穴，或者是整个腹部，肚脐周围有按痛。多证互参，辨证为肠道有淤堵，可以用大承气汤（大黄、芒硝、厚朴、枳实）。

根据淤堵程度不同，人的体重不同，用药的剂量也不一样。有的医生用大承气汤，厚朴、枳实只有几克，芒硝 5、6 克，剂量不多，大黄 10 克，效果还可以。有人 10 克大黄腹泻很厉害，有的人用 15 克也就大便一天排一次。有的人淤堵厉害，有的人淤堵轻，要辨证施治，根据病人的具体情况。有的时候用了 10 克以后，大便是一天排一次，用了 15 克还是一天排一次，一直加量用。曾经有一位病人用到了 50 克大黄。不是每个病人都可以用 50 克，很多病人受不了。

芒硝的用量也是同样的。芒硝在煮药的时候不要和药材一起煮，煮好药倒出来，再加入芒硝溶解。芒硝是咸的，有的小孩不爱吃。我有时是把芒硝装到胶囊里。可以帮助精神分裂症患者去除肠道淤堵，有的医生建议把芒硝当作盐炒菜用，这样吃一段时间，每天大便排得通畅，淤堵去了，津液回来了，病情就减轻了。

242. 病人小便不利，大便乍难乍易，时有微热，喘冒不能卧者，有燥屎也，宜大承气汤。

病人小便不利，小便次数少，说明津液还没有损耗太多。大便一会儿难一会儿易，大便难就是便秘。结合前面的小便不利，大便容易，水从大便排出去了。如果津液不足，大便也难，小便也少，津液的情况可以通过大小便反映出来。

时有微热，病人身体经常发热。喘冒不得卧，气喘，冒是头晕，头晕气喘，不能躺下，这是肠道有淤堵，肠道有干硬大便。阳明病里实热证，身体的热多，这个热不会只局限在肠道，会向上扩散到肺部，肺就会加重呼吸，会喘，这是身体想把热排出去；热向上蔓延到了头部，头就会发晕，头晕头昏。北方冬天，在外边走路很冷，上了一辆带空调的公交车，车里非常暖和，就感觉昏昏欲睡。身体热多，汗多，小便多，人昏昏欲睡等是温病的表现。

但是这个人小便少，没有通过小便耗费身体的水分，所以病人的津液虚不严重，只是肠道里面有淤堵，还没有说胡话，用大承气汤。大黄、芒硝是药对，经常一起用，大黄疏通淤堵，芒硝软坚散结、清热。厚朴枳实理气，厚朴缓和厚重，枳实是小橘子，气味芳香猛烈。厚朴、枳实，经常配合用。如果是胸满，胃部胀满，腹部胀满，容易生气，气滞，用厚朴、枳实。

腹部有气滞，肠道淤堵，但津液不足不适合泻下，可以用四逆散。不论是上边气喘，还是中间的胃胀，或是腹部的胀满都可以用厚朴。

加了芒硝会不会出现加重腹泻呢？如果需要加重排淤堵的力量则可以少加，用 3 ～ 5 克。如果腹内的淤堵比较重，大便硬，用 6 ～ 10 克，主要是根据病人的淤堵情况和大便干硬的程度。芒硝还能够软坚散结。身体的结胸，心下痞硬，也用芒硝下，大陷胸汤证用了大黄、芒硝、甘遂。

这个条文当作医案，病人小便少，便秘，有的时候顺畅，身体有点热，气喘头晕，不能躺下。做腹诊，腹部有硬块或者腹部没有什么异常。第一便秘，第二身体发热，第三气喘，第四头昏，这四个证合起来，说明肠道有淤堵，用大承气汤。

阴阳：阳
表里：里
虚实：实
寒热：热
抓大局：里实热，肠道堵住了。

额头、耳朵前侧、鼻子两侧是足阳明胃经区域，肠道有热的时候，胃经区域也会反应，比如脸红，有疹子。身体有热的时候也可能会气喘。人体是一个整体，一个地方有问题，会影响到其他部位。

第 26 讲　三剂药治好了住院十一天没有看好的病

243. 食谷欲呕，属阳明也，吴茱萸汤主之。得汤反剧者，属上焦也。

吴茱萸一升（洗），人参三两，生姜六两（切），大枣十二枚（擘）

上四味，以水七升，煮取二升，去滓。温服七合，日三服。

吃饭就吐，这是肠道堵住了，或者胃弱无法受纳食物。如果肠道有淤堵，这是阳明证。吃饭就呕吐，平时也不恶心，为什么呕吐呢？要思考人体为什么要这样做。人体里面堵住了，为了减轻淤堵，吃饭以后，身体想向外吐来减少淤堵，所以用药也要顺势而为。

吴茱萸汤证是肠道有水饮的淤堵，里寒。病人喜欢喝热水，里寒；同时头晕呕吐。我刚学中医的时候，我姨头晕呕吐，只要站起来一动就吐，头晕非常厉害，如果去厕所会吐得更厉害。她说："喜欢喝刚烧开的很烫的水。"辨证发现原来是胃寒，加上头晕，呕吐，开方吴茱萸汤合泽泻汤，喝了三剂就好了。

吴茱萸汤里面，吴茱萸是一升（50 克），临证用 15 克都很辛辣了。如果有明显的吴茱萸汤证，吴茱萸要用到 15 克以上。李可老中医讲，一般用到 15 克以后才会起效果。

吴茱萸一升，人参三两，生姜六两，大枣 12 枚。擘就是掰后再用。我一般是用剪刀把大枣剪成几瓣来煮，或者把大枣拧开，露出枣核。

吃了饭就呕吐，不敢吃凉的，喜欢吃热的，吃凉的就受不了，就是里寒。之前我吃圣女果，吃了以后胃里很凉，不舒服，我立即吃姜片，让胃暖和起来。吃东西要根据自己的身体情况，最好不吃凉的。

病人吃了饭就吐，怕吃凉的，或者病人头晕吐得非常厉害，吐涎沫头痛，用吴茱萸汤。

阴阳：阳
表里：里
虚实：虚实夹杂
寒热：寒
抓大局：胃弱虚寒，有寒饮。

吴茱萸在中药里面是最难吃的几味药之一，又苦又辣，比黄连还难喝。吴茱萸的势能是什么？味道是辛的，能够解表；又非常的苦，辛开苦破，苦能破去肠道的淤堵，用于胃家实。吴茱萸是温性的、攻淤的药，大黄、芒硝是寒性的去淤堵药，如果是胃寒有淤堵，用大黄、芒硝不合适，吴茱萸正好。

用吴茱萸的方剂，一个是吴茱萸汤，还有一个是温经汤。温经汤证的病人唇口干，症状很像阳明病，肚子胀满，傍晚的时候身体发热，小腹里急，病人就是下身出血不止，大便或者小便出血。肚子胀满，小腹里急。下午傍晚发热，像阳明证，但是它是瘀血证。瘀血比较厉害，所以也用了吴茱萸，吴茱萸擅长于在身体淤堵严重的时候大开大破，向上能够解表，向下能够把肠道里面的淤堵去掉，这是吴茱萸很明显的势能。

头部、眼部的问题，如青光眼、黄斑病，还有癫痫，美尼尔综合病，如果病人同时有胃弱，和头部的疾病一起，用吴茱萸。治头部的病，一般是表不解，肠道里有寒性的淤堵，可以用吴茱萸。

吴茱萸汤证胃弱，胃虚寒里有淤堵。从虚实角度来讲是虚实夹杂，从寒热角度来讲是寒，从病位属于里。既有肠胃里的实，又有头部的疾患，有表证；这个表证和里证结合很密切，用吴茱萸汤。

小柴胡汤是半表半里证，胃弱上热，是个虚证。两个都有肠胃的问题，一个是肠胃虚，一个是肠胃虚实夹杂，就是小柴胡汤和吴茱萸汤应用的不同。

吴茱萸汤的相关条文在《伤寒论》和《金匮要略》里面，要好好学习一下。有这个证的时候，就一定要用，相当于阴虚阳亢必须要滋阴，三阴病就要用附子补能量，否则病好不了。人体需要什么帮助，就要用这个势能的药，这就是顺势而为。

第 27 讲　五苓散用于寒热不明显的水饮，而吴茱萸汤用于寒性的淤堵

244. 太阳病，寸缓、关浮、尺弱，其人发热汗出，复恶寒，不呕，但心下痞者，此以医下之也。如其不下者，病人不恶寒而渴者，此转属阳明也。小便数者，大便必硬，不更衣十日，无所苦也。渴欲饮水，少少与之，但以法救之。渴者，宜五苓散。

寸脉缓，关脉浮，关脉浮代表人体在向中焦调集津液。尺弱，能量偏阴。发热，汗出，

身体发烧了，有汗出。复恶寒，这是表证，发热、汗出、恶寒都是病位在表。不呕，说明没有少阳证。看条文的时候，桂枝汤证、麻黄汤证都有气上逆，有的会呕吐，有人咳嗽剧烈时会呕吐。

一般来说，人呕吐是胃弱。心下痞，此以医下之也。但是这个病人心下按着有条索状的东西，绷得比较紧，这种痞结是前面的医生用了泻下的药导致的。本来有表证，医生用了泻下的药，身体体表的津液能量就向里面走，通过肠道向下来排，身体会自救，就会形成水热结。

有表证的发热汗出恶寒，同时又有里证的心下痞有水热结，属于表里同病，先表后里，解表用桂枝汤，除里用半夏泻心汤。泻心汤证都是心下有水热结，呕、利、痞，恶心、腹泻、心下痞，泻心汤有半夏泻心汤、甘草泻心汤、生姜泻心汤、大黄黄连黄芩泻心汤等。

如其不下者，患者不恶寒而渴者，此转属阳明也。如果医生没有泻下，病人不怕冷，表解了。而渴者，从太阳转到了阳明。转到阳明了，病人的情况也有几种，一种是单纯热，没有实，可以用白虎汤；第二个，如果是有实热，肠道淤堵严重，用承气汤；第三是肠道有淤堵，津液虚，用麻子仁丸。

麻子仁丸里也有大黄、厚朴、枳实。人体对药丸消化吸收比较慢，起效缓慢，但它既能排肠道的淤堵又不会过度耗损身体的津液。

小便数者，大便必硬，是指这个人小便很多，大便肯定硬，为什么？身体的水分都从小便排出去了，肠道里的津液就少了，大便就变硬了。不更衣十日，十天没有排大便，无所苦，还是属于能量不足。因为正常的人几天不排大便肚子会胀满，很难受。如果五六天、七八天不排大便也没有难受，身体的津液不足，是虚衰的反应，身体有了能量大便就排出去了。曾经有一位便秘的病人，能量不足，喝了生姜大枣水，晚上排了很多大便，第二天早晨又排了大便。

渴欲饮水，即口渴想喝水，一种是就是白虎加人参汤证，津液虚有热的口渴想喝水；还有一种情况是有水饮，饮不解渴，渴而不欲饮，起则头眩，人蹲下再站起来头就晕，这是身体里有水饮。如果要喝水，可以稍微喝一点。如果口渴同时小便不利，尿急、尿频，尿不净，这也是有水饮，用五苓散。

阴阳：阳
表里：表和里
虚实：实
寒热：不明显
抓大局：里有水饮兼表证。

五苓散里面有桂枝、白术、茯苓、泽泻、猪苓，桂枝能打通大循环，猪苓、泽泻、茯苓能淡渗利水，白术能气化中焦的水饮，把水气化成津液，多余的废水排出去。

人体里面有水饮，为什么会尿频、尿急、尿不净呢？还是要回到人体，看人体想干什么。人老是去小便，解完小便以后，感觉没解干净，还要排，是因为人体有水饮，身体要排水。像喝醉以后，有的人晕车、晕机，会呕吐，胃里面的都吐出来了，为什么？因为这个人有水湿，

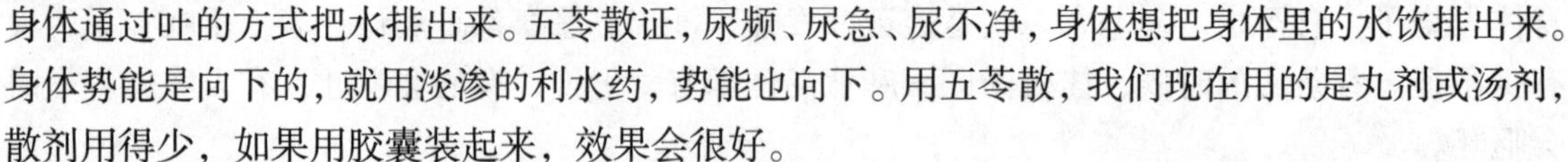

身体通过吐的方式把水排出来。五苓散证，尿频、尿急、尿不净，身体想把身体里的水饮排出来。身体势能是向下的，就用淡渗的利水药，势能也向下。用五苓散，我们现在用的是丸剂或汤剂，散剂用得少，如果用胶囊装起来，效果会很好。

《伤寒论》的心法是顺势而为。顺势而为是无为而无不为。无为不是什么都不做，无为是不要妄自作为，不要主观臆想，你的作为都应该不违背身体的意愿，顺着身体的势能来做。

《金匮要略》痰饮咳嗽篇：假令瘦人脐下有悸，吐涎沫而癫眩，此水也，五苓散主之。病人有水饮，头晕吐水，和吴茱萸汤证和苓桂术甘汤证类似。但是五苓散证病人表有热，里不寒；吴茱萸汤证有里寒。苓桂术甘汤证是水饮在中焦，所以用白术气化中焦的水湿，桂枝气化到体表；五苓散证是水饮偏下，加上了猪苓、泽泻淡渗利水。小柴胡汤证也有头晕呕吐，是胃弱导致的，脾四味建中，黄芩清上热，柴胡疏通半表半里，半夏降逆止呕。

第 28 讲　判断身体是否健康的三个金标准

> 245. 脉阳微而汗出少者，为自和也，汗出多者，为太过。阳脉实，因发其汗，出多者，亦为太过。太过者，为阳绝于里，亡津液，大便因硬也。

脉阳微指的是寸脉柔和了，不那么紧、弦、数了。因为生病时脉浮缓、浮紧、弦、紧、数等，这些都是身体亢奋的状态，在与病邪积极抗争。如果脉缓和了，说明身体已经向好的方向转变了。有的时候病人复诊，吃了一周药心率变快了，这是进步；上周脉弱，现在脉充实了，症状减轻了，有效。

看病人有没有好转可以从三个方面来看：第一，脉越来越柔和了，有力了；第二，脸色变好了；第三，说话的声音中气充足。人的声音好，一般身体也比较好。声音沉闷，身体淤堵也比较重。声音很清亮，像婴儿哭，嗓门很大，身体很好。声音和人体的身体健康密切相关。大家有机会可以在声音方面来多加练习，听人说话的声音，是不是透彻清亮，再摸脉，问证，声音和证相互验证，慢慢获得经验。

汗出多者为太过，大汗出病必不解，中医反对出大汗。如果人体表水肿浮肿，可以发汗或利小便，发汗耗损能量比较多，体表水湿重可以用利小便的方法。同发汗相比，从小便利水节省人体能量。

中医认为要少洗澡，早晨最好不洗澡，把人体的阳气留下来，把能量留下用于工作，晚上才洗。有位病人全家都是每天洗三次澡，洗两次头，导致白天没有精神，都在睡觉，晚上基本上不睡，这种生活作息方式是不正确的。所以每个人都应该了解一下中医，知道健康的生活常识。

问诊时，不仅要给病人讲身体运行的原理，还要问生活习惯，有没有每天运动，晚上熬不熬夜，生气多不多，吃得多不多，在生活方面提一些建议。

所以一个医生要做几方面的工作：第一，开方给病人；第二，提供生活上包括饮食作息方面的建议；第三，全方位地了解病人情况，给情绪方面的建议。如果病人情绪不稳定，容易生气，要聊天，要打开病人的心结。同样都是看病，如果病人吃了药以后，病也好了，生活习惯也改过来了，心情也变乐观了，人开朗了，这样的医生是非常优秀的。看病是综合的诊疗过程，病人有心结就打开心结；身体有淤堵，就帮身体去除淤堵；生活习惯不好，要给建议。

太过者，为阳绝于里，亡津液，大便因硬也。出汗太多了，津液向外排消耗得太多，汗出多肠胃的津液少了，大便就变硬了。小便多的时候大便硬，还有出汗多的时候大便硬，人体是一个整体，水从体表出汗或者从小便排出去了，大便里的水就少了。

《伤寒论》解释人体运行的道理非常简单，只是一些常识，基本上都是讲津液能量在体内的运行。

246. 脉浮而芤，浮为阳，芤为阴，浮芤相搏，胃气生热，其阳则绝。

脉浮，手指放到手腕桡动脉的位置，轻轻搭上去就能摸到了脉搏的跳动。脉浮，一般代表身体的津液向体表调集，身体想从表来解病（有时里实热证也脉浮）。芤脉是很明显的浮脉，但是向下按的时候，里面是空的，像葱叶一样。

脉芤，是失血过多，或者男女房事过多，需要补津液。芤脉说明人体的津液虚了。浮脉是身体向外在调集。如果津液少又在向体表调集，亢奋了以后，转为了虚热。

所以这个时候要看病人的身体情况，阴虚阳亢就滋阴，脉阴就补能量，津液虚就用脾四味人参、生姜、炙甘草、大枣补津液。

第29讲 便秘需要辨证

247. 趺阳脉浮而涩，浮则胃气强，涩则小便数，浮涩相搏，大便则硬。其脾为约，麻子仁丸主之。

麻子仁（二升）芍药（半斤）枳实（半斤，炙）大黄（一斤，去皮）厚朴（一斤，炙，去皮）杏仁（一升，去皮尖，熬，别作脂）

上六味，蜜和丸如梧桐子大。饮服十丸，日二服，渐加，以知为度。

趺阳脉，是脚背上的动脉，能摸到脉搏的跳动。如果趺阳脉浮，但是稍微用力按，感觉不流利，是涩脉，刀刮竹子的感觉。涩脉和滑脉相对应。滑脉，女性在月经期间或者怀孕时，一般是滑脉，像滚珠一样，非常流利，这是身体调集津液向下排子宫内的经血。

如果趺阳脉浮，浮是在调集津液，涩是津液比较虚。涩则小便数，小便数脉也会涩。小便向外排水，津液减少，脉会涩。

趺阳脉浮涩，水分从小便排了，大便就变硬了。所以《伤寒论》对人体的解释很简单，人体里有津液，津液从小便排后，肠道的津液就少了，大便就变硬了。这叫脾约，脾约在阳明病里面也讲过，有正阳阳明、太阳阳明。汗水来源于津液，津液是肠胃消化食物得来的，如果得

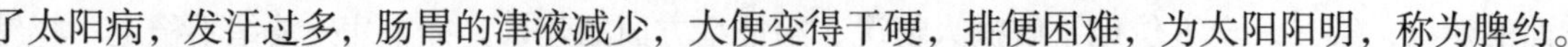

了太阳病，发汗过多，肠胃的津液减少，大便变得干硬，排便困难，为太阳阳明，称为脾约。

这个我有体会，如果在家休息，早晨起床晚，上午排大便就很顺畅。如果早晨一起来就去上班，一天很忙碌，有的时候一天就没有排大便。如果饮食恰当，身体消耗少，大便就会一天排一次。有几天我去外地学习，只排了一次大便。津液消耗了，肠道里面津液不足，没有力量推大便出来了。这是太阳阳明的一种，就是脾约。“阳明之为病，胃加实也”，即肠道里面有淤堵，身体的津液少了，大便不畅。

脉涩，津液不足，如果用大承气汤、小承气汤不合适，可以用麻子仁丸。大黄、厚朴、枳实、麻子仁、白芍、杏仁，厚朴、枳实是理气药。麻子仁和杏仁富含油脂，润滑。麻子仁丸用这样的方法，一方面疏通淤堵，另一方面理气润肠。向外的疏导加润肠来通便，里有大黄，就是针对人体的这种能量情况。《伤寒论》里面有大承气汤、小承气汤，还有一个调胃承气汤，在三个承气汤后面又有一个麻子仁丸。

如果津液很虚，大便排不出来，有人会用开塞露。开塞露主要成分是甘油，润滑肠道，帮助排便。还有蜜煎导，把蜂蜜炼制以后，热的时候就捏成柱状，塞到肛门里面。还有一个是用猪胆汁加上醋灌肠，也能够帮助排便。

我姐的公公九十多岁了，有一次四五天没有排大便，去医院检查，医生也没有好的办法，让回家养一养。我给他辨证是津液不足，熬了姜枣水，大枣和生姜一起煮水喝了，过了四五个小时大便就排出来了。喝了姜枣水，津液足了，就有力量向外排大便了。如果是里实热证的便秘，用承气汤；里边有实，但津液虚，可以用麻子仁丸；如果是单纯的津液虚，属于因虚致实，可以用脾四味补津液；如果是阴虚阳亢导致便秘，可以滋阴；如果是阴证的便秘，可以用四逆汤。

辨证是中医的核心本领，根据身体的势能来用药。辨证要尽量掌握脉和证的全部信息，整体辨证，证和证之间相互佐证、判别，才能达到最大的精准度。《伤寒论》的理法里面没有把某一项研究得特别深入，它是多证互参的。比如舌诊、脉诊，手部的寸口脉，喉部的人迎脉，脚上的趺阳脉，甚至有的时候病人病危了，还有太溪脉。如果病人两个脚踝后侧的太溪脉都没有了，就很难救回来了。

了解了这些信息，证多了，有助于辨证。但是不要只深究一个方面，还是整体辨证。所以《伤寒论》的理法是容易复制的，多证互参的准确率高，所以疗效好。

有人问便秘怎么治？其实没有固定的答案，只有辨证。不管任何疾病，中医只有两个字：辨证，辨证是中医的核心竞争力。

第 30 讲　津液虚肠道有淤堵，就不能用大、小承气汤了，应该用调胃承气汤

248. 太阳病三日，发汗不解，蒸蒸发热者，属胃也，调胃承气汤主之。

太阳病，能量为阳，病在表。发汗不解，已经发过汗了，但是病没有解。蒸蒸发热，身

体已经发热了，没有怕冷、怕风。这个发汗不解是身体没有恢复正常，不是说太阳病没有解，是已经传经了。从太阳传到了阳明，肠道有淤堵，身体一直向肠道调集津液来排淤堵。里面的津液越来越多，津液多，肠道就热了。这个热积累到一定程度，发到体表，人就会发热汗出。

太阳病是表证，身体调集津液到体表，体表发热，但体表温度高了以后，人会怕冷。如果里有淤堵，身体里的热会越来越多，热向外蔓延，扩散到了体表，人就变成热证了。里实热证，发热汗出，甚至说胡话，手一直出汗，大便困难。因为已发汗，病人津液消耗了，里边又有实的淤堵，身体还有热，是津液虚的里实热证，用调胃承气汤。调胃承气汤用的是大黄、芒硝和炙甘草三味药。

把这个条文当作一个医案：病人前几天感冒了，吃了发汗药以后，感冒好了，但是现在身体一直发热，不怕冷，一直在出汗，大便几天没有排，口干舌燥。身体发热，寒热属于热，几天没有大便，里有实的淤堵。这个时候做腹诊，按压肠道里面有没有硬块？如果有，同时身体又有热，怎么办？用炙甘草补津液，芒硝清热，大黄疏通肠道的淤堵。大黄和芒硝性寒，可以清热。用芒硝不一定是软坚散结，有时是有里热，也用芒硝清热，这个是调胃承气汤证。

阴阳：阳
表里：里
虚实：虚实夹杂
寒热：热
抓大局：里实热，津液虚。

病人有表证，发汗后烧退了，过后又烧起来了，人没有精神，胃口不好，肠道没有淤堵，表也解了，这时可以用小柴胡汤。这是发汗后病不解的另一种情况。如果发汗后表没有彻底解，还是要发汗解表。如果肠道有淤堵，津液虚，就要补津液疏通淤堵。总之，要辨证。

249. 伤寒吐后，腹胀满者，与调胃承气汤。

病人受寒，吐了以后腹部胀满，呕吐后津液虚了，如果里边有实的一些淤堵，这时用调胃承气汤。

调胃承气汤在书里面有好几条，第 70 条：“发汗后，恶寒者，虚故也。不恶寒但热者实也，当和胃气，与调胃承气汤。”发汗以后，如果怕冷，是津液不足了；如果不怕冷而发热，是肠道里面有实，要和胃气，这是发汗以后损伤津液了，里面身体又发热，和现在这个条文是一样的，也用调胃承气汤。

还有第 29 条：“伤寒脉浮、汗出、小便数、心烦、恶寒、脚挛急，与桂枝汤攻其表，此误也，得之便厥，咽干，烦躁吐逆，作甘草干姜汤与之，以复其阳。若厥愈足温者，更作芍药甘草汤，与之其脚即伸。若胃气不和，谵语者，少与调胃承气汤。”如果人胃气不和，津液虚了，说胡话，这个时候可以服用调胃承气汤。这个也是肠道里面有淤堵，津液虚。前面的第 29 条、第 70 条，后面加第 248 条、第 249 条，共有 4 个条文，讲的都是调胃承气汤。发汗、呕吐后都会损耗津液，这时里有实或热，可以用调胃承气汤。

如果胀满是胃虚寒同时里有气滞造成的，应该用厚朴生姜半夏甘草人参汤。

我打疫苗以后，出现了失眠、脖子僵紧，后背僵紧。开始以为是津液虚，我知道自己有水饮，也有瘀血，能量不足。我就用了桂枝加茯苓、白术、川芎、当归和附子，吃了两剂效果不明显。后来想到我的胃口不好，早晨不吃饭也不饿，到了中午一点了还不饿，而且稍微多吃一点点，就肚子胀，也属于腹胀满的范畴。这是里证，是中焦有气滞堵住了。上下不交通、里外不交通，我就用了厚朴生姜半夏甘草人参汤。我基本用的是原剂量，喝了一碗药，不久胃这里通了，后背松活了，人的状态就变好了。

所以像柴胡剂，小柴胡汤、大柴胡汤，包括厚朴生姜汤，都是针对中焦的方剂。柴胡证的本质是胃弱，太阴病的本质也是里虚寒，所以中焦肠胃是非常关键的。在练习武术的过程中，要守中、护中，攻击对方也要打击对方的中心。在中医里面也是，对中焦肠胃非常重视。一个人的身体，如果久病不愈是疑难病，能量是虚的，一般中焦有问题，进入半表半里了。像厥阴病，能量阴，病位在半表半里，有中焦的问题。肠胃运化能力好，人体能量有了来源，身体才会变好。

只要人有吃多一点就胃胀满，胃口不好，到了吃饭的时间也不饿，是肠胃弱兼有气滞，一定要去气滞。如果胀满是胃弱、气滞造成的，用厚朴生姜半夏甘草人参汤。

第 31 讲　什么情况肠道堵了需要排淤堵，什么情况不可以用疏通淤堵的药

250. 太阳病，若吐、若下、若发汗后，微烦、小便数、大便硬者，与小承气汤和之，愈。

得了太阳病，如果用了催吐、泻下、发汗的方法，病人有点烦。烦有两种情况，一种是虚烦，另一种是有上热。病人烦，小便次数多，大便硬，汗吐下后病人津液虚了，小便又多，水分都从小便排了，大便就变硬了，这个烦可能是有热。

有热、小便数、大便硬结，这个时候用小承气汤。肠道有淤堵，用大黄、厚朴、枳实去掉，病就好了。肠道有淤堵的热证，用小承气汤，大黄疏通淤堵，厚朴枳实理气。

251. 得病二三日，脉弱无太阳、柴胡证，烦躁心下硬。至四五日，虽能食，以小承气汤，少少与，微和之，令小安，至六日，与承气汤一升。若不大便六七日，小便少者，虽不受食，但初头硬，后必溏，未定成硬，攻之必溏。须小便利，屎定硬，乃可攻之。宜大承气汤。

得病两三天，脉弱，是阳脉，缓和一些，不是细微无力。还有的条文里写“脉微”，也

不是指阴脉。阴脉，是血管里血液充实度低，脉弱细无力。脉弱，这里是阳证。无太阳、柴胡证，没有太阳证，没有表证。没有柴胡证，没有半表半里证。像怕冷、怕风、汗出、身体疼痛，这些表证都没有。柴胡证是口苦、咽干、目眩，胸满胁痛、往来寒热、心烦喜呕、嘿嘿不欲饮食，这些都没有。

病人烦躁，烦指心烦，津液虚导致的虚烦，或有上热的心烦。人津液虚，会感觉烦，比如上班一天非常累了，回到家里面，要做费心力的事情，也会感觉到烦，比如辅导孩子作业。躁是足字旁，指身体的反应，因为津液不足了，产生躁动，像大承气汤证里的捻衣摸床，也是身体躁动。如果病人是阴证，出现了身体躁动非常危险，容易病危。

烦躁，是津液不足了。如果是阳脉，没到阴证的程度，是津液虚导致身体躁动，还可以通过健脾胃来生成津液。而阴证的烦躁，病人就危险了，需要加附子。

心下硬，心下指胃的区域，这块是硬的。如果心下硬，有积食在胃，导致心下硬，这种烦躁就是里实热证了。我们学条文要灵活理解，要结合到病人的身体情况。不是为了学条文而学条文，学条文是为了指导临证实践，辨证用，要结合人体。

《伤寒论》上有的条文是张仲景的原文，有的是后世医家加上去的。我们要学会判断，虽然有的时候不易分辨，但是如果明白了人体的运行原理，哪怕有后世加上去的语句，也不会影响我们做出正确的判断和分析。

如果人是阳证，脉弱还没到阴证，烦躁、心下硬是肠道里面有积食，宿便一类的，能吃得下饭，用小承气汤。少少与之，即稍微吃一点，外疏通肠胃的淤堵，身体可能就好了。有些抽动症的小朋友，很多是肠胃运化不力，吃多了导致肠道里面有淤堵，用大承气汤的小剂量，稍微排一下，如果是阴证，则需要补能量。

生病六七天，肠道有淤堵，肚脐两侧拒按，可以用承气汤，根据上文来看，应该是小承气汤，可以喝一升（大约是 200 毫升）。这个条文没有写清楚，要根据病人的实际情况辨证。

若不大便六七日，小便少者。如果六七天没有排大便了，且小便少。则大便都在肠道里，有淤堵。但是小便少，水排得也少，大便还没有变硬。虽不受食，不想吃饭。但初头硬，后必溏，即大便刚开始是硬的，是干的，后面就变成稀的了，因为肠道里有水湿。后面的条文讲，大便初硬后溏，可能是胃中寒。临证有的病人大便初干后溏，同时大便臭，是肠胃寒热夹杂。

须小便利，屎定硬，乃可攻之。必须小便多，大便硬了，才能攻下。大便硬了以后，肠道有淤堵，身体要排淤堵，向肠道调集津液越来越多，身体慢慢就发热了，甚至有的病人手心会连续地出汗，这时可以用大承气汤。肠道有实热的淤堵，病人可能谵语说胡话、磨牙，这是因为头部的津液虚。

津液虚的时候，身体有种种的反应。什么导致津液虚呢？身体是绝对津液虚，还是因实致虚？因实致虚，去了淤堵津液就回来了；如果是绝对的津液虚，就要补津液，补能量，才能够让身体恢复正常运行。

若小便利，身体有热，温病，容易汗多，小便多。因为里有热，身体就通过汗和小便来排热。热把水向外蒸腾，到了体表就出汗，向下就小便，这样来排热。

如果小朋友得了温病，小便可能会多。但是温病一定都会小便多吗？不一定。小便多，有时是温病，有时是有水饮。尿频、尿急、尿不净，是有水饮，单一证不可断。人体辨证是复杂的，多证互参，才能判断身体到底发生了什么。

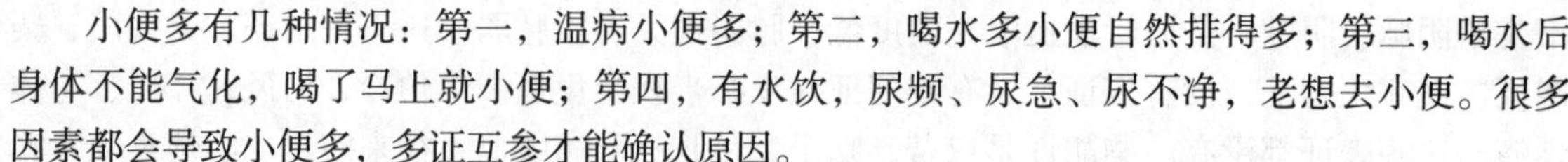
小便多有几种情况：第一，温病小便多；第二，喝水多小便自然排得多；第三，喝水后身体不能气化，喝了马上就小便；第四，有水饮，尿频、尿急、尿不净，老想去小便。很多因素都会导致小便多，多证互参才能确认原因。

第 32 讲　肠胃应该以通为补，保持排便通畅

> 252. 伤寒六七日，目中不了了，睛不和，无表里证，大便难，身微热者，此为实也。急下之，宜大承气汤。

伤寒六七天，目中不了了，眼睛看东西不清楚。睛不和，就是眼睛转动不利，眼睛干涩，转动起来不舒服，这是津液虚。无表里证，大便难，即没有表证，没有怕冷、恶风、身体酸痛的表证，也没有大便难或腹泻的里证。

后面有“大便难”这句话，说明“无表里证”的描述是有问题的，可以把“里”去掉。如果是无表里证，没有大便难的情况，那可能就是半表半里证，就是目中不了了，睛不和，眼睛干涩，可能胃弱有上热，用小柴胡汤。用了以后胃强了，清上热，疏通半表半里，脾四味补津液，眼睛就好了。

大便难，身微热者。即排便困难、便秘，身微热有点热，此为实也。如果两三天大便一次，身体还发热，怕热汗出，肠道里有实。眼睛都发直了，津液虚严重不足。这是什么证呢？可以做一下腹诊，看腹部是否拒按，里面有没有硬块。多一个证就多了一个根据，证多多益善。

肠道有实热，津液虚了，因实致虚，去掉了实，帮身体把淤堵排了，津液就回来了，眼睛就转得顺畅了。宜大承气汤，不是大承气汤主之，这个也是讲可能的情况，临证的时候需要做进一步确认，通过望闻问切，得到病人更详细的信息。

还有一种说法，有的老人去世前，以前北方有炕，炕上有席子，就吃那个席子。还有人不吃席子，扯被子里的棉花吃，吃几床被子，捻衣摸床，到处乱摸，眼睛向上看，说胡话，这是肠道有实，可腹诊确认。脉洪大有力，身体怕热，去肠道的淤堵用承气汤。如津液很虚有淤堵，用开塞露或者是蜜煎导，或者用猪胆汁和醋一起灌肠，帮身体排淤堵。

> 253. 阳明病，发热汗多者，急下之，宜大承气汤。

阳明病，发热汗多，可以用大承气汤，因为阳明病胃家实，肠道有淤堵，身体发热还出汗。身体已经出汗了，有热，里面又有淤堵，要尽快攻下，因为身体一直向肠道调集津液排淤堵，但是淤堵比较重，身体没有足够的力量排出去。此时如果遇到的医生纠结，不敢攻下，只用一些滋阴补津液的药，慢慢调理。时间长了，能量低到阴证了，同时肠道也堵得很厉害，正虚邪盛，就难治了。

虽然说“阳明无死证”，但是排不出大便，多日肠道淤堵，津液快消耗完了，眼睛都直了，

说胡话，捻衣摸床，人也会去世。所以这种情况，要准确辨证，知道病人身体是里实热证，肠道里面堵住了，有热，用大承气汤，急下存阴。用大黄、芒硝，芒硝软坚散结，大黄疏通体内淤堵，干硬的大便排出来了，津液就回来了，眼睛也能灵活转动了。

大承气汤对于肠道淤堵严重的人很好。如果每顿都吃得很多，吃得很好，天天在外面应酬，山珍海味、鸡鸭鱼肉吃多了，就要经常疏通肠道。男性中年以后，以通为补，必须保持肠道的通畅。吃饭七八分饱，少吃肉蛋奶这些高能量食物，每天坚持适度运动，才能够保持身体健康。

254. 发汗不解，腹满痛者，急下之，宜大承气汤。

发汗不解，发汗以后没有解，说明不是表证。腹满痛者，即肚子胀满疼痛，是整个腹部胀，里面疼。如果做腹诊，肚脐两侧有按痛，或者腹部里面有硬块，里面有干硬的大便。急下之，吃了承气汤以后，拉出来的大便，有的像砖头一样，砸到马桶上面，发出当当的声音。大便变得像砖头一样硬，很多天不大便了，大肠一直在吸收水分，大便才能够变那么硬。这时尽快用大承气汤。芒硝是十水硫酸钠，喝下后肠道不能吸收，反而向肠道里面渗水。肠道里面有了水，干硬的大便泡软了，加上厚朴枳实理气，大黄像推土机一样向外排淤堵，大便就排出来了。

255. 腹满不减，减不足言，当下之，宜大承气汤。

如果肚子满痛，胀满疼痛，有的时候肚胀轻一点，过后又接着胀，里有实热，用大承气汤。

256. 阳明少阳合病，必下利。其脉不负者，为顺也。负者，失也，互相克贼，名为负也。脉滑而数者，有宿食也，当下之，宜大承气汤。

阳明是里实热证，少阳是半表半里证，这两个同时发病了。必下利，很可能会腹泻。阳明少阳合病，不一定腹泻，也可能便秘，像大柴胡汤证。

其脉不负者，为顺也。负者，失也，互相克贼，名为负也。这些都是后世加的名词，可以忽略。负是津液不足的意思。

阳明少阳合病，很可能下利。脉滑而数者，有宿食也，脉滑代表津液充足，津液是不虚的。一般女性在怀孕及月经期间，是滑脉。脉滑而数是身体有热，脉数有力也是有热。病人几天没有大便，又脉滑数，肠道里面有实热，这是有宿食，即宿便。当下之，宜大承气汤，应该泻下，用大承气汤。

病人几天没有排大便，大便干，脉滑数，大局是里实热，用承气汤攻下，把淤堵排出去病就好了。

第 33 讲 吃得多，容易饿，饿了心慌，体内可能有瘀血

257. 病人无表里证，发热七八日，虽脉浮数者，可下之。假令已下，脉数不解，合热则消谷喜饥，至六七日不大便者，有瘀血，宜抵当汤。

这个条文说病人没有表里证，又发热七八天。发热七八天，可能是表证，也可能是里证引起的。这可能是后人的错简。病人发热七八天，虽脉浮数者，可下之。病人发热了七八天，脉浮数，病不一定在表，里实热证也有脉浮数的现象，肠道堵了寸脉浮。可下之，里实热证可以泻下。

假令已下，脉数不解，如果已经泻下了，肠道里面通了，脉数不减，脉还是跳得很快，这是身体里有热。肠胃有热，蠕动快，就很容易饿，消化很快，这种情况是身体有热。有的时候是有瘀血，也会吃得多容易饿。吃得多容易饿，有的是瘀血，有的是身体有热，消谷善饥。已经泻下了，消谷善饥，里有热，又六七天没有大便的，是里有瘀血。这时还可以结合其他证，看病人有没有记性差、唇舌发乌、性子急、小腿肌肤甲错等证，多证互参来判断是否有瘀血。如果有瘀血，用抵当汤，用水蛭、虻虫来化干性的瘀血。

阴阳：阳
表里：里
虚实：实
寒热：热
抓大局：里有干性的瘀血。

如果是身体里面有热，吃食易饥，六七天没有排大便，此为正常的阳明里实热证。此饿是因为有瘀血，瘀而生热。

如果肚脐两侧拒按，有硬块，是干硬的大便，是承气汤证；如果肚脐左边按痛，或小腹两侧有硬块，左边或者右边按痛，是瘀血证，临证要腹诊。如果是消谷善饥的瘀血证，可能还有其他的证，比如黑眼圈、身体燥热、性子急、容易忘事、肌肤甲错等等。

瘀血症的人可能身上痒，经常抓，皮肤黑，可用抵当汤。如果身体有干性瘀血，普通的承气汤和桃核承气汤力量不够解决问题，必须用虫类药活血化瘀，用抵当汤。抵当汤里有大黄，也能把肠道的淤堵排出。

258. 若脉数不解，而下不止，必协热便脓血也。

脉数不解，心率快，而且腹泻，必协热便脓血。如果身体里面有热，同时一直在腹泻。腹泻时间长了，津液不足了。身体的津液不足以排邪，就开始动血排邪，出现大便排脓血。

这是从津液的角度来讲，《伤寒论》里有一条主线，就是考虑人体津液的情况。

第 34 讲　不管是什么病名，只需八纲辨证

259. 伤寒发汗已，身目为黄，所以然者，以寒湿在里不解故也。以为不可下也，于寒湿中求之。

病人得了伤寒，发汗以后，身体和眼睛发黄。什么原因？是因为里有寒湿。黄疸有两种，一种是阳黄，发黄颜色明亮，由三阳病的湿热引起；另一种是阴黄，虽然发黄，但是发暗，身体能量不足，有寒湿。

如果这个人正常发汗了，小便利，就不容易有湿热。喝水正常，小便也正常，出汗也正常，不容易有湿热，身体就不会发黄。发黄属于黄疸，是里有湿热。

如果是阳证，能量足有湿热，就像前面要讲的，用茵陈蒿汤（茵陈蒿、栀子、大黄）。但是如果病人能量不足，湿气比较重，热不重，应该主要利水，可以用五苓散加上茵陈。五苓散中桂枝、茯苓、白术，猪苓、泽泻这五味，让人体大循环运行起来，排水湿，加一味茵陈去湿热。

如果胃虚明显，胃弱胃寒，体表毛孔是闭合的，有湿热，这个时候身体发黄，用麻黄连翘赤小豆汤。如果里有寒湿的黄疸发黄，可以温中利湿加茵陈，阴证加附子。看病人有什么证，对证用药。中医就是看身体的势能，顺势而为用药。

如果没有汗，体表有水湿，或中焦水饮不能气化，脉也浮，可以用麻黄加术汤，这是表证。如果病人身重怕风，防已黄芪汤。肌肉跳动有的是有水饮，阴证，用去桂加白术汤，就是桂枝附子汤去桂枝加白术，又叫术附汤。

身体得了黄疸，具体的原因，现代医学有解释。从中医分析可以按照这样的思路：病人一开始没有黄疸，现在有黄疸了，身体肯定发生了变化。这个人喝水正常，小便不利，又不怎么出汗，身体发黄了。所以这个时候只要把身体内导致发黄的环境改变了，致病因去掉了，黄疸自然就好了。中医不用研究黄疸是否由胆红素引起的，不要辨病，而要辨证。

对于肿瘤，我问学现代医学的朋友怎么看待肿瘤，答复是腺细胞增生。我想知道肿瘤是哪种淤堵，是气滞、水饮，还是痈脓、痞结、脏结。问了也没有答案，就只能辨证。把人体的大循环打通，身体运行异常，就帮助身体调整一下，这样用药效果很好。中医辨证，而不辨病。

260. 伤寒七八日，身黄如橘子色，小便不利，腹微满者，茵陈蒿汤主之。

病人受寒七八天，身黄像橘子一样，很黄，甚至眼白也发黄了，小便很少。在问诊时，有的病人白天只有两次小便，次数少。我平时小便少，所以感冒的时候，鼻涕眼泪非常多，涕泪交加。我不喜欢流那么多鼻涕，因为要一直擦，把鼻子擦红掉皮了。但后来一想，身体

为什么流那么多鼻涕呢？这是身体在向外排水饮。顺势而为，就用去水饮的药帮助身体，吃了一剂药，感冒就好了。

病人身体发黄，小便不利，肚子有点胀满，喝水是正常的，小便少，也不出汗，怎么办？用茵陈蒿清湿热，栀子清三焦的湿热，再加上大黄，小剂量的大黄可以利小便。大剂量的大黄会导致腹泻，小剂量则可以利小便。如果大便稀溏，腹部按压不痛，可不加大黄。大黄相当于推土机，可以疏通体内的淤堵，有瘀血、肠痈、干硬大便时可以用大黄疏通。病人是阳明证，小便不利，肚子胀满，能量为阳，病位是里。说病位在里，里有湿热。

261. 伤寒，身黄发热，栀子柏皮汤主之。

肥栀子（十五个，擘）甘草（一两，炙）黄柏（二两）

上三味，以水四升，煮取一升半，去滓，分温再服。

病人受寒后，身体发黄，发热，病在里，栀子柏皮汤主之。

用栀子柏皮汤，栀子 15 个，炙甘草一两，黄柏二两。栀子除烦热，能够清热去黄，黄柏味道厚重，可以清三焦的热，尤其是清下焦的热。黄疸，在表可以用麻黄连翘赤小豆汤，里的湿热可以用茵陈蒿汤，表证、里实证不明显可以用栀子柏皮汤。栀子柏皮汤病位应该是里湿热，但是没有腹满与肠道淤堵的里实证。

阴阳：阳
表里：里
虚实：不明显
寒热：热
抓大局：里热。

味苦性寒清热的药有黄芩、黄连、黄柏、栀子等，传统讲苦能燥湿。黄芩一般用于半表半里证，清半表半里的热，也可以清里的热。黄连味道更苦，偏清里的热。黄柏味道厚重，更偏重于清下焦的湿热。如果下焦有湿热，阴痒，女性白带偏黄，或者是男性下身肿，有湿热，可以用二妙丸，苍术加黄柏去下焦的湿热。但是更热一些的证，直接用泽泻、猪苓来清下焦的热。如果小便发热发烫，可以加上滑石。小便涩痛，阴虚，加阿胶。

用栀子柏皮汤的时候，病人身体发黄，有热，下焦可能有湿热，下身痒。还有的女性白带黄，这个时候加黄柏，用黄柏清下焦的湿热。若像猪苓汤证是小便热、涩痛，就用阿胶。阿胶化开后黏黏的，黏腻的药物一般可以滋阴，还有熟地、麦冬、枸杞等。

第 35 讲　中医治疗严重湿疹

262. 伤寒瘀热在里，身必黄，麻黄连轺赤小豆汤主之。

麻黄（二两，去节）连轺（二两，是连翘根）杏仁（四十个，去皮尖）赤小豆（一升）大枣（十二枚，擘）生梓白皮（切，一升）生姜（二两，切）甘草（二两，炙）

上八味，以潦水一斗，先煮麻黄再沸，去上沫，内诸药，煮取三升，去滓。分温三服，半日服尽。

得了伤寒，身体表有瘀热，同时小便不利，不易出汗，身体会发黄，这是身体有湿热，同时胃是寒的。但怎么知道有瘀热呢？体表的毛孔闭塞，身体长疹子伴有瘙痒，身体又无瘀血，临证一般用麻黄连翘赤小豆汤加减。

有一个四个月大的婴儿，其两个月的时候长湿疹，非常严重，整个脸上都是，用了激素药后结痂，痂掉了以后里边伤口不能愈合，出黄水。一旦热了就痒，孩子就会一直哭。医生用了麻黄连翘赤小豆汤加了去瘀血的药。如果有热，加生石膏；如果肠道有淤堵，加大黄。吃了三剂以后，家长反馈说症状减轻了。

医生说这个孩子比前一年那个小朋友的病轻多了，前一年的那个小朋友病是很重的，医院都不给治了，瘦得屁股上面皮包骨头。但是孩子哭声很响亮，大便每天也在排，大便也是稀的，黄的，也是用了麻黄连翘赤豆汤加减，大黄、芒硝、生石膏用的量都很大，一岁的小朋友用的比成人的量还大。用了以后小孩子病情缓解了，过了几个月以后完全恢复，长得又白又胖了。

虽然学了麻黄连翘赤小豆汤的方子，但是见到病人，寒热能否辨准，能不能抓准大局，要靠辨证的功夫。有的时候书看了，医案也知道了，但是要治好病，需要功夫。临证之前，理法必须要清晰透彻，再通过大量的实践，才具有了真正的辨证能力。

阴阳：阳
表里：表和里
虚实：虚实夹杂
寒热：热
抓大局：表实里有湿热，胃弱。

麻黄二两，麻黄疏通孔窍，无色无味，像老白茶一样疏通全身。细辛也有疏通的势能，但细辛味道大，所以受局限。细辛擅长疏通中上焦的淤堵，利水性温。

连翘性凉，可以宣散、清热、利尿，尤其是像甲状腺、胸部的问题。体表的湿热、瘾疹，用连翘。杏仁也是宣散的，赤小豆去痈脓。大枣、生姜、炙甘草建中补津液。这个证津液虚，瘀热在里。

生梓白皮，现在药店没有梓白皮，用的是桑白皮。桑白皮，是桑树根去掉栓皮后里面的干燥根皮，性寒，利水。胃寒，体表有淤热，用麻黄连翘赤小豆汤。但是我们不要把这个当作治疹子的经验方，具体还要辨证。如果肠道有淤堵，加大黄；里有热，有干硬的大便，加芒硝；热比较重，加生石膏。

要理解药物的势能和作用，可以参考《神农本草经》，讲中药的书都只是参考，最重要的是自己尝药，体会药物的势能。见到一味药以后，尝药就可以知道性寒还是性热，味是酸甜苦辣咸的哪一种，体会药的势能。

通过训练掌握了尝药的能力，见到一味药，自己就能够通过尝药感受药物的势能。只讲药物的用就把药局限了，懂得药的势能以后，就可以得心应手，灵活使用。《大医至简》这本书是一个宝藏，把书上所有讲药的地方都抄下来，汇总在一起，加上尝药，体会药物的势能，就是学习药物的好方法。

第五篇

辨少阳病脉证并治

第 1 讲 一个人胆子小，容易受惊吓，其实和身体的津液水平有关

263. 少阳之为病，口苦，咽干，目眩也。

少阳病，病位在半表半里，能量为阳。少阳病的本质是胃弱，因为胃弱了，上下不交通且表里不交通，人体能量大循环到了头部下不来，有上热。上热嘴里面苦，身体自己会分泌苦的东西来清热。比如夏天我们吃一些苦瓜，苦瓜清热，像黄芩、黄连等苦的药一般都清热。所以小柴胡汤证口苦，用黄芩清上热，同时用脾四味（人参、生姜、大枣、炙甘草）建中补津液。柴胡疏通半表半里，半夏降逆散结。身体恢复正常运行了，病就好了。

咽干，胃弱了运化能力差，津液不足嗓子就干。本来津液也虚，目眩，头晕。一种是上面有热头晕，还有一种情况是津液不足头晕。口苦、咽干、目眩，本质还是胃弱，大循环出了问题，人体运行发生了异常。

一个人胆子小，容易受惊吓，其实和身体的津液水平有关。

264. 少阳中风，两耳无所闻，目赤，胸中满而烦者，不可吐下，吐下则悸而惊。

少阳病，半表半里，能量为阳，若中风是津液虚。两耳无所闻，耳朵听不见了，听力下降或者耳鸣，原因是津液不能濡养耳部了。耳部周围区域属于胆经，不能濡养耳部，所以耳朵听不见了。目赤，眼睛红，有红血丝，有上热。熬夜看手机多了，人体调能量向上，眼睛就红。还有一种情况是津液不足，身体会动血排邪。

有一次给亲戚开方，填问诊单时把阳脉当成阴脉了，加了附子，服药后眼睛红了。问诊非常重要，因为网诊无法诊脉，阴阳容易判断错了。眼睛红，有里热，用三黄泻心汤，包含大黄、黄连、黄芩，吃药后眼睛就不红了。因为用了附子，而病人能量是阳，身体的机能太盛了，能量过剩。

少阳病，半表半里证津液虚，不可汗、吐、下，因为发汗损耗津液，腹泻、催吐也损耗津液，脉已经弦了。胃弱，津液虚了，应该健脾胃，补津液，疏通半表半里，清上热，降逆散结。

吐下以后会发生什么？津液更少了，人会心悸，心慌，心跳突然很快。还有，人津液少了会胆子小。我们有时会嘲笑胆小的人，其实是由于他身体的津液不足，如果他津液足了，胆子就会大很多，甚至泰山崩于前而不变色。人的精神状态、情绪和身体密切相关，身体调好了，情绪会稳定，性格很坚毅很坚强。有的人就很纠结，做事拖拖拉拉，不果断，没有魄力，这是津液虚的原因。

第 2 讲　诊脉讲究大道至简

265. 伤寒，脉弦细，头痛发热者，属少阳。少阳不可发汗，发汗则谵语。此属胃，胃和则愈，胃不和，烦而悸。

病人受寒着凉了，脉弦细，弦脉摸上去像弓弦一样。诊脉一般先诊一只手，然后诊另一只手，接着两只手同时来诊脉。脉像绷紧的弓弦一样，这是弦脉。

一般人觉得摸脉很神秘，其实大道至简，只要多摸脉，摸到脉就可以感受到脉的情况。比方说一个农民种地，种水稻，种蔬菜，他非常熟悉什么时候播种，什么时候浇水、除草、施肥等。如果让一个城里人种地，他可能就不知道了，因为不熟悉。如果这个城里人在农村干一年农活，自己都实践过了，就明白是怎么一回事了。

诊脉，要和八纲联系起来，脉充实有力是阳脉，弱细无力是阴脉；脉浮和表有关（有时里实也会脉浮），脉沉病在里，弦脉有时是半表半里证；津液虚的脉缓、涩、芤、细、短，阴虚阳亢的脉细数、顶手，弦紧的脉一般和淤堵有关；热证的脉数有力，寒证的脉迟无力。刚开始诊脉，可以从摸自己的脉开始，每天摸脉十分钟，感受脉的浮沉、迟数和虚实。

脉弦，身体把血管收紧，收紧以后，血压增大一些，就容易输送到全身，这是因为身体的津液不足了，也可能是身体有淤堵，或者身体有寒。在小区里看到保洁大姐，拿水管冲洗地面和垃圾桶，她用手捏着水管的出口，这样水就可以冲远一些，水也更有力了。脉弦，是人体把血管收紧，为了让血液更容易输送到全身，因为身体的津液虚了。脉细，血管细了，津液不足，脉弦细代表津液不足，脉弦有可能是身体有淤堵或者有寒，影响了血液循环。脉弦有时是少阳证，半表半里证容易有弦脉。

头痛发热者，头痛，少阳病的病位在半表半里，可能头痛。病位在表，可能头痛；阳明里实热证也可能头痛；阴证的情况津液到不了头部，也可能会头痛。单一证不可断，任何原因都可能导致这个证。

头痛发热，身体发热，不仅太阳会发热，少阳也会发热，阳明也会发热。所以问发烧怎么治，无法回答。有的人在群里提问，群不是看病的地方，看病是很严肃很严谨的一件事情，不像去药店里买药，说咳嗽了，店员马上就跟你说哪个药，那是经验方思维，中医要辨证施治。

不管多么复杂的病，多么难治的病，一定有蛛丝马迹。人生病了，不可能什么症状都没有，也没有不舒服，假如没有不舒服就不用担心了。只要津液足，能量平衡，没有发烧，胃口也好，吃喝拉撒睡正常，你管它干什么？

头痛、发热，脉弦细，是少阳证。脉弦细，津液不足。为什么津液不足？胃弱，半表半里证的本质是胃弱。少阳不可发汗，为什么？《伤寒论》的基本原则“健脾胃，存津液”。脾胃是运化之源，是人体津液能量的来源。胃弱了以后，津液就不足了。津液都虚了，还用发汗、催吐、腹泻的方法治疗，就错了。这个时候应建中，让身体自己能够生成津液，而不是一直给身体补充津液。如果一个人快饿死了，情况危急，不是直接给他一个好工作挣钱，而是马上给他饭吃，让他活下来，接着再给他找工作，让他能够自力更生。

单纯的少阳病不能发汗，如果小柴胡汤证发汗，就有问题了，可能会谵语。小柴胡汤证，半表半里证，胃弱上热，人体的大循环有问题，往来寒热、胸满胁痛、心烦喜呕、嘿嘿不欲饮食。这时病人的津液更虚了，头部还有热，津液虚有热，头部就兴奋起来开始反调津液，谵语说胡话，直接原因是头部津液虚有热，根本原因是肠胃的问题。因为柴胡证本来就肠胃弱，发汗以后，肠胃里的津液消耗以后，肠胃里的食物或者宿便，就变得干硬了。大便干硬不能排出去，身体就会调津液向里来排这个异物。里边的津液越来越多，就会越来越热，大便就干了。大便干了，有热，本来柴胡证也有上热，有热又津液虚，人就会说胡话或者磨牙。肠胃问题是根本原因，所以治病要求其本，要找到问题的根本原因，才能解决问题。

如果肠胃里面有淤堵，有实有热，把实热去了，津液回来了，就不谵语了，就好了。如果单纯有热，就清热，有实就去实，阳明证里实热急下存阴，淤堵去除后津液就回来了。

在阳明病里面讲了三种阳明，正阳阳明、太阳阳明和少阳阳明。少阳阳明是发汗以后津液不足，造成了里实，肠道里面实，即“胃家实也”，造成了少阳阳明。所以，津液少了虚烦心悸。心悸是津液不足，心脏的问题是血的问题。在问证的时候一个病人说心慌心悸，是津液不足要补津液。每看到一个证，要想人体是怎样运行的，它的原理是什么。

第3讲　中医爱好者注意了，请医生看病和帮助把关有什么区别

> 266. 本太阳病不解，转入少阳者，胁下硬满，干呕不能食，往来寒热。尚未吐下，脉沉紧者，与小柴胡汤。

太阳病未痊愈，传到了少阳，是传经了，传到半表半里了。胁下硬满，胁下指肋骨边缘周围的区域。硬指胀满、按着不舒服；病人干呕，不能吃，是胃弱了。往来寒热，因为胃弱，身体能量不稳定，很容易被打破平衡，能量足了身体就发热，能量不足身体就怕冷。尚未吐下，还没有催吐和泻下，证还没有传变，就是半表半里证。

诊脉，脉沉紧是病在里，干呕不能食，是肠胃运化能力差。胃弱，干呕，不能食，胁下硬满，往来寒热，小柴胡汤主之。

脾四味为人参、生姜、大枣、炙甘草健脾胃，柴胡疏通半表半里，黄芩清上热，半夏降

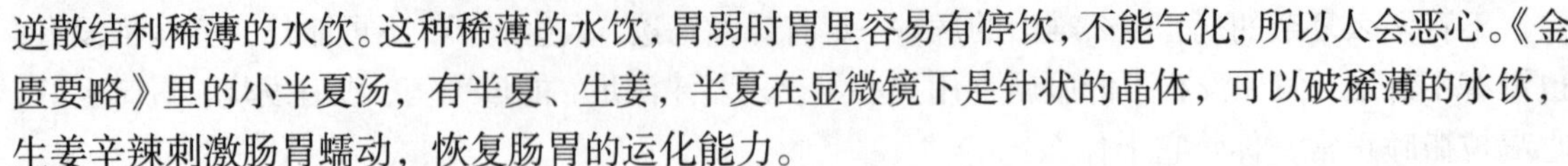

逆散结利稀薄的水饮。这种稀薄的水饮，胃弱时胃里容易有停饮，不能气化，所以人会恶心。《金匮要略》里的小半夏汤，有半夏、生姜，半夏在显微镜下是针状的晶体，可以破稀薄的水饮，生姜辛辣刺激肠胃蠕动，恢复肠胃的运化能力。

267. 若已吐、下、发汗、温针，谵语，柴胡汤证罢，此为坏病。知犯何逆，以法治之。

此条文还是接着第266条，本来是半表半里证，但已经催吐了，或腹泻了，或发汗了，或用了温针也出汗了，病人谵语，开始说胡话，原柴胡汤证没有了。此为坏病，证已经变了，没有胁下按痛、往来寒热，而可能已经发热口渴进入阳明了。现在的办法就是“观其脉证，知犯何逆，随证治之”。这是《伤寒论》里对所有证进行治疗的基本法则。有时有人问一个病应如何治疗，回答只有两个字——辨证。中医核心竞争力就是辨证。

若有人学中医后给家人治病，一开始没有咨询，后来治了一段时间，因辨证不准确，有问题了再来问，这时治起来就难了。刚开始生病时身体的证比较简单，容易治疗，如果辨证错误，治错了，纠正起来有点费力。把六经病都学完了，掌握了才不容易出错。

治病一定要慎重。如果中医还没有学好来咨询，不叫把关，这叫治病，应请医生帮你治病。自己学得可以了，只是一些细节不清楚，这种叫把关。所以治病和把关是两个概念。刚看了几天书，其他都不懂得，说老师你帮我把关，这个不叫把关，这叫治病。需要详细地问所有的证，和治病是一样的。什么是把关呢？中医基本学通了，拿过问诊单一看，问诊单是准确的，辨证也有思路，有理有据，基本上就没什么大的偏差，只是有些地方有点偏颇，指点一下，这种叫把关。自己没有学好的时候，应让医生治病。

同样的，诊病要填表，详细问证，再辨证分析，开方，讲注意事项，大概要半个小时。一个病人初次诊断大概要半小时，不像去药店买药那么简单，问诊辨证的时间还是比较长。所以在中医群里不能求医问诊，因为信息不全面，除非是对基础好的人进行指导。

第4讲　治疗疑难大病提高疗效的秘密：能量为先

268. 三阳合病，脉浮大，上关上，但欲眠睡，目合则汗。

三阳合病，太阳、阳明、少阳都有了。脉浮大，脉浮，病在表，有表证了；脉大，津液虚。上关上，是身体向上向外来调能量。但欲眠睡，老想睡觉，此病症在温病常见；半表半里证人没有精神，想休息；还有少阴病，脉微细，但欲寐，也想睡觉。这里还不到阴证。但欲寐脉微细，是少阴病。这里是指津液不足，容易犯困。半表半里证人津液不足，想休息。这两个有时候类似，所以要多证互参。想睡觉不一定就是温病，要多证互参。

哪怕是书上写的，还是要多证互参。目合则汗，睡觉闭眼后就开始出汗，因为人醒的时候大脑兴奋，眼、耳、鼻、舌、身、意在运行的时候都会消耗身体的能量。晚上睡觉的时候，身体相当于手机黑屏，进入休眠模式了。人醒的时候，津液能量一直在消耗，没有多余的能量来发汗，等晚上休息了，有多余的能量能排汗了，这个时候出汗叫盗汗。盗汗说明人的津液虚或阴虚阳亢，两个都有可能。具体是津液虚还是阴虚阳亢呢？要多证互参。

阴阳：阳
表里：表，里，半表半里
虚实：虚实夹杂
寒热：不明显
抓大局：津液虚的三阳合病。

三阳合病，治从少阳，这个证可以用小柴胡汤。如果有半表半里证，还有温病，这两个是大局，用小柴胡汤加生石膏。如果有里实热，肠道大便也不通，腹胀满，肚脐左右两侧按痛，用大柴胡汤加生石膏。这样学习和辨证，就把《伤寒论》的条文全都打通了。有次开经方学术研讨会时，各个中医名家讲某方的应用体会，一个条文可以讲一天，或者一个条文出一本书，也就是这个原理。中医辨证是量体裁衣，中医是全科的，能够治感冒的中医，就可以治疗癌症。如果说某位中医只能治疗发烧、咳嗽，这就是一个笑话。

人体是一以贯之的，是动态的，学伤寒要体会人体势能的变化。像烧水一样，水温从 30 度烧到 50 度，80 度到 90 度，我们知道再加热就沸腾了。你要水凉一点，不加热，温度慢慢就降下来了，降到零度以下就结冰了。

269. 伤寒六七日，无大热，其人躁烦者，此为阳去入阴故也。

病人受寒六七天了，身体没有发高热，但是开始身体躁动，心烦，这是进入阴证了。什么是阴证？从这个条文可以看出来，阴阳就是人体能量的多少，能量足就是阳证，身体呈现积极的反应；能量不足就是阴证，身体呈现虚衰的反应。

心烦，一种是半表半里证上热的心烦；还有一种是津液虚的虚烦。我有时上班比较累，回家后家人让我做这个、做那个，要费精神，这个时候就会烦。这不是有上热，是津液虚的虚烦。根据我的经验体会，这时我的态度就会不好。一个人态度不好，是有原因的，可能是能量的原因。女性在例假期间情绪不好，容易不高兴，有情绪，这有身体原因。

所以学了中医，可以调自己的身体。如果到了阴证，厥阴病，人躁烦，手足躁动；或者阳明里实热证开始医生不敢泻下，后来病人能量越来越少了，邪盛正衰，人就容易有危险。阳明病晚期，双眼直视、捻衣摸床，就难治了。这个时候怎么办？一边输水补津液，一边可以用开塞露（或者用灌肠的方法），把肠道里的淤堵去除，或许可以救回来。

要特别注意阴证的烦躁，需要补能量津液，可用通脉四逆加猪胆汁汤。阳证如果有点躁烦，心烦，有上热就清上热，津液虚的烦就健脾胃补津液。

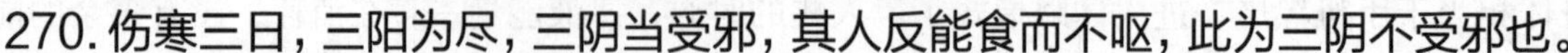

270. 伤寒三日，三阳为尽，三阴当受邪，其人反能食而不呕，此为三阴不受邪也。

伤寒三日，如果从阳证向里传，变成阴证了，或者少阴病，或者太阴病，或者厥阴病。如果这时人很能吃，胃口很好，也不呕吐，津液就不会虚。三阴病，一言蔽之，就是津液能量不足。人能吃，消化能力很好，胃也不弱，一般不会变成三阴病，因为肠胃运化能生成津液。如果常年生病的人有一天突然胃口变好了，这个要注意，可能是回光返照，是除中。这是病情危重的征兆，需密切关注。最后的一点胃气散了，人就走了。

三阴病能量为先，津液虚就补津液，能量低就补能量，有淤堵就去淤堵避免牵制津液。一定要“健脾胃，存津液”，保证人体的津液能量，这是最重要的，是大病康复的前提。一个国家如果一直在大力发展经济，让老百姓吃得好、穿得好、住得好，发展就正常。如果大家吃不饱、穿不暖，饥寒交迫，活不下去了，社会就不平稳了，犯罪就多了，人体也是如此。所以一定要让人体的津液能量充足，不要过度消耗。每天坚持运动，不要大吃大喝，不要熬夜，思虑要少。虽然学了中医以后，有时自己也做不到，但是知道发生问题了，可以及时踩刹车，这就是学中医的意义。中医人不害怕疾病，一般都提前预防了，生病了也有办法，健康在自己的掌控之中。

271. 伤寒三日，少阳脉小者，欲已也。

受寒三天，是少阳病，脉应该弦细，但是脉变小了，柔和了，没有弦，这时病就要快好了。如果病人饿了，想吃饭了，基本上病就要好了。

一般人生病的时候，身体会亢奋起来，努力恢复身体正常的运行秩序。这个时候脉一般是弦紧的，绷得很紧，身体亢奋，跳的快。滑脉，以前认为滑脉是津液充足，但是仔细想了想不对，女性在月经期间，是滑脉，这是身体亢奋的相，只是身体兴奋起来了，不一定是有热。脉缓和了，变小了，不那么亢奋了，身体就快恢复正常了。比如发生了交通堵塞，后面的车按喇叭，大家心情不好，容易着急，等路疏通了以后，车辆依次向前走了，这个时候交通就正常了，人的心情也变好了，身体也是这样。

272. 少阳病，欲解时，从寅至辰上。

少阳病，胃弱，津液不足，能量不稳定。病好的时候，肠胃恢复正常了，感觉饿了，想吃东西了，病就基本上好了。

寅时是肺经，卯时是大肠经。卯时是早上 5 点到 7 点，一般这个时候排大便比较好。7 点到 9 点是胃经的时间，这个时候吃饭比较好。这个时候津液都在向里走，肠胃容易恢复正常，运化能力起来了，病就容易好。因为半表半里证的本质是胃弱，肠胃恢复正常了，津液足了，病就好了。三阴病就是能量为先，就是补能量。

第六篇

太阴病脉证并治

第 1 讲　掌握了太阴病，就知道如何给身体补气血、提高免疫力了

三阴病是太阴、少阴、厥阴。三阴病，一言以蔽之，就是津液少到了阴证的程度，能量不足。治病首先辨阴阳，看病人的能量是否充足，就像汽车油箱里的油，是大半箱油还是小半箱油。小半箱油，哪怕车在高速上面开非常快，120 公里 / 小时，也是阴证；即使车开很慢，但是油箱的油是满的，也是阳证。

临证的时候，尺脉沉取有力，是阳脉；无力就是阴脉。如果寸关尺全都是弱细无力，基本上都摸不到，提示阴证严重。有的人寸关脉还可以，尺脉沉取弱，这也是阴脉。接着问病人，手脚凉不凉，如果手脚凉，晚上睡觉半天脚冷都缓不过来，尺脉弱细，是阴证。看到舌体淡，胖大有齿痕，人怕冷，基本上是阴证。

火神派创始人郑钦安辨阴阳有很多证："面色唇口青白，目瞑倦卧，声低息短，少气懒言，身重畏寒，口吐清水，饮食无味，舌青滑或黑润青白色，淡黄润滑色，满口津液，不思水饮，即饮亦喜热汤，二便自利，脉浮空，细微无力，自汗肢冷，爪甲青，腹痛囊缩"，还有阴证严重却现热的症状"面赤如朱而似实火者，有脉极大，劲如石者，有身大热者，有满口齿缝流血者，有气喘促，咳嗽痰涌者"。有的时候网诊，病人填写问诊单，不会摸脉，怎么办？根据证来辨阴阳，当然不容易准确，有时我会拍一个如何诊脉的视频发给对方，先讲明白寸关尺的位置，摸到尺脉后沉取看有力无力，如无力，就是阴脉，这样来断阴阳。

太阴病能量为阴，病位在里，里阴证称为太阴病。

273. 太阴之为病，腹满而吐，食不下，自利益甚，时腹自痛。若下之，必胸下结硬。

此条文是太阴病的提纲。能量和病位可以定六经。表、里、半表半里，能量的阴阳同三个病位对应起来是六经。六经病的提纲很重要，要理解掌握。

太阴之为病，腹满而吐。即太阴病里虚寒，腹满胀满。我以前也有这个问题，吃饭时稍微吃多一点就胃胀，还很容易打嗝。我讲课的时候，有时也打嗝，因为讲课时向头部调能量，能量向上走，里边的气滞就顺势排出来了。有人容易肚子胀，放屁多，气滞的人容易懦弱、自卑，双肩内扣，眉头紧皱，受窝囊气，生闷气多。问诊时会问病人平时生气多不多，如果生气多，

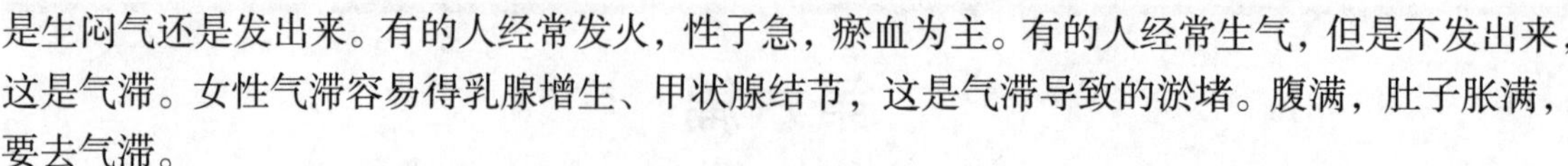

是生闷气还是发出来。有的人经常发火，性子急，瘀血为主。有的人经常生气，但是不发出来，这是气滞。女性气滞容易得乳腺增生、甲状腺结节，这是气滞导致的淤堵。腹满，肚子胀满，要去气滞。

柴胡证心烦喜呕，为什么吐呢？回归人体，就是因为胃的运化能力弱。比如上一天班累了，下班后还有棘手的事情要处理，就会心烦，不想干。呕吐，是因为胃弱想减轻负担，不受纳食物，就会吐，这是人体的自我保护。胃弱了，吃进去又消化不了，不就出问题了吗？

以前我给一位胃癌病人送药，病人本来恢复得非常好，医生让他只喝米汤或者吃面条。他恢复得比较好了，有一天很饿，几个月没有吃过饱饭了。他让爱人煮了两碗面条，吃完后面条就堵那儿了，下不去，也吐不出来。病人能量弱，病情加重，卧床不起了。所以说腹满而吐，人能吐出来还是好的。饿了想吃饭，但是胃的运化能力差，吃了不消化，就堵在那里，这是胃弱造成的。这种胃癌，虽然有食物的淤堵，肠胃弱，是太阴病，里面没有能量，虚寒，因虚致实。

腹满而吐，食不下，即吃不下，就没有胃口，想吐。自利益甚，很容易腹泻。有的人得了五更泻，每天早晨腹泻，吃凉的就容易腹泻，严重的情况，被冷气吹一下，就会腹泻，为什么？肠胃太寒了，小腹凉。腹泻，大便是稀的，都是水，肠胃里面是寒的，不能把水气化成津液吸收，所以容易腹泻。

我们说一个人热心肠，心脏功能好，心脏出来的血是热的，经过动脉到了腹部，小腹也应该是热的，所以肠道能够运化食物。如果肠胃里边寒了，不能气化水，水进入小肠、大肠，人就会腹泻，这是收摄不住。虽然腹泻，但是大便无力，而且臭味也不大。如果大便非常臭，一种是肉吃多了，另一种是肠道热，放屁多，且屁臭。问诊的时候经常问病人：大便粘不粘马桶？臭味大不大？成形吗？颜色深不深？腹泻是里面虚寒了。时腹自痛，肚子为什么痛？虚寒会痛。有的阴证病人体表能量不足，痛得像鞭子抽打一样，甚至痛得哭。有的病人腿部的津液能量下不去，每次坐着要站起来，站着要坐下去，腿都疼得不行。为什么那么疼？因为能量到不了，肚子痛也是能量过不去，或者有淤堵牵制津液了。女性的痛经，里有寒、有瘀血，也会肚子痛。总之这个痛有两种，像大陷胸汤证这种实热的，是实证；肚子痛，喜按喜揉，是虚证。

除了辨寒热，还要辨虚实。如果用了泻下的药，能量不够了就应该补能量，里寒就温里。如果用了寒性泻下的药，人腹泻了，人体为了自我保护，就在心下产生痞结，就不腹泻了，这是人体的自我保护。

太阴病提纲：太阴之为病，腹满而吐，食不下，自利益甚，时腹自痛，若下之，必胸下结硬。这是里虚寒。如果病人来了，肚子胀满，呕吐，吃不下去，腹泻，肚子痛，怎么办？再补一个证，尺脉弱，能量是阴。

阴阳：阴
表里：里
虚实：虚
寒热：寒
抓大局：里虚寒。

阴阳是阴，表里是里，虚实是虚，寒热是寒，里虚寒的阴证。怎么办？用四逆汤。里虚，炙甘草补津液；里寒，干姜温里；阴，加生附子补能量。因为里虚寒，药的力量要大，用生附子，就是四逆汤。

若下之，必胸下结硬。里虚寒，还用攻下的药，一般是寒性的，身体就会心下结硬，成了痞结或脏结。脏结为寒，要温里，用干姜、附子一类的药。如果是太阳病泻下，容易形成结胸，结胸证可以随证用小陷胸汤、大陷胸汤、大陷胸丸。如果是阴证的脏结，则不能用大黄芒硝攻下，反而要温里，用大剂量温里补能量的药。

第2讲　治疗重病病人，一定要保证病人的胃口好，有胃气则生

274. 太阴中风，四肢烦疼，阳微阴涩而长者，为欲愈。

太阴病，病位在里，能量为阴。中风津液虚，津液虚四肢烦痛，胳膊腿有点烦痛，有点疼，跟腹痛的原理类似，是津液到不了体表。

阳微，寸脉微弱；阴涩，是尺脉涩，津液不足了。脉长，有的人是脉短，脉短是津液不足，脉变长了以后，这脉摸着不是一点了，比较长了，津液能量在恢复，病快要好了。如果是阳微阴涩，脉也不长，这就又是一个医案。

阴阳：阳
表里：表和里
虚实：虚
寒热：寒
抓大局：表里津液虚。

病人能量为阳；表里是表和里，表和里，一个是里虚寒，另一个是四肢烦痛的情况，表里同病了。虚实是虚，寒热还是寒，这个时候用桂枝汤。如果脉到了阴证，加附子；如果不到阴证，用桂枝汤即可。

现在讲太阴病，没有明确说手脚怕冷到了阴证的程度。但是我们想一下，里阴证和太阴病，这两个不矛盾，不要把它对立起来，太阴病的能量还可以，但是病位在里，津液不足。

肚子痛喜按喜揉，尺脉没有那么弱的时候，用桂枝汤就可以了。虽然它通常用于太阳中风，但在此也适用于太阴病的里证，因为桂枝汤里面有"脾四味"里面的生姜、大枣、炙甘草，生姜性温味辛，刺激肠胃的运化，炙甘草、大枣是建中补津液，所以桂枝汤建中补津液，可以用于太阴病。建中后津液足了，桂枝把能量向体表引，太阴病就好了。

275. 太阴病欲解时，从亥至丑上。

太阴病，肠胃弱。比如胃肠型感冒，上吐下泻，肠胃虚寒了。我以前喝藿香正气水，或者吃藿香正气软胶囊几粒就好了。之前上班的时候，有几位同事上吐下泻，大便带血，住了几天院才病好。我吃了藿香正气软胶囊，便康复了。

太阴病要好的时候是亥时到丑时，丑时是凌晨1到3点，亥时是晚上9点到11点。这个时候，如果病人说饿了想吃饭，病就要好了。为什么？有饿的感觉，肠胃的运化能力恢复了，能运化食物生成津液了。人体的津液有来源了，能量有了，病就好了。

所以治病的时候，能量至关重要，任何情况下都要注意“健脾胃，存津液”。一定要保证病人的肠胃是健康的，津液是充足的，尤其是重病的病人，胃口一定要好。病人胃口好、津液足，方能支撑身体恢复免疫力，为治病争取时间。如果病人胃口不好，能量日衰，则难以挽回。因为中医治病是恢复人体的免疫力。

免疫力恢复，病才能好。医生乃辅助者，身体方为主宰。倪海厦讲，小孩感冒或者发烧，如果小孩晚上说饿了想吃饭，这就是病要好了，肠胃是非常关键的。按照中医的观点，不要吃生冷寒凉的食物，偶尔吃一个是可以的，像李可老中医，有时候病人非常多，中午吃雪糕当午饭。别人问他怎么吃雪糕？他说吃一点东西比不吃强，因为病人多，没时间吃午饭。

276. 太阴病，脉浮者，可发汗，宜桂枝汤。

太阴病，能量为阴，病位在里，但是脉浮。脉浮，身体想做什么？身体想把能量向体表调集。可发汗，宜桂枝汤。太阴病是里阴证，脉是浮的，可以发汗，只是胃口不好或者有些胀满，是里阴证，但是能量还没到阴证的程度。

所以这个时候会有些不太一致，条文里面的定义和六经的划分稍微有些不同。这并不矛盾，我们只是多了一个参照体系。如果感觉有矛盾，要把它想明白，才能进步。理解到了，思维到了，这是你自己的领悟，不是所有的东西需要靠人讲才明白的。自己要下功夫，有问题记下来，多思考，自己思考领悟到的，才是自己的东西。比如参加线下培训，讲两三天大家就入门了，大体上都懂了。但是这属于填鸭式教育，不是自己领悟出来的，而是老师给的，还没有消化变成自己的东西。要想变成自己的，就必须要多努力，多用功。

一般的老师带学生，属于填鸭式教育。因为交了学费了，赶快把这些东西都教给你，你懂了领悟了就可以了。我们这个学习，是陪伴式学习。能不能学得好，不仅在于引导的人，还在于学习的每一个人，大家要努力才行。

佛经上有一个故事，一对父母有三个儿子：大儿子非常孝顺，很听话，很爱学习；二儿子爱学习，能力很好，但是不太孝顺；三儿子又不孝顺，也不听话，也不爱学习。父母在教这个孩子的时候，会优先培养哪一个呢？会优先教那个品德好的、爱学习的，其次是爱学习、品德差的，而不爱学习、品德差的，教起来费力。

在学中医的时候，也是先看学习态度，有没有这种强烈的意愿要学好，并且落实到行动上了。第二个同老师相应，对老师有信心，对中医有信心，愿意照着做。有人愿意学中医，但是对老师没信心，或者工作忙，没时间学习，那受益就不大。只有爱学习的人，对自己有信心，对老师有信心，两个人相应了才可以学得好。

这个学习，需要学的人努力，所以要打卡抄写条文，不能经常请假，如果晚上没有时间经常请假，那你调整一下时间，每天早晨一起床就抄写条文，或者中午抄写，你不能因为可以请假，就经常不抄写。你没用功，或者没有时间花在学习上面，肯定进步不明显。功夫是时间加汗水，在正确的引导下出来的，没有时间投入，功夫出不来。

第3讲 太阴病发烧用了发汗药不管用，喝了一碗四逆汤好了

277. 自利不渴者，属太阴，以其脏有寒故也，当温之，宜服四逆辈。

腹泻，但是不口渴，这是太阴病，因为肠胃寒，用温里的药，可以考虑四逆汤、附子理中汤、通脉四逆汤这样的温中类方剂。自利，因为肠胃寒，不能把水气化成津液，水进入肠道就会腹泻。虽然大便急，但是大便无力，也没有什么臭味。

虽然腹泻，阴证的病人一般不渴。如果病人经常口渴，说明胃里不寒，还能够喝水。自利不渴，腹泻也不口渴，这是太阴病。单一证不可断，腹泻是一个证，不口渴是一个证，两个证断为太阴病。

让病人自己摸摸肚子，看热乎不热乎，一摸是凉的，肠胃寒。这种情况下，少用大黄、芒硝一类的药。里虚寒还有淤堵的病人，一方面用附子、干姜大剂量给人温中补能量，一方面用小剂量疏通淤堵的药，能量第一。

有一个医案，给病人用了生附子、炮附子、干姜，还有大黄、细辛。病人吃了一剂就好了，这样用药不会对病人的能量造成损失，病就好了。如果是真正阴证的病人，里虚寒同时淤堵明显，大黄可以在补能量的前提下小剂量使用。三阴病能量为先，把能量先补起来，在能量充足的前提下再攻，下不厌迟。

诊所的医生感冒发烧腹泻，大青龙汤、麻黄汤吃了还不退烧。晚上突然想到自利不渴是太阴病，马上起来熬了四逆汤喝，第二天早上病就好了。

所以抄条文有什么好处？抄条文多了，问诊时条文自动就会冒出来。有人背条文，背熟了以后，病人一来，看到这个证，条文就出来了。虽然还不懂原理，但是方证对应，效果也非常好。

张仲景为什么被称为医圣呢？哪怕这个人不懂人体运行的原理，即便是套方子，即便是脏腑辨证，即便是用五运六气来解释《伤寒论》，用易经解释《伤寒论》，不管怎么解释，只要证符合了，用药后病就好了。有句话叫“偏方气死名医”，虽然是偏方，治病疗效好，但是有些用偏方的人知道什么情况可以用这个药，他会问几个证，如果证符合，用了病就好了。他也是要辨证的，但是如果只会那一个方子，就是经验方。

中医为什么衰落呢？就是变成经验方思维了。有的中医为什么保守呢？因为他是经验方思维，如果把这个教给别人，自己就没有东西了。

《大医至简》的讲解毫无保留。我们讲条文，也是知无不言，言无不尽。中医是一种辨证的能力，希望越来越多的人能学会。一个人学好了能帮助家人调理身体，帮亲戚朋友治病。学中医后，最起码知道中医好，就会少走很多弯路。

我的高中同学打电话给我，她的同学得了卵巢癌，做手术后化疗，不能坐着，也不能躺着，人极其痛苦。如果家人学了中医，用中医治疗，是不是会减少痛苦呢？住院治病经济压力也大。一位老太太对给她看病的中医说，“学中医太好了！疾病在初期小病阶段就控制住了，就不会发展成大病。”对老百姓来说，中医太好了！就像我们每天吃的五谷杂粮、蔬菜一样，跟我们的生活密切相关，学习了就会受益。

第 4 讲　这种情况的腹泻不要怕，原来是身体在向外排垃圾

278. 伤寒脉浮而缓，手足自温者系在太阴。太阴当发身黄，若小便自利者，不能发黄。至七八日，虽暴烦下利日十余行，必自止，以脾家实，腐秽当自去故也。

病人伤寒着凉了，脉浮缓，手指轻轻搭上去就能摸到脉，比较缓，不是浮紧。脉浮缓，里面的津液没有那么足，太阳伤寒是脉浮紧。手足自温者，手脚是热乎的。系在太阴，太阴是里，肠胃虚弱。

太阳伤寒有表证，体表毛孔闭塞。脉浮缓，津液不充足，肠胃弱。肠胃虚寒是太阴病。就像太阴病的提纲，“太阴之为病，腹满而吐，食不下，自利益甚，时腹自痛，若下之必胸下结硬。”描述了太阴病腹部胀满，吃不下饭，腹泻，肚子时时痛，里虚寒。

太阴病，肠胃弱，传统中医认为是脾虚，身体的湿气比较重，存在水饮。如果同时有热，小便不利，太阴当发身黄，身体黄，身体有湿热，或者是寒湿导致的发黄。如果小便顺畅，汗出正常，人不会发黄。至七八日，虽暴烦下利日十余行，必自止。过了七八天，突然感觉心烦，腹泻一天十余次，这是身体自己在排了。一天腹泻十来次，腹泻一定会停止，因为身体有能量了以后，有力气把肠胃里的积食宿便排出去了。以脾家实，腐秽当自去故也。这是肠胃功能恢复了，津液回归，把肠道里的淤堵排出去了。

我自己的体会，吃了火锅，因为重庆的火锅又麻又辣，还用香油来涮，菜在汤锅里面煮后，要在香油里面涮一涮，不涮特别辣。汤锅里面虽然是吃的，但是比中药的能量还猛，里面都是花椒、辣椒各种调料，辛温的，可以扶阳，吃后容易腹泻。为什么？因为吃了火锅后，肠胃功能恢复了，有能量了。肚子里有寒湿，有积食宿便，身体没有能量向外排，吃火锅后就能排出去了。所以有的病人吃了温里、补能量的药，也会腹泻。

有个病人吃药后腹泻。看了一下方子，里面一味腹泻的药都没有，这是身体在向外排垃圾，但是病人有顾虑，就不吃药了。病人吃了附子、干姜，还有理气的药，也会腹泻，甚至非常厉害。陈皮、厚朴、枳实理气，量大了有的病人也腹泻。

如果白芍、赤芍用量多了，也可能会腹泻。一般人白芍用四五十克会腹泻，赤芍比白芍更容易造成腹泻，芍药也称为“小大黄”。下面这个条文里面就讲到了。有病人用 30 克的白

芍或赤芍，服药后一天腹泻五六次。

第5讲　掌握了“健脾胃，存津液”，医术就进入高手之境

279. 本太阳病，医反下之，因尔腹满时痛者，属太阴也，桂枝加芍药汤主之。大实痛者，桂枝加大黄汤主之。

桂枝加芍药汤方

桂枝（三两，去皮）芍药（六两）甘草（二两，炙）大枣（十二枚，擘）生姜（三两，切）

上五味，以水七升，煮取三升，去滓，温分三服。本云桂枝汤，今加芍药。

桂枝加大黄汤方

桂枝（三两，去皮）大黄（二两）芍药（六两）生姜（三两，切）甘草（三两，炙）大枣（十二枚，擘）

上六味，以水七升，煮取三升，去滓。温服一升，日三服。

本来是太阳病，病在表，能量为阳，治病就要顺势而为，身体在调津液到体表来排病，怎么能够用攻下的药呢？这是和身体对着干，南辕北辙。病人吃了泻下的药，肚子胀满疼痛，这个疼痛喜欢按，喜温，喜揉，用热水袋热敷舒服，这种是里虚寒。如果腹诊时肚脐两侧和周围按痛，小肚子按痛，这是实证，按痛是实证。如果太阴病，腹部津液虚，在桂枝汤的基础上加大芍药的剂量，就是桂枝加芍药汤。

阴阳：阳
表里：里
虚实：虚
寒热：寒
抓大局：里虚寒，但是没有到阴证的程度。

芍药敛降津液下行，向下引能量到腹部。芍药是敛降的势能，桂枝是向上向外发散的势能。芍药是有点沤酸，尝药时感觉一下就到腹部了。小青龙汤里的五味子，味酸，是清泻的势能。

用桂枝加芍药汤，生姜、大枣、炙甘草建中补津液，桂枝向上向外来发散，芍药敛降津液下行，这里用了两倍的芍药，向下的势能强了，津液到了腹部，肚子就不痛了。津液虚有两种情况，一种是津液虚会痛，还有一种是津液被牵制了，“痛则不通，通则不痛”，淤堵去除后津液通畅，就不疼了。腹痛是津液不足造成的，或因实致虚。

大实痛者，桂枝加大黄主之。脉浮缓，肚子痛，按压疼痛，有淤堵。这个时候身体想从表来解，但是肚子又疼，怎么办？加一点大黄，帮助身体把肠道的淤堵排出去，但是又不造成腹泻损耗津液，这样就不违反先表后里的原则。

阴阳：阳
表里：里
虚实：虚实夹杂
寒热：寒
抓大局：里虚寒，肠道有淤堵。

如果有表证，同时也有里证，表证是大局，虽然里面有淤堵，但是用了腹泻的药腹泻厉害，这和身体的本意是相违背的。顺势而为，就是身体想干什么就要做什么。所以在这种情况下，如果肚子痛没有那么明显，阳证的表里同病，先表后里，不能够先攻下再解表。

如果里证很严重，表证就一点点怕风，里证已经十天半月没有大便了，那以里证为主，抓大局。我家孩子小的时候，有一次多日没有排大便，家人都特别着急，说怎么还没有排大便，但是孩子没有难受的反应。第 11 天孩子排了大便，大便也不干，还是软的，这种可能是腹部的能量不够，可以喝姜糖水，或者用热水袋敷一下，用芍药甘草汤、小建中汤来补津液能量。

大实痛者，桂枝加大黄汤主之。在桂枝加芍药汤的基础上，加大黄疏通淤堵。表里可以同治，但汗下不能同施。因为身体同时出汗和腹泻，会严重消耗津液。所以大黄的剂量要控制好，不能造成腹泻。

280. 太阴为病，脉弱，其人续自便利，设当行大黄芍药者，宜减之。以其人胃气弱，易动故也。

太阴病里虚寒，胃痛，肚子痛，能量不够，里虚寒，脉也是弱的，浮缓，脉缓。这个人接着又腹泻，为什么腹泻？因为肠胃的运化能力弱了，不能把肠道里的水分气化吸收，水进入小肠大肠就会腹泻。如果里有实的淤堵，肠道确实被堵住了，但是又不是实热证。如果堵得很厉害也会痛，虽然是虚寒的阴证，太阴病，也要帮助身体排淤堵，就用大黄和芍药，剂量要小一点。这个条文就是桂枝加大黄汤证。

有一个病人大黄用了六克，一天腹泻四五次，一动就感到很憋闷，这是阴证，应该能量为先。于是把大黄去掉了，以免腹泻损耗身体的津液。

如果胃弱，可能会出现肚子胀满，不容易消化食物，吃饭时吃一点就吃不下去了。胃弱则大黄芍药的量要少一些，可以用生姜、大枣、炙甘草、党参、小茴香、干姜这些建中温中的药。

书上的每一个条文都可以联系到“健脾胃，存津液”。手机用快充充电，相当于人的肠胃运化能力很强，能够生成津液。所以健脾胃一定要保护人的肠胃，尤其是重病大病病人。存津液，健脾胃是为了生成津液，任何时候都要考虑病人身体的津液水平。

如果是阴证病人，三阴病能量低，能量为先，要先补能量。阳证的津液虚，参姜草枣建中补津液，像肚子痛，里虚寒用小建中汤，桂枝汤加芍药饴糖。如果到了阴证，可以用附子理中汤（包含人参、白术、干姜、炙甘草、附子），或四逆汤，其中的干姜、生附子、炙甘草，都是健脾胃。

从桂枝汤开始，用姜草枣建中，小柴胡汤用参姜草枣来建中，大柴胡汤是用生姜和大枣。很多的方剂里面，尤其到了阴证，能量为先，一定要补能量。阴证的病人，一定要让能量越来越充足，身体有了能量自己就会排病了。

第七篇
少阴病脉证并治

第1讲　白天没有精神，老想打瞌睡，是身体的能量不足了

281. 少阴之为病，脉微细，但欲寐也。

少阴病，病位在表，能量为阴。脉微细，脉弱，没有力量，血管很细，且血管里的津血少，阴脉。但欲寐，即老想睡觉，白天没精神，老想打瞌睡，这是能量不足，少阴病。

这种情况怎么办？少阴病的代表方是麻黄附子甘草汤。一般着凉得了感冒，脉不浮，无力，脉是微细的，流鼻涕，打喷嚏。如果水饮很重，鼻涕眼泪很多，用麻黄附子细辛汤；如果只是表阴证，能量不足，水饮不明显，用麻黄附子甘草汤。

麻黄疏通孔窍，疏通人体，尤其是打开体表的毛孔。附子补能量，因为是阴证，必须用附子，没有附子病人不容易恢复。有人感冒长达一个月也没有好，很多时候是阴证，身体的能量不够，需要用附子补能量。这里用的是炮附子，太阴病里虚寒用的是生附子。

少阴病有三个代表方：麻黄附子细辛汤、麻黄附子甘草汤、桂枝加附子汤。如果体表能量不足，身体发热，身体疼痛，怕风怕冷，汗漏不止，用桂枝加附子汤；没有汗，津液不足，用麻黄附子甘草汤；无汗有水饮的，用麻黄附子细辛汤。

如果病人手脚心发烫，放到墙上才舒服，是阴脉，用小建中汤加附子。因为身体的能量不足，只能够在手和脚来排邪。就好像肠痈的病人，不能在身体的整个体表排，手心潮易脱皮，这种情况要补津液，甘温除热，桂枝汤加芍药、饴糖，芍药敛降津液，饴糖直接补充津液，再加上炙甘草、大枣补津液，附子补能量。如果用的是麻黄附子甘草汤，有附子补能量，还有炙甘草补津液，病也会改善，但是用小建中汤加附子更合适。

282. 少阴病，欲吐不吐，心烦但欲寐，五、六日自利而渴者，属少阴也。虚故引水自救。若小便色白者，少阴病形悉具。小便白者，以下焦虚有寒，不能制水，故令色白。

病人得了少阴病，想吐又不吐，为什么？因为表阴证的能量也不足了，想吐，胃弱了，

胃弱容易向太阴发展。心烦是内心烦，有的心烦是有上热，有的是津液虚的虚烦。这两个不容易区分，因为津液不足，不能把热带走，有上热也容易烦。

像甘草泻心汤证，为什么口腔溃疡，会上火呢？这是虚火，津液不够了。这里的心烦，是虚烦。但欲寐，能量不够了，身体想通过休息来节省能量。过了五六天自利而渴，过了五六天又开始腹泻了，还口渴。欲吐不吐，不仅是胃弱了，能量也不足了，从少阴转成太阴了。

太阴病自利不渴，少阴病自利而渴，腹泻津液虚了。自利而渴，腹泻还口渴，这是少阴病。有一次诊所的医生发烧，用了葛根汤、麻黄汤都没有好，不口渴，腹泻，发烧，晚上想到条文"自利不渴属太阴"，马上起来熬四逆汤喝了，第二天早上病就好了。因为腹泻而不渴是太阴病，所以用了四逆汤。如果是少阴病，腹泻会口渴。

为什么少阴病有时会腹泻？身体排病的时候，一种是从表来排，一种是从里来排。如果病不能从表解，身体会向里来找排病渠道，有可能会腹泻。虚故引水自救，本来津液虚，又腹泻，水少了会想喝水。想喝水说明胃没有那么寒。

太阴病，自利不渴。阴证病人很多时候想不起来喝水，是肠胃寒的缘故。如果口渴，说明胃不寒了。若小便色白者，不黄，这是少阴病。一般阳明里实热证的时候小便会发黄，但是不一定。有人做实验，喝热水小便是白的，喝凉水小便就是黄的。如果有里实热证，小便黄，多一个证有助于辨寒热。如果是一派虚衰的反应，手脚冰凉，怕冷怕风，小便清而不黄，是少阴病。小便白，可能下焦有寒，没有热。

283. 病人脉阴阳俱紧，反汗出者，亡阳也。此属少阴，法当咽痛而复吐利。

病人的脉浮取沉取都紧，像太阳伤寒。反汗出者，脉紧一般会有怕冷无汗的表现，汗出亡阳，津液损耗了，属于少阴病。病人可能会嗓子痛，而且同时呕吐腹泻。

看一下病人现在有几个证，汗出病位在表，咽痛是在哪个病位？咽痛，存疑。呕吐，腹泻，病位在里。就是四个证，汗出、咽痛、呕吐、腹泻。如果能量偏阴一点，可以用桂枝加附子汤。桂枝加附子汤是有汗的少阴病。如果能量过阴，出现上吐下泻、身体汗出，属于阴证，里虚寒，用四逆汤。

如果有咽痛，这是单一证，需要多证合参。如果是阴证，上热也比较明显，可以用通脉四逆加猪胆汁汤，用于寒热夹杂，里虚寒导致的呕吐下利。嗓子痛，有上热寒热夹杂，厥阴病，通脉四逆加猪胆汁汤。有少阴病的嗓子痛，服用麻黄附子细辛汤好了。

如果身体发热汗出，又腹泻、呕吐，表证和里证均有。但是阴证不严重，用白通汤加猪胆汁也可以。既有表证，又有里证，相当于少阴太阴合病。

这个条文看起来不太容易理解。如果临证见到病人，有具体的证，根据这些证辨能量、病位、寒热、虚实，即可开出方子，随证治之。中医都是常识，没有什么玄奥。

第 2 讲　若能从能量运行的角度思考人体，便领悟了医圣的思维

284. 少阴病，咳而下利，谵语者，被火气劫故也，小便必难，以强责少阴汗也。

少阴病，能量为阴，病位在表，咳嗽、腹泻，谵语说胡话，为什么？被火气劫了，即烤火损耗了身体的津液。小便难是因为津液少。阴证津液虚，汗、吐、下尽量不用。阴证病人津液虚，发汗会造成眼睛、耳朵、鼻子出血，这是动血排邪。

病人腹泻，谵语，发汗后肠胃更加虚寒，收摄不住，就会腹泻。同时津液虚，还有虚热（烤火有了热），病人会谵语。津液虚到了阴证，还会出现虚热，随着病人的证，津液虚可以用姜草枣，阴虚阳亢可用干地黄、阿胶、麦冬来滋阴。津液虚，脉细数，脉细跳得快，同时沉取又无力，属于阴虚阳亢偏阴证，滋阴补能量。温病可以加石膏，小便热可以加滑石，口苦上热可以用黄芩，能量不足加附子。

病人是阴证同时又有热，用附子加生石膏，一边清热一边补能量。阴阳是指整体，寒热是局部的。

如果阴证的病人，能量很弱，但身体发热，说胡话，汗流浃背，也不怕冷，这种是比较矛盾的。一般阴证发热的病人，身体呈虚衰的反应。日本的大塚敬节给一个小孩治病，发烧，但是小孩也不活动，也没说难受，他就先用了清热的药，病情就加重了，后来用了真武汤病才好。

身体发热，能量不够，可以用四逆汤或者白通汤，随证治之。如果条文的证就没有那么清晰，张仲景也没出方，怎么办呢？临证时继续问诊，补上缺失的证，八纲辨证，抓大局，弄明白身体想做什么，顺势帮身体一下。

285. 少阴病脉细沉数，病为在里，不可发汗。

少阴病脉细沉数，“少阴之为病，脉微细，但欲寐”，就是脉微细，白天一直打瞌睡，能量不足，表阴证。但是脉沉细数，脉细是津液虚，数是机能比较亢奋。能量不足加附子，脉沉细，这个脉沉细的表阴证应该是麻黄附子甘草汤证。

这种情况不可发汗。对于阴证的病人，津液虚的半表半里证，用柴胡桂枝干姜汤加附子，这种病人有肠痈、瘀血，只用小剂量的大黄，可以用丹皮、桃仁、薏苡仁、败酱草、冬瓜子去肠痈，用川芎、当归、丹皮、桃仁活血化瘀。肠道有淤堵，可以加小剂量的大黄，病人大便每天排一到两次即可，以不腹泻为原则。大黄不能用太多，用多了会损耗津液。病人本来能量阴，虽然用了附子，但是腹泻多，能量也补不起来。阴证的肠道淤堵，一定是在大剂量补能量药的基础上，加一点疏通淤堵的药。

286. 少阴病，脉微，不可发汗，亡阳故也。阳已虚，尺脉弱涩者复不可下之。

得了少阴病，能量是阴，病位在表，脉细弱，不能发汗，因为津液不足，如发汗津液更虚了，可能会造成动血排邪，变成逆证，这时要补能量。

脉微，应补能量。如果病人感冒了，水饮比较重，能量不足的阴证，用麻黄附子细辛汤；水饮不重，津液虚，用麻黄附子甘草汤；如果有汗出，汗漏不止，用桂枝加附子汤。

如果是太阴病，用干姜温里。如果是少阴病，肠胃不寒，脾胃可以先不管。少阴病体表的能量不足，发汗一定要慎重。人体是千变万化的，比如外寒里饮，外寒就是表实证，里有寒饮，同时能量为阴，用小青龙汤加附子可不可以？可以，但是要把握好度，中病即止，出汗解表了，药就不能再喝了。因为是阴证，加了附子；表实证，无汗，怕冷，身体酸痛，用麻黄、桂枝发汗解表。但要中病即止，这是为了存津液。

阳已虚，尺脉弱涩者复不可下之。如果阳虚，就是阴证，身体的机能虚弱了，尺脉弱涩无力，涩是津液虚。复不可下之，不能泻下。阴证的病人不要长期泻下，反而要每天用大剂量的附子补能量。

如果病人肠道的淤堵是一个大局，能量虚也是个大局，可以一边大剂量补能量，一边小剂量疏通淤堵。如果误治了，治错一次身体还能接受，误治两次人的性命就有危险了。对于慢性病，已经是阴证了，不能出现每天严重腹泻的情况。

阴证用药排淤堵一方面需要补能量，另一方面要适度地疏通淤堵。阴证不可以大发汗，尺脉弱也不能大力泻下，汗、吐、下都不提倡，为什么？为了存津液。津液是人体的根本，人体的能量就体现在津液上。津液是阴成形，存津液是一个方面，另一方面能量足也是人体机能正常的前提，如果损耗津液严重，身体机能弱，会进入严重的阴证。

《金匮要略》里的大黄附子汤，有大黄、附子、细辛给身体疏通淤堵，同时补能量。

第3讲　手脚变热乎了，脉变柔和了，病就要好了

287. 少阴病，脉紧，至七八日，自下利，脉暴微，手足反温，脉紧反去者，为欲解也，虽烦下利，必自愈。

少阴病，病位在表，是阴证。脉紧，能量不足了，脉紧有点像脉弦，身体有淤堵的时候，脉比较紧。七八天以后，身体开始腹泻，脉突然变柔和了，不那么紧了，手脚也热乎了。脉紧去了，是病要好了，脉从紧、亢、弦、硬变得柔和了。平脉，是健康人的脉，正常人的脉非常从容，柔和。

以前有一个脑部肿瘤的病人，脉也柔和，但是病重。有的时候还要舍脉从证，脉柔和了，只是在脉象上没有体现出来，但是身体有一些证，比如头痛、头晕，人没有精神，所以要脉证合参，单一证不可断。

舍脉从证还是舍证从脉，这要看病人的具体情况。有一个人没有什么明显的证，寸关尺都摸不到，这种情况病人一两天后会去世。这种情况下怎么办呢？六部脉都没有了，需立即用四逆汤建中补能量，或者茯苓四逆汤，用人参、干姜、附子，或许可以把人救回来。

脉紧过了七八天，突然心烦，腹泻，脉也变柔和了，也变弱了，这是病要好了。这里的心烦，虽烦下利，这个烦和腹泻，是瞑眩反应，这个心烦，是身体正在努力恢复运行，身体的正气和病邪抗争，结果出现瞑眩反应。下利是身体有能量了，通过肠道把淤堵排出去了。这个时候脉也柔和了，心烦，腹泻，病就要好了。在每个条文里面都可以体会到人体能量的运行，人体运行的规律。

每个方证都做出八纲分析，阴阳、表里、虚实、寒热是什么，身体的大局是什么，身体想做什么，身体的势能是怎样的，组方的原理是什么。通过条文中的方证看身体运行发生了哪些异常，证再重一些会怎么样，轻一些会怎么样，类似的证有没有。方证整理就像做医案，112 个方证整理下来就相当于做了一百多个医案。

《伤寒论》的 398 条条文，几乎每个条文都是一个医案。我们要在每个条文里面体会人体的能量运行，是什么方证，应该开什么方子。如果证不齐，应该补上哪些证。这样做下来是个系统工程，在做的过程中，人可能就突然豁然开朗了。

288. 少阴病，下利，若利自止，恶寒而蜷卧，手足温者，可治。

少阴病，能量不足，病位在表。少阴之为病，脉微细，但欲寐。少阴病的脉弱，白天想睡，因为能量不足了。下利腹泻，腹泻是因为肠胃虚寒不能收摄，所以一直在腹泻，相当于少阴、太阴合病了。表和里的能量都不足了。这种情况是很危险的。一般老人得了少阴病，要尽快治，如果转成太阴病，出现上吐下泻就很容易造成身体的能量不足而病危重。如果得了少阴病，同时又腹泻，但是后来腹泻停了，人怕冷，窝在床上面，手脚温，说明津液可以濡养四肢末梢，人体的能量能够自己生成了，肠胃可以运化，问题不大。

如果少阴病，又腹泻，手脚是凉的，缓不过来，可能就有危险。《伤寒论》看人体是很简单，就看人体能量够不够。如果体表的能量不足，就是少阴病。如果里的能量不够，不能收摄，就是太阴病。如果腹泻，同时体表津液不足，身体损耗很多，能量低于警戒线了，人可能就要去世了。就像手机一样，低于百分之十的电量，电量低开始报警，提醒电量不足，需要立即充电了。如果不充电，过一会儿就关机了。人也是这样，腹泻能量不足，很容易有危险。像形意拳的名家李存义、尚云翔，最后是腹泻去世的。如果自己懂中医，一看到腹泻，里虚寒，四逆汤吃一剂，腹泻就止住了，寿命还会延长很多。所以，懂了人体运行的原理，对保护自己和家人的健康非常有利。《伤寒论》的理法大道至简，每个人都能学会。

289. 少阴病，恶寒而蜷，时自烦，欲去衣被者，可治。

这条和上一条类似，也是少阴病，怕冷，蜷缩躺在床上，没有腹泻，老是感觉心烦，想撩开被子，脱衣服。这是身体里面有热，有热说明还有能量，就可以救活。如果盖非常厚的被子，手脚还是冰的，暖和不过来，能量不能恢复，则不好治了。治疗要用干姜、生附子，恢复肠胃的运化能力，艾灸也是个很好的方法。

这种情况下用针灸效果不是很好，因为针灸是调能量，可身体没有能量了。第 288 条手脚热乎，第 289 条人烦，烦是代表有热，会想脱衣服、拿开被子，这个就没有问题。如果阴证到了严重的程度，不仅会心烦，而且身体会躁动，预后不良。

290. 少阴中风，脉阳微阴浮者，为欲愈。

少阴病，中风，津液虚。伤寒是受寒了，着凉了；中风是被风吹到了，津液虚。中风津液虚，脉阳微阴浮者，阳微指寸脉微弱，尺脉浮起来了，尺脉代表人体的能量，能量恢复了，为欲愈，病就要好了。第 288、289、290 这三个条文都是一个意思，即能量回来了，病就要好了。

所以说，三阴病能量为先，一定要补能量。

291. 少阴病，欲解时，从子至寅上。

少阴病如果要痊愈的时候，从子时到寅时。子时是晚上十一点到凌晨一点，寅时是凌晨三点到五点。

子至一阳生，即这个时候人体的阳气开始从里向外运行了，这段时间少阴病容易好。

第 4 讲　救人于生死的秘密

292. 少阴病，吐利、手足不逆冷，反发热者，不死。脉不至者，灸少阴七壮。

得了少阴病，呕吐、腹泻、手脚不凉，反而身体发热，说明身体的津液是够的，津液能够到达四肢末梢，这个人不会死。

如果上吐下泻、手脚冰冷、怕冷，人可能会脱水而亡。如果这个人身体发热、不怕冷，那就没问题。手足厥冷，手足逆冷，传统的中医讲阴阳气不相接，阴是有形的，阳是无形的，有形的津液和无形的气，不能够相接了，所以手冷。这个还落于名词概念，即能量到不了四肢末梢称为厥冷。

脉不至者，灸少阴七壮，少阴有足少阴肾经、手少阴心经。病人病危的时候，摸足少阴肾经的太溪脉（在脚踝后边），如果两个太溪脉都能摸到，病人就没有问题，说明能量还够。如果只能摸到一个，另一个摸不到了，这就有点困难了；两个都摸不到了，基本上就无力回天了。太溪脉如果摸不到的话，说明这个人能量就不够了，可以灸足少阴肾经的太溪穴七壮。

293. 少阴病，八九日，一身手足尽热者，以热在膀胱，必便血也。

病人得了少阴病，能量不足，病位在表，过了八九天，全身手和脚全热了，这个是热在膀胱。阴证本来是津液虚，如果身体一直发热，发热需要调动津液来发热，而津液不足，就会动血排邪，可能会出血，大便、小便可能会有血。

294. 少阴病，但厥无汗，而强发之，必动其血，未知从何道出，或从口鼻，或从目出者，是名下厥上竭，为难治。

病人得了少阴病，手脚冰凉，没有汗。为什么呢？因为能量不足，是阴证。这种情况可以用少阴病的代表方麻黄附子甘草汤，如水饮也重，用麻黄附子细辛汤。

但是这个时候用了发汗的方法，本来津液就不足了，继续消耗津液，就会动血排邪。血可能从嘴、鼻子、眼睛出来。这种情况，就是津液能量都不足了，手脚冰凉，能量也不够，难治。

这个时候需要用四逆加人参汤。如果人烦躁，腹泻津液又虚，要在四逆汤的基础上加茯苓、人参，茯苓安神，人参建中补津液。

295. 少阴病，恶寒身蜷而利，手足逆冷者，不治。

得了少阴病，怕冷，身体蜷起来，腹泻。上一条发汗人会动血排邪，一直腹泻也是同样的，腹泻也损耗能量。虽然消耗津液的形式不一样，一个是从体表发汗，一个是从腹泻，但是都会消耗津液。汗、吐、下，催吐也不行，腹泻、发汗都会造成病情加重，免疫力不行了，身体机能虚衰了，全身器官衰竭，就没有办法治了，这种情况张仲景也讲了，手脚冰冷不治。

这种情况下要用生附子，炮附子力量不足。生附子、干姜、炙甘草，如果津液不足加人参。有的病人已经喝不下药去了，还有一个方法可以试，就是用灌肠的方法。这时候要用人参，用真正的东北人参，可以用独参汤，一支人参，独参汤喝了以后，病人可以缓一两天，然后尽快用附子、干姜这些药把病人救回来。

296. 少阴病，吐利躁烦，四逆者死。

得了少阴病，能量为阴，本来是阴证了，同时病人呕吐，呕吐会从上损耗津液；利，腹泻从下损耗津液；躁，四肢躁动；躁动、心烦，阴证的时候，躁烦是一个很危险的情况。我父亲去世那一天，他不舒服。晚上陪床我很困，就躺着睡了。我父亲说我一顿，其实他是处于躁烦的状态，第二天就去世了。人在津液能量不足的时候，会四肢躁动、心烦，正邪相争，能量也起不来，手脚也冰凉，最后人就去世了。

如果你要学中医，就全身心地扑进来，“我一定要把它学会”，不达目的不罢休，必须有这样的魄力、决心，才能把中医学好。想学好中医，不需要人督促，自己要主动、积极地学习。

297. 少阴病，下利止而头眩，时时自冒者，死。

少阴病，腹泻，少阴太阴并病，表和里的能量都不够了。腹泻止不是病好了，而是肠道没有津液可以拉了。

津液已经虚了，能量不能供给头部了，会头晕头昏，这种情况就很危险了。用四逆加人参汤或通脉四逆加猪胆汁汤，试着把人救过来。

阴阳：阴
表里：表和里
虚实：虚
寒热：寒
抓大局：里虚寒，能量不足
处理方法：补能量，温里补津液。

大家可以放一个猪胆在冰箱里冻起来，危急的时候可以用来救人。

298. 少阴病，四逆，恶寒而身蜷，脉不至，不烦而躁者，死。

少阴病，手脚冰凉、怕冷，身体蜷着，脉也摸不到了，不烦而躁。为什么不烦而躁呢？因为连烦的力量都没有了，阴证的病人最怕躁动了，或者不烦而躁，这种情况病人就要死了。这种情况要立即用四逆加人参汤或通脉四逆加猪胆汁汤，或许有机会救回来。

阴阳：阴
表里：表和里
虚实：虚
寒热：寒
抓大局：里虚寒，表的能量不足
处理方法：补能量，温中补津液。

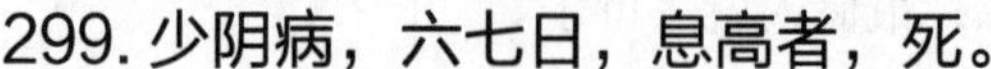

299. 少阴病，六七日，息高者，死。

病人得了少阴病六七天，息高，呼吸一直在上边，吸气感觉到不了肺了，一直喘，甚至耸肩呼吸。

阴阳：阴
表里：表和里
虚实：虚
寒热：寒
抓大局：里虚寒，能量不足
处理方法：温中，补能量。

这是身体的机能衰退了，身体不能正常吸气，这种情况非常危险，心衰的病人也会有这种情况。

心衰的病人会出现心律过速、全身发汗、心慌的症状，可以用四逆汤试一试，看能不能救回来。这主要讲的还是少阴偏能量不足。三阴病能量为先，最怕少阴病转成太阴病，本来能量就虚，再腹泻，病人就非常危险了。

三阴病不论何时均为能量第一，甚至有上热的情况都可以先不考虑，要抓大局，先补能量。病情越严重、越危急的时候，方子越简单，药简力专，用生附子、干姜、炙甘草、人参，希望能把病人给救回来。学中医有什么好处呢？家里的老人如果感冒了，刚感冒就治好了，病就不向里发展，就不会发生危险。

第 5 讲　记笔记是学中医的好方法

在读书的时候一定要记笔记，这是一个特别好的方法。建议大家一边读《大医至简》，一边拿笔把重点划出来，或者抄在本子上。问题都写下来，自己思考，然后看自己能不能解决，能解决了就进步了。一定要学习思考，就是学习和思考两个并进，只抄条文读书，但是没动脑子也不行；只思考不看书，也不能进步，学习是两个相结合。前面的条文讲解要看，还要记笔记，多做医案练习。如果不会做医案，要抄下来，看文章中如何辨证、抓大局、开方。

学中医像烧水一样，一鼓作气把水烧开了，就变成开水了。如果每次烧一点，就取下来，烧一点就取下来，烧 100 年，还是凉水，而不是开水。一定要融会贯通了，就像拼图一样，拼到一定的时候图形就出来了，一下就豁然开朗了，这个时候你再看条文，感觉就不一样了。

300. 少阴病，脉微细沉，但欲卧，汗出不烦。自欲吐，至五六日，自利，复烦躁，不得卧寐者，死。

病人得了少阴病，脉微细，但欲寐，脉很弱的，很细的，血管非常细，则血管里的血也非常少，进入阴证了。但欲寐，因为体内的津液非常少，不能满足身体的需求，头部消耗能量最多，人体就想休息一下。

问诊的时候，要问中午吃饭以后困吗？他说前天晚上没睡好，中午当然困。还有问老人的时候，中午困，接着加一句，上午、下午困不困？如果上午、下午困，吃完饭也困，稍微吃一点也困，是身体的能量不足了，是阴证。

温病也是多眠，嗜睡，睡不醒，是吃多了，有热造成的。所以多眠是温病还是阴证？单一证不可断。所以问诊的时候，会一直问问题，直到有了想要的答案。阴证，手脚凉，白天犯困；怕热，脸红，鼻子出气烫，多眠睡，这是温病。所以看病的时候，会一个问题一个问题的接着问，直到锁定这个证。问诊需要一定的功夫，需要大量实践。

少阴病在表，能量为阴。脉微细沉，能量不足了，病在里。

脉沉病在里，可能是里边有寒饮或者有痰。但欲寐，即老想躺着，人如果经常躺着，没有力气，津液能量不足。如果是阳证，老躺着，没有精神，乏力，少阳病也会如此。温病的人也乏力。

少阴病，汗出不烦。出汗了，但是也不烦。自欲吐，即老想吐，为什么呢？因为津液不足了，肠胃的津液少，胃弱，运化能力差了，要把饭排出去。一开始老想躺着，出汗，想吐，过了五六天开始腹泻了。为什么腹泻？因为肠胃机能虚弱，收摄不住，里虚寒，水进入肠道不能气化，人就会腹泻。

津液虚，脉也是微细的，又接着腹泻，人体又脱水了，津液又不足了。复烦躁，又开始烦，身体躁动，烦是虚烦，躁动是四肢在反调津液。不得卧寐者，躺不下，睡不着觉，已经病入膏肓。汗出，但欲卧这种情况，可以把这个当作医案来做。

脉微细沉，但欲卧，老是想躺着休息，没力气，汗出也不烦，还有点想吐。这种情况里的能量不足了，表也固不住，用桂枝加附子汤，附子补能量，桂枝把能量调到体表。

如果病人汗出，腹泻，烦躁，怎么办呢？这个时候不能用桂枝加附子汤，大局是里虚寒，收摄不住了，通脉四逆汤或者是通脉四逆加猪胆汁汤或者茯苓四逆汤，用茯苓安神，生附子补能量，干姜温里，人参、炙甘草建中补津液。

这个条文里面有好几种情况，开始汗出的时候是桂枝加附子汤证；又开始腹泻了，人更弱了，可以用四逆汤；再重了以后人烦躁了，腹泻，可以用通脉四逆汤，通脉四逆加猪胆汤。根据人的各种变化，要知道身体运行发生了哪些异常，用哪类势能的药物。通过一个条文，可以掌握几种情况的变化。如果所有的条文都这样弄明白了，人体的能量运行就通了。

第6讲　少阴病的三个代表方

301. 少阴病，始得之，反发热，脉沉者，麻黄细辛附子汤主之。

麻黄（二两，去节）细辛（二两）附子（一枚，炮，去皮，破八片）

上三味，以水一斗，先煮麻黄，减二升，去上沫，内诸药，煮取三升，去滓。温服一升，日三服。

少阴病，病在表，能量为阴。开始得病的时候身体发热。阴证不是不发热吗？不一定。阴证的病人也有发热的。临证有的时候看到发热就当作阳证了，就很容易治坏，需要先辨阴阳。日本的医生大冢敬节，看到小孩发热，用了白虎汤，小孩吃了以后就去世了。还有一个小孩发热，用了麻黄汤，小孩的病就重了，后来辨证是阴证，用了真武汤，小孩就救活过来了。那个医案我觉得用白通汤比较好，身体发热有表证，阴证，腹泻，白通汤对证。

病人发热，脉沉，脉沉肯定是脉沉细且无力，脉沉有力是阳证，也就不用麻黄附子细辛汤了。脉沉细，或者脉微细，有表证，如感冒、流鼻涕、打喷嚏，涕泪直流等。脉微弱，虽然身体发烧，但是不痛苦。有的小孩发高烧，但是也不叫苦，整天在床上躺着，身体也不怎么动，这种是阴证，身体虚衰的反应。

所以临证很关键，必须要仔细观察病情，收集全面准确的信息来辨证。发热后，如果身体不是像太阳病麻黄汤证那种亢奋，反而是虚衰，如沉睡。我们练习过的医案，小孩子用了西药以后发热汗出，整个晚上汗出不止，马上用四逆汤，用了3克附子，剂量比较小（成人用的时候可以用到10～15克），频频灌服。因为到了生死关头，救人命，但是确实很危险，这种情况一般都送医院了。送医院如果是只输液，情况也不一定好，必须要用附子类补能量的药，恢复身体机能。

把这个条文的证补齐，脉沉细，流鼻涕，打喷嚏，身体发烧。

阴阳：阴
表里：表和里。
虚实：实
寒热：寒
抓大局：有水饮的少阴病。

因为有水饮，寒热是寒，身体虽然发热但是怕冷，有水饮的少阴病，用麻黄附子细辛汤。麻黄疏通孔窍，细辛疏通孔窍同时利水，附子补能量。这里用的附子还是炮附子。

老人受风寒后，如果能量为阴且未及时治疗，可能从少阴证变成了太阴病，开始腹泻，情况危急。所以受寒后在病的萌芽阶段，及时治疗，用附子补能量，调成阳脉，防止病进，太阴病宜用四逆汤来救治。

人体运行的规律，阴阳就是能量，八纲的阴阳、表里、虚实、寒热，是人体辨证的四个方面，身体的能量不少，排病渠道通畅，津液不虚，没有淤堵，寒热适中，人就是健康的。

麻黄煮了以后味道很淡，像白茶一样，可以疏通全身，尤其是打开体表的毛孔。细辛的味道不好喝，喝起来有些恶心，疏通孔窍、利水。我之前感冒了，用桂枝汤合苓甘五味姜辛夏汤，有干姜、细辛、五味子，吃了一剂，病就好了。如果对人体了解了，先把自己的身体调好。有句话讲，医不自医，这个不对，医生如果连自己的病都治不好，对自己的身体运行都不清楚，辨证不准，是有问题的。真正的好中医，能把自己的身体调好。麻黄附子细辛汤证，虚实是实。如果是虚怎么办呢？用麻黄附子甘草汤。

302. 少阴病，得之二三日，麻黄附子甘草汤微发汗。以二三日无证，故微发汗也。

麻黄（二两，去节）甘草（二两，炙）附子（一枚，炮，去皮，破八片）

上三味，以水七升，先煮麻黄一两沸，去上沫，内诸药，煮取三升，去滓。温服一升，日三服。

病在表，能量为阴，感冒了，鼻子有些堵。白天老想打瞌睡，没有力气，用麻黄疏通孔窍解表，不能用桂枝了，因为没有汗。用附子补能量，炙甘草补津液，这是一个虚证，少阴病的虚证。

阴阳：阴
表里：表
虚实：虚
寒热：寒
抓大局：津液虚的少阴病。

少阴病的实证，里有水饮，麻黄附子细辛汤。那有没有这种情况？既有水饮，能量也不足，当然有的，人体是各种情况都会出现的，身体不会乖乖的照书生病。

少阴病的代表方有麻黄附子细辛汤、麻黄附子甘草汤和桂枝加附子汤。如果脉弱，沉取无力，汗出不止，用桂枝加附子汤。有汗的就是桂枝加附子汤，无汗的，虚证是麻黄附子甘草汤，实证是麻黄附子细辛汤。如果加上腹泻了，也有少阴病，不用麻黄附子，用四逆汤，干姜温里，生附子恢复身体机能。一旦开始腹泻，病又进了一个层次。这个时候炮附子的力量就不够了，一定要用生附子，用炙甘草来补津液。

第7讲　阴虚阳亢有热的失眠用黄连阿胶汤

303. 少阴病，得之二三日以上，心中烦，不得卧，黄连阿胶汤主之。

黄连（四两）黄芩（二两）芍药（二两）鸡子黄（二枚）阿胶（三两，一云三挺）

上五味，以水六升，先煮三物，取二升，去滓，内胶烊尽，小冷，内鸡子黄，搅令相得。

温服七合，日三服。

病人得了少阴病，失眠，方子里面没有加附子，说明能量并没有那么阴，只是称为少阴病。我们不用管这些名词，还是辨证，有是证，用是药，人体的运行发生了哪些问题，身体想做什么，顺势而为帮助身体。

心烦睡不着觉，心烦失眠，黄连四两，黄芩二两，芍药二两，鸡子黄（鸡蛋黄）两枚，阿胶三两。首先是人心烦，不能睡觉。一般情况失眠是头部的津液供应不足，大脑就会兴奋起来反调津液，人就睡不着觉。此处并非津液虚，而是阴虚阳亢，因此没有用姜草枣来补津液。阴虚阳亢的表现为脉细数，脉数表示身体的机能亢奋；脉顶手；或者说话很多，人亢奋，或胃口很好，同时脉也很弱。此外阴虚阳亢的证有舌红无苔、腰膝酸软。

阴阳：阴虚阳亢
表里：里
虚实：虚
寒热：热
抓大局：有热的阴虚阳亢证。

用阿胶滋阴，心烦有热，这是阴虚阳亢的有热，热已深入，用黄连、黄芩清深层的热。此热非在浅层，浅层的热可以用生石膏。

以前我有一次牙龈出血，口腔溃疡，就用了大黄、黄连、黄芩，相当于是三黄片。中成药三黄片，大家可以作为家庭常备药。还有一清颗粒，也是三黄的成分，我是单纯的热证，并没有寒的证，就用了三黄丸，吃了一顿以后刷牙出血症状就减轻了，吃了两天就好了。胃弱上热是虚热，虚热是局部的。

我当时的这个证不能用甘草泻心汤，甘草泻心汤里面还有干姜，适用于寒热夹杂之证，而我是纯热证。黄连阿胶汤证有热、阴虚阳亢，所以用阿胶滋阴，用黄连、黄芩清热，鸡子黄也可以滋阴。芍药敛降津液，是向下的势能。

阴虚阳亢的辨证需要功夫。大家如果没有临证的经验，这是一个难题。所以平常多摸脉，若摸到脉顶手，脉细数，人非常亢奋，同时又偏阴的脉，就是阴虚阳亢。如果是阴虚阳亢，同时有热，像我当时的证，口腔溃疡，晚上也失眠，就可以用黄连阿胶汤。我当时亢得不明显，只是感觉心烦，就是写公众号时，心静不下来，这是有热，只用三黄丸，如果用黄连阿胶汤也会有效。

第 8 讲　六剂附子汤喝下，表姐的后背凉好了

304. 少阴病，得之一二日，口中和，其背恶寒者，当灸之，附子汤主之。

附子（二枚，炮，去皮，破八片）茯苓（三两）人参（二两）白术（四两）芍药（三两）

上五味，以水八升，煮取三升，去滓。温服一升，日三服。

少阴病，病在表，能量为阴。一两天以后，口中和，嘴里面不苦，也不渴也不干。其背恶寒者，后背有点凉。当灸之，附子汤主之。这个背恶寒是里边有水饮。后背恶寒，脉是微弱的，后背巴掌大的一块儿凉。《金匮要略》里面讲到，“心下有留饮，其人背寒冷如掌大”，如果心下区域有停的水饮，是寒的，后背对应的这个区域，巴掌大的一块儿很凉，是水饮造成的。

阴阳：阴
表里：表
虚实：实
寒热：寒
抓大局：有水饮的表阴证。

有一次表姐说她后背凉，我一下就想到附子汤条文了。当然可以辨证，脉是阴的，病位是在表，里边有水饮，寒热是寒，开一个附子汤出来。条文熟悉了，临证的时候相关的条文就会在脑海中冒出来。

这里用了附子两枚，说明人的能量是阴。胃中有停饮，怎么办？白术气化中焦的水湿，茯苓淡渗利水，芍药敛降向下的势能。芍药不是敛津液吗？有水饮为什么要用芍药？这个就和真武汤证类似了，取芍药向下的势能。我们不能看到芍药就认为是补津液的，不能这样说，要看药物的体，是什么势能。加人参，因为去了水饮以后，人体的津液是不足的，需要补津液。如果心下有痞结，可以用人参来建中补津液。

附子汤和真武汤的区别，真武汤里面炮附子是一枚，同时加了生姜，炮附子一枚，说明阴证不严重，而附子汤是附子两枚，能量更偏阴了。真武汤用生姜说明胃弱，胃口不好。如果胃寒，可以用干姜。

通过学习条文，明白了人体能量运行的原理，辨证时就会一通百通。通了以后就超越了方证对应的阶段，就像练武术的时候，平时是练套路，真正实战时会灵活出手，不能要求对方按套路来，对手也不会按套路出拳。

附子汤证，里边有水饮，能量为阴，没有用炙甘草（因为炙甘草有壅滞之性，不利于水饮排出），只用人参来补津液，用茯苓淡渗利水，白术气化中焦。

305. 少阴病，身体痛，手足寒，骨节痛，脉沉者，附子汤主之。

把这个条文当作一个医案来看。少阴病脉沉（沉细、沉弱都是脉沉的不同程度表现），从阴阳上来看，是阴证，所以要用附子。病人脉沉弱、沉细，身体痛，手足寒，骨节痛。

【释证】

身体痛，病位在表；
手足寒，病位也是表，
骨节痛，也是表，

能量是阴。

抓大局：病位在体表的阴证，少阴病。脉沉有时是里边有水饮，导致的脉沉。上个条文，其背恶寒，心下有留饮，背寒如巴掌大。这个条文也是有水饮，手脚凉，手脚凉是津液不足了，不能供应到四肢。

身体疼痛有三种情况：第一，津液到不了体表，身体会痛。津液没有到相应的部位。为什么津液没有到呢？津液虚，甚至到了阴证。第二，有水饮骨节痛。痛则不通，通则不痛，有水湿。第三种是表实证，麻黄汤证，全身酸痛，骨节疼痛，这是实证。像大青龙汤证、麻黄汤证，汗出不去，毛孔闭合，汗水出不去，骨节疼痛。这里是身体疼痛，骨节疼痛，体表有水饮，脉也沉。

第 304 条和第 305 条两个条文要合起来参，有的是后背怕冷。我给表姐治病，她说后背怕冷，以附子汤加减，加上去瘀血的药，吃了三剂病就轻了。因为是亲戚，用药的剂量大一些，第二次开方又增加了一点，又吃了三剂，病就好了。表姐问还要不要再吃，我说不舒服就吃，如果没有不舒服就可以不吃了。

第 305 条，身体疼痛，骨节疼痛，手脚凉，脉沉弱细，用的是附子汤。炮附子两枚补能量，茯苓淡渗利水，白术气化中焦的水饮，白术用四两，临证有时会用到这样大的剂量。茯苓三两，是常规用量。其中人参可用党参代替二两。

有水饮会用芍药。阴证也会用芍药，用的是敛降向下的势能。真武汤里面也有芍药，是取其向下的势能。所以不能说芍药是敛津液、补津液的，有水饮为什么还用芍药呢？在桂枝芍药知母汤条文里边，病人脚无力、头晕，温温欲吐，膝关节肿大，用桂枝芍药知母汤。用芍药取的是向下的势能，像腿抽筋，芍药甘草汤里面炙甘草补津液，芍药把能量向下引，引到了下半身，腿就不抽筋了。

这个条文辨八纲，阴阳是阴；表里是表；虚实是实，有水饮，有实；寒热是寒。所以是有水饮的表阴证。开方附子汤，附子、茯苓、白术、芍药、人参五味药。

第 9 讲　如果身体想通过拉肚子向外排淤堵，就不能强行止泻，应帮身体向外排，这才是顺势而为

306. 少阴病，下利，便脓血者，桃花汤主之。

赤石脂（一斤，一半入煎，一半筛末冲服）干姜（一两）粳米（一斤）

上三味，以水七升，煮米令熟，去滓。温服七合，内赤石脂末方寸匕，日三服。若一服愈，余勿服。

少阴病，体表的能量不足，同时腹泻，大便里面有脓血。津液虚动血排邪，大便有血了，有便脓血的情况。如果现代医学的医生都了解一下中医，治疗的有效率和治愈率会提高很多，很多人都会救得回来，死亡率会下降很多。

少阴病，能量阴，腹泻，同时大便里面有脓血。病人主诉腹泻，大便里面有脓血，脉是微细的，

脉细弱。因为腹泻，体表能量不足，手脚可能也是凉的。

辨证：

下利是病位在里。

便脓血也是里，津液虚。

脉细弱是阴。

阴阳：阴
表里：里
虚实：虚
寒热：寒
抓大局：里虚寒。

这种情况下身体寒了，能量虚了。如果在医院里面，用头孢、抗生素一类苦寒的消炎药，会雪上加霜。所以医院里现代医学的医生都应该学一下中医，现代医学医生用中医的思维来看病，哪怕用的是西药，也变成中医了。如果一个中医治病是头疼医头，脚疼医脚，他就不是真正的中医。虽然他用的是中药，但是他的思维不是中医的。如果现代医学医生用的是中医的思维，虽然用的是西药，也是中医。判断一位医生是不是中医，就看他是否用中医的思维辨证。

这里一个主要的点就是便脓血，大便里有脓血，是动血排邪，津液不足了，身体开始动血排邪。这里用赤石脂一斤（250 克）打粉，一半儿要放在药里面煮，另一半是煮好了以后就加一小勺，一小勺约两三克，直接喝下去就可以了。还有干姜一两，粳米一升。

赤石脂是红色的一种矿物质，重镇下行，给血液补充能量。这个方剂主药是用赤石脂，引能量到小腹区域；干姜温里，粳米补津液。这里没有用附子，虽然是少阴病，但是能量还不到阴证的程度。如果脉是弱的，脉弱细，能不能加附子？可以加。

有一次我姐家的孙子发烧，是温病，就清热。孩子也有积食，肠道有淤堵，清热，通大便。后来他有一点肚子胀，就煮了点萝卜和陈皮来喝，喝了以后没想到腹泻不止，收不住了，一直腹泻，拉水样便，最后就用了桃花汤。虽然没有便脓血，但是也收不住了，大便也是水样便，也不臭，是下焦虚寒，就用了赤石脂，固敛的势能，干姜温里，大米补津液。小孩儿吃了以后轻了点，就把剩下药倒了。但是第二天还没有彻底好，只好又抓了一剂药，吃了以后就好了。

不一定是大便便脓血，如果是腹泻，水样便、收不住、也不臭，这种下焦腹部的能量不够，甚至有的时候脱肛，下焦能量不够了，可以用桃花汤。辨证要看人体的势能，腹部、下焦的能量不够，用赤石脂给血液能量，固敛、固涩的势能。还有一个叫紫石英，是一种石头，是一股清气，把能量向下调集。李可老中医在破格救心汤里面用的是磁石，磁石的势能比较混浊。如果把磁石换成紫石英，效果也会好。

赤石脂是红色的，入血，矿物质重镇下行的势能，厚重、有固敛的作用。如果身体要向外来排邪，拉肚子，排的大便很臭，这是身体想通过拉肚子来排邪，这时如用赤石脂强行止泻，病邪排不出去，会引起变证，服药后虽然不腹泻了，但是会引发其他病。腹泻是身体的诉求，这时就应该顺势而为，帮助身体向外排邪，不能用固敛的药止泻。

307. 少阴病，二三日至四五日，腹痛，小便不利，下利不止，便脓血者，桃花汤主之。

少阴病，体表的能量不足，肚子痛，过了几天以后，小便很少，腹泻不止。小便为什么少？因为水分都从大便通过腹泻排出去了。人体的水分或通过小便排，或通过大便排。有的条文里面讲到小便数，大便硬，水从小便排了，这个条文是水从大便排，所以一直腹泻。

便脓血，开始动血排邪了，这个时候用桃花汤固敛。肚子痛加芍药可以不可以呢？加白芍可以，引能量下行。肠胃弱的时候，白芍的剂量要小，白芍的势能是向下的，剂量大了会加重腹泻。小便不利，要不要利水呢？可以不利水，如果大便的腹泻止了以后，津液回来了，小便自然就正常了。如果没有腹泻，只有小便不利，可能是水饮，这个时候可以用茯苓、白术、桂枝，气化中焦水湿，打通大循环。

308. 少阴病，下利便脓血者，可刺。

少阴病，同时腹泻，腹泻是太阴病，里虚寒，津液虚动血排邪，可刺。但这里没有讲针刺哪些穴位，这种情况用桃花汤也可以。证轻的时候用的是桃花汤，干姜、粳米，再重的时候怎么办呢？到了阴证，里虚寒严重，用四逆汤，炙甘草补津液，干姜温里，生附子恢复身体的机能。四逆汤，干姜一两半，炙甘草二两，粳米一升。桃花汤用的是赤石脂，赤石脂给血液能量、重镇下行，四逆汤用生附子恢复身体机能。

这里用的是针刺，用艾灸效果应该也很好。艾灸温身体，补阳，相当于用干姜、附子。

第 10 讲　一个中医小白，三剂药治好了大姨住院十一天都没有看好的病

309. 少阴病，吐利，手足厥冷，烦躁欲死者，吴茱萸汤主之。

少阴病，体表的能量不足；吐利，上吐下泻，津液就更加不足了；手足逆冷，津液不足；烦躁欲死，身体有激烈的反应，还没有到阴证的程度，只是津液不足。

少阴病，吐利，手足逆冷，如果是身体一直汗出，怎么治疗呢？少阴病吐利，手足逆冷，能量不足是阴证，这种情况人也不烦躁，只是没有精神，应该用四逆汤或者通脉四逆汤。如果这个人病危了，用通脉四逆加猪胆汁汤，因为它上吐下泻，胃弱不能运化，腹泻是收摄不住，手脚也凉，能量不足了，里虚寒，对应的方法就是温里，补能量就可以了。

这个条文病人吐利，呕吐下利，同时烦躁欲死，烦躁得很厉害，身体呈现积极的反应，是身体里面堵住了，淤堵比较严重。

阴阳：阳
表里：里
虚实：虚实夹杂
寒热：寒
抓大局：里有寒饮，胃弱。

这个时候用吴茱萸汤（吴茱萸、党参、生姜、大枣）。吴茱萸，味苦辛，能同时解表和通里，苦破，能够去除淤堵，而且它是一个温性的药，苦味里的温性药，非常好用。党参，建中补津液。生姜是健胃，生姜六两，用的量很多，人参是三两，大枣 12 枚。一方面补津液补正气，另一方面疏通淤堵。里面的淤堵去了，又补了津液，人体就恢复了。

我在刚学中医的时候，大姨生病住院，呕吐、头晕，只要一动就晕得不得了，吐得很厉害，医生说把胃黏膜都吐出来了。大姨住院 11 天没有效果，过年就回家了，准备春节过后去石家庄治。我问了一下病情，说喜欢喝水，我想是里热津液虚。接着说喜欢喝开水，这是里虚寒，加上头晕，呕吐，开了吴茱萸汤合泽泻汤，吃了三剂基本就好了。辨证准确，中医治病的疗效是很好的。在医院里面住了十一天院，没有效果，如果医院的医生学中医，学《伤寒论》，辨证准确，病人会少受很多苦。

我当时接触中医才几个月，就给亲戚开方，是套方子，运气好。医圣张仲景的《伤寒论》真是大道至简，即便很多道理不懂，只是照猫画虎，有什么证，只要符合这个证的几个条件，用了就有效果。学经方的医生，不管是脏腑派的，用五运六气的，讲方证对应的，还是讲人体势能的，基本上都能治好一些病。能治好病，不是我们自己的能力强、功夫好，是因为张仲景把路给大家铺好铺平了。

如果人没有淤堵，上吐下泻、手脚冰凉、烦躁，是阴证的烦躁，此时患者处于病危阶段，要用通脉四逆加猪胆汁汤。吴茱萸汤用于实证，里面有水饮，有淤堵，一般用于人呕吐，肠胃不好，同时有头部的疾患，用吴茱萸汤。

如果是虚证，吴茱萸汤不对证。之前有位病人喝了吴茱萸汤，就感觉不舒服，马上换方子调理，这个人才好了。所以说辨证一定要准，虚实要辨准，阴阳要辨准，寒热也要辨准。

这个条文里，如果病人吐利，手脚冷，没有烦躁，肠胃都是虚寒的，里虚，手脚冰凉，那就用四逆汤。如果人吐利的很厉害，手脚冰凉，同时汗出不止，这个人都快不行了，通脉四逆加猪胆汁汤。如果这个人烦躁很严重，里有水饮，头晕厉害，吐得很厉害，这种是里有淤堵，用吴茱萸汤。

手足逆冷，书上说阴阳气不相接，这样说复杂了，从伤寒的角度来讲，就是津液不够。津液为什么不够呢？一种是阴证能量不足；另一种情形是大循环不通，或中焦堵住了，所以用吴茱萸汤来通中焦的淤堵。

治病的时候，一定要保证人的大循环畅通，肠胃的运化能力要好，才能运化食物生成津液。半表半里证的本质是胃弱，心烦喜呕，嘿嘿不欲饮食，需要健脾胃。胃胀，稍微吃一点，就感觉到肚子胀，这是胃弱兼有气滞，一定要健脾胃去气滞。从我的体会来讲，用厚朴理气，生姜、人参、炙甘草、半夏健脾胃。有是证用是药，效果很好。在任何时候都要注意“健脾胃，存津液”，看人体的肠胃运化是不是正常，人体的大循环是不是畅通。

第 11 讲　过了辨阴虚阳亢这一关，医术就上了一个台阶

310. 少阴病，下利，咽痛，胸满，心烦，猪肤汤主之。

猪肤（一斤）

上一味，以水一斗，煮取五升，去滓，加白蜜一升，白粉五合，熬香，和令相得，温分六服。

少阴病，病位在表，能量不足。这个条文的证是腹泻、嗓子痛、胸部胀满、心烦。第一个腹泻，需要再确认一下，大便不臭的腹泻是寒性下利，属于里寒，是收摄不住导致的下利；如果是热性的下利，则大便臭，需要清热。

咽痛，是单一证，可能是津液不足导致咽部有虚热，或者咽部有淤堵，或者有上热，或者肠道淤堵，或者少阴病等等。胸满心烦是半表半里证，如果病人里寒，还有表证，腹泻是里证。如果没有到阴证的程度，可以用小柴胡汤。黄芩清上热，咽痛、心烦可以去，柴胡疏通半表半里，里寒，把生姜换成干姜就可以了。

如果病人有点阴虚阳亢，大便臭，能量不是很阴，用猪肤汤，猪肤就是猪皮。猪皮味甘性寒，可以滋阴清热。这个方子再加上白蜜，白粉（米粉）。蜂蜜、米粉建中补津液，猪皮滋阴，用于阴虚阳亢。如果是阴虚阳亢，必须滋阴，否则病好不了。如果有半表半里证，胸满心烦，阴虚阳亢，嗓子疼，可以用小柴胡。小柴胡去掉生姜，加猪皮。

遇到一个病人，证不完整，需要把证都补齐，舌诊、脉诊、腹诊都补上，看舌体是红的还是淡的，舌头是否胖大，舌苔是薄白还是白腻、白厚还是黄，还是舌红无苔；脉是微细还是有力、脉弦，把这些证给补齐，问诊全面，辨证准确，开出的方子就有效。如果证不齐，信息不全，就不容易开方。

病人下利，只有一个证怎么用药？还要继续问诊。病人腹泻有力还是无力？如果是寒性的、收摄不住的下利，大便是无力的。如果是热性的，大便臭味非常大，排便有力。所以一般在问诊的时候会一直问，直到证能确认下来，可以确认阴阳、表里、虚实、寒热，接下来辨证抓大局。

我们经常说两个人有默契，一个眼神就知道了。如果给陌生人一个眼神，对方可能不明白。辨证只有这几个证，要继续问诊。辨证是第一位的，需要收集信息，只有信息完整，才有辨证的基础，所以问诊、取证非常关键。

猪皮滋阴，味甘性寒。在古代的时候，阿胶用猪皮、牛皮制作是第一等的，驴皮是第二等的。有一次亲戚得了肾结石，用猪苓汤，阿胶价格贵，我就让他买了一点猪皮，煮了以后就拌一拌，就当菜吃了。过后一段时间去医院检查，肾结石没有了。

猪苓汤里面有猪苓、泽泻、茯苓、阿胶、滑石。泽泻、猪苓、茯苓淡渗利水；滑石性寒，清下焦的热。问诊要问病人小便热不热，小便时有没有涩痛感。如果小便热，需要清热。涩痛，

阴虚，用阿胶、干地黄等滋阴。亲戚买了猪皮来用的，效果也可以。有一个医生用干地黄代阿胶，给病人减轻负担。后来我用了一次，效果确实很好。干地黄活血化瘀，也可以滋阴。熟地黄滋阴，干地黄去瘀血兼滋阴。

第 12 讲　嗓子痛的四种情况

311. 少阴病，二三日咽痛者，可与甘草汤，不差与桔梗汤。

甘草汤方

甘草（二两）

上一味，以水三升，煮取一升半，去滓。温服七合，日二服。

桔梗汤方

桔梗（一两）甘草（二两）

上二味，以水三升，煮取一升，去滓，温分再服。

病人得了少阴病两三天，嗓子痛，可以用甘草汤。因为生病以后，不管是表证还是半表半里证，首先病邪的一个去处可能就在咽部，咽部是一个通道，这个时候可以用生甘草。生甘草味甘性平，可以补津液。津液足了以后，嗓子就不痛了。

如果没有好，可以再加桔梗，桔梗有宣散的势能。

嗓子痛有几种情况：

第一种情况是津液不足了。有人吃饭时觉得噎得慌，是津液不足，建议喝大枣水。也可以用甘草来补津液。建中补津液，用脾四味的人参、生姜、大枣、炙甘草。

第二是局部有淤堵，加桔梗宣散即可。

第三种情况是有上热，病人流黄鼻涕，吐黄痰，嗓子很痛，用生石膏清热。如果是半表半里证的上热咽痛，用黄芩、连翘。

第四种情况是肠道里有淤堵，里实热，这个热不会守在一个地方，向上到了喉咙，嗓子痛，这种情况要疏通肠道，加大黄。有一个后世的方子，叫升降散，里边的蝉蜕、羚羊角、大黄、连翘能宣散清热，大黄疏通肠道的淤堵。它虽然是个经验方，但是我们可以用中医的理法来分析。

除了这四种情况，其他证也有导致咽痛的，随证治之即可。

津液不足的情况，像桂枝汤、小柴胡汤里面就有补津液的药，如生姜、大枣、炙甘草。如果是热证，要规避热性药，把生姜去掉。如果病人嗓子痛，没有热象，也没有黄痰，黄鼻涕，只是嗓子痛，而且这个人还有点怕冷，里边是寒，那不用加生石膏了，用桔梗即可。如果嗓子痛，痰也不黄，鼻涕也不黄，但是大便干，便秘，腹部胀，有里实热证，下边肠道淤堵了，淤而生热，热向上扩散导致嗓子痛，需要去肠道的淤堵，淤堵去了，热也就随之去掉了。

有一个医案，病人黄痰咳嗽，用清热药无效，辨证后是里寒，吃了一块姜，咳嗽好了。单一证不可断，要多证互参才能辨证准确。其中寒热不容易辨，不能有一个证就说是寒或热。

312. 少阴病，咽中伤，生疮，不能语言，声不出者，苦酒汤主之。

半夏（洗，破如枣核，十四枚）鸡子（一枚，去黄，内上苦酒，着鸡子壳中）

上二味，以半夏着苦酒中，以鸡子壳置刀环中，安火上，令三沸，去滓。少少含咽之，不差，更作三剂。

这个可能是后世的方子，取14枚半夏，用锤子砸碎成枣核大小，加上鸡蛋清一个，在鸡蛋壳里面加上醋、鸡蛋清，再加上枣核大的半夏，在火上沸腾三次，把半夏去掉。去掉了以后，含着来治嗓子痛。半夏软坚散结，醋是酸敛的，也能够散结。蛋清是黏黏的，可以滋阴，滋润喉部的声带。这三味药（蛋清、半夏、醋），能治疗嗓子里面生疮。

313. 少阴病，咽中痛，半夏散及汤主之。

半夏（洗）桂枝（去皮）甘草（炙）

上三味，等分，各别捣筛已，合治之。白饮和服方寸匕，日三服。若不能散服者，以水一升，煎七沸，内散两方寸匕，更煮三沸，下火令小冷。少少咽之。半夏有毒，不当散服。

上一个条文是半夏、鸡蛋清和醋，这里是半夏、桂枝、甘草。半夏散结，桂枝打通人体大循环，炙甘草补津液。在农田里种庄稼，地很硬，炙甘草就是给力气给能量，半夏相当于叉子松地，桂枝是一个翻的能量，给能量一个方向。翻这个很坚硬的地，先吃饭（炙甘草）补充能量，接着用叉子（半夏）把地弄松了，再用铁锹（桂枝）把它翻过来，这样地就松软了，就可以种庄稼了。

第13讲　用于厥阴病的白通加猪胆汁汤

314. 少阴病，下利，白通汤主之。

葱白（四茎）干姜（一两）附子（一枚，生，去皮，破八片）

上三味，以水三升，煮取一升，去滓，顿服。

少阴病，病在表，能量为阴，同时又腹泻，相当于少阴、太阴合病。里虚寒不能收摄，导致腹泻，大便应该不臭；也可能有脓血，但脓血是因为能量不足导致的。还有表证，比如病人感冒发烧，但是脉微细，身体虽然发烧，但是身体没有什么痛苦的反应，喜欢躺着不爱动，同时腹泻。这属于表里同病，是阴证，三阴病能量为先，先加附子补能量。里虚寒不能收摄，用干姜温里，这就是两味药，一个补能量，一个温里。还有表证，体表可能发烧，也可能不发烧，怎么办呢？用麻黄、桂枝解表力量有点猛，津液虚不能发汗。少阴病的代表方是麻黄附子细辛汤、麻黄附子甘草汤。这里因为津液不足，不能损耗津液，没用麻黄，用葱白，葱白味辛性热。

在北方尤其是山东，喜欢大葱和大饼一起吃。南方人想象不出北方人为什么吃馒头、大饼就着葱吃。我自己以前也是葱、蒜就着馒头生吃，还有韭菜，但是味道大。这里是用的葱白。有人在国外感染了新冠病毒，用麻杏石甘汤，没有麻黄，用葱白代替的。葱白、杏仁、生石膏、炙甘草吃了以后退烧了，因为麻杏石甘汤主要是清热，宣散只是一部分，生石膏是最主要的，用葱白来代替麻黄，服用后热也消了。

我们把这个条文当作一个医案：脉微细，身体发热，腹泻，大便不臭。

阴阳：阴
表里：表和里
虚实：虚
寒热：寒
抓大局：里虚寒，体表能量不够，表里同病。

里虚寒，体表能量不够，干姜温里，附子补能量，葱白把能量向体表调集，病就好了。如果汗漏不止，也同时腹泻，津液损耗严重了，就不用葱白了，用四逆汤或通脉四逆汤，直接补能量。三阴病能量为先，附子恢复人体的机能。体表汗漏不止，腹泻不止，相当于收摄不住。像电磁铁在电压低的时候吸力不够了，吸住的东西会掉下来，需要尽快把电压稳定住，东西才不会掉下来，不然有安全事故。

大家敬节有一个医案，小孩子发烧，当作温病治了，用了麻杏石甘汤，病就加重了。后来用了真武汤病才好，真武汤里附子补能量。其实这个病人腹泻，又发烧，但是小朋友不活动，没有很难受，身体呈现虚衰的反应，用白通汤效果会更好一些。这里为什么没用炙干草呢？炙干草黏腻，缓和药性。这个有表证，不用炙干草，药力能很快达表。

315. 少阴病，下利，脉微者，与白通汤。利不止，厥逆无脉，干呕烦者，白通加猪胆汁汤主之。服汤脉暴出者死，微续者生。

葱白（四茎）干姜（一两）附子（一枚，生，去皮，破八片）人尿（五合）猪胆汁（一合）

上五味，以水三升，煮取一升，去滓，内胆汁、人尿，和令相得，分温再服。若无胆，亦可用。

这个条文下利脉微，和上一条一样，太阴少阴合病。利不止，腹泻不止，厥无脉，为什么脉都摸不到呢？因为一直在腹泻，身体的津液损耗很多。什么是阴阳？阴阳就是人体能量，表现为血管里面血液的充实度，血管内血液充实，就是阳脉，血液不足就是阴脉。一辆汽车在高速上面行使 110 千米 / 每小时，虽然车开得很快，但油箱里快没油了，是阴脉。一辆车在车库里停着，一点都没有动，不热也不烫，但是油是满的，也是阳脉。

少阴病，下利脉微者，与白通汤。表里合病的阴证，用白通汤。利不止，厥无脉，干呕烦，水米不入，药也喝不下去，这是用白通汤发生了格拒。这个病人干呕，胃弱了，没有办法运化了。

烦，虚烦，病重了，烦是上热，到了厥阴病阴阳离决，脸色发红，脉摸不到了。胡老说应该用通脉四逆加猪胆汁汤，用白通加猪胆汁汤是错误的，因为脉摸不到了，能量第一，生附子补能量，干姜温里，炙甘草补津液，猪胆汁敛一下，人参也可以加上。

如果脉微，腹泻不止，手脚凉，干呕心烦，用白通加猪胆汁汤。葱白四茎，干姜一两，生附子一枚，人尿5合，猪胆汁一合，一合是20毫升。通脉四逆加猪胆汁汤中胆汁是半合10毫升，可以用小孩喝药的量杯来量。人尿五合，传统说法是童便，去掉开始的一部分和最后一部分，取中间的尿。人尿甘咸寒，活血化瘀。如果一个人突然从高处掉下来摔晕过去了，身体内部可能内脏出血，赶快接小孩的尿让这个人喝下去，活血化瘀，或许可以活下来。

如果没有表证，腹泻到后来停止了，脉摸不到了，汗出手脚冰凉，四肢拘急，用通脉四逆加猪胆汁汤。白通加猪胆汁汤证，下利不止，津液还比较充足，所以没有加炙甘草；通脉四逆加猪胆汁汤证吐过了，下利也止了，津液快枯竭时需加炙甘草。

白通汤加人尿和猪胆汁，因为人尿来自于人体，和身体容易结合。猪胆汁也是有情之物，可以把人体生发的阳气敛住。人得重病，就怕阴阳离决，阳脱而亡。附子的剂量也不能太大，再加上一点猪胆汁，猪胆汁、人尿相当于是点火的时候风很大，用手遮风，等火大了才能放开手。猪胆汁和人尿比较温和，起一个防风吹的作用。

如果是单纯的表证，汗漏不止，进入阴证了，桂枝加附子汤，是少阴病。如果是少阴病，水饮重，用麻黄附子细辛汤；少阴病，能量不足，津液不足，用麻黄附子甘草汤。如果到了阴证了，汗漏不止，腹泻不止，或者汗出不止，里虚寒，用四逆汤、通脉四逆汤。如果这个人汗漏不止，下利呕吐都停止了，或者有上热，寒热加杂，通脉四逆加猪胆汁汤。白通汤，是太阴少阴合病，里虚寒，腹泻，表里同病。下利不止，脉微，厥逆，加上干呕心烦，有点上热，到了厥阴病的阶段，白通加猪胆汁汤。

阴阳：阴
表里：半
虚实：虚
寒热：寒热夹杂。
抓大局：寒热夹杂的厥阴病。

大家先把伤寒理法弄明白，因为治病不完全是靠经验，更多的是要掌握中医的理法，才能治好病。像刘老师夏天给狗治病，狗的肚子摸着热，当时是暑天，用藿香正气水加芒硝，用针管给狗从嘴里打进去，喝下去过了几分钟，狗站起来就好了。理法通了以后，灵活应用疗效好。

第14讲 去水饮非常著名的方子——真武汤

316. 少阴病，二三日不已，至四五日，腹痛小便不利，四肢沉重疼痛，自下利者，此为有水气。其人或咳，或小便利，或下利，或呕者，真武汤主之。

茯苓（三两）芍药（三两）白术（二两）生姜（三两，切）附子（一枚，炮，去皮，破八片）

上五味，以水八升，煮取三升，去滓。温服七合，日三服。若咳者，加五味子半升、细辛一两、干姜一两；若小便利者，去茯苓；若下利者，去芍药，加干姜二两；若呕者，去附子，加生姜，足前为半斤。

少阴病，病位在表，能量为阴，为表阴证。两三天病没有好，到了四五天的时候，肚子痛，小便不利，或者小便次数少，或者小便解不出来，四肢沉重疼痛，胳膊、腿发沉发重，而且疼痛，自下利，腹泻，此为有水气。小便不利，如果病人饮食正常，喝水正常，但小便少，水分排不出去，也没有出汗，可能导致湿气重，胳膊腿发沉疼痛，这是水湿，水饮在四肢上面。

自下利者，水进入了肠道会造成腹泻。小便不利，四肢沉重疼痛，自下利这三个证合起来是有水饮。其人或咳，这个人可能会咳嗽；或小便利，也可能小便是正常的，但四肢沉重疼痛，自下利，它就变成两个证了，两个证也可以锁定有水饮；四肢沉重疼痛，腹泻也是水饮导致的；或下利或呕者，也可能是呕吐，如果胃里有水饮，或者胃弱的时候，也可能会呕吐。这个人有这么多的证，因为少阴病能量为阴，脉微细，但欲寐，又有小便不利，四肢沉重疼痛，腹泻。

在辨证的时候，不要在一个证上纠结，应该把所有的证整体来看，看人体遇到了什么问题。病人开始是少阴证，过了四五天，肚子痛，小便少，四肢沉重疼痛，腹泻。四肢沉重疼痛是表，小便不利也是表；自下利，腹泻是里，表里同病，就成少阴太阴合病了。小便不利，四肢沉重疼痛，腹泻，有水饮。

阴阳：阴
表里：表和里
虚实：实
寒热：寒
抓大局：有水饮的少阴病。

辨八纲后，要想一想病人整体是什么情况。小便不利，胳膊腿都沉重，肚子痛，腹泻，整体辨证下来，有水饮的阴证，表里同病。

身体水饮多了，要去水饮，补能量，条文里面用真武汤。能量不够，加炮附子。用炮附子即可，生附子只有在四逆或者病危阳脱的时候才会用到。大家用药的时候，要保护自己的安全，保护家人，不能盲目用药。

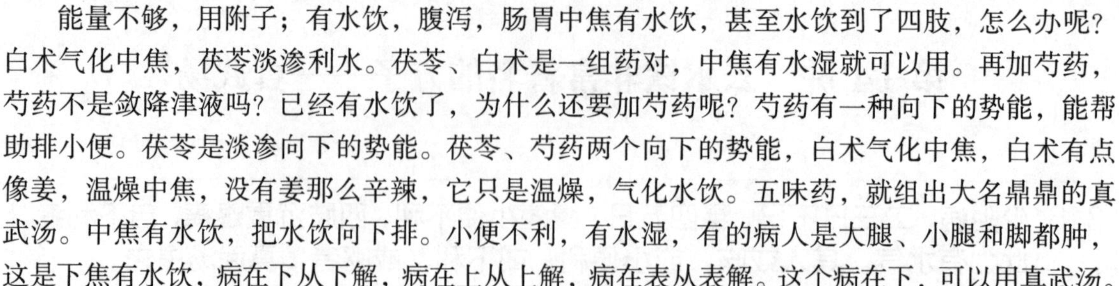

能量不够，用附子；有水饮，腹泻，肠胃中焦有水饮，甚至水饮到了四肢，怎么办呢？白术气化中焦，茯苓淡渗利水。茯苓、白术是一组药对，中焦有水湿就可以用。再加芍药，芍药不是敛降津液吗？已经有水饮了，为什么还要加芍药呢？芍药有一种向下的势能，能帮助排小便。茯苓是淡渗向下的势能。茯苓、芍药两个向下的势能，白术气化中焦，白术有点像姜，温燥中焦，没有姜那么辛辣，它只是温燥，气化水饮。五味药，就组出大名鼎鼎的真武汤。中焦有水饮，把水饮向下排。小便不利，有水湿，有的病人是大腿、小腿和脚都肿，这是下焦有水饮，病在下从下解，病在上从上解，病在表从表解。这个病在下，可以用真武汤。

茯苓、白术气化水饮，淡渗向下，芍药向下的势能，加上附子补能量。五味药组成真武汤，真武大帝镇水。以前练习过的医案，病人喘不得卧，咳嗽，痰多，舌尖红，同时后背发酸，怕冷怕风，后背怕冷。中焦有水饮，后背有巴掌大的地方怕冷，是有留饮，要气化中焦。

还有一个附子汤证，其背恶寒者，当灸之，附子汤主之。附子汤和真武汤有什么区别？附子汤加了一味党参，在真武汤里有生姜，生姜健胃的。

病人如果中焦有水饮，用茯苓、白术。附子汤、真武汤的方剂组成，不需要背。懂了原理以后，该用什么药就用什么药，身体需要什么就用什么。

附子汤证是口中和，其背恶寒，当灸之，是能量不够。真武汤证是水饮重，没有用党参，但是用了生姜三两建中，白术气化，生姜健胃，让中焦运化起来。水饮多为什么不能运化？加减法里面说如果咳嗽，加上干姜、细辛、五味子，干姜温里化饮。如果这个病人有真武汤证，但是又怕吃凉的，能不能加干姜？可以。肺部有水饮，细辛疏通孔窍利水，尤其是中上焦的水饮。五味子酸敛，收一下。如果里寒比较重，加干姜。如果是呕吐，上逆比较严重，可以加半夏，半夏降逆止呕，去稀薄的水饮。

如果懂了人体运行的原理，明白药物的势能，临证可以灵活用药了。

第 15 讲　救人于生死边缘的通脉四逆汤

317. 少阴病，下利清谷，里寒外热，手足厥逆，脉微欲绝，身反不恶寒，其人面色赤，或腹痛，或干呕，或咽痛，或利止脉不出者，通脉四逆汤主之。

甘草（二两，炙）附子（大者一枚，生用，去皮，破八片）干姜（三两，强人可四两）

上三味，以水三升，煮取一升二合，去滓。分温再服，其脉即出者愈。面色赤者，加葱九茎；腹中痛者，去葱，加芍药二两；呕者，加生姜二两；咽痛者，去芍药，加桔梗一两；利止脉不出者，去桔梗，加人参二两。病皆与方相应者，乃服之。

得了少阴病，像老人、亚健康的群体，能量不足、免疫力差，感冒以后，脉不浮，脉微细，流鼻涕，打喷嚏，感冒了，病在表就要赶快控制住，不让病向里发展。如果病向里发展，下利清谷，腹泻，食物没有消化就排出来了，就很危险了。里寒外热，肠胃是寒的，同时体表发热。发烧不能用麻黄汤来解表了，因为病人能量不足了。三阴病能量为先。李可老中医讲过，现在的麻黄汤证有时不是麻黄汤证，是麻黄附子细辛汤证，应该用麻黄、细辛、附子，其实关键还在辨证。如果阴证的感冒有水饮，用麻黄附子细辛汤；如果是阳证，表实证，当然用麻黄汤。

病人腹泻，有未消化的食物，肠胃虚寒，不能运化食物生成津液，津液弱了，脉弱到摸不到了。身体反而不怕冷，脸发红，这个人的津液能量外散，收摄不住了，或者肚子痛，或者干呕，或者嗓子痛，或者腹泻。腹泻，脉也回不来，能量极其弱了，这种情况下里虚寒，能量收不住向上跑，脸红戴阳，很危险，用通脉四逆汤。通脉四逆汤是在四逆汤的基础上，增加了附子和干姜的量，干姜从一两半增加到三两，加倍了。用大附子一枚，大约有 25 克生附子。现在的生附子，是人工种植，施了化肥，药效比以前的会差一些。即便是这样，用了依然有效，只是剂量需要大一点。

如果病人还有格拒的现象，水米不入，喝药下去就吐，或者有上热，加猪胆汁，就是通脉四逆加猪胆汁汤，一般是病危的时候使用。

中医大道至简，是人生的必修课，不是选修课。希望中医真正科普到家家户户，让大家免受病苦。但是中医的发展情况不乐观，只有科普中医，让越来越多的人了解和认识中医，学习中医，中医只有在社会大众中扎根，才能茁壮成长。

第 16 讲　用于小便发热涩痛的猪苓汤

318. 少阴病，四逆，其人或咳，或悸，或小便不利，或腹中痛，或泄利下重者，四逆散主之。

甘草（炙）枳实（破，水渍，炙干）柴胡芍药

上四味，各十分，捣筛。白饮和，服方寸匕，日三服。咳者，加五味子、干姜各五分，并主下利；悸者，加桂枝五分；小便不利者，加茯苓五分；腹中痛者，加附子一枚，炮令坼；泄利下重者，先以水五升，煮薤白三升，煮取三升，去滓，以散三方寸匕内汤中，煮取一升半，分温再服。

少阴病，病位在表，四逆是手脚冰凉；这个人或者咳嗽，或者心悸，咳嗽是肺部向外宣散，心悸可能有水饮或津液虚。小便不利，小便不顺畅；肚子痛或者腹泻，里急后重，拉完后感到肛门坠胀，老想大便，这种情况，用四逆散。病人的脉短促，虽然津血不足，但是并没有弱到阴证的程度，否则加附子。

阴阳：阳
表里：半
虚实：实
寒热：不明显
抓大局：气滞。

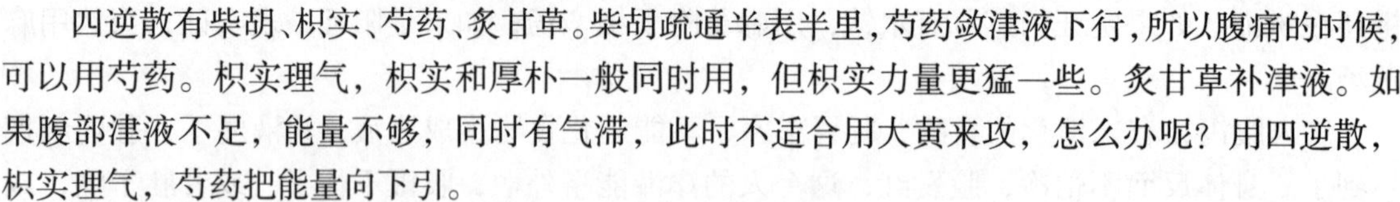

四逆散有柴胡、枳实、芍药、炙甘草。柴胡疏通半表半里，芍药敛津液下行，所以腹痛的时候，可以用芍药。枳实理气，枳实和厚朴一般同时用，但枳实力量更猛一些。炙甘草补津液。如果腹部津液不足，能量不够，同时有气滞，此时不适合用大黄来攻，怎么办呢？用四逆散，枳实理气，芍药把能量向下引。

四逆散加上茯苓、白术、当归、薄荷、生姜几味药就变成逍遥散。有气滞用逍遥散，有的人生气多，得了乳腺增生，单纯气滞用四逆散、逍遥散。如果有瘀血，用桂枝茯苓丸，牡丹皮、桃仁活血化瘀。气滞血瘀的人需要活血化瘀和理气的药一起用，现在气滞血瘀的人比较多，因为生活压力大，很多人有甲状腺结节、肺部结节，女性有乳腺增生。观其脉证，知犯何逆，随证治之。知道了病是怎么来的，如果是生气得来的，就理气；瘀血导致的，可活血化瘀，寒性瘀血用川芎、当归，热性瘀血用牡丹皮、桃仁。

319. 少阴病，下利六七日，咳而呕渴，心烦不得眠者，猪苓汤主之。

少阴病，腹泻六七天了，咳嗽、呕吐、口渴，心烦不得眠。心烦有上热，不得眠，身体是亢奋的，咳嗽是肺要宣散，呕是胃弱，咳得口渴心烦。如果病人只是咳嗽，呕吐、口渴、心烦，能开得出来猪苓汤吗？开不出来。身体有热想从下来排，有热导致小便发烫，小便涩痛。这种情况下，身体的大局是阴虚阳亢、有湿热，这时才能确定用猪苓汤。

阴阳：阴虚阳亢
表里：里
虚实：实
寒热：热
抓大局：有水饮、热、阴虚阳亢。

阴虚阳亢，用阿胶滋阴；小便热是下焦有热，用滑石来清热。猪苓、泽泻性寒，淡渗利水，也可以清下焦热。茯苓淡渗利水。在滋阴清热的基础上，有一个向下的势能，此类的证就可以用猪苓汤。

心烦不得眠是身体亢奋，一般失眠时间长的人容易阴虚阳亢。口渴是津液不足，咳嗽是有热需要宣散，呕也可能是阴虚阳亢，也可能是津液不足。总体来说是津液不足，有些亢，再加上小便涩痛，小便热，用猪苓汤。要把人体的大局弄明白，辨证的时候不要死盯着一个证。要避免简单的划线思维。所有的证有要合起来看，看身体的困局是什么，大方向是什么。

有一个病人证太多了，把问诊单全部填满了，觉得胸肺部位堵得慌，后来用控涎丹来排淤堵。吃了三年，病慢慢减轻，好了很多。

第 17 讲　腹泻拉青色水样便，非常臭，是肠道堵住了

320. 少阴病，得之二三日，口燥咽干者，急下之，宜大承气汤。

少阴病两三天，口里特别干燥，嗓子干，此时是阴证，能量低，不用大承气汤。如果尺脉沉取有力，是阳脉，肠道堵了，口燥咽干，可以用大承气汤。病人大便不利，便秘，腹部胀痛，磨牙打呼噜，说梦话，睡觉翻来翻去，或者手脚心热汗出的情况，里实热证，才用大承气汤。

学《伤寒论》为什么难呢？是因为有的条文不完整，还有的条文是错位的。

如果口非常干燥，胡老讲口干是阳明证，这是对证，口干是津液虚了，嗓子干也是津液虚。津液虚就用大承气汤，必须同时有其他里实的证，比如几天没有大便，肚脐两侧按痛，或者手心非常热，一直出汗，甚至晚上磨牙说胡话，这时用大承气汤（大黄、芒硝、厚朴、枳实）。大黄疏通淤堵，芒硝软坚散结，厚朴、枳实理气。

阴阳：阳
表里：里
虚实：实
寒热：热
抓大局：肠道实热堵住了。

321. 少阴病，自利清水，色纯青，心下必痛，口干燥者，急下之，宜大承气汤。

少阴病，病人腹泻，拉的是水样便，青色的。而且心下，胃这里疼痛不舒服，口里面很干燥。这种情况需尽快泻下，用大承气汤。这里腹泻的水很臭。胡老得过一次这个病，人没有精神，昏昏沉沉的，肚子痛，上厕所拉的都是水样便，味道很大。胃也疼，就晕过去了。家里人见他晕过去了，就把他送到医院，他醒了后说吃西药不行，自己开了一付调胃承气汤，吃了后病就好了。

拉的青水味道很大，心下还难受，是肠道里有实，有干硬的大便。如果做腹诊，肚脐两侧或者腹部按压有硬块，腹诊在诊断上很重要。在临证的时候，心下需要按压检查一下。如果病人胃口不好，看有没有心下痞。病人白天没有精神，腹泻，拉的是水样便，味道很大，心下疼痛，嘴里面非常的干燥。

上面的津液虚，是因为肠道里面有干的大便淤堵，牵制了津液，这个是不是少阴病？三阴病就是汗、吐、下都不可以，这个条文这样说，胡老讲他当时的证不是少阴病，看着像少

阴病，白天昏昏沉沉的，其实是肠道淤堵牵制了津液，这个时候肠道里面有干硬的大便，他用调胃承气汤好了。

这个人的脉应该不是阴证，如果是阴证，那怎么办呢？肠道里有淤堵，可以用大黄疏通淤堵，能量不足加附子，补充能量，就是大黄附子细辛汤的思路。

如果是阳证，不加附子，阳热证的病人不能用热药。如果是阴寒证的病人，能量不足的人，里边有淤堵了，可以在大剂量的补能量药的前提下加一点疏通淤堵的药。只要不造成腹泻，不损耗人体的津液就可以。可以用大剂量的附子，加上大黄。如果需要可用芒硝 1 ～ 3 克，剂量小一点，用大黄 3 ～ 5 克。阴证的病人用泻下药一定要非常慎重，要保护人体的能量，因为阴证往往提示能量不足了。这种情况比较棘手，要斟酌剂量大小，在大剂量附子、干姜补能量的前提下，加小剂量的大黄、芒硝疏通淤堵。

阴阳：阳
表里：里
虚实：实
寒热：热
抓大局：肠道实热，堵住了。

322. 少阴病，六七日，腹胀不大便者，急下之，宜大承气汤。

六七天没有大便，肚子里边肯定有淤堵。如果单纯的六七天没有排大便，可以不可以用大承气汤？单一证不可断。如果病人没有能量向外排大便，补了能量津液，这个人就能排了。如果是六七天没有排大便，肚子还胀，肠道里面有淤堵，可以用疏通淤堵的药，先用小承气汤试一下。如果服药后屁很多，肚脐周围按压疼痛，可以接着用大承气汤。

有一个老人经常便秘，几天才排一次大便，是羊粪球样大便，但脉非常弱，是阴证。病人喝了姜枣水。10 个大枣掰开，加了 20 克生姜切片，喝了当天晚上就排了很多大便，第二天也排了很多。这种情况的大便不通原因是能量不足，不要看到几天没有排大便就要用大黄，不一定。

便秘一般有两种情况，一种情况是里实热证，堵住了无法排便，用大承气汤、小承气汤一类的方子；另一种情况是身体没有力气排便，没有能量，如果用大黄，固然能排出来，但是停药后会便秘。用大黄几天后，即便加大剂量也不排便了，因为排大便是身体的事情。伤寒的理法不是用药来治病，而是在身体运行有困难的时候帮身体一下，这种情况要补能量。有一个人便秘，用四逆汤治好了。还有一个经验方，用硫磺和半夏，叫半硫丸，治老年的便秘。因为硫磺性温，可以温阳，半夏散结利水，这是个经验方。

肚子胀六七天没有排大便，再做一下腹诊，看肚脐两侧按压疼不疼。如果六七天没有排大便，也不肚子胀也不难受，身体的反应不是积极的。我家孩子一两岁的时候有 11 天没有排大便，但是他吃饭、小便、睡觉都正常，揉肚子也不难受，也没什么其他不舒服的反应。一周没排大便的时候，家人都着急，结果第 11 天的时候大便排出来了，也不干。身体如果是呈现积极的反应，是阳证，就可以攻。如果大便已经干硬了，磨牙说胡话，身体热，是里实热证，可以泻下；能量不足的便秘，就需要补能量，身体有能量了自己就会排便。

阴阳：阳
表里：里
虚实：实
寒热：热
抓大局：肠道实热堵住了。

第 18 讲　救命的生附子：肠胃虚寒、手脚冰凉用四逆汤

323. 少阴病，脉沉者，急温之，宜四逆汤。

得了少阴病，能量为阴。脉是沉的，病在里。能量不足，病在里，一般是肠胃虚寒。这种情况下，条文说宜四逆汤，而不是四逆汤主之。如果里虚寒，肠胃虚寒，舌淡苔白，手脚冷，手冷到肘脚冷到膝，用四逆汤。

关键还是辨证。这个脉沉不是说里边有水饮。如果肠胃虚寒，又是阴证，需要温里，用四逆汤。

阴阳：阴
表里：表和里
虚实：虚
寒热：寒
抓大局：里虚寒。

324. 少阴病，饮食入口则吐，心中温温欲吐，复不能吐，始得之，手足寒，脉弦迟者，此胸中实，不可下也，当吐之；若膈上有寒饮，干呕者，不可吐也。当温之，宜四逆汤。

得了少阴病，一吃饭就吐，心中想吐，但是也没吐出来。刚开始发病手脚凉，脉弦，主寒、主饮，里寒，胸中寒。这时人体想做什么呢？温温欲吐就想从上来解，这个时候就不能泻下了，可以用催吐的方法。如果这个病人能量还够，可以用瓜蒂散。

若膈上有寒饮干呕者，胸腔隔膜区域有水饮、干呕，这时不能催吐，因为胃弱，吐会损耗津液。这个时候应该温里，用四逆汤，干姜温里，炙甘草补津液，生附子补能量。

阴阳：阴
表里：里
虚实：虚
寒热：寒
抓大局：里虚寒。

膈上有寒饮，加白术、细辛也可以。白术气化中焦的水饮，细辛利水、性温。

325. 少阴病，下利，脉微涩，呕而汗出，必数更衣，反少者，当温其上，灸之。

得了少阴病，腹泻，里虚寒，如果人发烧，体表发热，可以用白通汤。如果身体没有发热，体表的能量不足，又腹泻，脉微涩，还有呕吐，有点汗。这个呕吐有一点汗，大便应该多，实际大便次数少，条文说当温其上，其实应当温其里，艾灸中脘、神阙、关元、足三里穴位，用灸法来给身体补能量，并用四逆加人参汤。

阴阳：阴
表里：里
虚实：虚
寒热：寒
抓大局：里虚寒。

如果这个人还有上热的证，呕吐，汗出，腹泻，很虚弱，脉也微弱，可用通脉四逆加猪胆汁汤。这种情况，用大剂量的干姜来温里，生附子补能量，生附子用大者一枚，大概25克。干姜三两，强人可用四两，炙甘草二两，加猪胆汁半合。上吐下泻，体表汗出，要用通脉四逆汤。如果阳气很微弱，人很危险，还要加猪胆汁敛一下阳。

灸法就是艾灸。有一种说法，“一灸二丹三附子”，第一个是艾灸，第二个是丹药，就是硫磺。硫磺性温，温命门之火，利水。我自己试吃过硫磺，用胶囊装了三粒，第二天早晨排大便一次，量很大，到上午十点多的时候又排大便。但是接下来再吃的时候，就不明显了。这个硫磺是提纯的，后来买了一些天然的硫磺吃，有同样的效果。

如果是阴脉，提升身体的阳气，艾灸是一个好的办法，用炮附子也很好。最好的方法是站桩，站无极桩或混元桩。站桩的状态下，身体摆正了，骨头都是正的，躯干自然正直，全身肌肉都松下来，这时人体的血液循环非常通畅，人体组织得到滋养，消耗少。在这种状态下人体节省的津液多，这个津液省下了又濡养身体，慢慢人体储存能量就越来越多。站桩还可以让我们心静，提升觉知。

学伤寒，每周除了学习条文的内涵，还要练习医案，抄写条文。这个过程中大家要多思考，尤其是对条文的理解，根据条文怎样解释人体势能。辨证的时候，人体的大方向是怎样的，不要纠结于某一个点，某一个证。有的人只关注局部，只见树木，不见森林，疗效就不好，必须要整体来看。如果有一个大局明显，就抓一个大局。如果两个大局都重要，就同时来考虑，或者先考虑其中最主要的。

抄条文，读《大医至简》，把学习的内容结合人体势能来思考。越是医术好的医生，越是用功学习。

第八篇
厥阴病脉证并治

第 1 讲　掌握了厥阴病，甚至都可以救活危急重症的病人

326. 厥阴之为病，消渴，气上撞心，心中疼热，饥而不欲食；食则吐蛔，下之利不止。

厥阴病，病位是半表半里，能量为阴。三阴病能量不足，厥阴病一般是寒热夹杂的阴证病人，常见于重病的病人，比如癌症病人快要去世的时候，会回光返照，到最后阶段，身体寒热夹杂，寒极生热，上热下寒。

厥阴病重症治起来不太容易。病人要去世的时候基本上都是厥阴病的阶段。去年有一个朋友重病，舌苔黑，嘴里面口腔溃疡，口腔疼，手脚冰凉，脉基本上摸不到了，眼睛也没有神了，说话的声音非常微弱。这就是一个典型的厥阴病。厥阴病的代表方是通脉四逆加猪胆汁汤。

通脉四逆汤是在四逆汤的基础上，生附子、干姜、炙甘草，再加猪胆汁，猪胆汁敛人体的阳气。用生附子补能量，干姜温里，炙甘草补津液，人体的津液回来。但是如果津液回来以后，阳气固不住，很快又散了，人就去世了，所以里面加猪胆汁敛人体的阳气。猪胆汁是猪的胆汁，是血肉有情之物，容易和人体相结合，味咸性寒，可以敛津液。用通脉四逆汤生发的阳气弱的时候，相当于在野外点火，柴刚开始点燃火很小，不能吹大风，否则容易被吹灭，必须要先用东西罩着，让火慢慢燃起来，火大了以后，就不怕大风吹了。

厥阴病寒热夹杂，是病位在半表半里的阴证。厥阴病的提纲："厥阴之为病，消渴，气上撞心"。厥阴病消渴，喝水后很快就排小便，接着还渴，喝水不解渴，小便又很利，它和水饮证不一样，水饮证是饮不解渴、渴不欲饮，小便不利。所以消渴和水饮证有所不同。

水饮是饮不解渴，渴不欲饮，起则头眩，舌胖大有齿痕，眼睛卧蚕，就是下眼睑是鼓起来的，皮肤有一些水青色。有的病人身体浮肿，腹水，腿肿，有的病人是手臂浮肿，还有脸肿。

消渴是病人喝了水以后，身体不能够把喝下的水分气化成津液供人体吸收，喝水以后直接就通过小便排走了，所以会非常口渴，这种称为消渴。

气上撞心，心中疼热，人体的能量大循环像喷泉一样，能量向上走，津液向上到了胸腔，一撞即落。气上撞心，一撞即落，因为身体的津液不足了，胸腔的内膜得不到津液的濡养，

就会感觉到疼痛。饥而不欲食，会饿，但饿了吃得很少，或者饿了还吃不下。这种饿是虚热，胃还会感觉饿，但是胃本身又是虚弱的，又吃不下去。以前我有一个师兄，就是这样，能感觉到饿，但是吃饭吃不多。找医生看病，那个医生开了大剂量的附子，效果不是很明显。

病人消渴，喝水以后，身体不能气化。气上撞心，这个气向上冲，心中疼热。虽然饿，但是吃不多，吃了以后就吐蛔虫。为什么呢？因为病人寒热夹杂，上热下寒，肠胃里面是寒的，吃了食物以后，食物不是温的吗？吃饭后胃的上部热，虫子就向上爬。三阴病能量不足，肠胃的收摄能力不强，这时如果用了泻下的药，泻下药一般性寒，肠胃更虚寒了，不能收摄。水在胃里不能吸收，进入了肠道，人就会腹泻。身体不能够气化水，肠胃运化能力弱。

三阴病能量为先，能量不足，主要是肠胃的运化有问题。少阴病是表证，主要是体表的能量低，没有涉及到肠胃。太阴病肠胃虚寒，厥阴病肠胃也是如此。

通脉四逆加猪胆汁汤有干姜、生附子，同时加了咸寒的胆汁。还有一个厥阴病的代表方乌梅丸，里边有黄连、黄芩苦寒的药清上热，同时又有干姜、花椒、细辛热性的药来温里疏通。上热下寒，寒热夹杂，寒和热都是大局，所以是寒热药并用。

厥阴病到了晚期，是比较危险的。厥阴之为病，消渴，气上撞心，心中疼热，饥而不欲食。食则吐蛔，下之利不止。这个需要记住，六经病的提纲很重要。能量为阴，病位在半表半里，称为厥阴病，这样的划分有助于建立中医的框架。

327. 厥阴中风，脉微浮，为欲愈，不浮为未愈。

厥阴中风，厥阴病能量不足，病位半表半里，同时中风津液虚。脉微浮，为欲愈，脉微浮就是病要好了，不浮为未愈，脉不浮说明病还没有好。脉浮，大量的津液向体表调集，说明人体的津液回来了，厥阴中风就要好了，脉微浮。脉不浮，津液没有回来，病就好不了。

如果有小柴胡汤证，同时能量为阴，算不算厥阴病呢？阴证的半表半里证，是厥阴病。李可老中医有时给病人开小青龙汤，病人能量为阴时加附子，此时病人感冒咳嗽会好得快。阴证的病人得了感冒，咳嗽很长时间，因为阴证能量不足，同时表实，没有汗，用小青龙汤加附子。厥阴中风也有表证，津液虚，病位在半表半里的阴证。脉浮代表能量回来了，这只是说了一个大方向，脉开始浮了，能量回来，病就好了。

328. 厥阴病，欲解时，从丑至卯上。

厥阴病要痊愈的时候一般是从丑时到卯时。丑时是凌晨 1 点到 3 点，卯时是 5 点到 7 点，就是厥阴病要好的时候是凌晨 1 点到 7 点。因为子至一阳生，人体的阳气开始生发了，厥阴病在这个时候容易好。

第 2 讲　去除身体湿气的各种好方法

329. 厥阴病，渴欲饮水者，少少与之愈。

厥阴病的病人口渴想喝水，稍微喝一点病就好了。少阴病下利会口渴，太阴病腹泻不口渴，因为里虚寒，胃是寒的。

如果是阳脉，里有水饮，会不会渴？有水饮的证有以下几种情况：

1. 不渴是胃寒，用茯苓甘草汤，桂枝、茯苓都是二两，生姜三两，炙甘草一两；

2. 胃不寒一般会口渴，身为振振摇者，用苓桂术甘汤；

3. 脐下悸者，欲作奔豚，用苓桂甘枣汤；

4. 如果尿频、尿急、尿不净，用五苓散；

5. 小便发热，小便涩痛，有点阴虚阳亢，用猪苓汤；

6. 如果是阴证，头晕心悸，振振欲擗地者，用真武汤；

7. 脉浮身重，汗出恶风者，表虚，用防己黄芪汤；

8. 外寒里饮，脉浮紧，怕冷，用小青龙汤；

8. 外寒身重，有表水，或外寒有里热，用大青龙汤；

10. 恶风，一身肿，脉浮不渴，自汗出，无大热，表有湿热，用越婢汤；

11. 身黄，小便不利，腹满微喘者，里有湿热，用茵陈蒿汤。

厥阴病的病人口渴了，说明胃热了，肠胃开始运化，开始恢复了。稍微喝一点水，喝下的水可以气化成津液，病就要好了。如果阴证病人喝很多水，不能气化，对身体是负担。有人习惯性喝水，一天喝五六瓶水，这大错特错，应该不渴不喝水。渴的时候再喝水，不渴就不喝，渴也要适度喝，能缓解口渴就行了。厥阴病的病人口渴想喝水，这是肠胃的运化能力恢复了，能量回来了，喝一点水即可，病就要好了。

330. 诸四逆厥者，不可下之，虚家亦然。

四逆是手脚冰凉，手冷到肘，脚冷到膝。为什么手和脚凉呢？因为身体的津液不够了，谷气不足，不能到达四肢。有人排大便时，感觉脚热，是因为排大便时，人关注身体的下半身，津液向下走。

津液在《伤寒论》中有的时候称为谷气。四逆厥，是消化食物产生的津液不足，不能到达四肢末梢。阴阳气不相接，为厥。阴阳不能在四肢末梢相接，津液不能到达四肢末梢。津液少了，人体会优先保护大脑和内脏，先保重要器官，四肢就先等一等。有的女生减肥，不吃主食，或者主食吃得少，会出现停经的情况，为什么？因为津液不够了，人体在这种情况下，先满足生存的需求，不会先考虑生殖系统的需求，人能活下来就不错了。减肥导致贫血，肠胃不好，身体的能量来源有问题了，出现了很多的证。

手脚冰凉，脉微细，白天也打瞌睡，身体对疾病呈现虚衰的反应，可以用温中补能量的药物。有一种情况是假阴证，手脚冰凉，但是有口气，舌苔黄，手上的脉摸不到，但是脚上的趺阳脉跳得有力，这是淤堵造成的。用了疏通淤堵的药以后，就变成阳脉了。如果是真正的阴证，不能用泻下的方法，三阴病不可下。四逆手脚冰凉，阴证的人不能下，津液很虚的也不能下。

第 3 讲　中医为什么大道至简？因为讲的都是常识，就是阴阳、表里、虚实和寒热

331. 伤寒，先厥后发热而利者，必自止，见厥复利。

得了伤寒，先手脚凉，然后身体发热，腹泻。一开始怕冷，手脚凉，后来身体发热了，开始腹泻。身体发热是津液回来了，有能量了，虽然在腹泻，但是身体有能量，后面会停止，病会好的。如果是腹泻，手脚凉，变成太阴病了，里虚寒不能收摄，一直腹泻，会脱水导致津液大虚，人就会有危险。里虚寒的情况用四逆汤或通脉四逆汤，让肠胃暖和起来就有效。如果病人汗出、脉微欲绝，用通脉四逆加猪胆汁汤。

生附子这味药，只能自己家人里用，不能给外人用。生附子含有乌头碱，毒性大。学中医在初期临证的时候一定要找医生把关，在安全的前提下用药，否则容易有危险。病人如果手脚冰凉，身体发热，腹泻往往会好。如果手脚又凉了，能量不够了，肠胃不能收摄，就又会腹泻。

人体是简单的，没有那么复杂。在治病的时候，就是要守住这些常识，八纲中的阴阳、就是能量，阴脉肯定要补能量了。病位在表，把能量向体表来调集。在里，要把能量向里调集。里实热证，阳明证，用大黄、芒硝，能量向里调，来排除淤堵。半表半里证，疏通半表半里，清上热，健脾胃。阴证的半表半里证是厥阴病，寒热夹杂，要补能量，寒热药并用。

太阴病用温里的药，四逆汤。少阴病随证用麻黄附子甘草汤、麻黄附子细辛汤、桂枝加附子汤。厥阴病用通脉四逆加猪胆汁汤。这是三阴病的代表方。

332. 伤寒始发热六日，厥反九日而利。凡厥利者，当不能食。今反能食者，恐为除中。食以索饼，不发热者，知胃气尚在，必愈，恐暴热来出而复去也。后日脉之，其热续在者，期之旦日夜半愈。所以然者，本发热六日，厥反九日，复发热三日，并前六日，亦为九日，与厥相应，故期之旦日夜半愈。后三日脉之，而脉数，其热不罢者，此为热气有余，必发痈脓也。

伤寒始发热六日，即病人着凉后身体发热六天。古代没有温度计，只是人的感觉，看有没有发热，怕冷。

厥反九日而利，刚开始是发烧了六天，接着手脚冰凉，腹泻九天。

厥指津液能量不能到达四肢末梢，手脚凉。第 337 条讲，阴阳气不相接，称为厥，人体

的津液不足了，到不了四肢末梢，所以手脚凉。开始发热了六天，后来手脚冰凉，腹泻九天，这个身体偏阴的状态居多。

凡厥利者，当不能食。病人手脚冰凉、腹泻，手脚冰凉是津液不足了，腹泻里虚寒，肠胃虚寒，运化能力不强，所以没有胃口，吃不下。今反能食者，恐为除中。现在反倒是能吃了，人手脚冰凉还腹泻，还能吃，怕是回光返照。病人一般去世前，会有状态非常好的一段时间，紧接着人就去世了。以前我的奶奶生病，亲戚都来看她，奶奶去世前一天吃饭多，说话多，精神很好，但当天晚上就去世了。

手脚冰凉、腹泻，里虚寒，反倒能吃，怕是在除中，就是胃气要绝了，剩了一点，蜡烛要灭的时候，最后亮一下就灭了。人也是如此，去世的时候也会有回光返照。

如果吃了面条以后，身体没有发热，就是胃气还可以，那就不会死。有胃气则生，无胃气则死。治大病的时候，一定要健脾胃，存津液，尤其是治重证病人，比如癌症病人，一定要保护病人的胃气。给癌症病人治疗时，如果胃气恢复不了，治病会非常难。

后日脉之，其热续在者，期之旦日夜半愈。如果第三天了再摸这个脉，脉跳还是快，稍微有力一些。脉跳快，说明身体里面有热。如果脉细数，有可能是阴虚阳亢。脉跳得快，说明身体的机能亢奋了，在恢复。

期之旦日夜半愈，到凌晨的时候，可能夜半病愈，因为子至一阳生，到了半夜的时候，人体的阳气生发起来了，病就快好了。为什么半夜会好呢？因为病人先发烧了六天，接着手脚冰凉九天，现在又发烧了三天。前面的手脚冰凉是九天，发热六天，现在又发热了三天，加起来是九天，寒热平衡了，可能晚上就要好了。

如果过了三天以后，脉还跳得快，热还没有退，病人津液虚，津液不足，还有热。津液虚有热，痰在热的情况下容易变成痈脓，人可能就有痈脓。

病人肺部有问题，会咳嗽，如果没有热吐白痰，有热吐黄痰，再热可能就变成了痈脓。热重了，身体里面有可能会发肺痈。肺痈用芦根、丹皮、桃仁、薏米等去痈脓的药。

第 4 讲　能辨准寒热，医术就很厉害

333. 伤寒脉迟六七日，而反与黄芩汤彻其热。脉迟为寒，今与黄芩汤，复除其热，腹中应冷，当不能食，今反能食，此名除中，必死。

身体受寒了，脉迟六七天，身体有寒。反与黄芩汤彻其热，黄芩味苦性寒，用了黄芩汤，本来脉迟身体有寒，反而用黄芩汤清里的热，肠胃就更寒了，雪上加霜。如果肠胃虚寒，不能运化食物生成津液，病情更重了，就不能吃东西了。病人现在反倒能吃东西，是最后的一点胃气在消耗，回光返照，必死。

黄芩汤里黄芩三两，芍药二两，甘草二两，大枣 12 枚。大枣和炙甘草建中补津液，芍药敛降津液。黄芩三两，味苦性寒能清热，不如黄连苦。黄芩汤清里的热，兼清半表半里的热。如果病人里寒，仍然用黄芩是错误的。辨证时，阴阳、寒热不容易辨准。

脉跳快，尺脉弱，如果说有热，又能量不足；如果说寒，脉跳得又快，有点像阴虚阳亢。有的时候辨寒热辨准了，疗效会提高很多。还有虚实，有因实致虚的情况，很多慢性病是淤堵造成的。如果有实的淤堵，可在保证津液能量的前提下去淤堵。

辨证的工具就是八纲，辨阴阳、表里、虚实、寒热，八纲辨准了，抓住了大局，病人用药下去效果很好。真正把人体运行的原理掌握了，八纲辨准了，疗效可以保证。有的疑难杂症，关键的证没有问到，就不容易辨准证。实际临证时，问诊要全面准确，把需要的信息都收集齐了，问诊和抓大局这两个是关键的部分。

用了黄芩汤，除里的热，肚子里面更冷了，就吃不下饭了。怎么办呢？用热性的药温里，如干姜、小茴香、肉桂等。以前我家小孩头疼，让医生看。医生问喜欢喝开水还是冰水，孩子说喜欢喝冰水，这表示里面有热，用了生石膏 30 克，剂量也不大。但是吃药以后，晚上吐了五次，第二天又吐了一次，还腹泻两次，就没有胃口，不想吃饭了。这是胃寒了，调整之前的方子去生石膏加生姜、半夏，服药后孩子就有胃口了。临证有辨证错的时候，错了以后能够纠错，医术体现在纠错上面。在《伤寒论》条文里，有很多是前面的医生误治的情况，现在重新辨证即可。

用了寒凉的药，病人还特别能吃，如果是回光返照，人很快就不行了。之前说辨准了阴阳，关键时刻能救命，寒热也同样非常重要。理法清晰，临证八纲辨准，这才是真正的功夫。十个能辨准八九个就达到了上医的水平，这是学中医的目标。

第 5 讲　学了中医才知道，提高疗效的好方法是抓准大局

334. 伤寒先厥后发热，下利必自止，而反汗出，咽中痛者，其喉为痹。发热无汗，而利必自止，若不止，必便脓血，便脓血者，其喉不痹。

伤寒先厥后发热，下利必自止。病人着凉了，手脚冰凉，接着身体发热，如果病人下利腹泻，后面大概率会停止腹泻。先厥后发热，下利即止，意思是在厥的时候，手脚冰凉同时腹泻。手脚冰凉、腹泻都是里虚寒，温中就可以了。以前我侄子、侄女小的时候发烧，怎么也治不好，后来去省会看病，医生说是伤寒。

如果当时学了中医，就容易辨证。寒则热之，热则寒之；虚则补之，实则泻之。观其脉证，知犯何逆，随证治之，这是基本原则。

病人手脚冰凉，腹泻，后来身体发热了，发热说明身体的津液回来了，身体机能亢奋起来，这时腹泻就停止了。而反汗出，开始出汗了，咽中痛者其喉为痹，嗓子痛是喉痹。

发热无汗，病人发热没有汗。而利必自止，发热后没有出汗，津液回来了，腹泻就停止了。如果腹泻还不停止，津液虚了还会腹泻，损耗津液，就会动血排邪，因为津液不足，大便带血了。有一个老年人扫雪的时候摔倒受伤了，到医院治疗，输液几天后病人开始便血，后来病情越来越重，就去世了。当时医生没有辨寒热和阴阳，阴证就补能量，寒证就温里，病人能量恢复就不腹泻了。病人上了年纪，阴证，身体的能量不足，如果大量输水，水进到体内身体不

能气化，就会变成寒湿。

如果病人大便有脓血，其喉不痹，嗓子就不会痛了，因为体内的热向下排了。如果发热无汗，不腹泻，可能会嗓子痛。嗓子痛有以下几种情况：

第一种是温病，有热，黄痰、黄涕、嗓子痛，怕热汗出。

第二种情况，是郁热，热结在这里了。

第三种情况，里实热导致嗓子痛，大便不畅，这个热向上影响了喉咙，嗓子痛。后世有一个有名的方子叫做升降散，有姜黄、蝉蜕、僵蚕和大黄。从伤寒理法来分析，大黄疏通肠道淤堵，把淤堵排出以后就不会有热继续产生了。蝉蜕清热宣散，嗓子就不痛了。

俗话说：外不治癣，内不治喘。治这些病如果辨证不准，就容易失手，因为不容易找到问题出在哪里。学了中医才知道，提高疗效的唯一方法是抓大局。如果肠道淤堵造成咽痛，用大黄疏通；如果是温病，用生石膏清热。如果既有温病又有气滞，还有大便不通的情况，也有可能。要整体辨证，多证合参，抓住大局，才有办法。

335. 伤寒一二日至四五日，厥者必发热。前热者，后必厥；厥深者，热亦深；厥微者，热亦微。厥应下之，而反发汗者，必口伤烂赤。

受寒后一两天到四五天，手脚冰凉，很可能会发热，因为身体有自我调整恢复的机能。刚开始手脚凉，身体努力恢复，后面身体就发热了。如果前面几天身体发热，后边也可能会变成手脚冰凉，身体会进行寒热平衡调节。如果开始发热，后来又手脚冰凉，身体可能有闭阻。

如果病人手脚冰凉十分严重，后边发热也会很厉害。如果手脚凉一点，闭阻轻，后面发热也会轻。如果病人身体里有淤堵，堵住了，手脚冰凉，不是肠胃虚寒造成的，闭阻是大局。这个时候怎么办？辨阴阳寒热，如果是阴脉，里寒，四逆汤一类的证，干姜温里，附子补能量。如果手脚冰凉，诊脉是短促有力，四逆散证气滞就是脉短促有力，需要理气。如果里有热，闭阻住了，这个时候应该清里热，同时疏通淤堵。这是里寒外热还是里热外寒呢？要辨证。如果里热，就不能发汗，发汗会造成风温，津液虚了会加重病情。

单纯的温病病人，不能发汗。因为温病发汗会损耗津液，会变成白虎汤证。有一次，我姐的孙子发烧，家人着急，就用了退烧药。我说小孩发烧是正常的，不发烧才不正常。我现在几年没有发烧了，上一次有点发烧，感觉到很高兴。病好以后，我的睡眠、饮食、大便都恢复正常了。有一位医生一年发烧了三次，我很羡慕他，因为他年轻，津液足身体才能发烧。

336. 伤寒病，厥五日，热亦五日，设六日，当复厥，不厥者自愈。厥终不过五日，以热五日，故知自愈。

着凉后手脚冰凉，接着又发烧，发热五天，第六天本来应该又继续手脚发凉了，但是手脚却是温的，说明病就要好了。一般人吃药五天以后身体就会有变化了。手脚冰凉一般不会超过五天，过了五天，就应该快好了。

337. 凡厥者，阴阳气不相顺接，便为厥。厥者，手足逆冷者是也。

厥，阴阳气不相接，即手脚凉。在这里阴指津液，阳是身体的气。津液和气分离了，津液不能运行到达四肢末梢，手脚就冰凉。就是津液到不了手脚，其实很简单。

厥者，手足逆冷是也。手脚凉，津液虚；再严重就是四逆，手冷到肘，脚冷到膝，津液严重不足了，赶快补能量，温里补津液，一般用四逆汤。

338. 伤寒，脉微而厥，至七八日肤冷，其人躁，无暂安时者，此为脏厥，非蛔厥也。蛔厥者，其人当吐蛔。今病者静，而复时烦者，此为脏寒。蛔上入其膈，故烦，须臾复止，得食而呕，又烦者，蛔闻食臭出，其人常自吐蛔。蛔厥者，乌梅丸主之。又主久利。

乌梅（三百枚）细辛（六两）干姜（十两）黄连（十六两）当归（四两）附子（六两，炮，去皮）蜀椒（四两，出汗）桂枝（去皮，六两）人参（六两）黄柏（六两）

上十味，异捣筛，合治之，以苦酒渍乌梅一宿，去核，蒸之五斗米下，饭熟，捣成泥，和药令相得，内臼中，与蜜杵二千下，丸如梧桐子大。先食饮服十丸，日三服，稍加至二十丸。禁生冷、滑物、臭食等。

人受寒生病，脉微，脉是微、弱、细，阴证。厥是手足凉，称为厥。

如果一个人手足发凉冰冷，脸上没什么血色，加上脉弱，一般都是阴脉。网诊时为了确认是不是阴证，会问病人冬天手脚凉不凉。如果冬天手脚凉，晚上睡觉很长时间也暖和不过来，是阴证。阴阳气不相接而谓之厥，就是能量偏阴。体内的阴阳在四肢末端不能相接，就称为厥。简单说，就是津液不能到达四肢末梢，津液虚到了阴证的程度，手脚冰凉。

至七八日肤冷，刚开始病人生病脉弱，手脚是冰凉的。过了七八天以后，体表也变凉，其人躁，躁是手脚不由自主地乱动、躁动。如果阴证的病人出现躁动，四肢兴奋起来反调津液，这种情况很危险。无暂安时者，即没有一刻是安稳的。此为脏厥，就是内脏里边寒，不是蛔厥，不是因为蛔虫导致的。

这个条文可以当作一个医案：脉微，手足冰凉，体表凉，身体躁动，没有一会儿是安静下来的。

阴阳：阴
表里；里
虚实：虚
寒热：寒
抓大局：里虚寒。

这个条文写得简单，实际临证时可以接着问诊，看病人的舌，舌体是红的还是淡的。如果舌淡说明身体偏寒，舌体红有热。胃口好不好呢？如果吃不多，容易腹泻，摸一下心下和腹部，胃腹部是凉的，病位在里。对初学者来说，《伤寒论》难就难在证不全，只写了一些证，其他相关的没有描述完整。实际临证，望闻问切，接触病人可以得到完整的信息。腹部凉，舌淡，胃口也不好，如果吃凉的受不了，里有寒。

虚实属于虚。因为手脚凉，体表也冷，体表津液是虚，虚实是虚。

寒热是寒，里虚寒的阴证，可以用茯苓四逆汤。茯苓四逆汤有干姜、生附子、炙甘草，加茯苓和人参。人参、炙甘草是建中补津液，干姜温里，恢复肠胃的运化能力，生附子补能量。手脚冰凉四逆的情况下，炮附子力量不够，应该用生附子。茯苓安神，是一种向下的势能，安神。茯苓四逆汤、四逆汤、通脉四逆汤都可以。理中汤主要是温里，补津液，和人体的势能一致。

这个人手脚冰凉，身体躁动，是脏厥不是蛔厥。蛔厥，其人当吐蛔，就是有蛔虫，吐虫子出来，或者说大便的时候有蛔虫出来。现在的小朋友有蛔虫的很少了，是现在的环境卫生比较好，还有一个原因是现在农药用的很多，蛔虫活不了。我家以前的小狗，大便里面虫子多，因为它经常在外边捡地上的东西吃，虫卵就进入身体了。

今病者静而复时烦者。病人是安静的，一会儿又烦躁起来了，此为脏寒。病人的内脏是寒的。

蛔上入其膈，故烦，须臾复止，得食而呕，又烦者，蛔闻食嗅出，其人常自吐蛔。因为人能量不足了，肠胃虚寒。吃饭的时候，得食而呕，吃饭的时候虫子向上跑，刺激胃，人就呕吐，也会心烦。虫子喜欢到温暖的地方，身体内部太寒了，不适于虫子生长，病人就经常吐蛔虫。

蛔厥者，乌梅丸主之。蛔厥，病人身体里面有蛔虫，身体里边有寒。这个主要是寒热药并用。乌梅丸又主久利。如果病人长期腹泻，寒热夹杂，可以用乌梅丸。

乌梅丸的方子，乌梅300枚，细辛六两，乌梅味薄、浮而轻，性轻，上可以用于体表的疾病，收浮阳虚火，去死肌，所以夏天的时候我们会喝乌梅汤。细辛味辛性热，疏通淤堵，尤其是疏通身体中上部位的水饮。干姜温里，黄连清热，这里用了黄连、干姜。病人寒热夹杂，因为胃弱后，上热下寒，进入了阴证，是厥阴病，寒热药并用。如果病人的大局是寒，太阴病，就只用温药，像四逆汤、理中汤。如果病人的大局是热的温病，用麻杏石甘汤。病人寒热夹杂，有少阳病和厥阴病。

厥阴病是寒热夹杂的阴证，既用干姜温里，又用黄连、黄柏清里热。黄连非常苦，苦味厚重，入里，可以清里热。比方心下痞，水和热结，还有热性的下利，很臭，用黄连清里热。黄芩苦味轻一些，清半表半里和里的热，黄连味道更苦，更偏里一些。

当归四两，当归活血化瘀，是热性的药。手脚冰凉身体寒的瘀血，用当归、川芎。炮附子六两，附子补能量。蜀椒四两，蜀椒就是花椒，用时先炒一下，让它的油挥发出来，这样对人的刺激会小一点。花椒四两，花椒味麻性热，可以利水饮。如果有水饮，口渴，里寒，有时候吃一点花椒就不渴了。花椒也是利水的，大建中汤里面有花椒、干姜、人参、粳米。

桂枝六两，桂枝打通人体大循环。人参六两，建中补津液。黄柏六两，黄柏味苦，清热，味道厚重向下走，尤其是清下焦的湿热。如果人下身痒，下身潮湿，用黄柏和苍术，叫二妙丸，去下焦的湿热。苍术气化水湿，尤其是体表的水湿。苍术与白术比起来，味道更香一些，向表走。黄柏味苦，清三焦的热，尤其清下焦的热。

乌梅丸用的是黄柏和黄连清热，干姜温里，细辛疏通，当归活血化瘀，蜀椒气化水湿，桂枝打通人体大循环，人参补津液，乌梅敛体表的虚火。乌梅没有滋养的作用，主要是清解的作用，人体的息肉、痣、烦热这些情况都可以用乌梅。乌梅丸证有上热，口苦口干或者眼睛干涩痒，同时肠胃怕凉怕寒，或者心下有点痞结，同时脉也阴，有瘀血、水饮，大循环也不怎么通，这个时候可用乌梅丸，治疗寒热夹杂的厥阴病。

按照这个思路，把人体的证分解了，看人体的大局是什么，每个药物的势能是什么，就不用背方子了。这个条文和方子理解了里面的内涵，就可以随证灵活运用了。

病人有热，用生石膏、黄连、黄芩、黄柏；里寒，加干姜；阴脉，加附子；有瘀血，川芎、当归、丹皮、桃仁；有水湿，茯苓、白术、蜀椒；大循环不畅，有表证，加桂枝；津液不足，加人参；有淤堵，细辛疏通；有浮阳虚火，体表有息肉，加乌梅。掌握了药物的势能，看身体想做什么，就顺应身体用同样势能的药帮一下人体，药物的势能和人体的势能一致，身体恢复了正常运行的秩序，病就好了。中医辨证是量体裁衣，学中医就像做衣服，掌握了中医的理法，任何人来了都能做出得体的衣服。

第6讲　生病后感觉饿了，胃气回来了，津液恢复了，病就要好了

339. 伤寒，热少微厥，指头寒，嘿嘿不欲食，烦躁。数日，小便利，色白者，此热除也。欲得食，其病为愈。若厥而呕，胸胁烦满者，其后必便血。

受凉后怕冷发热少，有点手脚凉，没精神，不想吃饭，有些烦躁，近几天小便通利，颜色白，没有热了。如果里有热，小便就可能是黄的。小便的颜色只能参考，有人试过，喝凉水小便黄，喝热水小便白，所以辨寒热要多证互参，单一证不可断。烦躁，病人可能有里热。欲得食，其病为愈。病人恢复一定是肠胃的运化能力恢复了，饿了想吃饭。胃口好了，肠胃能够运化生成津液，人体有了津液，有了能量，才能够把病排出去。

受寒感冒了，如果感觉饿，想吃东西，感冒就快要好了。如果人感冒后胃口好，不用担心，这个感冒不重。如果生病后胃口不好，是肠胃受影响了，大青龙汤证是烦躁不想吃饭，半表半里的柴胡汤证也不想吃饭。

有胃口想吃饭表示胃气充足，津液就充足，免疫力强，容易恢复正常。若厥而呕，胸胁烦满者，前后必便血。如果病人手脚凉，呕吐，呕吐是胃弱，手脚冰凉是津液到不了四肢末梢。胸胁烦闷，胸肋感觉胀满胸闷。有半表半里证，手脚冰凉，恶心，胃弱，津液不足了。津液不足时间长了，身体排病要动血来排邪。所以阴证病人要注意，能量第一。

人体不分派，大医至简，补能量用附子，清里热用黄连，热证用生石膏，有上热口苦用黄芩，看人体需要什么，就顺势帮助身体。所以方子不必死记硬背，而要把里面的道理弄明白。

340. 病者手足厥冷，言我不结胸，小腹满，按之痛者，此冷结在膀胱关元也。

病人手脚冰冷，说没有结胸，心下按着不疼，但是小腹胀满，按着疼，这是小腹有寒实。

按之痛，里边有实了，此冷结在膀胱关元也。下焦寒了，要温下焦，用干姜、小茴香、肉桂温里。这个证可以考虑《金匮》里的大建中汤、乌头煎、大黄附子细辛汤或四逆汤里加肉桂。肉桂温下焦，小茴香也是。随证治之，临证时要仔细问证。还有一个方法是艾灸，艾灸神阙和关元。

341. 伤寒，发热四日，厥反三日，复热四日，厥少热多者，其病当愈。四日至七日，热不除者，必便脓血。

病人受寒发热四天，接着手脚冰凉三天，接着又发热了四天。这个病人发热的时间多，身体手脚凉的时间短。发热会调动人体的津液能量，把人体的能量大循环调动起来了。发热多说明人体的津液充足，免疫力强，病就要好了。

四日至七日，热不除者，必便脓血。前面发热消耗了身体的津液，持续发热会很耗津液，津液太虚了会动血排邪，此时可能会大便带脓血。

342. 伤寒，厥四日，热反三日，复厥五日，其病为进。寒多热少，阳气退，故为进也。

受凉以后手脚冰凉四天，发热了三天，接着又手脚冰凉了五天。为什么手脚凉的时间越来越长了？因为津液虚了，病在加重。

寒多热少，阳气退，故为进也。看病人的身体情况，还是要以津液为准，病人津液足了，免疫力强了，病就会退。津液少了，能量不足了，免疫力差了，病就会加重。这个时候还是要仔细辨证，厥阴病和少阳病都是半表半里证，寒热夹杂，人体的能量不稳定。

传统的说法，像乌梅丸、泻心汤、半夏泻心汤、甘草泻心汤、生姜泻心汤，这些方剂里都是寒热药并用，属于厥阴病范畴。服药后病人感觉身体轻松了，脸色好了，说话的声音清亮了，脉充实有力、从容柔和，病就在退。之前有病人诊脉很柔和，我对他说："你的病就要好了。"生大病的人，如果一天比一天轻，这就是好的现象。如果一直没有发生根本性的转变，免疫力恢复不了，病情逐渐加重，就非常困难了。

第7讲　学了中医才知道，关键时候可以救家人的命

343. 伤寒六七日，脉微，手足厥冷，烦躁，灸厥阴，厥不还者，死。

受寒六七天，《伤寒论》的很多条文都是以"伤寒"开头，病人受寒生病了。如果我们学会如何治疗太阳伤寒、太阳中风这些病，很多时候可以把病控制在萌芽阶段，小病就调理好了，不会发展成大病。

伤寒六七日，脉微，即受寒六七天，脉微弱。脉微指脉搏跳动弱、细、无力，这说明什么？说明血管里血液少，身体的机能不足，人体运行呈现虚衰的反应，在能量上是阴证。诊脉时

如果尺脉沉取弱、细、无力，是阴脉。

如何学诊脉？每天摸脉十分钟，经常摸自己和家人的脉，摸多了就熟悉了。就好像去市场次数多了，一看就知道菜是否新鲜，刚摘的菜是绿油油、水灵灵的，放几天菜就蔫了。摸脉是一个慢慢熟练的过程，没有诀窍，每个人都可以摸得出来。

脉微，津液不足，无法到达四肢末梢，手脚就凉了。手脚发热需要身体的津液，津液少了，供应四肢末梢少，手脚就冰凉。人体是一个高度智能的、精密的系统。人体的津液能量先保证大脑和内脏的营养需求。如果津液少了，会先减少四肢末梢的供给，所以手脚就凉了。

手脚凉有两种情况：一种是津液能量不足；另一种是身体有淤堵，淤堵牵制了津液。手脚凉一定是阴证吗？不一定，先要辨证。如果是淤堵导致的手脚凉，手上的脉微弱，这时你再摸一摸脚背上的趺阳脉。如果手腕的脉弱，而脚背上的趺阳脉强，表示肠道堵住了。

所以讲，尺脉无力一定是阴脉吗？不一定，体内有淤堵，有时也会尺脉无力。怎样准确的辨阴阳脉呢？可以多证互参。脉弱了，手脚凉，给他两杯水，有凉水，有热水。如果喜欢喝凉水，喝了很舒服，里有热，不一定是阴脉；如果不敢喝凉水，可能是阴脉，要多证互参。

烦躁，手足厥冷，是津液不足，有点虚热。烦躁，烦一般指有上热，还有一种是津液虚身体兴奋起来调津液，就像失眠时大脑兴奋起来反调津液。烦是火字旁，心烦有上热。躁是足字旁的，指身体乱动，躁动是身体的津液不足，在反调津液。病人临终时，承气汤证的病人可能会捻衣摸床，手在衣服上撵来撵去，在床上摸来摸去。捻衣摸床是津液不足的躁动。烦躁是有点亢，同时津液虚。寒热夹杂到了厥阴病，治起来就很难了，要灸厥阴，足厥阴肝经的穴位。艾灸是很好的养生治病的方法。灸不还者，死。如果艾灸后病人的津液能量没有回来，病人就要去世了。人体的能量基础是津液，必须有津液有能量消耗，人才能活下去。人如果不吃饭只喝水，七天后，肠道里面的食物都代谢后没有津液了，人体储备的能量比如脂肪、血糖都消耗殆尽，人就去世了。人活着需要津液能量。

如果没有津液，身体没有能量来源了，就像手机没电自动关机了。厥不还者，手脚热不起来，津液不能回来，人就没办法活。遇到这样的病人怎么办？把这个条文当作一个医案来辨证，其实每个条文都是一个医案。

阴阳，脉微是阴；表里，手足厥冷是寒，烦躁是有虚热，病位是半表半里。虚实是虚，寒热是寒热夹杂。津液虚，寒热夹杂，是厥阴病，可以用茯苓四逆汤。茯苓安神，淡渗利水，向下的势能。还有干姜、生附子、炙甘草。人参补津液，干姜温里恢复肠胃的运化能力，生附子恢复人体的阳气。

四逆汤是三升水煮取一升二合，三升水就是600毫升，600毫升的纯净水煮到240毫升。煮的时间不长，而且是生附子。东汉时期的生附子是天然的，不像现在种植用化肥，乌头碱含量很高。人参补津液，干姜温里，炙甘草二两补津液。人体的津液回来了，人就可以救回来。

现在大部分的附子是人工种植的，药效可能会差一些。在药店里买的是制附子，是用胆巴炮制过的，疗效更差一些。虽然药效差一些，喝了也有作用，只是剂量要用大一点。

病人手脚冰凉，人烦躁，用四逆辈的方子，比如通脉四逆加猪胆汁汤、茯苓四逆汤。像李可老中医的破格救心汤，附子用150～200克，还有山萸肉，味酸，可以敛津液。附子、干姜恢复了阳气，山萸肉固住，否则阳气向外一发人就走了。

第 8 讲 知道什么情况人会死，反向操作或许就可以把人救活

344. 伤寒，发热，下利，厥逆，躁不得卧者，死。

病人受寒发热，如果是表证，发热代表身体向体表调集能量，想恢复体表的正常运行。不一定只有太阳伤寒、太阳中风才发热，阴虚阳亢的病人也会发热，津液虚的也会发热，厥阴病也会发热，少阴病也会发热。发热，六经病都可以导致发热，所以要多证互参，才能确定是哪一种情况。不能一发热就物理降温，不一定是真的有热。

病人发热，向体表调集津液，下利，厥逆，腹泻肠胃里面的津液就少了，肠胃会虚寒。肠胃虚寒，是太阴病，里虚寒，津液不足，手脚冰凉，身体发热烦躁不得卧。病人躁动，和阴虚阳亢有点类似，津液虚到了阴证，同时阴极生热，人又很烦躁。阴证的病人烦躁非常危险，一般这种情况很难治了，怎么办？可以用通脉四逆加猪胆汁汤，茯苓四逆汤之类的方子，或许可能救得回来。

不能说学了《伤寒论》，就可以治疗所有的疾病。如果身体的机能不能恢复，病人就可能救不回来。中医治病疗效好，但不能把所有的病人都救活。如果病人的免疫力不能恢复，就没有办法了。面对这种情况医生也无奈，因为治病就要面对人的生死，尽人事，听天命。

345. 伤寒，发热，下利至甚，厥不止者，死。

这个和上一条差不多，受寒后身体发热，腹泻，手脚冰凉，不能暖和起来，腹泻很严重，一直在损耗津液，津液不能到达四肢，等津液不足以供给人体的内脏和大脑的时候，病情就很危重了。怎么办？这种情况，一灸二丹三附子，灸是艾灸，可以灸关元、神阙穴位。第二是丹药，硫磺。用药后能量有了，看能不能固住，如果固不住还是不行。第三是生附子，建议大家在家里都备上一些生附子。

346. 伤寒六七日，不利，便发热而利，其人汗出不止者，死。有阴无阳故也。

受寒六七天，没有腹泻，接着身体发热，同时腹泻。按常理来说，经过六七天，病应该好了，反而开始发热腹泻，汗出不止。体表的汗一直收不住，说明身体机能虚衰收摄不住，肠胃收摄不住腹泻，表收摄不住汗出不止。出汗是表在损耗津液，腹泻是里在损耗津液，本来是阴证，现在腹泻加汗出不止，这种情况是死证。有阴无阳故也，身体还有一些津液，但是身体的机能已经虚衰了，现代医学叫器官衰竭。这时要恢复人体机能，用生附子，附子像高压电一样，

补能量恢复人体机能。

慢性病的病人在临死的时候，一般有回光返照。如果把最后的这个阳气固住了，人或许还可以再活很长时间。如果家人生了重病，忽然回光返照了，赶快随证用药，比如通脉四逆加猪胆汁汤、茯苓四逆汤、四逆汤加人参，加山萸肉，来固住阳气，让身体的机能借助回光返照那一股阳气来恢复。如果过了这一关，或许还可以再活一段时间。

以上讲的是伤寒顺势而为的原则。治病不是说医术好，所有的病人就都能治好。如果都能治好，那世上就没有人去世了，这不可能。按照事物发展的规律，事物会产生就一定会灭亡，人也是一样的。

第 9 讲　中医的核心竞争力是辨证

347. 伤寒五六日，不结胸，腹濡，脉虚，复厥者，不可下，此亡血，下之死。

伤寒五六日，心下没有按痛，也不硬，肚子是软的，到这里还没什么问题。脉虚，脉是弱的，是虚的；复厥者，手脚冰凉，津液不足了。脉虚了也像芤脉，浮取能摸到，沉取是空的，像葱叶一样。以前我母亲的脉大，沉取空，调理后现在好多了。岳父岳母平时干农活，脉有力，比我的脉好。城里人也应该每天坚持运动。

脉虚，沉取无力，是阴脉。厥，手脚冰凉，是津液虚。津液不足要补能量，这时就不能泻下了。有一次我家孩子头疼，问他喜欢喝冰水，还是热水？孩子说喜欢喝冰水。那这是有热，用了生石膏 30 克。但胃是弱的，津液虚。用了 30 克生石膏，一晚上吐了五次，腹泻两次。后来孩子说，没有问喜欢不喜欢喝温水，他喜欢喝温水不是冰水，实际上胃还是寒的。

由此可以看出，问诊辨证，辨寒热不容易，需要非常细心。在讲道理时斩钉截铁，言之凿凿，但是实际临证，辨阴阳寒热的迷惑性非常大。有的时候还有寒极生热，热极生寒的情况。

脉虚弱，手脚冰凉，不可下，因为津液不足了。如果攻下，津液再消耗，耗到一定程度，人就没有了。辨证不容易，即便理法清晰了，伤寒的条文都熟悉了，临证还需要功夫。功夫，不是文字上的，“纸上得来终觉浅，绝知此事要躬行”，一定要临证实践。临证一定要在医生的指导下，否则可能有危险。有的病人病危，方子正确，病人就活了，辨证错了病人可能就死了。中医的核心竞争力就是辨证。

348. 发热而厥，七日下利者，为难治。

病人身体发热，手脚冰凉，腹泻七天，这是肠胃虚寒，能量不足了。手脚冰凉，四逆证。如果只有手脚冰凉还好治，但病人还有腹泻，一直在损耗津液，就会雪上加霜。这种情况不好治，大局是肠胃虚寒，不能收摄，可以用四逆汤、通脉四逆汤。

349. 伤寒，脉促，手足厥逆，可灸之。

受寒了，脉促，脉在寸的上部，表示身体想从表解病，手脚冰凉，津液虚。可灸之，灸神阙、关元穴位，补人体能量，也可以用四逆汤。

手足厥逆，四逆了，这里不是气滞的淤堵。如果是气滞的淤堵，手足厥逆，用四逆散（柴胡、枳实、白芍、炙甘草）。枳实理气，白芍敛津液，炙甘草建中补津液，柴胡疏通半表半里。病人里虚寒，能量不足，用四逆汤。

病人手足厥逆，腹泻，汗出不止，身体整个的机能虚衰，用四逆汤、通脉四逆汤、通脉四逆加猪胆汁汤之类的方剂。发热，有表证，同时腹泻，手脚冰凉，太阴和少阴合病，体表能量不足，里也不足，用白通汤。白通汤有葱白，葱白味辛，向体表调集能量，同时用干姜和附子温里，补人体的阳气。

350. 伤寒，脉滑而厥者，里有热，白虎汤主之。

病人受寒，脉滑，脉滑是人体亢奋起来，想恢复正常运行，不一定是津液非常足，但是也不虚。像女性在月经期间或孕期脉滑，因为身体亢奋起来，津液又足，脉像滚珠一样很流利。如果津液虚，脉涩，像刀刮竹子一样。这些只是描述，大家需要摸脉来练习。脉滑，手脚冰凉，脉滑说明津液不虚，不是阴证。这个手脚冰凉，是热厥，里面的热被闭阻住了，里有热，白虎汤。用生石膏清热，知母、粳米、炙甘草补津液。手脚冰凉是单一证，可能是四逆汤证津液不足了，也可能是有闭阻的气滞，或者身体有热的闭阻。

《伤寒论》为什么不好明白？因为有的条文证不全，问诊后补充上其他的证，信息收集齐了，就好辨证了，这是功夫。要想辨证准确，望闻问切非常关键。如果人病危了，眼睛昏暗发黄，眼神都散了，说话都没有根了，脉也摸不到了，就不好治了。如果人手脚凉，但是眼神很安定，说话有根，脉充实有力，就没问题。

第 10 讲　治疗冻疮的秘方：当归四逆汤

351. 手足厥寒，脉细欲绝者，当归四逆汤主之。

当归（三两）桂枝（三两，去皮）芍药（三两）细辛（三两）甘草（二两，炙）通草（二两）大枣（二十五枚，擘。一法，十二枚）

上七味，以水八升，煮取三升，去滓。温服一升，日三服。

手脚冰凉，脉很细几乎摸不到了。手脚冰冷是津液不能到达四肢末梢，说明脾胃运化能力不够，而且脉很细，几乎摸不到了，这属于四逆证，应该用四逆汤，这个时候用炮附子的力量是不够的。用干姜一两半，生附子一枚，炙甘草二两。四逆证表现是体表津液不足。辨证的时候，要看人体的困局在哪里，治病求其本。

手脚冰凉是因为津液虚，津液虚是肠胃不能运化了，肠胃不能运化是因为里虚寒，舌头应该是舌淡苔白，而不是舌红。

脉都摸不到了，津液太虚了，能量很阴。从八纲分析，阴阳是阴，表里是里。虚实是虚，手足厥寒，津液虚。寒热是寒，手脚冰冷。身体遇到了什么困难？里虚寒，肠胃虚寒不能运化生成津液。津液不足的情况下，身体首先会把津液供应大脑和内脏，手脚的津液供给就不足了，所以手脚冰凉。

里虚寒相当于北方冬天的环境，下大雪了，天寒地冻。怎么办？需要到春天春暖花开，天气才能暖和起来。里虚寒，用干姜温里，帮助肠胃恢复运化能力。人心脏骤停，医院用电击来刺激心脏，中药里的高压电是什么呢？是生附子。生附子就像高压电。附子含有乌头碱，必须是阴证的人才能用。四逆汤是三升水，煮取一升二合，要煮半个小时以上。但是有人吃附子，剂量正常，服药后晕倒了，说明对证了，发生了瞑眩反应，就是“药不瞑眩，厥疾弗瘳”。这种情况下，一定要坚持服药，吃了病就好了。瞑眩反应是身体在进行激烈的调整，要恢复正常运行了。

身体里虚寒，用四逆汤，干姜、生附子加上炙甘草（二两），为什么要加炙甘草呢？因为干姜温里，肠胃恢复了运化能力，生附子打开了身体的经络，打开了以后，津液要跟上，如果没有津液会“烧干锅”，身体就会感觉发麻。人体发麻是因为经络通了以后，津液没有跟上造成，比如我们在床上看手机，保持一个姿势时间久了，起来的时候感觉到腿麻了。腿麻了是津液到不了腿，过一会儿津液到了，腿就不麻了。

这个条文写的是手足厥寒，脉细欲绝者，当归四逆汤主之。当归四逆汤是桂枝汤去了生姜，加当归（三两）、细辛（三两）、通草二两。当归是热性的活血化瘀药。我以前买过一次新鲜的当归，煮菜放进去味道很香。当归香气非常醇厚，可以给血能量。活血化瘀一般是让血有能量，帮助排瘀血。细辛疏通体内的淤堵，尤其是上半身。通草是指木通，味辛性平，辛可以解表，把能量调到体表。当归四逆汤证的寒热是偏寒，但是寒得不重。

当归四逆汤疏通身体，去除淤堵。有人冬天容易长冻疮，脉没有到阴证的程度，只是局部津液不通，有淤堵，这个时候就可以用当归四逆汤。桂枝汤去生姜，是担心生姜味辛发汗，可以不去生姜吗？可以，津液虚的表证需要用姜草枣。生姜可以不去，桂枝汤加当归活血化瘀，并给血能量，细辛疏通淤堵还可以利水。通草可以疏通体内淤堵。所以桂枝汤加当归细辛和通草，相当于津液虚的表证，同时有一点瘀血，有点淤堵，有点水湿，用当归四逆汤。

这个条文里面的证和方不对应。我们把它做了一个解析，当归四逆汤证，是津液虚的表证，同时有点瘀血，有一点淤堵。

学伤寒重点在理解，在领悟里面的内涵，不能死记。我们要把条文、方证掌握了，理解每个证是身体发生了什么问题，理解每味药的势能在人体里是怎样的。这些都理解了，来了病人，望闻问切，看病人能量状态，排病渠道在哪里，有哪些淤堵，气滞、水饮、瘀血有哪些，寒热怎么样，身体遇到了什么困难，身体想做什么，顺势而为帮助身体一下，病就好了。掌握了这个原则，开方子和医圣张仲景的思路就一样了。

如果身体的大方向把握准了，比如开桂枝汤，津液虚的表证，没有用炙甘草只用了大枣、生姜、桂枝、白芍能不能好？也能好，生姜量大些，味辛健胃。桂枝汤没有大枣，能不能好？

也可以。懂了人体的原理后，就可以灵活运用了。开方好比裁缝量体裁衣，顾客喜欢宽松的，尺寸就大一点；喜欢瘦的、紧身的，尺寸就小一点，这样就可以灵活应用了。

352. 若其人内有久寒者，宜当归四逆加吴茱萸生姜汤。

当归（三两）芍药（三两）甘草（二两，炙）通草（二两）桂枝（三两，去皮）细辛（三两）生姜（半斤，切）吴茱萸（二升）大枣（二十五枚，擘）

上九味，以水六升，清酒六升和，煮取五升，去滓，温分五服。（一方，水、酒各四升。）

当归四逆汤证，如果里寒时间长了，在当归四逆汤的基础上加生姜和吴茱萸，加吴茱萸二升，量很大。吴茱萸一升是50克，两升100克。这个药非常的苦，一般5～10克也有效果。李可老中医讲，吴茱萸要起效，需要15克以上。15克到20克都可以，但是这个药很苦，不好喝。吴茱萸，味苦、辛、性温。性温可以温里祛寒，味苦可以降逆，辛可以解表。如果人呕吐，津液虚的表证同时里有淤堵，呕吐厉害，同时有头部的疾患，可加吴茱萸。吴茱萸是一味比较奇特的药，味苦性温，一般味苦的药性寒。但吴茱萸性温，可以温里，味苦可以破一些淤堵，尤其是胃和头同时有病时使用。条文中说久寒，如果真正是久寒，应该用干姜、肉桂、小茴香等温里的药，温下焦，让下焦暖起来。

北方冬天天寒地冻，地里的土都冻住了，用铁锨翻地翻不动，要等到春天，地化开了才可以翻土。冬天给地施肥，庄稼也不长，必须到春天暖和了才可以。用药是改变人体内部的环境，身体里面太寒了，人体颤抖不止，颤抖是通过肌肉抖动来产生热量。这时要给身体补能量，抱个热水袋，喝一碗热汤，喝点酒，或者是在屋子里面开着空调、暖气，让身体暖和起来。

当归四逆加吴茱萸生姜汤，煎煮时用清酒六升。清酒是和浊酒相对应的，可能是酒酿、醪糟一类的，含一点酒精，吃了以后帮助能量运行。医生说晚上喝点酒，夜里睡眠很好，喝酒以后加速体内的津液运行，头部津液供应充足了，就睡得好；有人喝酒后口渴，失眠，是因为喝酒后消耗了津液。

怎样学《伤寒论》呢？用张仲景的话来解释张仲景的话，看张仲景一直在强调什么，重点在说什么。有时会发现有的地方和他经常说的不一致，这个可能是有一些错简，就像佛经以前是用贝叶写经，有时贝叶掉了一两片，经文的意思就不连贯了。用张仲景的话解释张仲景的话，不要加入自己主观的想法，不要加别的东西进去。

当归四逆加吴茱萸生姜汤，里面生姜用了半斤，半斤是120克，在厚朴生姜半夏甘草人参汤里生姜也是半斤，小半夏汤里面生姜也是半斤，大半夏汤里生姜用了一斤，生姜可以多用一些。如果胃弱、恶心，生姜可以多用。我喝厚朴生姜汤的时候，生姜就用了半斤（120克）。

如果人是热证，是温病，就要遵守大方向规避原则，不用热性的药，用清热药。如果病人是温病，还用大剂量的生姜，人都热得不行了，又给人生火炉，开空调热风，人就要中暑了。用药要看人体的需求。

353. 大汗出，热不去，内拘急，四肢疼，又下利厥逆而恶寒者，四逆汤主之。

把条文当作医案来辨证，是学伤寒的好方法。病人出了大汗，但是没有退烧，是有邪气。内拘急，里边拘急，或者腹部肌肉按着也比较硬。像桃核承气汤证，小腹拘急，津液不足。四肢疼，胳膊、腿疼，为什么？就像婴儿饿了会哭，四肢疼，提示津液能量不足。

又下利厥逆，下利腹泻，肠胃虚寒不能收摄，不能运化吸收水，就腹泻了。厥逆，是因为津液不足。胳膊腿都疼了，腹泻不能收摄了，津液不足，不能到达四肢。胳膊腿疼，手脚凉，而恶寒，怕冷。恶寒恶风是津液能量不足的一个表现。恶风是津液虚。怕冷，到了阴证的程度，能量不足也会怕冷。怕冷一种情况是发烧，身体的温度高了，同外界温差大怕冷；还有一种是体内津液虚，也怕冷。

阴阳：阴
表里：表和里
虚实：虚
寒热：寒
抓大局：里虚寒。

如果表证明显，里虚寒，表实无汗，身体酸痛，用白通汤也可以。如果表证只是津液不足，表证的津液不足，大局是里虚寒，用四逆汤（干姜、生附子、炙甘草）。干姜温里，生附子补能量，炙甘草建中补津液。服药后有能量了，肠胃回温，腹泻会停止，肠胃恢复正常运行，津液到达体表，体表就不疼了。

津液到了四肢，四肢就不疼了；到了手脚，手脚就热乎了；到了体表恢复正常运行了，发热也去了。

有小朋友得了伤寒，发汗退烧了，过后又烧起来了，怎么吃药也退不了烧，泻下和解表的药都用了，还是一直发热。表已经解了，里实也去了，为什么还发热呢？因为津液不够，此时要用小柴胡汤，有时用小柴胡颗粒就可以了。如果发高烧几天了，有阴虚阳亢，可以用麦冬、天花粉、干地黄滋阴。

第 11 讲　癌症病人如果是专业的病人，遇到了好中医，病愈的概率很大

354. 大汗，若大下利而厥冷者，四逆汤主之。

第 354 条和第 353 条类似。人出了大汗，汗出不止，汗湿衣被，表固不住了。大下利，腹泻非常厉害，甚至是水样便。厥冷，手脚冰凉。出大汗从体表损耗了津液，大下利从里损

耗了津液，这个人从体表和里津液消耗后，津液不足了，手脚冰凉。

辨证：阴阳是阴，脉肯定是微细的；表里是里和表；虚实是虚；寒热是寒。身体里面虚寒不能收摄，体表也不能收摄，大局是里虚寒，用四逆汤。

《伤寒论》中有的条文讲，阴证不得有汗，也不一定，如果阴证的病人体表能量不够了，收摄不住也会汗漏不止，少阴病的桂枝加附子汤证就是如此，太阴病也有出汗的。《伤寒论》里面有的条文不是张仲景的原文，而是后人读书时写的笔记，后来就一同印出来了，这些给后人的学习造成了困扰。

355. 病人手足厥冷，脉乍紧者，邪结在胸中，心下满而烦，饥不能食者，病在胸中，当须吐之，宜瓜蒂散。

瓜蒂赤小豆

上二味，各等分，异捣筛，合内臼中，更治之，别以香豉一合，用热汤七合，煮作稀糜，去滓取汁，和散一钱匕，温顿服之。不吐者，少少加，得快利乃止。诸亡血虚家，不可与瓜蒂散。

病人手脚凉，好像是四逆证，津液不足了，但是也不一定，单一证不可断。手脚凉，一种情况下是里虚寒津液不足，还有一种是淤堵牵制津液。脉乍紧者，这个脉有点紧，脉紧代表身体可能有寒或有淤堵。邪在胸中，心下满而烦，心下胀满不舒服心烦。饥不能食者，饿但是也不能吃。病在胸中，胸中这里有点堵。病在上从上解，病人可能还有想吐的证。这时顺势而为，病在上从上解，向上来排，吐法，用瓜蒂散。

一般人学中医，了解了人体运行的原理，生病时就容易配合医生进行治疗，恢复得快，这样是专业的病人。癌症病人如果是专业的病人，遇到了好中医，病愈的概率很大。

第 12 讲　身体有寒湿的处理方法

356. 伤寒厥而心下悸，宜先治水，当服茯苓甘草汤，却治其厥。不尔，水渍入胃，必作利也。

茯苓（二两）甘草（一两，炙）生姜（三两，切）桂枝（二两，去皮）

上四味，以水四升，煮取二升，去滓，分温三服。

病人受寒，厥是手脚发凉，心下悸是胃的区域感到悸动。心下悸一般是里有停饮，有水饮，水饮是成形的水。我有一个很明显的体会，夏天天气热，吃饭前先吃几块西瓜，吃多了就感到心下不舒服。但是如果吃饭以后再吃西瓜，就不难受。这个心下不舒服和心下悸有点类似，是有水饮。西瓜吃下去也是水，停留在胃，就感觉心下不舒服。心下有水饮的淤堵，牵制了津液，造成津液不足，不能到达四肢末梢，手脚就凉。手脚凉是表，伤寒也是表，心下悸，心下是里。

主要的原因是心下有水饮牵制津液，导致了手脚凉。病人有水饮而不感觉渴，是因为胃寒，需要温中，利水。胃不寒，有水饮，一般会口渴，条文里面说，饮不解渴是有水饮。手脚凉，津液虚，心下有水饮是实。心下有水饮，导致脾胃的运化不力，津液不足，不能到达四肢末梢。去了心下的水饮，增加大循环的能量，整个局面就改变了。

可以把这个条文当作一个医案：

能量：阳
表里：表和里
虚实：虚实夹杂
寒热：寒
抓大局：心下有寒饮的淤堵。

用茯苓甘草汤，以桂枝甘草汤打底，炙甘草建中补津液，桂枝打通人体大循环，茯苓淡渗利水，没有用白术。如果用白术会怎样？也不会有问题。为什么张仲景在这里只用茯苓？因为这个水是液态的，心下悸，用茯苓淡渗利水。如果舌头胖大有齿痕，要不要加白术？加白术。如果是单纯的停饮，用茯苓淡渗利水就行。

如果还有胃弱不想吃饭、恶心，可以加半夏吗？可以，根据人体的情况。胃有寒饮，虽然有水饮，但是也不渴，加生姜三两（一两约 15 克），我自己在用的时候，桂枝汤一般就是用三两生姜。厚朴生姜汤我用了半斤生姜，味道很辣，服药后感觉挺好。

像生姜泻心汤或者甘草泻心汤，炙甘草是甜的，黄连是苦的，姜是辣的，这个泻心汤喝起来又甜又苦又辣。病人心下悸，手脚凉，用了茯苓甘草汤，不口渴。如果胃弱恶心，不想吃饭，可以再加半夏，加姜草枣也可以。

心下悸，手脚凉，桂枝加茯苓白术汤行不行？当然可以。一般心下满的水饮，去芍药。因为心下胀满，把水淡渗向下，从小便排出去即可。在真武汤里，加了芍药，不是敛降津液，而是取芍药向下的势能来帮助身体向下利水。

如果病人心下有水饮，头晕恶心呕吐，中焦有水饮，用苓桂术甘汤。苓桂甘姜汤用生姜止呕，苓桂甘枣汤证因为是小腹区域的水饮，用了半斤的茯苓，剂量很大。茯苓甘草汤里茯苓只用了二两，苓桂术甘汤里面茯苓四两，桂枝三两，白术二两。苓桂术甘汤证是脉沉紧，头晕，身体阵阵摇，如果是阴证就是真武汤证了。如果身体真的有点晃，头晕眩，茯苓的量也大了，白术也加了二两，茯苓只用了二两，剂量不大。这里只是有一点水饮，觉得心下悸动。把每个方证了解了，临证的时候就可以灵活应用。

如果口水多，水湿重，可以用理中汤，干姜、人参、白术、炙甘草。理中汤证和茯苓甘草汤证相比寒更重一些，茯苓甘草汤证可能有气上冲的症状。

茯苓甘草汤和五苓散比较，五苓散证口渴，胃不寒，而茯苓甘草汤证胃寒。

从阴证到阳证，从寒到热的利水饮方剂排列：附子汤，真武汤，理中汤，茯苓甘草汤，苓桂术甘汤，五苓散。

不尔，水渍入胃，必作利也。如果不把心下的水饮去掉，水进入肠道就会腹泻。如果是热性的下利，大便臭，急迫有力；寒性的下利虽然腹泻，但是大便不臭。所以问诊会问大便臭不臭，放屁臭不臭，如果大便臭，放屁臭，说明肠道里面有热。热性的下利，便脓血的，像白头翁汤证。

第13讲　腹泻的四种情况

357. 伤寒六七日，大下后，寸脉沉而迟，手足厥逆，下部脉不至，喉咽不利，唾脓血，泄利不止者，为难治，麻黄升麻汤主之。

麻黄（二两半，去节）升麻（一两一分）当归（一两一分）知母（十八铢）黄芩（十八铢）玉竹（十八铢，一作菖蒲）芍药（六铢）天门冬（六铢，去心）桂枝（六铢，去皮）茯苓（六铢）甘草（六铢，炙）石膏（六铢，碎，绵裹）白术（六铢）干姜（六铢）

上十四味，以水一斗，先煮麻黄一两沸，去上沫，内诸药，煮取三升，去滓。分温三服，相去如炊三斗米顷令尽，汗出愈。

这个条文有问题。病人受寒六七天，用了大剂量的攻下药，寸脉沉，不是浮了，迟是跳得慢，身体寒。手足厥逆，脉迟手足厥逆，能量不够了。下部脉不至，尺脉就不容易摸到了。虽然能量不足，咽喉疼痛，唾脓血，腹泻不止，难治。为什么？病人脉沉迟，手足厥逆，是里虚寒，津液不足，又腹泻不止，收摄不住，同时嗓子痛，吐脓血，这是有上热。里虚寒，同时有上热，寒热夹杂，厥阴病，这个有危险。如果嗓子痛的吐脓血，用黄芩汤、黄连汤来清热，会增加肠胃的虚寒，更加不能收摄，病人很可能就去世了，这个时候必须要寒热药并用。

把这个条文当作医案分析：

阴阳：阴
表里：半表半里
虚实：津液虚
寒热：上热下寒
抓大局：上热下寒，津液虚，半表半里的阴证，厥阴病。

怎么用药？四逆汤加黄芩升麻人参麦冬桔梗。四逆汤温里，干姜温里，附子负责给身体补能量。黄芩清上热，升麻、桔梗、黄芪是向上升提的势能，人参、炙甘草补津液，麦冬、桔梗宣散，麦冬也滋阴。如果病人有阴虚阳亢，可以加点麦冬。如果病人咳嗽，脉细数，有点阴虚阳亢也可以加麦冬。

根据辨证，条文里给的方子，是麻黄升麻汤。条文说“为难治”，又说“黄麻升麻汤主之”，后面这个可能是错的，难治应该说宜什么药。麻黄、桂枝解表，生石膏清热，干姜温里，茯苓、白术淡渗利水。还有麦门冬、天门冬、知母是滋阴补津液，黄芩清上热，川芎、当归活血化瘀。升麻升提。但是在伤寒的一些医案里面，有人用这个方子治好了寒热夹杂的证。所以我们不用死守住这个方，把原理搞明白了，加减应用就可以了。

358. 伤寒四五日，腹中痛，若转气下趋少腹者，此欲自利也。

受寒四五天，如果凉气向下走，肚子疼，就会腹泻。因为身体会寻找排病的渠道，受寒后身体从表解病，如果表解不了就向里排。如果向里排，可能会腹泻。给病人用了大黄，病人感觉肚子疼，接着就腹泻。如果大便前肚子疼得厉害，津液虚，加白芍向下敛降津液，能量到了腹部，肚子就不疼了。

这个条文当作医案：病人受寒后肚子痛，腹泻，属于里证。腹泻有四种情况：第一，如果腹泻是热性的，大便很臭，同时有表证，太阳阳明合病，用葛根黄连黄芩汤。葛根升提津液，黄连、黄芩清里热。第二，如果大便不臭，是水样便，有表证，用葛根汤其中麻黄、桂枝解表，葛根升提津液，姜草枣建中。升提津液以后，肠道里面津液水少了，腹泻就停了。第三，里虚寒，从阳证变成了阴证了，用四逆汤。第四，如果到了阴证的程度，腹泻不止，便脓血，收摄不住，用桃花汤。桃花汤里的赤石脂是一个矿物质的药，给血液能量，重镇下行，引能量下行到腹部，干姜温里，粳米补津液。

第 14 讲　肺癌病人脉柔和了，可能病就快好了

359. 伤寒，本自寒下，医复吐下之，寒格，更逆吐下，若食入口即吐，干姜黄芩黄连人参汤主之。

干姜黄芩黄连人参（各三两）

上四味，以水六升，煮取二升，去滓，分温再服。

伤寒，本自寒下，病人受寒后下利腹泻，医生接着用了催吐泻下的方法，肠道里的津液就更少了。寒格是更逆吐下，就是吃饭、喝水都会上逆吐出来。这个呕吐是胃弱，因为胃虚寒。小半夏汤有半夏、生姜。我家孩子本来就胃寒，有一次辨证错了，用了生石膏，一晚上吐了五次，吐像果冻一样的白色黏液。后来我就给他用小半夏汤，吃了一次就不恶心了，恢复胃动力了。小半夏汤，量很大，半夏一升 130 克，生姜半斤 125 克。张仲景用药的时候，基本服一剂就差不多好了。如果生姜用 15 ～ 20 克，半夏 15 克左右，慢慢吃两三天也会好，就是慢一些。

干姜黄芩黄连人参汤，干姜温里，因为吐下以后，病人肠胃是虚寒的。病人可能还有胸中烦热的证，如果做腹诊病人心下可能有痞结和上热，同时胃虚寒。

如果心下有水热结，呕、利、痞，这是泻心汤证了，用半夏泻心汤就可以。如果胃弱为主，恶心得厉害，用生姜泻心汤；若津液虚为主，用甘草泻心汤。

有心下痞和胃寒，胃弱，寒热夹杂，吃饭入口即吐，可以用干姜黄芩黄连人参汤，干姜温里，黄芩、黄连苦破，人参建中补津液，这个理法和泻心汤类似。半夏泻心汤比干姜黄芩黄连汤多了半夏、大枣和炙甘草，干姜黄芩黄连人参汤的黄连用量比泻心汤量大，用于里热重一些的情况。

360. 下利，有微热而渴，脉弱者，今自愈。

病人腹泻，身体有点发热，口渴，腹泻口渴。脉弱者，一开始的时候脉一般都是紧，这种阳证脉紧弦数。如果脉变缓了，说明病邪排出，将要痊愈。身体发热口渴说明胃气回来了，很快会痊愈。

有一个肺癌病人，治疗几个月后脉变得很柔和。我对他说："你的脉变好了，身体快好了。"有一次他喝酒后觉得不舒服，又来了，我发现他的脉还是柔和的，就知道他恢复得不错。

如果这个病人下利，身体发热还口渴，这个是少阴病。脉弱的少阴病，少阴病条文第 282 条：少阴病，欲吐不吐，心烦但欲寐，五六日自利而渴者，属少阴也。自利而渴，下利有微热而渴是少阴病，太阴病是下利不渴。

有一次一位医生发烧了，腹泻，也不口渴，睡前突然想到这个条文，马上起来煮四逆汤喝了，第二天早上起来就好了。诊所里大家抄条文，问诊时条文就在脑子里冒出来了，用药后疗效好。伤寒的理法把人体讲得非常清楚：第一，看人体的能量足不足；第二，在表、里、半表半里哪个渠道排病；第三，有没有淤堵，津液虚不虚；第四，寒热是热证，还是寒证，还是寒热夹杂。按八纲来分析四方面：阴阳、表里、虚实、寒热，所有的病都按八纲来辨证。厥阴病寒极生热，鼻子出气烫，舌苔黑，这个热是虚热，是阴证，不能清热，这是特殊的情况。阴证补能量，阴虚阳亢就滋阴。

361. 下利，脉数，有微热汗出，今自愈，设复紧，为未解。

病人腹泻，脉跳得快，身体微微发热，然后有点出汗。如果腹泻，津液损耗了，身体的能量会减少。病人的脉比较数，身体在努力亢奋起来调整。身体有汗出、微微发热，说明病就要好了。如果脉变得紧了，就是病还没有好。之前讲过几次，有一个病人，病比较重，一开始那个脉就很不好，后来他的脉变得很柔和，就把药停了，身体恢复得比较好了。判断病人身体是否好转，可以从三方面来看，脉有没有变得柔和、从容，脸色有没有变好，说话的声音有没有变清亮。

362. 下利，手足厥冷，无脉者，灸之。不温，若脉不还，反微喘者，死。少阴负趺阳者，为顺也。

病人腹泻，手脚冰凉，津液能量不够了。无脉者，脉都没有了。灸之不温，艾灸关元、神阙穴位，脉也回不来。艾灸以后，手脚还是冰凉，暖和不起来，说明没有津液能量了。这个人还有点喘，身体的呼吸机能也差了，病人病情加重了。"有胃气则生，无胃气则死"，指有没有胃口，人有胃口，能够吃饭，能够消化食物产生津液，人就还可以活下去。现在脉都没有了，人就要死了。还有的脉非常硬，一点也不柔和，没有胃气了，是真脏脉，也是死证。

少阴脉比趺阳脉弱一些，这是正常的。趺阳脉是脚背上面的动脉，按着有力，少阴脉（太溪脉）在脚踝后边。有的时候给病重的病人，摸太溪脉。如果两个脚踝旁边的太溪脉都有，病人就没有问题，只有一个脉了，病就重了，两个都没有了，人可能就不行了。趺阳脉属于胃经，脉强是正常的。

第 15 讲　津液是人的命根子，津液足就没有生命危险

363. 下利，寸脉反浮数，尺中自涩者，必清脓血。

病人腹泻，脉反而是浮的，跳得快，跳得快代表可能有热，一般脉数有力是身体有热，只是脉数不一定有热。尺中涩即尺脉涩，说明津液不足。同时脉浮数，津液虚有热，津液虚就会动血排邪。病人很可能会排血，大便里有脓血。

很多病人一住院，一天输液很多瓶，也不管病人的身体能不能气化掉输进去的水。很多中风病人输液几天后，舌头出现了一道深的裂纹，肠胃就受伤了。舌头有裂纹是胃气受损了，“有胃气则生，无胃气则死”，治疗大病时一定要保护好病人的胃气。

一个人如果胃口好，喝水正常，每天一次大便而且通畅，小便正常，睡眠好，手脚热乎，人就没问题。

364. 下利清谷，不可攻表，汗出必胀满。

病人下利清谷，腹泻，食物没有消化，此为里虚寒，收摄不住才会腹泻，食物也无法消化。所以用干姜温里，如果身体的机能不行了，用附子补能量，炙甘草补津液。如果这时还用发汗的办法，肠胃就会胀满。这种做法是错误的，应该顺势而为温里，用四逆汤、通脉四逆汤等方剂。

三阴病，能量为先，先要补能量，治病求其本。

365. 下利，脉沉弦者，下重也。脉大者，为未止，脉微弱数者，为欲自止，虽发热，不死。

腹泻，脉沉弦，脉沉病位在里，弦脉可能有寒饮等淤堵，里急后重。脉大者，为未止，脉大是津液虚。脉微弱数，为欲自止。脉微弱数，跳得快一点，有点津液虚，有点亢，身体亢奋起来想恢复正常。这种情况虽然身体发热，但是却没有生命危险。

366. 下利，脉沉而迟，其人面少赤，身有微热，下利清谷者，必郁冒汗出而解，病人必微厥。所以然者，其面戴阳，下虚故也。

病人腹泻。脉沉迟，脉沉病在里，迟代表身体有寒。其人面少赤，脸上有点红，身体微微发热。下利清谷，吃的食物没消化就排出来了。病要解的时候，病人感觉头晕，出了一点汗，病就解了。身体里面有寒，体表有热。身体大循环正常了，津液到了体表，出一点汗，病就解了。

病人还有一点手脚凉，因为津液还没有那么足。其面戴阳，下虚故也。脸部红，津液调到了体表。脸红这个证，身体的津液能量向上调集，身体下半部分的津液就不足了，脚会凉。有时我会有这种感觉，思虑多的时候，头部调集津液能量多，脚就感觉凉。

367. 下利，脉数而渴者，今自愈，设不差，必清脓血，以有热故也。

腹泻，脉跳快，口渴，说明肠胃里面不寒，有点热。脉数代表身体里面调动起来。下利而渴，和少阴病有点类似，这时身体的运行恢复正常，下利也停止。

设不差，必清脓血，以有热故也。如果病没有好，脉数，口渴，里面有热，腹泻以后津液虚，有热，会动血排邪，可能会大便带脓血。从中医的角度来看，口鼻出血、大便或小便带血，这种排血是为了排邪，温病的时候也出血，大多是津液虚。津液虚，津液不能排邪了，只能动血排邪。

中医的理法大道至简。从中医来看，女性的月经问题，多数是津液问题。因为在月经期间身体调集津液，把经血排出去，津液虚，哺乳期也是津液虚。其实月经、哺乳期疾病在中医里面一般是津液的问题。中医看问题很简单，直抓本质，问题就变得清晰了。

368. 下利后，脉绝，手足厥冷，晬（zuì）时（一昼夜）脉还，手足温者生，脉不还者死。

病人腹泻以后，脉摸不到了，手脚冰凉，由于腹泻损耗了大量津液，津液虚到不能到达四肢了，脉也摸不到了。这时如果摸一下病人的太溪脉（脚踝旁边），如果两个都摸不到了，病人就不行了，手脚也冰凉了。这个时候可以试一试四逆加人参汤。

晬时（一昼夜，即 24 小时）脉还，一天一夜后脉又回来了，手脚变温了，这个时候病人就能活，因为身体自己恢复了。如果手腕的寸关尺仍然摸不到，将要死了。这种情况下很危险，用生附子、干姜、炙甘草、人参。这个时候要用人参，因为党参力量小。如果人的能量固不住，可以加山萸肉。

如果病危了，用通脉四逆加猪胆汁汤，一边用开水煮，一边给病人灌药喝。如果一定要煮三个小时，等三个小时药煮好了，病人可能早就没了。所以用开水来煮药，一边煮一边给病人喝。

369. 伤寒下利，日十余行，脉反实者，死。

病人受寒后腹泻，一天腹泻十多次，津液损耗极大，脉应该虚、涩或者细数。这种情况脉应该弱细数，如果脉很实很有力，说明邪气很盛，正虚邪盛，病人就很危险。如果脉弱，但沉取有力，说明津液能量还有，里面有淤堵，随证治之即可。如果里面有淤堵，可以一边补津液，一边疏通淤堵，考虑调胃承气汤之类方剂。

370. 下利清谷，里寒外热，汗出而厥者，通脉四逆汤主之。

甘草（二两，炙）附子（大者一枚，生，去皮，破八片）干姜（三两，强人可四两）

上三味，以水三升，煮取一升二合，去滓。温服一升，不愈，更服一升。

病人腹泻，大便中有未消化的食物。身体内部的肠胃寒，外热，身体发热，能量向外跑，虚阳外脱。汗出而厥者，汗一直在出，体表固摄不住了。里虚寒身体应该不出汗，反而出汗，手脚冰凉，用通脉四逆汤。炙甘草二两，生附子用大的一枚，大概是 25 克。干姜三两，如果人比较高大，可以用四两，这是很危险的情况了。

如果病人津液很虚，加人参。现在有一个方子，独参汤，用东北的人参，给病人熬了喝下去，病人还可以维持一段时间，在这一段时间内，辨证用药，试着救回来。如果没有抓住这个机会，病人就不行了。如果病人身体太差了，用药后免疫力也不能恢复，就没有办法了。

由此可以看出治病主要是靠人体的免疫力，而不是靠医生，也不是靠药。能治好病的只有身体，用药都是顺势而为，做辅助工作。身体是第一位的，身体恢复正常运行靠的是自身的免疫力。

第 16 讲　用于热性腹泻的白头翁汤

371. 热利下重者，白头翁汤主之。

白头翁（二两）黄柏（三两）黄连（三两）秦皮（三两）

上四味，以水七升，煮取二升，去滓。温服一升，不愈，更服一升。

热利下重指肠道里面有湿热，身体要把湿热排出去，所以会腹泻。这种热利的腹泻，大便肯定是臭的。下重，感觉肛门坠胀，想拉却拉不出来，肠道里面有湿热。

阴阳：阳
表里：里
虚实：实
寒热：热
抓大局：肠道有湿热积滞。

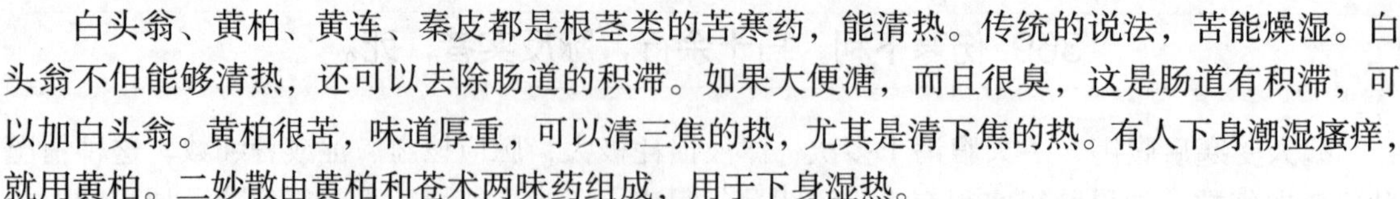

白头翁、黄柏、黄连、秦皮都是根茎类的苦寒药，能清热。传统的说法，苦能燥湿。白头翁不但能够清热，还可以去除肠道的积滞。如果大便溏，而且很臭，这是肠道有积滞，可以加白头翁。黄柏很苦，味道厚重，可以清三焦的热，尤其是清下焦的热。有人下身潮湿瘙痒，就用黄柏。二妙散由黄柏和苍术两味药组成，用于下身湿热。

黄连味道很苦，俗话说“黄连树下弹琵琶，苦中作乐”。黄连，尝药的时候，用手撕了一小丝，放嘴里面确实很苦。秦皮苦寒，还有收涩的势能。

煎煮方法是用七升水煮到两升，1400毫升煮到400毫升。煮的时候要蒸发掉1000毫升水，会煮一个小时左右。药材煮的时间长，汤的味道比较厚重，容易入里，有向下走的势能，向里向下走。如果是解表的药，煮的时间比较短，取它的气，比较轻浮，走表。如果是肠道里的病，可以煮的时间长一些。

372. 下利，腹胀满，身体疼痛者，先温其里，乃攻其表。温里宜四逆汤，攻表宜桂枝汤。

病人腹泻，腹部胀满，身体疼痛。腹泻病位是里，肚子胀满也是里，身体疼痛是表，有表有里。如果脉是微弱的，手脚也发凉，身体疼痛是因为津液不能濡养体表，就会疼痛。有句话说痛则不通，不通则痛，这是说有淤堵，导致津液能量到不了。疼痛的根本原因：一种是单纯能量不够，另一种是淤堵造成的。

病人体表津液虚，腹泻腹部胀满，里虚寒，还有气滞。这个时候怎么办呢？表里合病，是阴证，三阴病能量为先，用四逆汤。如果人肚子胀，同时放屁也多，打嗝，气滞很明显，可以加理气药。如果腹胀不是气滞的问题，而是能量不够了，就要补能量，不要用理气的药，疏通淤堵的药会消耗人体能量。病情危重的时候，能量第一，有能量人就能活。

大局能量不够，用四逆汤。干姜温里，炙甘草补津液，附子补能量。如果病人里虚寒已经好了，但是体表还疼痛，津液不足，津液虚，病位在表，用桂枝汤。桂枝、芍药打通人体大循环，桂枝主向上向外调能量，芍药敛降津液，一上一下，像喷泉一样，人体的津液就循环起来了。津液虚，生姜、大枣、炙甘草建中补津液。如果是阳证，胃弱不寒用生姜健胃就可以了；如果是阴证，没什么胃口，胃寒用干姜。干姜主要是温里，主守，生姜还有发散的势能。

373. 下利，欲饮水者，以有热故也，白头翁汤主之。

病人腹泻，想喝水，辨证可能是里有热，就用白头翁汤。这个医案成立不成立？病人腹泻，想喝水，能开白头翁汤吗？不一定。下利不想喝水是太阴病，下利口渴有的是少阴病。所以这种情况就要开白头翁汤吗？不一定。要补上缺失的证，排大便有力，而且大便粘稠，很臭，这是肠道里面有湿热积滞，用白头翁汤。

从第373条这个条文可以看出，《伤寒论》中有的条文只是讲了一部分情况，并没有把全部的证写出来。这相当于两个人在一起配合时间长了，有默契，一个人使个眼色，对方就知道意思了。学习条文时，把缺失的证补上，知道病人的能量、寒热、病位、淤堵，辨证就准了。

有的时候不能辨证，像这种条文，会认为《伤寒论》不好懂，是因为证不全，证补齐了都可以辨证。是不是医圣张仲景忘了写，或者漏了？不是的，因为前面已经讲了很多了，后面主要是讲的一些特殊的情况。《金匮要略》里的条文也比较简单，在一定的前提下用这个方子。学伤寒要在无字的地方读出字来，这样才能理解医圣想告诉我们的意思。

第 17 讲　治病要顺势而为，根据身体的需求用药，而不能主观臆断

374. 下利，谵语者，有燥屎也，宜小承气汤。

腹泻，说胡话，这是肚子里有干硬的大便，这个腹泻肯定是臭的。严重的时候病人拉绿色的水，很臭，因为肚子里干硬的大便堵住了，只有水能够从堵住的缝隙出来，所以拉清水很臭，热结旁流。做腹诊有硬块，病人谵语，谵语是头部津液虚有热。阳明证里有实热，牵制了津液，头部津液不足就会兴奋起来反调津液，就会谵语。

所以临证见到病人的时候，望闻问切都要做。病人有口气，口臭味大，身体发热出汗，同时说胡话，腹诊按痛，或者按着有硬块，这是肠道堵住了，不是阴证，用小承气汤（大黄、厚朴、枳实）。

大黄四两酒洗，酒洗的一般是生大黄。大概三斤鲜品大黄能晒出一斤干品，四两晒干也就一两多一点。一两 15 克，4 两 60 克。一般成年人用 2 ～ 10 克大黄基本都会腹泻，但是不绝对。有一次给一位病人从大黄 10 克开始用，逐渐增加，最后用到了 50 克，芒硝用到了 20 ～ 30 克，这个人的排便才正常。每个人身体的淤堵不一样，也不一定人瘦小用的大黄剂量就小，个子大用的大黄就多，要看病人具体的身体情况。

枳实三枚，枳实一般用 15 ～ 20 克。如果气滞比较重，可以用 20 克。厚朴二两大约 30 克。如果药物的力量不够怎么办呢？加芒硝，芒硝小剂量加，加 3 ～ 5 克，不超过 10 克。大黄和芒硝是一组药对，泻下很猛的一组药，芒硝软坚散结兼清热。

如果发潮热谵语，脉也比较弱，津液虚有热可以用调胃承气汤；肚子不按就痛可以用大承气汤，要看病的程度，津液情况，津液不足需要补津液。如果津液不虚，或津液被牵制了，脉实有力，用大承气汤。谵语说胡话，手脚汗出不止，腹部拒按，按压就疼，用大承气汤。

有一个师兄讲，他爷爷以前是中医，治疗精神病人用大承气汤。如果是肠道淤堵的精神病人，喝药后腹泻，拉完了以后病就好了很多。为什么？肠道的淤堵去了，被牵制的津液回来了，精神就恢复正常了。精神病人是有瘀血或肠道有淤堵，把淤堵去了，能量不足再补能量。有一位中医治一个患病 21 年的病人，白天正常，晚上就自言自语，用原剂量小柴胡汤，两剂就治好了。治病要辨证，辨证对了，剂量也到位，量变产生质变，有很好的疗效。

375. 下利后，更烦，按之心下濡者，为虚烦也，宜栀子豉汤。

肥栀子（十四个，擘）香豉（四合，绵裹）

上二味，以水四升，先煮栀子，取二升半，内豉，更煮取一升半，去滓。分再服，一服得吐，止后服。

病人腹泻后，心里比以前更烦了。烦躁不舒服，按着心下这个位置是软软的，这个烦是津液虚的虚烦，胸部这里有热，还是用栀子豉汤。

栀子性寒，清三焦的热，尤其擅长清食道区域的热。黄柏善于清下焦的热，栀子清食道区域的热，黄连是清里的热，黄芩清半表半里的热。里面还有豆豉，这是栀子豉汤。

第 18 讲　恶心呕吐的四种情况

376. 呕家，有痈脓者，不可治呕，脓尽自愈。

病人体内有痈脓，呕吐，吐的是脓，不能强行止呕。身体为什么要呕吐，吐脓？这是身体在向外排痈脓，这时要顺势帮身体一下，用药帮身体向外排淤堵，药物的势能和身体的势能形成合力，可用桔梗。桔梗向外宣散，桔梗向外宣散的势能和身体势能方向相同，疗效就会好。人的身体是非常精密的，也很智能。治病要顺势而为，根据身体的需求用药，而不能主观臆断。如果只想止呕，这是见病治病，没有整体辨证，方向是错误的。

377. 呕而脉弱，小便复利，身有微热，见厥者难治，四逆汤主之。

呕吐，脉也弱，小便又很通利，身体微微发热，手脚冰凉。病人呕吐，向上排病消耗了津液；小便利，小便属于表，也消耗津液。身体有微热，身体调节津液向体表，身体发热了。但是手脚又凉，津液不能濡养四肢。这个人是津液虚，胃弱。体表的津液不足了，肠胃里面是弱的。津液一直在损耗，这就不好治了。能量不够了，就是要补能量。

阴阳：阴
表里：表和里
虚实：虚
寒热：寒
抓大局：里虚寒导致津液不足
开方：四逆汤。

生附子补能量，干姜温里，炙甘草建中补津液。温里补津液肠胃恢复正常运行了，就不呕吐了，津液运行到体表，就不发热了，手脚也热乎起来了，病就好了。

378. 干呕，吐涎沫，头痛者，吴茱萸汤主之。

吴茱萸（一升，汤洗七遍）人参（三两）大枣（十二枚，擘）生姜（六两，切）

上四味，以水七升，煮取二升，去滓。温服七合，日三服。

干呕，吐涎沫。头痛，有表证；干呕，吐涎沫是胃弱，胃虚寒同时有水饮。胃和头部同时有疾患，可以用吴茱萸汤。胃弱，用生姜、大枣和人参来建中补津液；头痛，里有寒性的水饮，用吴茱萸。吴茱萸味道非常苦、辛，性温，苦能够疏通淤堵，味辛能够解表。

前面讲的吴茱萸汤医案，病人呕吐，头晕，吐清水很多，一直吐。有的吃饭就吐，有时候吐饭，大部分时候吐的是清水，这是吴茱萸的证。大家练习医案如果有疑问，想不明白，可以先看吴茱萸条文的相关部分。如果自己看明白了，就进步了。学的东西，必须消化了才能变成自己的。如果直接告诉答案不容易变成自己的，别人嚼过的馍不香，自己吃饭，才能品尝食物的味道，学习也是如此。

379. 呕而发热者，小柴胡汤主之。

柴胡（八两）黄芩（三两）人参（三两）甘草（三两，炙）生姜（三两，切）半夏（半升，洗）大枣（十二枚，擘）

上七味，以水一斗二升，煮取六升，去滓，更煎取三升。温服一升，日三服。

病人呕吐，身体发热。有一次一个小朋友发烧，用药后退烧了，但后来又烧起来了，没有胃口，吃不下饭。这是能量不够了，半表半里证，用小柴胡汤。吃了三次小柴胡颗粒，第二天就退烧了，所以辨证很重要。

八纲辨准了，方子自然就出来了，有上热就清上热，里寒就温里。不能辨证时说有里寒，开方却没有温里。病人呕吐，呕吐是胃弱，少阳病的本质就是胃弱。身体发热，里外不交通；呕吐，胃是弱的，上下不交通，这是半表半里证。在问证的时候还要问是否有口苦、口干、咽干，头晕，心烦喜呕，胸胁苦满，往来寒热，嘿嘿不欲饮食等证。如果是虚证的半表半里证，用小柴胡汤。如果同时肠道有淤堵，少阳阳明合病，去人参、炙甘草，加枳实、芍药和大黄。小柴胡汤有脾四味（参姜草枣），大柴胡汤去掉了里面的人参和炙甘草，只有生姜和大枣来补津液，加上芍药、枳实、大黄疏通淤堵，有枳实，有大黄，有点小承气汤的意思，相当于半表半里证和里实热证合病了。

以上四个条文是呕吐的四种情况，有痈脓，里虚寒，胃寒有水饮，胃弱上热。除了这四种情况，还有胃弱上热、肠道淤堵的大柴胡汤证，也有表证气上逆的呕吐，临证时可以随证治之。

380. 伤寒，大吐，大下之，极虚，复极汗者，其人外气怫郁，复与之水，以发其汗，因得哕，所以然者，胃中寒冷故也。

病人受寒，大吐，大下之，用了催吐的方法，比如用瓜蒂散；大下之，用大黄芒硝泻下，这些都会损耗身体的津液能量。人体能量的基础是津液。极虚，这种极虚的情况能量不足了，进入阴证了。复极汗者，即接着又使劲发汗。

其人外气怫郁，复与之水以发其汗，因得哕，接着让病人喝热水来发汗，因为肠胃里的津液都很少了，喝了水不能气化，肠胃虚寒，胃弱了就会吐。为什么？胃虚寒了，因为汗吐下把津液损耗了。

津液来自于肠胃，汗吐下以后，肠胃里没有津液，是虚寒的，这个时候应该用四逆汤，不能再发汗了。喝水可以喝姜枣水、姜糖水，或者干姜附子汤、干姜甘草汤。经过体表向外排汗，还有向上催吐，向下腹泻，津液大虚了，所以要补能量，恢复肠胃的运化能力。

381. 伤寒，哕而腹满，视其前后，知何部不利，利之即愈。

受寒呕吐，哕就是呕吐。东汉时期河南这个地方就说这个字，张仲景是河南人，哕就是呕吐。腹满，腹部胀满。

这个时候呕吐，肚子胀满，好像是气滞，呕吐是胃弱。这是虚证，还是实证？如果是虚证，哕而腹满，可以健胃，去气滞；如果是实证，同时有半表半里证，可以用大柴胡。知何部不利，利之即愈。这又回到《伤寒论》的辨证处理方法。“观其脉证，知犯何逆，随证治之。”知犯何逆，这个病的病因是什么？根据身体的需求进行治疗，这就是顺势而为，明白身体遇到了什么困难，顺势帮助身体一下。

如果是虚的呕逆，有气滞，可以用橘皮汤或橘皮竹茹汤，在《金匮要略》里有讲到；如果是肠道有实热的淤堵造成呕逆，可以用承气汤；如果是半表半里证和里实热证的呕逆，可以用大柴胡汤；如果是有半表半里证，津液很虚，有淤堵或者里有热，可以用柴胡加芒硝汤，小柴胡汤加大黄也可以。

曹颖甫治疗过一例病人，病人四天没有大便，打嗝，身体发黄，肠道有淤堵，有湿热。用了大承气汤加茵陈蒿，病人不打嗝了，呃逆停了，身体的黄疸也消了，病好了。

第九篇

辨霍乱病脉证并治

第1讲　上吐下泻很严重，辨证对了好得也快

382. 问曰：病有霍乱者何？答曰：呕吐而利，名曰霍乱。

霍乱是怎样的证？呕吐、腹泻，就是上吐下泻，这个称为霍乱。这是《伤寒论》对霍乱的一种定义。现在有一种传染病也叫霍乱，现代医学里面，就是有细菌感染，病人上吐下泻，吃不下东西，不断腹泻，像淘米水一样的粪便，这种传染病是霍乱。现代医学处理一般用杀菌、抗菌的药。

《伤寒论》中的霍乱，包括了现在传染病的霍乱，怎么治？还是辨证，而不是辨病，根据病人的证来用药。上吐下泻，如果大便很臭，说明肠道里有热，呕吐是胃弱，随证治之。如果大便不臭，上吐下泻可能里虚寒。如果人身体健康，免疫力强，身体内的环境不适合细菌的生长，就不会发病了。如果身体运行异常，免疫力低，身体内部的环境变差了，有利于细菌的生长，可能会造成呕吐、腹泻。还有一种肠胃型感冒的情况，上吐下泻，排红色的水状便，这个是有热或者是津液不足，动血排邪。以前我有一次生病，上吐下泻，吃了三粒藿香正气胶囊就好了。后来有两个同事病得比较厉害，上吐下泻，血水状大便，发高烧，去住院输液治好了。如果是热证，现代医学用苦寒的抗生素也对证。

肠胃型感冒有一点表证，但是里寒湿，外有表证，病人头痛头昏，憋闷，肚子胀，没有胃口，恶心，用藿香正气水。里边的苍术、茯苓、大腹皮利水，半夏降逆止呕，厚朴和陈皮理气。藿香去肠道的积滞，肠道有一些积滞，腐败的东西。还有紫苏叶，有解表的势能。

如果病人上吐下泻，怎样来治呢？还是看病人的证。如果是藿香正气水证——外有表证，里有寒湿，头晕、上吐下泻，舌苔白厚腻，可以用藿香正气水。如果是里虚寒导致的上吐下泻，可以用四逆汤、理中汤。主要看病人的身体情况，需要什么帮助，顺应身体需求来用药。

383. 问曰：病发热、头痛、身疼、恶寒、吐利者，此属何病？答曰：此名霍乱。霍乱自吐下，又利止，复更发热也。

病人发热有表证，头痛是表，身体疼是表，恶寒是表；吐利，上吐下泻是里，这是什么证？

这是霍乱。就是体表发热、头痛、身体疼痛、怕冷，有表证，同时上吐下泻，这个很像藿香正气水的证。藿香正气水用茯苓、苍术来利水，厚朴、陈皮理气，还有白芷和紫苏解表，半夏降逆止呕，藿香去肠道的积滞。一般肠胃里面水湿比较重，里寒，同时有表证的时候，藿香正气水好用。有一次，我早饭吃太多了，吃了双份的量，接着乘车走山路，胃里恶心，头晕，有点晕车。我用手按自己的内关、中脘穴位，按了半天没什么效果，后来问人要了藿香正气水，喝了一支下去胃里面马上就热乎乎的，头晕恶心就缓解了，好了大半。藿香正气水里含有酒精，可以加速身体能量运行，效果很好。如果小朋友或者开车的司机喝不了酒，可以喝藿香正气口服液，里面不含酒精。

上吐下泻从里排病，同时身体疼痛发热从表排病，身体正在努力恢复正常运行。很多时候我们如果肠胃非常好，免疫力强，津液足，就不容易生病。从本质来讲，生病是能量是否充足和运行是否受到阻碍的问题，比如桂枝汤里面有姜草枣，太阳中风的根本原因是胃弱了。桂枝汤不仅可以把能量调集到体表，还可以用姜草枣建中，可以用于太阳病和太阴病。有一个朋友白天喝了两瓶可乐，晚上就发烧了，如果当时不喝可乐可能就不会受凉发烧了。我们应该保护好肠胃，“健脾胃，存津液”，任何时候都要考虑肠胃的运化能力，关注身体的津液是否充足。

第 2 讲　能量第一在治病中太重要了

384. 伤寒，其脉微涩者，本是霍乱，今是伤寒，却四五日，至阴经上，转入阴必利，本呕，下利者，不可治也。欲似大便，而反失气，仍不利者，此属阳明也，便必硬，十三日愈。所以然者，经尽故也。下利后，当便硬，硬则能食者愈。今反不能食，到后经中，颇能食，复过一经能食，过之一日当愈，不愈者，不属阳明也。

病人受寒，脉微涩，脉微涩是津液虚。本来是霍乱，现在是伤寒，已经过了四五天了。如果这个病传经，能量不足转入阴证了，里虚寒不能收摄，肠道中的水分不能气化成津液吸收，水进入肠道就会腹泻。如果病人本来呕吐腹泻，津液不足了，到了阴证，就不好治了。所以要“健脾胃，存津液”，津液一定要关注。上吐下泻，肠胃不能运化给人体提供津液，反而一直在消耗津液，病就不容易好。如果病人喊饿了，想吃饭，说明病快好了，尤其是小朋友感冒后说饿了，病就快好了。

病人想大便，又放屁，也没有腹泻，转到阳明了，则大便硬。帮身体排淤堵，用承气汤，随证治之。阳明无死证，只要得到及时治疗，不容易出问题。但是如果没有及时疏通肠道淤堵，肠道淤堵严重，一直在牵制津液，开始医生不敢用大黄，后来病人津液虚了，同时肠道淤堵严重。津液虚了，攻也不能攻，补也不能补，病人就无法治了。辨证用药要胆大心细。

各种情况的处理归根结底要辨证，看身体的大局。经尽故也，一般过两周身体自己就恢复过来了，感冒一般一周就好了。如果腹泻停了，大便变硬了，是因为刚开始腹泻肠道空了，后来没有排大便，大便变得干硬了。同时胃口很好，能吃，到点就饿了，是肠胃运化恢复了，这是病就要好了。如果病人现在不能吃东西，过几天可能要传到阳明经了，又能吃了，再过一天就好了，如果没有好就不是阳明病。阳明病肠道有实热的淤堵，胃口好。

《经方实验录》里有一个医案：病人一个月没有排大便，腹大如斗，病人特别能吃，里有热，用了生石膏清热，治好了，病很重。医圣张仲景著作《伤寒论》对后世利益很大。我们学中医，用伤寒理法能治好病，很多病用中医治好了，就是从神农氏、伊尹、张仲景这样一代一代传下来的。

385. 恶寒，脉微而复利，利止，亡血也，四逆加人参汤主之。

甘草（二两，炙）附子（一枚，生，去皮，破八片）干姜（一两半）人参（一两）

上四味，以水三升，煮取一升二合，去滓，分温再服。

怕冷有时是表证，阳证津液足的情况脉浮怕冷、怕风、脉浮缓，是太阳中风。单纯的怕冷，没有汗，脉浮紧，是太阳伤寒。还有一种怕冷是身体津液虚，津液不足了，是阴证。恶寒，脉微，阴证；复利，又腹泻了。怕冷，脉很弱表示津液不足；腹泻会损耗身体的津液。如果腹泻自己停止了，是津液虚了，腹泻一段时间消耗了身体的津液和血液，里虚寒津液虚，用四逆加人参汤。

从四逆汤到四逆加人参汤，加了一味人参，证有什么变化呢？四逆汤证是手脚冰凉，脉微细弱里虚寒，用四逆汤。第 385 条的条文，病人腹泻一段时间，损耗了津液了，加了人参，说明人参大补津液。这种情况要用真正的人参。还有一种情况，病人病重病危，用人参，吃了以后，还能够延缓一两天，利用这个来争取时间，赶快想办法，辨证开方。如果这个人的免疫力还能恢复，就可以救得回来。如果已经病入膏肓了，免疫力太低了，药都不能吸收了，就只能尽人事听天命了。医生只是治病，不能救命。

第 3 讲　五苓散和理中丸都可以用于身体有水湿，使用有什么不同？

386. 霍乱，头痛发热，身疼痛。热多欲饮水者，五苓散主之；寒多不用水者，理中丸主之。

五苓散方

猪苓（去皮）白术茯苓（各十八铢）桂枝（半两，去皮）泽泻（一两六铢）

上五味，为散，更治之。白饮和服方寸匕，日三服，多饮暖水，汗出愈。

理中丸方

人参、干姜、白术（各三两），甘草（三两，炙）

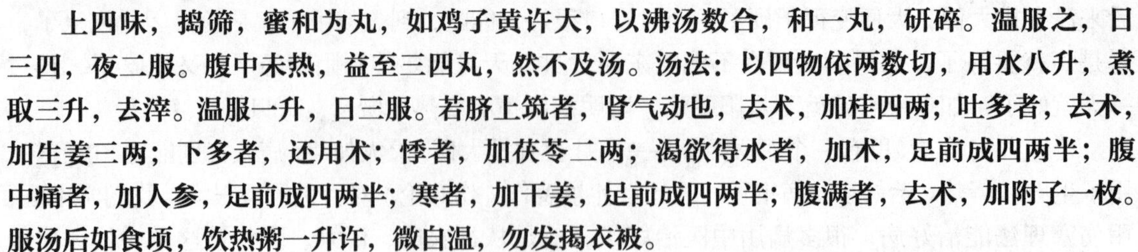

上四味，捣筛，蜜和为丸，如鸡子黄许大，以沸汤数合，和一丸，研碎。温服之，日三四，夜二服。腹中未热，益至三四丸，然不及汤。汤法：以四物依两数切，用水八升，煮取三升，去滓。温服一升，日三服。若脐上筑者，肾气动也，去术，加桂四两；吐多者，去术，加生姜三两；下多者，还用术；悸者，加茯苓二两；渴欲得水者，加术，足前成四两半；腹中痛者，加人参，足前成四两半；寒者，加干姜，足前成四两半；腹满者，去术，加附子一枚。服汤后如食顷，饮热粥一升许，微自温，勿发揭衣被。

霍乱上吐下泻、头痛发热，身体疼痛是因为体表津液虚。如果身体热一些，想喝水，用五苓散，想喝水说明胃不怎么寒，用五苓散，其中白术气化中焦水湿，茯苓、泽泻、猪苓淡渗利水。桂枝打通人体的大循环，像喷泉一样把人体的津液向上向外输送到体表。只要人体能量大循环有问题，一般都会用到桂枝。服药后可以喝温水，帮助身体微微发汗，病就好了。

热多欲饮水者用五苓散，有五苓散的证，一般下焦有水饮，小便不利。寒多不用水，如果这个人不想喝水，或者口水很多，吐涎沫，这是中焦寒湿，用理中丸。中焦寒，胃弱，有水饮，肠胃里的水不能气化成津液，用白术气化中焦，干姜温里，人参、炙甘草建中补津液。理中丸，药丸是药缓力专。药缓，药物的剂量小，缓慢地发生作用，效果比较好。如果用汤药，效果很快速，力量大。如果是慢性病，有的时候用丸剂，让人体慢慢吸收。在下焦的病有时就用丸剂、散剂，像四逆散、当归芍药散、桂枝茯苓丸之类，慢慢吸收，容易进入到肠道里面。瓜蒂散，味道苦，可以催吐。该用散剂的时候喝汤药，可能效果不好，该用汤剂的时候就要用汤剂，该用丸剂的时候用丸剂，散剂也是如此。

霍乱有腹泻的证，有的时候拉出来是红水的汤。胡老治过一个霍乱的病人，拉红水，他就用白矾。白矾在炸油条的时候会用，白矾又苦又酸，有收涩的势能，喝下去病就好了。以前我家有一条小狗，上吐下泻，拉红水，好像是犬细小病毒。我给狗用了附子理中丸、肠炎片，还用瓶子装上热水，让它温着。那个时候还没有学中医，一顿乱操作，后来狗好了。还有诊所的小狗，也是得了犬细小，去宠物医院看了几天没治好，后来用了小柴胡加附子、干姜，狗吃了就好了。

所以这个上吐下泻还是要辨证，到底是用理中汤，还是用五苓散，还是用藿香正气水，还是用四逆汤，要辨证，看人的阴阳，看津液充足不充足；表里，是在哪个病位排病；虚实，有哪些淤堵，有没有津液虚；寒热，人体里边是寒的还是热的，还是寒热夹杂的。伤寒辨证是量体裁衣的方法，有据可循，容易复制掌握，疗效好。

第 4 讲　学中医后感觉像亿万富翁那样富足

387. 吐利止，而身痛不休者，当消息和解其外，宜桂枝汤小和之。

病人呕吐、腹泻停了，但是身体仍然疼痛。身体疼痛，病位在表，为什么疼痛？津液不够了，应该给身体补津液，把津液调到体表来，可以用桂枝汤。桂枝、芍药、生姜、大枣、炙甘草。还有一种情况，前面学的条文，身体疼痛，桂枝加芍药生姜各一两人参三两新加汤主之。芍药敛降津液，生姜健中，人参建中补津液。身体疼痛有表证，脉又偏阴，加附子。

388. 吐利，汗出，发热恶寒，四肢拘紧，手足厥冷者，四逆汤主之。

病人上吐下泻；一直在出汗；身体发烧怕冷；四肢拘紧伸不直；手脚冰凉。吐利是里，汗出是表，发热恶寒是表，四肢拘紧是表，手足厥冷是表，有表有里。

八纲辨证：

阴阳：阴
表里：表和里
虚实是：虚
寒热：寒。

汗出不止是因为体表收摄不住了，身体能量不足，所以用四逆汤。干姜温里，恢复肠胃的运化能力。附子补能量，像医院里面抢救病人时电击，病人的心脏恢复跳动了，但是不留下什么东西，附子也是如此。炙甘草二两，补津液。这个时候用干姜和附子，身体里面热了，经络打开了，津液也要跟上，要不然身体会发麻。我们坐久了腿会麻，为什么麻？因为津液过不去。吃了附子以后，里面有乌头碱，有的时候会嘴麻、额头麻、手表发麻、身体发麻，有人说这是乌头碱中毒的反应。我们可以这样理解，发麻是身体的通道打开了，但是津液没有跟上去，所以就会发麻。所以大家如果生活中要用四逆汤，有人会买附子，用的时候一定要在医生的指导下用药。学中医，我们要保护好自己，如果马马虎虎的试药，想让身体健康，反而害了自己，这就得不偿失了。

389. 既吐且利，小便复利，而大汗出，下利清谷，内寒外热，脉微欲绝者，四逆汤主之。

病人既呕吐，又腹泻，从里损耗津液。同时身体还大汗出，从表又损耗了津液。汗、吐、下，小便也利，出汗、小便都利，津液就不足了。里虚寒，腹泻，食物没有消化，为什么没消化？肠胃太寒了。冬天在北方，天寒地冻，东西不容易腐败。夏天的饭菜如果没放冰箱，在外边放一晚上就馊了，如果是冬天在外面放着就没事。下利清谷没有消化，是因为身体内部太寒。

内寒外热。大汗出，里边寒，阳气能量向体表走，要脱阳，这是很危险的，需尽快用四逆汤（生附子、干姜、炙甘草），干姜温里，恢复肠胃的运化能力；生附子补能量，恢复身体的机能；炙甘草建中补津液。

四逆汤里面的生附子是救命的。在药店里买不到生附子，药典上附子的剂量很小。学中医，在危急的时候可以救家人，这是学中医的意义所在。学中医后，我感觉自己像个亿万富翁，内心非常富足。很多人学中医后，很少去医院看病了，生病后自己辨证用药，和人体的势能一致，服药后病就好了。小病在初始阶段调理好，就不会发展成大病。

第5讲　小米粥的米油最养人

390. 吐已下断，汗出而厥，四肢拘急不解，脉微欲绝者，通脉四逆加猪胆汁汤主之。

甘草（二两，炙）干姜（三两，强人可四两）附子（大者一枚，生，去皮，破八片）猪胆汁（半合）

上四味，以水三升，煮取一升二合，去滓，内猪胆汁。分温再服，其脉即来。无猪胆，以羊胆代之。

病人呕吐后，腹泻停止了，为什么停止了？不是病好了，是因为身体没有津液了。汗出，是因为体表收摄不住了。厥，手脚冰凉，这就很危险。四肢拘急，脉微弱，这时用通脉四逆加猪胆汁汤。这个方子中的干姜比四逆汤中的剂量大，增加一倍，四逆汤是一两半干姜，这里是三两干姜。如果这个人身材高大，可以用到四两，附子用大者一枚，猪胆汁加上半合，就是十毫升。

为什么要加猪胆汁呢？因为病人能量非常弱，就相当于我们烧火，这个火刚刚着起来的时候，火势很小，不能用扇子扇，一扇就灭了。我们要先用手罩着火，不让风灭火苗，火苗一点点着，等火苗着大了，火旺起来了，扇风就可以了。胆汁苦寒，味苦咸，性寒。它是猪的胆，是有情之物，容易跟人体结合，可以把人体的津液收一下。李可老中医有一个破格救心汤，用的是山萸肉，山萸肉把人体的津液给固住。病人到非常危险的时候，用通脉四逆加猪胆汁汤，人体的阳气生起来之后不要一下散掉。李可老中医讲，他之前没加山萸肉的时候，这个人救回来了，但是上午救回来了，下午病人又走了，津液固不住。这个猪胆汁、山萸肉可以把人体产生的津液固摄一下，就像浇水的时候，在沙地上一浇水就漏下去了，如果是黄土，浇水就变成泥了，水就不容易漏下去。

391. 吐利，发汗，脉平小烦者，以新虚，不胜谷气故也。

病人呕吐、下利、出汗，但是现在是平脉，脉很柔和，这是病要好了。之前讲过，一个病人肺上有肿瘤，后来治疗了一段时间，再摸他的脉，很柔和了，我说：“你身体好了。”后来他身体又不舒服了，过来看病，但是我摸他的脉还是很柔和。我说：“你身体恢复得还行，脉摸着很舒服。”

虽然是平脉，但是有点烦，这是津液虚的虚烦，不是上热。如果有上热，是不是有胃弱，心烦喜呕？如果心烦加恶心，是半表半里证。如果只是有点烦，是津液虚了，为什么？因为身体刚恢复，肠胃里的津液还不够，吃饭以后不容易消化。所以说，最养身体的就是粥、米汤，尤其是小米粥。煮了粥以后，上面那个米油最养人。以前在北方的农村，就吃小米粥，那些人身体很结实，很少听到哪个小朋友不小心骨折了。现代人受现代医学影响，或者营养学影响，肉蛋奶吃得多，喝牛奶多，小朋友个子长得非常快，但是骨质不那么结实。

有一个师兄讲，他家孩子从来没有喝过水，渴了就喝牛奶，个子长得非常高。有次踢球的时候，脚骨受伤了，还要打钢钉，很麻烦。其实我们平常吃五谷最好，不用吃那么多的肉蛋奶。现在的牛奶性寒，小朋友断奶以后要少喝，可以喝豆浆。鸡蛋也不用吃那么多，肉也要少吃。在生病刚好的时候，吃容易消化的面条、粥就行，不要在病刚好的时候吃大鱼大肉，因为肠胃需要调集很多津液来消化，也不利于身体的恢复。“病从口入”，不是指吃得不干净，而是吃得不合理。

第十篇

辨阴阳易差后劳复病脉证并治

第1讲　感冒好了以后要注意保护身体，否则容易发生变证

392. 伤寒，阴阳易之为病，其人身体重，少气，少腹里急，或引阴中拘挛，热上冲胸，头重不欲举，眼中生花，膝胫拘急者，烧裈[kūn]散主之。

妇人中裈近隐处，取烧作灰。

右一味，水服方寸匕，日三服，小便即利，阴头微肿，此为愈矣。妇人病取男子裈烧服。

受寒了，阴阳易，阴指的是女性，阳是指的男性，阴阳易指的是男女房事后一方把病传给另一方了。从这个条文里面讲，比如女人受寒，房事后把病传给男人了。

感觉身体沉重；少气，气短；少腹里急，小腹拘急；或引阴中拘挛，下身有点拘急；热上冲胸，热向上边胸部冲；头重不欲举，头昏沉抬起来困难；眼中生花，就是眼花；膝胫拘急者，膝盖小腿有些拘急。病人小腹、下身、膝胫拘急，下面的津液不足。头重，身重，气短，眼花，是津液不足了。这个病指的是，得病以后，病还没有恢复，然后有夫妻生活，病就传给对方了。

这个和《伤寒论》第398条相对应，人生病以后，刚刚恢复，津液能量还没有恢复到正常水平，这个时候吃饭应该吃容易消化的食物，避免过度劳累，要避免房事，保护人的津液。因为房事消耗人体的津液能量，病还会加重。

烧裈散，就是指内裤。古代内衣是棉质的，烧了以后，把灰用水冲服。但是现在很少能够再用这个方子，因为现在的衣服化纤的居多，类似的证见得少，可以随证治之。如果病人津液虚，就用生姜、大枣、炙甘草补津液；下面能量虚，用白芍、怀牛膝、龙骨牡蛎把能量向下引。

少气就是气短。气短在《金匮要略》里面有两种情况：一种是气滞，一种是水湿。可以根据病人的证来辨，胡老讲这里是指有热上冲胸。具体是什么证呢？我们在遇到病人的时候，好好问诊，看身体想做什么，身体的势能是怎样的，用药物帮助身体一下病就好了。

393. 大病差后，劳复者，枳实栀子豉汤主之。

枳实（三枚，炙）栀子（十四个，擘）豉（一升，绵裹）

上三味，以清浆水七升，空煮取四升，内枳实、栀子，煮取二升，下豉，更煮五六沸，去滓。温分再服，覆令微似汗。若有宿食者，内大黄如博棋子五六枚，服之愈。

大病初愈，但是由于过度劳累，病又发了。由方推证，可能有点热，虚烦不得眠，还有腹部胀满，用枳实栀子豉汤。

这个人虚烦，有点热。用栀子来清热，豆豉滋养，但是又不会过于滋腻，枳实理气。病人病刚好，这和上一条类似，都是大病初愈，要注意保护津液，不能过度劳累。如果又生病了，就用栀子豉汤，有气滞加理气的药。

第 2 讲　感冒基本好了，但是还有点尾巴，六种情况的处理方法

394. 伤寒差以后，更发热，小柴胡汤主之。脉浮者，以汗解之；脉沉实者，以下解之。

病人受寒生病好了以后，又发烧了。这时怎么办？小柴胡汤主之。这个时候身体的津液能量不足，脉弦细。

我曾遇到一个小朋友感冒发烧，发汗后退烧了。后来又烧了三四天，吃不下饭，辨证是津液虚，胃弱，用的是小柴胡颗粒，吃了三次就好了。如果我们对《伤寒论》的条文很熟悉，感冒发烧好了以后又发热，如果没有鼻塞、怕冷的表证，腹诊的时候肚子也没有按痛那样实的淤堵，大便也正常，可以用小柴胡汤。因为伤寒好了以后，身体还没有完全恢复，主要还是肠胃弱了，参姜草枣建中，黄芩清上热，柴胡疏通半表半里，半夏降逆，用小柴胡汤。

脉浮者以汗解之。如果病人脉浮，津液向体表调集，病在表。如果病在表，表实就可以发汗，表虚用桂枝汤。

如果脉沉实者，以下解之。脉沉实，病在里，脉沉取有力充实，是里有淤堵，用泻下的方法，主要看身体的势能。脉浮，身体的势能向体表；脉沉，身体势能向里。如果脉沉实，是肠道里有淤堵。如果脉浮，一种是从表解，还有的情况，像温病或肠道有淤堵的时候，有时脉也浮。所以临证要多证互参，不能见到脉浮一个证就发汗。

小孩感冒发烧，好了以后还有尾巴，有几种情况：

第一，津液能量不足，胃弱，身体发热了，身体亢奋起来想恢复正常运行，这种是小柴胡汤证。

第二，有的时候是热没有除尽，有点咳嗽，这时用桑菊饮之类清热的药，要辨证。

第三，有表证，津液虚了，脉浮，用桂枝汤，或用中成药桂枝颗粒。

第四，腹诊脐周有硬块，病位在里，肠道淤堵，太阳转阳明了，疏通肠道淤堵即可，用

中成药大黄通便片。

第五，发烧多日，有的阴虚阳亢，嗓子疼，可以滋阴，中成药用玄麦甘桔颗粒。

第六，晚上发烧加重，咳嗽，有些燥热，口渴，这是瘀血证，需要活血化瘀。

风寒感冒颗粒、小柴胡汤、麻杏止咳糖浆、小青龙颗粒这些药，给幼儿用的时候很容易治过头了，比如外寒内饮的感冒，用小青龙，治后变成温病了，变成流黄鼻涕了，因为里有干姜、细辛。还有的时候温病用麻杏止咳糖浆，用后变成了里寒。给小朋友治病时剂量不好把握，需要从小剂量开始一点点增加。

家中小孩生病了不要着急，心静下来，仔细辨证。判断是表证，还是里证，还是半表半里证，观察孩子有没有阴虚阳亢的症状，根据实际情况用药。刚感冒发烧咳嗽，辨证准了容易好。如果是自己治，治了半天没有调好，再找医生调就困难了。刚开始辨证也没那么复杂，除非是重感冒恢复慢。有时即便辨证对了，但是病重，虽然这个病当时是表证，但是它会传变，如果变成少阳病或阳明病，也不容易好。一般来讲辨证准确了，好起来比较快。

第 3 讲　要当专业的病人，病才能好得快

395. 大病差后，从腰以下有水气者，牡蛎泽泻散主之。

牡蛎（熬）泽泻蜀漆（暖水洗，去腥）葶苈子（熬）商陆根（熬）海藻（洗，去咸）栝楼根（各等分）

上七味，异捣，下筛为散，更于臼中治之。白饮和服方寸匕，日三服，小便利，止后服。

这一篇讲的大都是生病初愈以后的情形。这个病好了以后，腰以下有水气，有水湿，病在下半身。病在上从上解，病在下从下解。顺应人体势能，用牡蛎、泽泻、蜀漆、葶苈子、商陆根、海藻、栝楼根。牡蛎软坚散结，有重镇下行的势能；泽泻淡渗利水，性寒；蜀漆利水祛痰；葶苈子、商陆也是利水；海藻软坚散结；栝楼根滋阴，可以给人体补津液。人体的势能是向下的，有水饮，也是用向下势能的药。

396. 大病差后，喜唾，久不了了，胸上有寒，当以丸药温之，宜理中丸。

人参白术甘草（炙）干姜（各三两）

右四味，捣筛，蜜和为丸，如鸡子黄许大，以沸汤数合，和一丸，研碎。温服之，日三服。

这个条文很重要。大病初愈，病人喜欢吐口水，且口水非常多，吐清水，很久也好不了。有时感觉口水很多，舌胖大有齿痕。这个口水多，是胸上有寒。身体运行有问题，没有恢复正常，水分代谢不出去，不能气化，所以口水比较多，胸或者身体里面有寒，用理中丸温中。

理中丸，干姜温里；白术气化中焦的水湿，炙甘草、人参补津液。脾胃不能运化，且体内有寒，可以用理中丸。现在药店里可以见到附子理中丸，是在理中丸基础上加了附子。阴证的口水多，舌胖大，可以用附子理中丸。

以前老家有一个人有糖尿病，晚上起夜五六次。他吃了一瓶附子理中丸后，起夜就减少到两三次了，少了一半，他就很高兴。但后来他也懒得吃药，觉得这个病治不好，就不吃药了。但其实糖尿病、高血压、癌症是可逆的，只要把身体的运行恢复到正常状态即可。一个人生病了，一定是身体运行出了什么问题，把这些产生问题的因素去除了，身体恢复到之前正常运行的状态，病就好了，这就是中医治病的原理，可以应用于日常见到的疾病。学中医先要有一个正确的认知。

397. 伤寒解后，虚羸少气，气逆欲吐，竹叶石膏汤主之。

竹叶（二把）石膏（一斤）半夏（半升，洗）麦门冬（一升，去心）人参（二两）甘草（二两，炙）粳米（半升）

上七味，以水一斗，煮取六升，去滓，内粳米，煮米熟汤成，去米。温服一升，日三服。

伤寒病好了，人的身体虚弱，气短，有一点气逆想吐，表示胃弱。这个时候，病人有热，同时有点阴虚阳亢，津液虚。这样的一个大局，用竹叶石膏汤（竹叶、石膏、半夏、麦门冬、人参、炙甘草、粳米）。因为这里有热，用生石膏的量就大（一斤）。竹叶清里的热。如果是热性的呕吐，可以用竹茹。麦门冬滋阴，阴虚咳嗽用麦门冬滋阴。人参、炙甘草补津液，粳米汤也是补津液。因为欲吐，胃是弱的，胃里有些停饮，半夏降逆，利稀薄的水饮。

第 4 讲　病刚好时不要吃大鱼大肉，要吃容易消化的食物

398. 病人脉已解，而日暮微烦，以病新差，人强与谷，脾胃气尚弱，不能消谷，故令微烦，损谷则愈。

病人的脉已经正常了，柔和从容，病已经好了，但是到傍晚有点烦，这是病初愈，吃饭吃多了。病刚好的时候，要少吃东西，吃五六分饱，七八分饱就可以了。因为生病消耗了人的津液，津液是从肠胃来的，所以病好后肠胃弱，肠胃的运化能力还没有完全恢复。有点烦，是津液虚的虚烦。这个时候少吃一点就好了，让肠胃慢慢恢复起来。

曾经有一个胃癌病人，用中医治疗恢复得很好。但是他身体恢复一些后就有点大意，医嘱是让他平时吃一点点面条，喝米汤，他觉得自己胃口可以了，让老伴给他煮了两碗面条，吃了以后，脾胃不能运化，就卧床不起了。所以听医嘱非常重要。医生一定要把注意事项给病人和家属说清楚，让病人及家属真正重视起来。

前一年有一位朋友，过年时觉得腊肉很好吃，多吃了一点儿，胃受到影响，就卧床不起了。当时舌苔黑，脉基本上摸不到了，说话声音也出不来了，喝一点点东西就打嗝得非常厉害，用了通脉四逆加猪胆汁汤，再加上理气补津液的药。过了一段时间，能自己走路了，也能吃饭了。后来不知道什么原因，突然病又加重了，家人就把她送到医院 ICU，过了一周就去世了。

“有胃气则生，无胃气则死”，《伤寒论》的一个重要原则就是“健脾胃，存津液”。要想身体健康，免疫力强，一定要保护好肠胃的健康。平时不要吃得太饱，七八分饱就可以。临证时，不管是六经病的哪一经病，都要注意病人的津液情况，所以炙甘草用的次数最多，就是给身体补津液。

伤寒的核心心法就是顺势而为，生病后身体运行发生了异常，这时帮身体一下，身体恢复了正常运行，病就好了。问证时需要望闻问切，收集全面准确的信息，八纲辨证，辨阴阳、表里、虚实和寒热，只要八纲辨清楚了，相当于衣服的尺寸有了，就可以做出衣服来。中医无绝症，因为中医是调理人体的，不是治病的，只要人体恢复了正常的运行秩序，免疫力恢复了，人体自己就把病排出去。

中医大道至简，仲景之门人人可入，人人皆可为良医。愿中医进万家，人人学伤寒！祝大家将来都能学好中医，保护自己和家人的健康，治病救人！

后　记

因为2015年父亲生病去世，我感到很被动，家人生病自己不能做主，而且这个问题不解决，家里其他人也会遇到这个问题，自己老了也会有这个问题，所以开始学习中医。我不是中医科班出身，如果我能学得好中医，那其他人也可以学得会。接触中医几个月，母亲膝盖肿痛，我抓了两剂药就治好了；春节前大姨住院十一天没有治好病，问诊后开方三剂就基本好了。我发现原来中医这么好！我就建中医群，给朋友亲戚分享《伤寒论》，参考各个医家的注解。

因为要给大家分享，我在网上找到了一篇文章，一个读书会分享的《大医至简》的学习笔记，因此和《大医至简》结缘了，加了那位分享医生的微信。后来那位医生又给我推荐了重庆的一家中医诊所，所以我有机会进入诊所学习。学习后我马上就可以辨证开方了。

在诊所里，大家关于中医治病养生谈的内容非常好，但只是内部交流，我听到后就写成文字发到群里给大家分享，这都是鲜活的中医知识。

后来诊所让抄写条文，我就开始抄写，接着注释条文。注释到一半多的时候，感觉通了，就建了“伤寒精进班”群组织大家抄写条文，用一个月抄写完毕后，开始讲条文，又过了一个月开始讲医案。

在精进班讲了一遍条文，从音频转成文字，发到公众号上，就是现在《顺势而为解伤寒》的稿子。

今年文章在公众号发表，进行了编辑校对，加了不少干货进去，大家读后反响比较热烈，没有接触过中医的小白说竟然能看懂不少，看来学中医真的不难。

本书如果有价值，是医圣张仲景的《伤寒论》理法殊胜，是刘希彦老师《大医至简》讲解得好，让现代人都能看得懂。如果注解有谬误的地方，都是我的问题，功夫不到位。

我解读《伤寒论》条文，力争做到通俗易懂，方便大家学伤寒，不再畏惧经典的文字晦涩难懂，希望有越来越多的人受益于中医。一个人学中医，全家人都会受益，而且会传给子孙后代，利益无穷。星星之火，可以燎原，多一个人学习中医，多一个人学《伤寒论》，都会对中医的发展增加一点力量，就会有更多的人受益。

从开始讲条文，到整理成文字出版的过程中，得到了很多贵人的帮助，在此对大家表示感谢，有精进班的师兄们，帮助校对文稿的师兄们，还有病人的信任和支持，读者的鼓励和肯定，尤其感谢刘希彦老师对我的教导和鼓励，感谢玄珠中医诊所康志琴和徐智波两位医生对我的帮助和指导，感谢汇古中医张文亮博士、重庆中医药学院王淑美教授对我的无私帮助……虽然不能将大家的名字一一都提到，但是我心里对大家充满感恩，特别感谢的是我的妻子康学辉女士，她在我学中医的过程中对我大力支持，没有她的支持就不会有本书的完成；还有我的大姐程贵敏、二姐程贵珍、母亲米俊红女士对我的支持和鼓励，她们都是我学中医的坚定支持者，在我学中医时持续给我动力。

从学中医开始，我就想给人分享，建微信群、写公众号、讲解条文、讲医案、讲课、拍视频等等，用各种方式科普中医，希望更多的人来学习中医。一路走到现在，我突然明白了一个道理，在我想帮助别人的时候，进步最大、受益最大的是我自己。我想帮助别人，没想到最后帮了自己。

2024 年 11 月于重庆

附录一

学伤寒的次第和步骤

1. 读《大医至简》10 遍以上，每一遍都精读；

2. 抄写整理《大医至简》的全部要点，蚕吃桑叶式学习，全面覆盖；

3. 每天练习摸脉 10 分钟，给自己、家人摸脉，把《大医至简》里面讲脉的地方全部整理抄下来；

4. 每天抄写《伤寒论》条文 10 ～ 13 条；

5. 把《伤寒论》每个条文都当作医案，进行八纲辨证，抓大局，开方，113 方证进行八纲的分析；

6. 证不全的条文，把缺失的证补上，辨证开方，看是否和张仲景的方子一致，有证无方的条文都开出方来；

7. 注解全部条文，自己要说服自己，注解说得通，理法是系统的，适用于一切情况；

8. 医案练习，按照辨证模板逐步分析，每个推导都要有根据；

9. 给自己或家人辨证开方，咨询医生，帮助把关；

10. 随医生跟诊，多临证。临证后再读书；

11. 学习经方大家医案，看对方如何抓大局以及细节之处的辨证；

12. 尝药，体会药物势能，把《大医至简》中讲药的内容全部整理出来；

13. 站桩、打坐，让身心静定。

附录二

伤寒三字歌

汉仲景，著伤寒，用六经，含诸病。
疗沉疴，治大病，千百年，广流传。

学伤寒，能治病，首要者，阴与阳。
能量足，是为阳，脉沉取，为有力。
能量弱，是为阴，脉虚弱，津血少。

第一关，辨阴阳，关键时，可救命。

第二关，是寒热。
脉有力，是为热。脉若数，难定热。
人体热，有诸证。
喜寒凉，唇舌红，穿衣少，人怕热。
诸小儿，小便多，多眠睡，鼻息烫。
人体寒，脉或迟，不喜凉，爱热饮。

第三关，是病位。表里半，三渠道。
病在表，从表解。病在里，从里解。病在半，是胃弱。
病在上，从上解。病在下，从下解。
三阳合，治少阳。
表里病，先解表，后解里，不为逆。
里紧急，先解里，此大局，听人体。
病所在，求其本。急治标，慢治本。
先能量，后病位，六经名，则确立。
能量阳，表太阳，里阳明，半少阳。
能量阴，表少阴，里太阴，半厥阴。
六经定，必有效。

第四关，是淤堵。

曰肠实，曰气滞，曰瘀血，曰肠痈，曰水饮，曰痞结。
宿便去，肠道通，一身轻，可长生。
去气滞，嗝屁多，眉头展，笑容多。
神仙法，无他说，生欢喜，不生愁。
去瘀血，皮肤白，脾气好，家人爱。
去肠痈，手与脚，不脱皮，手汗去，
脸不油，毛孔细，肠道净，人美丽。
大肚腩，打呼噜，梦口水，皆可去。
舌胖大，有齿痕，苔白腻，又水滑，
饮还渴，渴不饮，尿频急，尿不净，起则眩，是水饮。
口不渴，不喝水，饮水量，听身体。
一天饮，八杯水，专家说，不可取，一刀切，愚笨人。
心下按，痞不痛，痛结胸，中焦虚，水和热，邪气结。
脉顶手，脉细数，舌无苔，舌体红，腰酸软，腿无力，
此阴虚，而阳亢。

八纲辨，抓大局。
从诸显，多证参，大局明，病可治。
用诸药，顺人体，顺势为，病速愈。

取大象，抓主证。
人发烧，体无汗，身怕冷，是伤寒。
人怕风，汗自出，脉浮缓，是中风。
体怕热，脉洪盛，口中渴，是温病。
单一证，不可断，万种因，皆可致。
多证参，辨证准，脉与证，要合参。
脉若阳，证现虚，舍诸证，从脉断。
阴与阳，寒与热，从脉取，易抓准。
此两者，最为难，功夫到，医术显。
诸阴证，理最简。
补能量，诸证缓，能量复，人将愈。
当下证，此为据。
以前证，为病史，此可助，抓大局。
临证时，要客观，若主观，辨证偏。
放万缘，只看证，看势能，身何欲。
无权贵，无美丑，无金钱，无人情。
心中正，辨证准。
大局对，诸病愈。

附录三

我是中医小裁缝

我是中医小裁缝，手中剪刀挥舞快。
卷尺测尺寸，粉笔划记号。
咔嚓剪下去，布料一块块。
穿针引线缝一起，衣服就做好！
若高谈阔论，故意装架子，裁缝学问深。
不到六十不可裁，家不三世不上门，岂不笑掉牙？
只要尺寸正，衣服定合身；年久手艺好，衣服高大上。
岂有裁缝说，衣服不会做！
高大或矮小，尺寸一定有。
尺寸测量好，衣服不能做？
衣服做不好，一定有原因。
非尺子变形，即裁缝误判。
大道本至简，思多心搅扰。
中医量尺寸，只有四大类。
阴阳与表里，虚实和寒热。
四个尺寸准，衣服片刻出。
衣服上身者，增一分即肥，减一分即瘦，人在路上走，众人皆瞩目。
年多艺高者，一望即了知，尺寸之大小，布料之选择，斯人从何业，心中自有数。
裁缝虽小道，若不悉心研，岂能救疾苦，康健羸弱人。
裁缝虽小艺，内中亦合道。顺势而为者，裁衣入大道。
内心偏执者，如盲人摸象。执腿执耳人，亦说见大象。此说非全妄，所见不圆满。
自欺欺人者，赞皇帝新装。空空无一物，赞叹无复加。若欲知真相，且听医者言。

附录四

癌症不要怕

得知患癌心无主，悲愤交加涕泪流。
肿瘤乃是淤堵成，排病渠道阻塞致。
日积月累异物积，形如体内垃圾桶。
手术放疗及化疗，见病治病未除根。
数年复发又转移，原因去除根难寻。
学习中医树正见，知道原理心不惧。
治病第一有信心，其次寻得好中医。
配合治疗听医嘱，打开心结去病根。
能量不足补能量，排病渠道要通畅。
虚实为实去淤堵，寒热辨清是关键。
治病核心之核心，提高认知最重要。
生病是友不是敌，勿分敌我自树敌。
生命警醒非坏事，改命自省好时机。
了知昨日一切非，洗心革面都扫去。
身体之中有大药，良医乃是我自己。
放平心态配合治，一天一天身康复。
肿瘤只是多一物，一点一点来消除。
待得身体全恢复，今日之我胜旧我。
身心康泰心愉悦，脱胎换骨做新人。
吃喝拉撒睡正常，人有精神即安康。
胃口不好常失眠，大便不畅身乏力，
这是身体发信号，调理身体早干预。
疾病萌芽即去除，目光长远为上医。
虚邪贼风当避之，恬淡虚无神内守。
人生百岁身康健，得其天年无事人。

附录五

中医学习实在易

人云中医学习难，不知皆可为良医。
六经八纲辨证准，顺势用药病可愈。
治病非医亦非药，乃是身体免疫力。
不管病名多可怕，辨证准确好消息。
阴阳表里辨清楚，六经定位即确立。
再辨虚实与寒热，人体大局抓取易。
人体何为若明了，顺势用药助康复。
辨证非难亦非易，只要如实观身体。
主观臆断是妄想，脱离人体真大愚。
中医学习实在易，不需文凭与学历。
若云学医难上难，妄想执取障自己。
有大福报遇中医，失之交臂太可惜。
人人学医皆仲景，天下无病何壮丽。

《伤寒论》里的度量衡换算

汉代的度量衡制换：
1 斤 =16 两 =250 克
1 两 =24 铢 =15.625 克
1 斗 =10 升
1 升 = 200 毫升
1 合 =20 毫升
1 方寸匕 = 金石类 2.74 克 = 药末约 2 克 = 草木类药末约 1 克
一钱匕 =1.5 ～ 1.8 克
一铢 =0.65 克
一分 =3.9 ～ 4.2 克
1 尺 = 10 寸 = 23.1 厘米
梧桐子大 = 黄豆大
蜀椒一升 =50 克
葶苈子一升 =60 克
吴茱萸一升 =50 克
10 枚杏仁 =4 克
半夏一升 =130 克
虻虫一升 =16 克
五味子一升 =50 克
附子中者 1 枚 =15 克
附子大者 1 枚 =20 ～ 30 克
强乌头 1 枚小者 =3 克
强乌头 1 枚大者 =5 ～ 6 克
栀子 10 枚平均 15 克
瓜蒌大小平均 1 枚 =46 克
枳实一枚约 14.4 克
石膏鸡蛋大一枚约 30 克
厚朴一尺约 30 克
竹叶一握约 12 克

方剂索引

Y

Z